LEÇONS

SUR LES

OPÉRATIONS OBSTÉTRICALES

ET LE

TRAITEMENT DES HÉMORRHAGIES

OU

GUIDE DE L'ACCOUCHEUR DANS LES CAS DIFFICILES

PAR ROBERT BARNES

M. D. LOND. F. R. C. P.

ACCOUCHEUR ET PROFESSEUR D'ACCOUCHEMENTS ET DES MALADIES DES FEMMES ET DES ENFANTS A L'HOPITAL SAINT-THOMAS, EXAMINATEUR A L'UNIVERSITÉ DE LONDRES, AU COLLÉGE ROYAL DE MÉDECINE ET AU COLLÉGE ROYAL DE CHIRURGIE, ANCIEN ACCOUCHEUR A L'HOPITAL DE LONDRES ANCIEN MÉDECIN DE LA DIVISION EST DE LA MATERNITÉ ROYALE

TRADUITES SUR LA SECONDE ÉDITION

Par le Dr A. E. CORDES

Ancien élève résident du Rotundo de Dublin et du Gebärhaus de Prague

AVEC UNE PRÉFACE

DE M. LE PROFESSEUR PAJOT

PARIS

G. MASSON, ÉDITEUR

LIBRAIRE DE L'ACADÉMIE DE MÉDECINE

PLACE DE L'ÉCOLE-DE-MÉDECINE

MDCCCLXXIII

LEÇONS

SUR LES

OPÉRATIONS OBSTÉTRICALES

ET LE

TRAITEMENT DES HÉMORRHAGIES

CORBEIL. — Typ. et stér. de CRÉTÉ FILS.

LEÇONS

SUR LES

OPÉRATIONS OBSTÉTRICALES

ET LE

TRAITEMENT DES HÉMORRHAGIES

OU

GUIDE DE L'ACCOUCHEUR DANS LES CAS DIFFICILES

PAR ROBERT BARNES

M. D. LOND. F. R. C. P.

ACCOUCHEUR ET PROFESSEUR D'ACCOUCHEMENTS ET DES MALADIES DES FEMMES ET DES ENFANTS A L'HOPITAL SAINT-THOMAS, EXAMINATEUR A L'UNIVERSITÉ DE LONDRES, AU COLLÉGE ROYAL DE MÉDECINE ET AU COLLÉGE ROYAL DE CHIRURGIE, ANCIEN ACCOUCHEUR A L'HOPITAL DE LONDRES ANCIEN MÉDECIN DE LA DIVISION EST DE LA MATERNITÉ ROYALE

TRADUITES SUR LA SECONDE ÉDITION

Par le Dr A. E. CORDES

Ancien élève résident du Rotundo de Dublin et du Gebärhaus de Prague

AVEC UNE PRÉFACE

DE M. LE PROFESSEUR PAJOT

PARIS

G. MASSON, ÉDITEUR

LIBRAIRE DE L'ACADÉMIE DE MÉDECINE

PLACE DE L'ÉCOLE-DE-MÉDECINE

MDCCCLXXIII

L'obstétrique française s'est, depuis trente ans, à peine préoccupée des travaux accomplis chez les peuples voisins. Deux manuels bien faits, mais incomplets, ceux de Nægelé et de Scanzoni, sont presque les seuls ouvrages étrangers traduits en notre langue, depuis le commencement de la dernière moitié du siècle.

A cette indifférence fâcheuse succède aujourd'hui, sous l'influence de nos malheurs publics, un désir très-vif de connaître les progrès réalisés par les savants étrangers dans les différentes branches des sciences et des arts. Toute tentative destinée à répandre, en France, les connaissances acquises par les autres peuples, mérite donc d'être encouragée, et les médecins français sauront gré certainement au laborieux traducteur de ces leçons sur l'obstétrique opératoire, cette branche la plus positive de la médecine. La comparaison des méthodes, des procédés et des instruments étrangers, avec les nôtres, peut devenir la cause d'améliorations profitables aux femmes et aux enfants dont la vie dépend si souvent de nos moyens d'action et de notre habileté.

Ajouter à notre science française celle des autres pays, ce n'est pas seulement savoir *davantage*, c'est savoir *mieux*.

Sans aller jusqu'à dire avec M. Barnes : « *Plus encore que la* « *médecine et la chirurgie, l'obstétrique demande un jugement*

« *solide et prompt, du courage dans la difficulté et de la dexté-* « *rité* (1), » nous dirons, pour rester dans la mesure, *autant que la médecine et la chirurgie;* et les médecins et les chirurgiens, ignorant les difficultés de l'obstétrique, pourront seuls réclamer contre cette assertion.

Le livre du docteur Barnes n'est pas, à proprement parler, un traité dogmatique des opérations en accouchements ; c'est une série de leçons originales, comprenant à la fois l'examen pratique des accidents graves de la parturition, les indications raisonnées et des recherches judicieuses sur la méthode opératoire, le procédé à choisir, l'instrument à préférer et les manœuvres de détail destinées à assurer le succès. La clarté du style est parfaite. L'ordre, sans être tout à fait rigoureux, est ce qu'il peut être, en général, dans une série de leçons cliniques. Mais cette traduction aura surtout le grand avantage de faire connaître, en France, la pratique obstétricale actuelle des chirurgiens anglais.

Ce ne sera pas sans un véritable sentiment de satisfaction, qu'on remarquera combien certains préjugés très-vivaces encore, il y a quarante ans, dans le Royaume-Uni, tendent à s'amoindrir de jour en jour. Ainsi, les emplois de notre long forceps et du céphalotribe, absolument repoussés et presque ridiculisés autrefois, trouvent aujourd'hui, parmi les premiers accoucheurs de l'Angleterre, plus d'un partisan et même d'un ardent défenseur, et l'auteur, lui aussi, n'a point hésité à accorder une large part à l'usage de ces instruments si utiles.

Il est cependant, quant à la céphalotripsie et je dirais presque, pour mon compte, quant à toutes les opérations, une opinion particulière à l'auteur à laquelle je ne saurais donner mon assentiment. Je la crois funeste, pleine de périls de tous genres et propre seulement à donner satisfaction à un public, juge

(1) Page 214.

ignorant, toujours prêt à malinterpréter une opération non terminée en une seule fois.

Me faisant l'honneur de citer mon procédé de céphalotripsie, M. le docteur Barnes ajoute : « *Cependant, je ne puis m'empê-* « *cher de penser qu'il faudrait terminer en une fois.* »

En 1853, plusieurs fois témoin des déplorables conséquences d'une obstination traditionnelle à vouloir terminer *sur-le-champ* une opération impossible, j'écrivais déjà ceci, contre cette prétendue nécessité d'achever les opérations obstétricales en une seule séance ; « d'où ce précepte important, d'autant plus important qu'il est en opposition formelle avec la règle chirurgicale ordinaire : *en accouchements, il faut savoir s'arrêter à temps*. Le principe chirurgical : *achever toujours* serait funeste en obstétrique. Le meilleur moyen de faire pour la mère et pour l'enfant, ce que la science et la conscience nous commandent : *c'est d'oser s'arrêter à temps*, c'est de ne pas craindre de savoir renoncer, pour le moment, à une opération dangereuse ou impossible, dont la terminaison sera quelquefois rendue plus facile et moins périlleuse par une expectation de quelques heures (1). »

Donnés à propos du forceps, ces préceptes me paraissent applicables à la céphalotripsie et à d'autres opérations, et les vingt ans écoulés depuis l'époque où je les formulais, m'ont démontré de plus en plus leur utilité et leur prudence.

Non vi, sed arte était la règle d'un compatriote de l'auteur. C'est la mienne.

A part cette divergence d'idées et une certaine méfiance au sujet de la possibilité d'application d'une méthode nouvelle pour la céphalotomie, je suis heureux de pouvoir rendre témoignage des nombreuses connaissances cliniques semées à chaque page de ce livre.

La description des instruments, les applications de forceps,

(1) *Lésions traumatiques du fœtus* (Thèse d'agrégation, Pajot, 1853).

la version, la céphalotripsie, l'embryotomie, l'opération césarienne, les considérations pratiques sur les rétrécissements et les déformations du bassin, ruptures utérines, placenta prævia, hémorrhagies et toutes les grandes questions, enfin, de l'obstétrique sont traitées avec un sens droit. A chaque instant, se révèle par quelque remarque un esprit distingué, mûri, ayant beaucoup vu et beaucoup médité.

Certains jugements, sans doute, pourront être discutés, quelques opérations contestées ; mais ces leçons n'en resteront pas moins intéressantes, instructives, utiles, et elles prouveront, une fois de plus, que la patrie de tant d'hommes célèbres, les Chamberlen, Smellie, Denman, Burns, Ramsbotham, Simpson et beaucoup d'autres, possède aujourd'hui leurs dignes successeurs. Réunissant leurs talents et leur savoir, ils ont fondé cette éminente Société obstétricale de Londres dont M. Barnes a eu l'honneur mérité d'être l'un des présidents.

Professeur **PAJOT**.

Avertissement du traducteur.

Traduttore, traditore, dit un proverbe italien, que je me suis efforcé de faire mentir. Je me suis au contraire attaché à rendre la pensée entière de l'auteur, qu'il a su exprimer d'une manière si claire et si concise. J'ai cherché à conserver la précision et la rapidité de l'expression anglaise, si facile à saisir, mais souvent si difficile à rendre, et si j'ai dû, pour éviter des périphrases, faire quelquefois des néologismes, j'ai tâché qu'ils ne nuisissent en rien à l'intelligence du texte. J'ai conservé à dessein les audaces d'expression, et essayé de rendre les images qui fourmillent dans ce livre si original.

En traduisant cet excellent ouvrage du docteur Barnes, ouvrage essentiellement pratique, j'ai cru enrichir notre littérature médicale d'un traité complet sur les opérations obstétricales, dont l'équivalent n'existe pas en français.

C'est pour moi un devoir et un plaisir de donner un témoignage public de gratitude à l'auteur, pour son obligeance dans toutes ses relations avec moi, et pour les additions précieuses qu'il a bien voulu faire à ma traduction.

Que mon excellent maître, M. le professeur Pajot, veuille bien aussi accepter l'expression de ma reconnaissance pour la préface qu'il m'a si obligeamment écrite comme il sait écrire et parler.

A. CORDES.

Genève, février 1872.

Préfaces de l'auteur

PRÉFACE DE LA PREMIÈRE ÉDITION

Depuis longtemps, je me proposais d'écrire un ouvrage méthodique, embrassant toute la matière traitée dans les manuels d'obstétrique usuels. Lorsque j'en ai eu l'idée pour la première fois, la tâche eût été comparativement aisée ; mais l'accroissement de mon expérience, en me fournissant un plus grand nombre de faits et en me rendant plus circonspect sur le jugement à porter sur les doctrines reçues et sur la pratique, me rend de plus en plus difficile à me satisfaire moi-même et à rendre justice aux autres. D'un autre côté, au fur et à mesure que l'occasion s'en présentait, j'ai agité, dans des monographies, ou dans des leçons, publiées dans les comptes rendus de diverses Sociétés, ou dans les revues médicales, un grand nombre des plus importantes questions de l'obstétrique. Parmi ces travaux, les leçons sur les opérations obstétricales, publiées dans le *Medical Times and Gazette*, en 1867, 1868 et 1869, sur la demande de l'éditeur, sont un ouvrage considérable, et forment un traité assez étendu sur une grande partie de la pratique obstétricale.

On m'a si souvent assuré que ces leçons comblent en partie une lacune regrettée depuis longtemps par les praticiens et les étudiants, que j'ai accepté avec plaisir l'offre des éditeurs, de les publier sous la forme plus commode d'un seul volume. Le but de ce cours était de décrire exactement les formes différentes d'accouchement difficile, d'étudier attentivement les procédés que suit la nature dans ces cas, et d'en déduire des indications pour l'aide que nous devons apporter à son insuffisance ; de mettre en lumière et de bien établir quelles sont les forces et les applications des instruments employés en obstétrique; enfin, de donner de l'obstétrique opératoire une idée qui représentât, plus fidèlement que cela n'avait encore été fait dans aucun livre didactique, la pratique des hommes les plus autorisés en pareille matière, et qui sont constamment en lutte avec les cas difficiles.

Je suis convaincu que ceux qui ont une grande expérience des difficultés que présente l'obstétrique seront tout disposés à avouer que les manuels actuellement existants, — je ne comprends pas dans cette remarque seulement les manuels anglais, — ne sont pas de niveau avec la pratique réelle des opérateurs les plus adroits et les plus instruits. Quiconque est souvent appelé à faire face à l'imprévu d'une difficulté inopinée, s'il a un peu d'énergie et de présence d'esprit, se fera à lui-même de nouveaux principes et de nouvelles méthodes opératoires. Il découvrira bientôt les défauts de l'enseignement routinier; il verra tout ce que cet enseignement a de traditionnel, de convenu; il verra qu'il n'est qu'un bien pâle reflet de la méthode formée au moment du besoin, dans le combat avec la difficulté!

Rien ne m'a surpris davantage que de voir le vieux forceps anglais droit, — modifié il est vrai diversement, mais jamais émancipé et toujours conservé dans un état qui paralyse l'action du plus utile des instruments conservateurs, — indiqué par des hommes éminents, à l'exclusion du long forceps à double courbure.

La conséquence inévitable de l'abandon du forceps à double courbure est le sacrifice fréquent de l'enfant et la prolongation des souffrances de la mère. Ce préjugé en faveur d'un instrument faible, et par conséquent d'une application limitée, préjugé meurtrier et contraire à tout progrès scientifique, commence à céder, je le sais. Nous ne serons plus longtemps exposés au reproche que nos confrères du continent hurlent à nos oreilles, et que Lovati, un des chefs de l'école italienne exprime ainsi : « En Angleterre, on « n'hésite pas à tuer l'enfant, non-seulement pour ne pas exposer « la mère aux dangers de l'opération césarienne, mais même pour

« lui épargner la douleur d'une simple application de forceps. »

Dans l'espoir d'aider à une réforme aussi désirable, j'ai pris grand'peine à mettre en lumière la valeur du forceps, les indications des cas où il peut rendre service, et la description de son mode d'application. Je crois que ce sujet est traité dans mon livre plus complétement et plus soigneusement que cela n'a été fait jusqu'ici.

En discutant l'utilité du forceps, de la version, des méthodes employées pour provoquer ou accélérer l'accouchement, je me suis sérieusement efforcé d'étendre la portée et les applications de ces moyens conservateurs, et de renfermer dans les plus étroites limites le recours aux opérations de sacrifice (1).

Pénétré du principe capital de donner à la mère la préférence sur son enfant non encore né, ce qui n'est que justice, j'ai cherché de plus à l'exposer le moins possible. Dans ce but, j'ai montré que le perfectionnement des opérations destinées à diminuer le volume du fœtus, comme celles faites avec la pince à craniotomie, l'usage d'un céphalotribe à la fois puissant et étroit, comme ceux de Simpson, de Kidd et de Braxton Hicks, et l'opération nouvelle que je propose pour réduire le volume de la tête, avec l'écraseur à fil de fer, nous permettent de limiter l'opération césarienne à ces cas, vraiment très-rares, dans lesquels le bassin mesure moins de 38 millimètres dans son diamètre conjugué (sacro-pubien).

Un traité d'obstétrique opératoire ne saurait être complet sans une description des méthodes qu'on emploie dans les hémorrhagies. J'ai donc ajouté de nouvelles leçons sur cet important sujet.

L'édition de mes *Leçons Lettsomiennes* est depuis quelque temps épuisée, et j'ai cru plus convenable de donner dans ce volume un exposé rapide de mes opinions mûries sur le placenta prævia, que d'acquiescer à la demande de mon éditeur, qui voulait faire une seconde édition de cet ouvrage.

(1) J'ai dû forger cette expression qui reviendra quelquefois, pour éviter de dire : les opérations qui sacrifient la mère ou l'enfant. (*Traducteur.*)

Lorsque j'ai énoncé mes vues sur la physiologie et le traitement du placenta prævia, je l'ai fait, convaincu de leur exactitude, m'appuyant sur une observation clinique attentive, sur la réflexion et sur une étude approfondie du sujet. Ces idées ont reçu maintenant l'approbation de tant de praticiens en renom qui les ont appliquées, que je n'hésite point à les présenter comme renfermant les vrais moyens d'agir contre l'un des accidents les plus redoutables qui compliquent la grossesse et l'accouchement. J'ai ensuite cherché à placer sur sa vraie base physiologique le traitement des terribles hémorhagies qui arrivent après l'accouchement. Toutes les méthodes ordinaires dirigées contre l'hémorrhagie s'adressent à la force nerveuse de l'utérus, et doivent, pour réussir, déterminer sa contraction. Mais, si une femme est déjà tombée si bas, qu'elle n'ait plus assez de force nerveuse pour cette contraction, le médecin est au bout de sa science, à moins qu'il ne trouve dans le système une autre force qui puisse servir comme de chemin au remède. Cette autre force, c'est la coagulabilité du sang, et nous avons les styptiques, qui vont boucher les orifices des vaisseaux que la force musculaire est impuissante à faire contracter. Si nous usons à temps de tous les moyens que nous possédons contre l'hémorrhagie, nous pourrons presque toujours maintenir la perte dans des limites compatibles avec le rétablissement, et, dans les cas exceptionnels où les hémostatiques ont échoué, nous pouvons encore placer notre espoir de salut dans la transfusion. Pénétré du sentiment que notre art ne devrait pas laisser une femme mourir exsangue, j'ai pris grand' peine à exposer les conditions desquelles dépend l'arrêt de l'hémorrhagie, et j'ai insisté sur la nécessité de perfectionner et de généraliser la transfusion. Mes dessins sont tirés presque tous de ma propre expérience et de mes réflexions.

J'ai sans doute ainsi sacrifié un peu l'élégance artistique ; mais les figures sont, je le crois, assez claires pour remplir leur but. J'étais spécialement désireux d'éviter les erreurs qui se perpétuent par la copie, système fatal au progrès, par lequelles doctrines erronnées s'invétèrent par la tradition, tout en perdant souvent en route le peu de vérité qu'elles renfermaient. De plus, ayant de nouvelles idées à présenter, je ne pouvais, dans la plupart des cas, accepter des dessins tout faits ; il m'en fallait faire de nouveaux. M. Dennison, bibliothécaire de l'hôpital Saint-Thomas, m'a prêté, pour quelques-uns de ces dessins, son habile concours. Je dois à mon ami le docteur Woodman, ancien accoucheur interne à l'hôpital de Londres, mes remercîments pour l'aide qu'il m'a donnée pour l'impression de ce livre.

Mon guide et mon principe capital a été de conserver la vie et de diminuer les souffrances des femmes en travail, de sauver l'enfant autant que cela est possible, sans négliger la mère, qui est le plus précieux des deux êtres. J'ai l'espoir et la ferme conviction que ces deux importants objets peuvent être atteints par une étude attentive et une exécution adroite des principes renfermés dans ce livre.

Robert BARNES.

Novembre 1869.

PRÉFACE DE LA DEUXIÈME ÉDITION

L'épuisement rapide de la première édition m'a donné l'occasion de revoir cet ouvrage et de le rendre plus digne de l'accueil favorable qu'il a reçu dans la Grande-Bretagne et en Amérique. Je n'ai aucun motif pour modifier les opinions et les doctrines que j'ai avancées dans la première édition. Sauf quelques corrections nécessaires et d'importantes additions, qui trouvent leur place dans un ouvrage d'obstétrique opératoire, le présent ouvrage n'est qu'une reproduction du premier.

Parmi les nouveaux sujets je citerai : la procidence du cordon ; l'asphyxie des nouveau-nés ; la respiration artificielle ; la rétroversion et la rétroflexion dans la grossesse ; l'allongement hypertrophique du col, et le prolapsus de l'utérus dans la grossesse et dans l'accouchement ; les complications amenées dans la grossesse et l'accouchement par des tumeurs ; la grossesse extra-utérine ; les condylomes, l'hématocèle rétro-utérine ; les principales déformités du squelette dans leurs rapports avec la dystocie ; les bassins rachitiques, ostéomalaciques, spondylolisthétiques, cyphotiques, obliques-ovalaires ; et les ruptures de l'utérus, du vagin et du périnée. L'étude de ces sujets a enrichi l'ouvrage de vingt-deux nouveaux dessins.

Un grand nombre de nos confrères ont soumis nos préceptes à la pierre de touche de l'expérience clinique ; un grand nombre aussi ont bien voulu, soit en public, soit en particulier, m'assurer que ces préceptes les ont aidés dans les difficultés de la pratique : c'est le plus agréable témoignage que je puisse obtenir de l'utilité de mon ouvrage.

ROBERT BARNES.

Février 1871.

LEÇONS

SUR LES

OPÉRATIONS OBSTÉTRICALES

PREMIÈRE LEÇON

Introduction. — Description et choix des instruments.

On doit considérer deux choses, quand on essaye de décrire les opérations obstétricales :

1° Quels sont les cas qui réclament l'intervention du praticien?

2° Quels sont les moyens et les instruments dont il peut disposer?

Si les accidents ou les difficultés de l'accouchement étaient uniformes et constants dans toutes leurs conditions, il serait possible d'y remédier par une seule opération ou avec un seul instrument; l'histoire de l'obstétrique opératoire se réduirait à une série méthodique de formules simples, et comme mécaniques. Mais il est bien loin d'en être ainsi en pratique! La nature est inépuisable en phases et en combinaisons : le rêve de Levret ne se réalisera jamais. A mesure que l'observation découvre des combinaisons, l'industrie multiplie les ressources de l'art. Décrire ces combinaisons et les moyens d'action dans chaque cas est une tâche dont la difficulté croît incessamment; et il faut renoncer à en faire une description complète.

La légion d'instruments exposés en 1866, à la *conservazione* obstétricale, quoique très-complète, ne donnait qu'une faible idée de la luxuriante richesse que possède notre art. Si tous avaient des mérites et des usages individuels, le travail d'appréciation serait infini et on ne pourrait espérer d'arriver à décrire les opérations de l'obstétrique. Chaque instrument, chaque modification d'un instrument, représente une idée, quoique la pensée de l'inventeur ne soit pas toujours facile à saisir. Heureusement, il n'est pas toujours important de la comprendre; car un grand nombre de ces instruments sont les fruits d'une observation imparfaite, d'une expérience mal digérée; un grand nombre sont des variantes insignifiantes d'une idée dont l'expression primitive avait déjà peu de valeur. Des montagnes d'instruments peuvent donc, sans préjudice pour la science, et avec grand avantage pour la femme en travail, être jetés dans le creuset de l'expérience, qui ne laissera subsister que l'idée de l'auteur. Tout ce qu'on peut en faire est d'en conserver des spécimens dans les musées, où ils serviront de souvenirs historiques, marquant la voie qu'a suivie l'obstétrique dans ses fluctuations; car, chose étrange, elle a ses temps de recul comme ses temps de progrès. Ces échantillons historiques auront le grand avantage d'éviter qu'on ne retombe à l'avenir dans les mêmes erreurs, et d'épargner aux hommes la peine de réinventer.

Quand la science se trouve en présence d'idées et de faits complexes et désordonnés, sa ressource est de classifier, — c'est-à-dire de saisir les idées mères autour desquelles viennent se grouper leurs subordonnées. D'abord les idées stériles, secondaires, — qu'on pourrait appeler *épigénétiques*, — sont laissées de côté; on n'étudie que l'idée générale, celle qui commande les autres. Puis commence l'analyse : on descend aux détails, aux particularités; même alors, si l'on quitte un instant des yeux les principes fondamentaux, on risque de s'égarer dans l'infiniment petit, de tomber dans le chaos, et, laissant échapper le fil conducteur, de courir à travers champs, loin de l'idée mère ; on perd son temps dans une chasse infructueuse, après des brins d'herbe, et des subdivisions sans nombre.

Qu'avons-nous donc à faire? La nature, quoique nous devions

constamment surveiller son action, n'a que rarement besoin de notre intervention. Mais il y a maint cas où nous pouvons éviter de la douleur et de l'angoisse à nos malades, dans lequel, voyant un danger, nous pouvons l'écarter, et qui exige une intervention prompte et adroite.

Le travail de l'accouchement est un problème de dynamique, dans lequel entrent trois facteurs : 1° le fœtus, corps qui doit sortir; 2° le canal, composé des os du bassin et des parties molles, à travers lequel doit passer l'enfant; le fœtus et le canal constituent la résistance, l'obstacle à vaincre; 3° la force, représentée par l'utérus et les muscles volontaires. Pour que le travail soit normal, il faut que ces facteurs soient entre eux dans un rapport harmonieux; un simple défaut de corrélation entre eux pourra arrêter le travail. Les moyens dont nous disposons pour rétablir l'ordre et la compensation sont moins nombreux que les causes de dérangement des fonctions. Occupons-nous d'abord du troisième facteur : c'est la *vis à tergo*. Nous pouvons quelquefois éperonner l'utérus et ses muscles auxiliaires, et les faire agir. Leur force est peut-être endormie seulement; elle existe potentiellement; il suffit de l'éveiller, au moyen d'un stimulant approprié, d'un oxytocique, comme l'ergot, la cannelle, le borax, le quinquina. Mais il peut se faire que la force n'existe pas, ou qu'il ne soit pas sage de la mettre en action.

Une question intéressante se présente ici : Pouvons-nous, sans employer un oxytocique, éveiller ou produire une *vis à tergo?* Pouvons-nous pousser le fœtus hors de la matrice, au lieu de l'en extraire? Cela paraît possible, en certains cas. Von Ritgen (1), dans un mémoire intitulé « Délivrance par pression, et non par extraction », remarquant que le mode *naturel* est l'expulsion, dit que le mode *artificiel* est l'extraction, et demande avec beaucoup de raison : « Pourquoi tirons-nous toujours le fœtus hors de l'utérus au lieu de l'en faire sortir par expression? » Le Dr Kristeller (2) a mis cette idée à exécution. Au moyen d'un forceps muni d'un dynamomètre, il a montré qu'une force de cinq, six ou huit livres suffit souvent à l'extraction d'une tête arrêtée depuis des heures;

(1) *Monatsschrift für Geburtskunde*, 1856.
(2) *Ibid.*, 1867.

et que, par conséquent, la pression n'aurait pas besoin d'être considérable. Poppel (1), après des expériences faites pour déterminer la force nécessaire pour rompre les membranes, estime que la force développée dans un travail facile n'excède pas beaucoup quatre livres. Le Dr Matthews Duncan (2) conclut d'expériences semblables, que la force qu'exige la rupture des membranes est de six livres, et que la moyenne de la force nécessaire pour un accouchement est seulement de seize livres. Il est inutile de dire que la présentation est supposée normale, et le bassin proportionné au fœtus.

Voici la méthode : la *parturiente* étant couchée sur le dos, l'opérateur place ses mains, les doigts écartés, sur le fond et les côtés de l'utérus, et, combinant une pression de haut en bas, exercée avec la paume de la main, avec une pression latérale produite par les doigts, l'utérus étant amené en rapport exact avec l'axe du bassin, il exprime, pour ainsi dire, le contenu de la matrice dans l'excavation. La pression doit être périodique, comme les contractions naturelles. Sans doute, la pression excitera souvent les contractions utérines, qui aideront l'opérateur, et même le remplaceront ; mais la pression seule paraît être quelquefois suffisante. J'ai éprouvé que la pression est une aide utile à l'extraction. Je n'emploie jamais le forceps, sans avoir un aide qui presse l'utérus avec force, le maintienne en rapport avec l'axe du détroit, et m'assiste ainsi dans mes efforts d'extraction. Il ne faut pas négliger cette ressource, qui peut, en certains cas, remplacer le forceps, quand on ne l'a pas sous la main. Quand on n'a pas de *vis à tergo*, on peut y suppléer par la *vis à fronte*, appliquée, dans le cas dont nous nous occupons, par deux instruments : le levier et le forceps.

Dans un second ordre de cas, il y a défaut de corrélation entre le corps à expulser et le canal que ce corps doit traverser. La rigidité des parties molles, spécialement celle du col, peut s'opposer au progrès de la tête. La patience est un grand remède à ce mal : une dose d'opium suivie d'un sommeil de quelques heures amènera souvent le résultat désiré. Mais il ne faut pas patienter trop

(1) *Monatsschrift für Geburtskunde*, 1863.
(2) *Researches in osbtetrics*, p. 290 à 320.

longtemps : si le pouls s'élève, et si la parturiente est en souffrance, il faut intervenir. La belladone ne m'inspire aucune confiance ; le tartre émétique et les vomissements qu'il amène ajoutent aux souffrances de la femme sans lui donner un secours assuré. La saignée est une concession faite à une théorie qui enlève à la parturiente une force dont elle aura besoin, et dont l'effet utile est douteux ; mais nous avons deux moyens mécaniques, pour obvier à cette difficulté purement mécanique ; nous avons le dilatateur hydrostatique, que j'ai proposé dans le but exprès de dilater le col ; quand la rigidité tient à une production morbide, à une hypertrophie ou à des cicatrices, il faut souvent avoir recours à quelque chose de plus : le bistouri peut fréquemment prévenir une rupture, l'épuisement ou la gangrène. J'ai proposé, pour cela, un bistouri fort commode ; on le conduit sur le doigt, jusque dans l'orifice, sur le pourtour duquel on fait de petites incisions multiples, et, en introduisant les dilatateurs hydrostatiques, on obtient, sans danger, une dilatation suffisante.

Le fœtus et le canal peuvent être dans de justes proportions, mais *la position de l'enfant défavorable ;* dans ce cas, la main, le levier et le forceps sont les instruments au moyen desquels on doit rétablir le rapport.

Disproportion : Il y en a plusieurs espèces et divers degrés. Je développerai plus loin leurs variétés. Il suffit de dire maintenant qu'elles se réduisent en pratique à trois classes :

1° Disproportion de laquelle on peut triompher sans exposer la mère et avec espoir de sauver l'enfant.

2° Disproportion de laquelle on peut triompher sans exposer la mère, mais en faisant le sacrifice de l'enfant.

3° Disproportion de laquelle on peut triompher avec espoir de sauver la mère et l'enfant.

La première classe de cas ne demande l'aide que de la main et du forceps. La seconde exige qu'on réduise le volume du fœtus suffisamment pour lui permettre de passer à travers le canal rétréci. Le perforateur, le crochet, le forceps-scie, l'écraseur à fil métallique, sont les principaux instruments nécessaires. Dans les cas de la troisième classe, nous ne pouvons pas assurer la vie de la mère par le sacrifice de l'enfant. Nous *cherchons* donc à la sauver par une opération — l'opération césarienne — qui échappe à la difficulté de la réduction, en extrayant le fœtus par une ouverture artificielle faite au ventre de la mère. Les instruments nécessaires pour cela ne sont pas spéciaux à l'obstétrique ; mais un bistouri, des ciseaux, des aiguilles et du fil à suture, en soie ou en métal, ne tiennent que peu de place, et, comme on peut en avoir besoin à l'improviste, il faut toujours les avoir dans son sac d'accoucheur, dans lequel nous devrons mettre quelques autres instruments et des accessoires, qui nous permettent de parer à tout événement. En voici la liste méthodique.

INSTRUMENTS D'OBSTÉTRIQUE. — LE SAC DE L'ACCOUCHEUR (1)

Pour sauver l'enfant.

1° Un levier. 2° Un long forceps à double courbure (2). 3° L'appareil de Roberton pour la réduction du cordon. 4° Le double soufflet de Richardson, pour l'asphyxie du fœtus.

Pour réduire le volume du fœtus.

5° Un crâniotome ou perforateur. 6° Un crochet. 7° Une pince à crâniotomie. 8° Un céphalotribe. 9° Un écraseur à fil métallique et une paire de ciseaux pour l'embryotomie. 10° Un crochet de Ramsbotham pour la décapitation.

Pour provoquer ou accélérer le travail.

11° Un bistouri droit boutonné, dont le tranchant doit n'avoir que $18^{mm},5$ de longueur, pour inciser le col, en cas de cicatrisation vicieuse, ou d'angustie extrême. Le bistouri employé pour les hernies répond parfaitement au besoin. 12° Une seringue de Higginson (3) munie, d'après mes indications, d'un tube flexible,

(1) Les chirurgiens et les accoucheurs anglais ont l'habitude de rassembler leurs instruments dans un sac de voyage. (*Note du traducteur.*)

(2) Courbure pelvienne et courbure céphalique ; un grand nombre de forceps anglais n'ont pas la courbure pelvienne. (*Traducteur.*)

(3) C'est une seringue à injection, aspirant l'eau d'un vase, et la refoulant au moyen d'un long tube terminé par une canule. (*Traducteur.*)

long de 23 centimètres, qui sert à injecter de l'eau glacée ou du perchlorure contre les hémorrhagies, et qui sert aussi pour injecter l'eau dans les dilatateurs. 13° Un jeu de mes dilatateurs hydrostatiques. 14° Trois ou quatre sondes d'homme en gomme élastique (n. 8 ou 9). 15° Un dard de porc-épic, pour déchirer les membranes. 16° Une sonde d'homme molle. La sonde de femme, en argent, ne peut souvent pas servir, elle est en général moins commode que la sonde d'homme molle. 17° Des ciseaux et du fil.

Pour l'opération césarienne.

18° Un bistouri. 19° Du fil à suture en métal et en soie.

Pour la transfusion.

19° Un appareil à transfusion d'Aveling ou de Richardson

MÉDICAMENTS.

1° Chloroforme et appareil pour l'administrer. 2° Laudanum. 3° Liqueur anodine d'Hoffmann. 4° Ergot. 5° Perchlorure de fer. 6° Permanganate de potasse.

Ces deux derniers médicaments peuvent être, avec avantage, renfermés dans une boîte à part, avec la seringue d'Higginson, les dilatateurs et le tube à injection utérine. Il est préférable de les avoir sous forme solide, 60 gr. de perchlorure dissous dans 300 gr. d'eau constituent l'*injection styptique;* 4 gr. de permanganate, dans 300 gr. d'eau, donnent l'*injection antiseptique*, à introduire dans l'utérus, après l'accouchement, contre la septicémie.

La manière la plus commode de réunir ces instruments et ces remèdes est de les mettre dans un sac de voyage en cuir. Il y reste toujours un peu de place pour ce dont on pourrait avoir besoin en plus, ou pour une pièce anatomique : et, en retirant ces objets, on a un simple sac de voyage.

Disons maintenant quelques mots d'explication sur les instruments que j'ai recommandés.

Le *levier*. Le modèle que j'ai adopté est celui de Uvedale West.

La branche en est modérément arquée, et le manche présente une charnière, qui permet de transporter l'instrument plus commodément.

2° *Le forceps.* Il y en a plusieurs excellents modèles. Je n'ai aucun fanatisme pour le mien. Parmi les meilleurs, je citerai ceux de Simpson et de Roberton. Les conditions essentielles sont : que les deux courbures, pelvienne et céphalique, soient modérées ; que les branches, à leur point d'écartement maximum, soient à 76 millim. de distance ; que la longueur de la cuiller, ou arc, soit d'environ 178 millim., pour qu'elle puisse permettre l'allongement de la tête quand le travail se prolonge. Il doit y avoir, entre le point où commence l'arc et l'articulation, une portion droite, parallèle à celle du côté opposé, qui laisse l'articulation hors de la vulve, et préserve ainsi le périnée. Dans mon forceps, cette partie est demi-circulaire, et forme un anneau quand le forceps est articulé ; ce qui permet d'y mettre un doigt d'une main, pendant que l'autre main tient le manche. L'instrument de Simpson a une épaule à cette place (1), qui répond au même besoin, peut-être mieux que ma combinaison. L'articulation doit être un peu libre. Je ne crois pas qu'on ait rien fait de plus commode que l'articulation anglaise; mais l'articulation française est bonne. Les manches ne doivent pas avoir moins de 127 millim., et doivent donner une bonne prise. S'ils ne sont pas fermes et assez longs, l'opérateur n'a pas de force pour la compression; car le bras du levier est trop court, le point d'appui étant dans l'articulation. Je crois qu'on devrait rejeter tout forceps qui a un manche très-court, surtout s'il n'a pas l'anneau ou l'épaule dont je parlais, ou telle autre modification qui permette à l'opérateur d'employer les deux mains. Un instrument à deux mains peut être manié avec la plus grande élégance et la plus grande économie de force musculaire, tandis qu'un instrument à une seule main est nécessairement faible. Les instruments puissants ont longtemps été l'épouvantail des accoucheurs anglais. On a cru éviter le danger, en faisant des instruments faibles ; c'est une gros-

(1) L'auteur ne parle pas, ici, du crochet extérieur au manche, mais d'un coude, dont l'angle est droit et regarde en dedans, et qui est destiné au doigt médius. (*Note du Traducteur.*)

sière erreur. D'abord, un instrument faible est, par sa faiblesse même, applicable à un nombre très-limité de cas. Puis, si l'instrument est faible, il exige unplus grand déploiement de force de la part de l'opérateur; comme il faut quelquefois soutenir assez longtemps un grand effort musculaire, et souvent dans une position incommode, l'opérateur se fatigue, ses muscles perdent la précision de leur action et leur adresse, le toucher perd sa délicatesse et cette conscience parfaite des mouvements, qui est de première importance. Ainsi, l'accoucheur peut croire qu'il a employé toute la force qu'il est sage d'employer, et se décider à recourir à l'affreux perforateur, ou bien il court le risque de faire justement le mal que la faiblesse de son forceps était destinée à lui faire éviter. Il faut avoir de la force en réserve, pour pouvoir proportionner son effort à la résistance à vaincre. La violence est le propre d'un effort impuissant, non d'une puissance consciente. La douceur doit venir de la volonté de l'opérateur, et non de l'imperfection de son instrument. L'avantage d'un forceps à deux mains est de permettre à une main d'aider, de soulager, d'affermir l'autre. En alternant leur action, les mains se reposent, les muscles conservent leur tonicité et le sens délicat de la résistance, qui indique le minimum de la force nécessaire à employer et avertit quand il faut s'arrêter. Le même raisonnement s'applique au perforateur et à la pince à crâniotomie.

Le tube de Roberton pour réduire le cordon. — Il y a beaucoup d'instruments pour la réduction du cordon. Celui de Braun est excellent; celui de Hyernaux, de Bruxelles, est aussi fort ingénieux et très-utile; mais celui de Roberton me paraît le plus simple. La position sur les coudes et les genoux peut souvent éviter l'emploi de tout instrument, mais il est bon d'avoir cet appareil, qui est très-simple, à sa disposition.

Le perforateur. — Les instruments destinés à ouvrir le crâne sont divisés, dans le catalogue de la Société obstétricale, en quatre types : 1° les ciseaux en forme de coin, dont le tranchant est en dehors ; 2° le fer-de-lance; 3° la vis conique; 4° le trépan. Roberton se sert d'un fer-de-lance. Le modèle le plus employé, dans ce pays, est une modification des ciseaux cunéiformes de Smellie; mais la plupart sont grossièrement faits, et ne rendent pas grand service. Il faut beaucoup de force pour percer le crâne, et un instrument faible est particulièrement dangereux dans ce cas ; il peut glisser sur la tête et déchirer l'utérus. Cet instrument doit satisfaire aux conditions suivantes : les branches doivent être fortes et *droites;* une courbure ne servirait de rien, car la force doit s'exercer suivant une perpendiculaire ; les manches doivent avoir au moins 20 centimètres de longueur, pour qu'on puisse atteindre le détroit supérieur sans que leur manœuvre soit gênée. Il doit y avoir un large arrêt pour la main, qui donne une puissante et solide prise. Presque tous les instruments sont en défaut sur ce point ; le meilleur que j'aie vu et essayé est une modification de l'instrument de Holmes et Nægelé, apportée par le Dr Oldham; elle remplit parfaitement l'indication. Sur le continent, surtout en Allemagne, le trépan, introduit dans la pratique par Assalini, et diversement modifié, est le perforateur le plus en usage.

Pour appliquer une couronne de trépan, dont le diamètre ne peut pas avoir moins de 25 millimètres, il faut qu'on puisse atteindre une surface équivalente du crâne, ce qui n'est pas toujours le cas. Dans quelques cas, le trépan du professeur Ed. Martin de Berlin m'a été fort utile. Mais, dans d'autres cas, où le bassin était fort déformé, et surtout quand il fallait perforer après la sortie du corps, il n'y avait pas assez de place pour le passage de l'instrument. Je n'ai jamais eu de difficulté, avec le perforateur d'Oldham; il passe partout où le doigt peut le guider, et perce facilement sur tous les points du crâne. C'est donc le perforateur qu'il faut choisir. On en trouvera le dessin dans le catalogue d'instruments de la Société obstétricale, p. 167.

Le *crochet.*—Le but du crochet était de saisir et d'extraire la tête, en ayant prise dans le crâne, après la perforation. Le meilleur crochet, pour cela, est celui qu'on emploie dans l'hôpital d'accouchement de Dublin. Il a un manche recourbé, fixé dans une barre de bois, qui sert de poignée (1). Il donne une excellente prise pour les tractions, et on ne se fatigue pas; cependant, le crochet, comme instrument de traction, a été presque entièrement remplacé par la pince

(1) C. Braun, de Vienne, se sert d'un crochet semblable, mais droit, dans le même but ; ce crochet sert surtout à la décollation. (V. la note de la page 211 ; (*Traducteur.*)

à crâniotomie. Je ne m'en sers presque plus que pour diviser l'encéphale, faciliter l'évacuation du cerveau et l'écrasement de la tête.

La pince à crâniotomie. — Cet instrument remplit deux buts : il est destiné à écraser et enlever les os de la voûte crânienne, à saisir fortement le crâne, et à l'extraire. Cette dernière action est la seule nécessaire, dans la plupart des cas. Pour l'extraction, la condition essentielle est que les branches, une fois le crâne saisi, soient parfaitement parallèles; sans cela, elles pinceraient un point, briseraient l'os, déchireraient la peau, et lâcheraient prise. A chaque nouvelle tentative, le même accident se reproduit, jusqu'à ce qu'il n'y ait plus un seul point qui donne prise. Pour remédier à ce défaut, quelques instruments sont armés d'affreuses dents, et de pointes, qui ne font qu'augmenter le mal. Si, au contraire, les branches sont parallèles, elles saisissent fortement et ne lâchent point. C'est par la compression, par une exacte application de l'instrument sur la tête, qu'on peut avoir prise, non par des dents et des pointes. Pour assurer la prise, sans fatiguer les mains, j'ai ajouté à cet instrument une vis, qui rapproche les manches. Il est important aussi qu'on puisse séparer les branches, pour les introduire l'une après l'autre, comme celles du forceps ordinaire. Ces avantages se rencontrent dans ma pince, qui satisfait aussi d'autres praticiens. Mais mon ami le Dr Matthews a construit récemment un instrument où ces principes sont plus avantageusement représentés. La branche femelle tourne autour d'un pivot central, de sorte que, aussitôt que son extrémité touche le crâne, elle se met d'elle-même dans un parallélisme exact avec l'autre branche ; un anneau qui glisse sur les manches sert à les maintenir rapprochés. Il est rare, avec cet instrument, d'avoir à s'y prendre à deux fois.

Le céphalotribe. — Lorsque le bassin est fort rétréci, mais qu'il n'y a pas une déformation extrême, le céphalotribe accélère la délivrance. Après la perforation, ces puissantes cuillers, appliquées sur la tête, l'écrasent et l'aplatissent, de sorte qu'on peut l'extraire à travers un passage relativement étroit. Le poids, le volume, et l'aspect effrayants de la plupart des céphalotribes employés sur le continent, qui exigent l'adjonction d'un aide, doivent s'opposer à l'extension de leur usage. L'instrument de sir James Simpson, déjà excellent, et la modification introduite par le Dr Braxton Hicks, sont fort commodes et utiles. Le Dr Kidd, de Dublin, a aussi construit un excellent instrument (1). Tous ces instruments peuvent être manœuvrés sans aide, et mis dans le sac qui contient l'arsenal de l'accoucheur. Leur légèreté et leur petit volume ne les empêchent pas d'écraser la base du crâne, après la perforation.

L'écraseur à fil métallique. — Je propose d'ajouter cet instrument à l'arsenal de l'accoucheur, pour la nouvelle méthode d'embryotomie que j'ai indiquée, dans les cas d'extrême difformité du bassin. Il sert à sectionner la tête dans l'utérus, pour la réduire à un volume qui rende son extraction aisée. L'instrument doit être fort, et avoir une vis sans fin, qui fasse mouvoir une anse de fil assez longue pour prendre la tête suivant un grand cercle. Mayer et Meltzer font un excellent écraseur, qui peut aussi servir pour les besoins chirurgicaux. Dans cette opération, il faut aussi être pourvu d'une paire de *ciseaux à embryotomie*, pour sectionner le tronc. Le fil peut aussi servir de décapitateur, et remplacer le crochet de Ramsbotham ; c'est aussi un excellent lac pour saisir un pied, quand celui-ci est trop élevé pour que les doigts puissent y atteindre.

Le crochet à décapitation. — On en a rarement besoin, mais, quand l'occasion se présente, il est d'une très-grande utilité. Dans une présentation transversale, quand le travail dure depuis longtemps, que l'enfant est mort, l'utérus spasmodiquement contracté sur le fœtus, la version serait trop dangereuse et trop douloureuse pour la mère ; on est donc autorisé, l'enfant ne vivant plus, à épargner la mère le plus possible. Ce crochet est passé au delà du cou du fœtus, et un mouvement de va-et-vient et de traction sépare le cou en quelques secondes. On extrait alors le corps en tirant sur le bras qui se présente. La tête, demeurée seule dans l'utérus, est facilement amenée avec la pince à crâniotomie. On délivre ainsi la femme, en peu de minutes, et sans la faire souffrir. Dubois arrive au même résultat avec une paire de forts ciseaux, à l'aide desquels il divise le cou. Jacquemier (2) a présenté un excellent décapitateur ;

(1) C'est un céphalotribe très-léger, dont les cuillers sont rectilignes ; il est très-puissant. (*Traducteur.*)

(2) Voir le catalogue de la Société obstétricale, p. 47.

sa forme générale rappelle celle de l'instrument de Ramsbotham ; mais la partie tranchante est cachée, et on la fait mouvoir pour sectionner le cou. Pajot décapite au moyen d'une forte corde qu'il fait passer autour du cou de l'enfant (1).

La seringue, le tube utérin, et les dilatateurs en caoutchouc. — Ce sont peut-être les instruments dont on se sert le plus souvent en accouchement. La seringue d'Higginson a un bout qui permet d'y adapter un quelconque de mes dilatateurs ; il suffit d'avoir trois calibres de ces derniers. Ils sont maintenant très-usités dans notre pays et à l'étranger.

Les bougies élastiques sont les meilleurs instruments pour provoquer le travail.

Les dards de porc-épic sont fort commodes pour percer les membranes une ; plume d'oie ou d'acier remplit le même but, mais on ne les a pas toujours sous la main. Des instruments spéciaux comme des stylets, etc., sont réellement superflus.

Les autres instruments seront décrits en même temps que leur emploi. Enfin, qu'on me permette d'ajouter quelques mots sur la *main de l'accoucheur*, le maître des instruments, non parce qu'elle les guide tous, mais parce qu'elle fait, à elle seule, des opérations. Dans un accouchement normal, elle fait tout; dans les plus grandes difficultés, c'est encore elle seule qui agit ; dans les malprésentations, dans les cas de placenta prævia, dans nombre de cas où le bassin est rétréci, dans bien des cas où, après la perforation, le crochet et la pince échouent, la main nue accomplit toute la besogne. On ne peut s'empêcher de remarquer que le choix d'un instrument dépend souvent de ce qu'il est familier à l'opérateur ou de ce qu'il en possède un plus parfait que les autres. Ainsi, un accoucheur qui ne connaîtrait que le forceps court, à une seule courbure, et qui aurait un bon perforateur et un bon crochet, ne manquera pas d'acquérir une grande habileté dans l'embryotomie, et il aura une grande confiance dans cette opération. La préférence donnée généralement sur le continent à la céphalotripsie sur la crâniotomie et l'extraction avec le crochet ou la pince, est le résultat du soin qu'on a mis à perfectionner le céphalotribe. Nous

(1) Ce n'est qu'une ficelle de fouet, et non une forte corde. (*Traducteur.*)

pouvons nous flatter d'avoir, à présent, d'excellents instruments de toute sorte, fort bien appropriés à leurs buts spéciaux, et de plus capables, jusqu'à un certain point, de se remplacer les uns les autres. Par exemple, le forceps long à double courbure peut remplacer le crâniotome dans bien des cas de disproportion médiocre. Un bon forceps, qui peut sauver la vie au fœtus, est préférable à un bon perforateur qui le tue. D'un autre côté, il est très-désirable d'avoir un instrument, le plus parfait possible, qui permette de faire passer un fœtus à travers un passage très-étroit, afin de diminuer le nombre des cas où il faut avoir recours à l'opération césarienne. Nous devons nous proposer de tirer le meilleur parti possible de nos instruments, et de rendre chacun d'eux aussi parfait que possible. La persévérance et l'industrie qu'on a déployées dans ce but sont dignes d'admiration. Je ne veux pas dire qu'on ait fait fausse route, mais on a certainement négligé le perfectionnement de la main, qui, mieux exercée, pourrait remplacer souvent les instruments. Il serait aussi curieux qu'instructif de nous demander comment, lorsque le forceps et les autres instruments étaient inconnus, nos prédécesseurs, Ambroise Paré, Guillemeau, et les autres, résolvaient le problème de délivrer une femme à bassin rétréci, sans instruments. Leur main seule faisait souvent ce que nous ne pouvons faire mieux avec tout notre arsenal, ce qui indique qu'ils possédaient une grande habileté manuelle. Je suis convaincu que nous avons négligé le véritable usage de nos mains, nous fiant sur nos instruments, surtout en ce qui concerne la crâniotomie ; et c'est un fait très-regrettable. Nous commençons seulement à retrouver un peu de l'ancienne dextérité de nos devanciers.

La chirurgie obstétricale a cela de spécial, que ses opérations se font dans l'obscurité, sans autre guide que le toucher ; les yeux de l'âme suivent le fil conducteur des doigts. La main a cette immense supériorité sur tous les instruments, que chacun de ses mouvements est conscient. Il est donc juste de nous efforcer de reconquérir le secret de la *chirurgie*, que possédaient nos pères, de regagner et d'augmenter la puissance de ce bel instrument duquel le *chirurgien* tire son nom.

LEÇON II

Pouvoirs du forceps. — Comment il saisit et tient la tête. — Compressibilité de la tête. — Levier. — Preuve que le levier est bien un levier, et non un tracteur ; que le forceps est aussi un levier.

Pour se faire une idée exacte de l'application des instruments d'obstétrique, il faut d'abord étudier avec soin quelles sont leurs aptitudes. Que peuvent faire le forceps, le levier, le crochet, la pince à crâniotomie, le céphalotribe ? Cela connu, et sachant bien quelle est la difficulté qui se présente, nous saurons aussi quel instrument employer et comment l'appliquer. Les facultés d'un instrument dépendent évidemment, et plus qu'on ne le pense, de sa construction. Prenons comme exemple le plus noble de tous, le forceps. On ne saurait exagérer l'importance qu'il y a à développer le plus possible ses qualités. Plus il sera parfait, plus nous sauverons de vies, et plus nous restreindrons l'emploi de ces terribles armes qui ne sauvent la mère qu'au prix de la vie de son enfant.

Le forceps a trois forces : Premièrement, si l'on saisit simplement la tête, et qu'on tire sur le manche, il est un *tracteur*, qui fournit la *vis à fronte*, pour suppléer au défaut de la *vis à tergo ;* deuxièmement, comme il est composé de deux branches qui ont un point d'appui l'une sur l'autre dans l'articulation, il constitue un double levier ; troisièmement, si les branches sont assez longues et assez fortes, et bien faites de tout point, le forceps possède une force *compressive*, capable de réduire certains diamètres de la tête, et de faire cesser la disproportion, si elle n'est pas extrême.

Ces forces peuvent être utilisées, ou perdues presque complétement, suivant le choix du modèle. Ainsi, le forceps court de

Denman n'est qu'un faible tracteur, un faible levier, et n'a qu'un pouvoir compressif fort minime ; son utilité est donc très-restreinte. Il ne peut servir à extraire un enfant que lorsque la tête est dans l'excavation, et qu'il ne faut que peu de tractions. En d'autres termes : dans une multitude de cas, il faut perforer, tuer le fœtus. Il y a là de quoi nous faire réfléchir, et nous demander si nous ne pouvons pas augmenter la force et l'utilité du forceps. Un simple allongement des branches, l'addition d'une courbure correspondante à celle du sacrum, et nous pouvons aller chercher la tête retenue au-dessus du détroit supérieur. Un allongement modéré des manches, un léger renforcement de tout l'instrument, ajoutent à la force du levier et à celle de traction, et créent la force de compression; nous faisons ainsi profiter du bénéfice salutaire du forceps un grand nombre d'enfants qu'il aurait fallu sacrifier au perforateur, ou auxquels il aurait fallu faire courir les risques de la version. Mais, demanderez-vous, pourquoi n'a-t-on pas donné plus tôt au forceps ce grand perfectionnement ? comment le grêle forceps de Denman a-t-il si longtemps régné dans ce pays ? C'est qu'il y a des bornes à la puissance salutaire du forceps ; au delà, nous courons le risque de faire du mal à la mère, et de tuer l'enfant. C'est sur ces limites que les opinions diffèrent. Quelques-uns craignent qu'on n'abuse de la force des instruments; ils sont si effrayés du mal que peut faire la force mal dirigée, qu'ils préfèrent ne pas profiter du bien dont elle est capable ; ils craignent qu'on ne puisse pas acquérir l'adresse et la discrétion que demande la direction de cette force. C'est comme s'ils disaient : Vous n'appliquerez pas le forceps au-dessus de l'excavation, limite arbitraire, tracée par la peur et l'ignorance, et ils ne savent pas que le forceps peut aussi bien sauver un enfant dont la tête est arrêtée au détroit supérieur. Là, comme partout en médecine, une limite imposée arbitrairement à l'expérience arrête le progrès de la science et s'oppose au perfectionnement des procédés. Comment, par exemple, un accoucheur pourra-t-il juger de la valeur du forceps appliqué au détroit supérieur, s'il s'adresse toujours à la perforation? Il se prive volontairement des bénéfices d'une opération qu'il ne veut pas connaître ni essayer, et il refuse de croire à l'expérience plus étendue de ceux qui ont l'esprit de recherche, et plus de confiance dans leur art.

Étudions maintenant les aptitudes du forceps, en nous dégageant de toute opinion préconçue. Voyons d'abord son pouvoir *tracteur*. Pour tirer, l'instrument doit *saisir* et *tenir*. A première vue, on pourrait croire que la prise est due à la compression exercée sur les manches, mais le forceps anglais ordinaire, à manche court, n'exerce que fort peu de compression ; la *prise* est réellement due à la courbure des cuillers, plus ou moins exactement appliquées sur la tête, et maintenues par l'anneau osseux du bassin. Pour bien vous rendre compte de ce fait, prenez une balle de caoutchouc, placez-la sur un anneau solide d'un diamètre un peu inférieur au sien ; saisissez la balle avec le forceps, à travers l'anneau ; son volume fera diverger les branches ; si maintenant vous tirez sur les manches, même sans les rapprocher l'un de l'autre, vous verrez les cuillers fortement appliquées sur la balle, et le tout passera à travers l'anneau ; c'est exactement ce qui se passe entre la tête et le détroit supérieur. Les cuillers sont maintenues exactement appliquées sur la tête par les parties molles et le bassin. L'effet de cette pression est démontré par la facilité avec laquelle le forceps lâche prise, aussitôt que l'équateur de la tête a passé le point rétréci. Dans la plupart des cas, cette pression est suffisante pour la traction, et il n'est pas nécessaire d'attacher les manches du forceps ; on pourrait même se passer complétement de manches. Palfyn, désirant rivaliser avec les Chamberlens, dont il ne connaissait pas l'instrument, construisit un forceps composé de deux leviers qui ne croisaient pas, et qui, par suite, n'avait aucune force compressive (1). Le forceps d'Assalini est construit sur le même principe : c'est essentiellement un tracteur, et il peut agir un peu comme un levier. Le professeur Lazarewitch, de Charkoff, a présenté à l'exposition obstétricale un beau forceps construit sur le principe de celui d'Assalini ; je l'ai employé deux fois ; il tient parfaitement ; toute sa prise est due à la pression des parties maternelles sur les branches. Mattéi, de Paris, a fait un autre instrument,

(1) L'école de Prague soutient que le forceps ne doit avoir aucune force compressive, et son forceps est construit sur ce principe. (*Traducteur.*)

dont les branches ne croisent pas, et dont les manches parallèles sont fixés à une barre de bois servant pour les tractions; et récemment le Dr Inglis, d'Aberdeen, a proposé un forceps sans manches, qui n'a qu'une petite courbure des branches, destinée à faciliter la traction. C'est, me semble-t-il, faire un pas en arrière, que de réduire l'instrument à n'être plus qu'un faible tracteur, en sacrifiant toute force de compression; les résultats que donne cet instrument mutilé prouvent ce que j'ai avancé. La force de la prise dépend donc principalement du rayon de la courbe et de la largeur des cuillers. Si les cuillers sont si peu arquées qu'elles soient presque parallèles quand l'instrument est fermé, et surtout si elles sont étroites, le forceps aura peu de prise, et une traction médiocre le fera lâcher, en dépit de la compression qu'on pourra exercer sur des manches courts; mais si les branches, quand elles sont rapprochées, forment presque un cercle, l'instrument ne lâchera pas. Cette courbe à petit rayon est un trait caractéristique du forceps français. La prise est assurée encore par le peu d'écartement des extrémités des cuillers; dans les modèles anglais, cet écartement est de 25 mill.; dans les forceps étrangers, il est souvent de beaucoup moins, ce qui expose à pincer ou à érafler la peau de la face; mais cette disposition est excellente pour la prise et la traction.

Examinons maintenant *la force de compression:* elle est insignifiante dans presque tous les forceps anglais; mais c'est une des qualités importantes de la plupart des forceps étrangers.

Les conditions essentielles de cette compression, le croisement des branches, et leur écartement maximum, qui n'est que de 75 mill., — moins que le plus grand diamètre transverse de la tête (87 à 100 mill.) — se rencontrent dans les forceps anglais et étrangers; par conséquent, quand on applique, sans compression, les branches sur la tête, les manches divergent. En fait, la tête est rarement saisie suivant un de ses diamètres transverses; elle est généralement prise selon un diamètre plus long, plus ou moins oblique, quelque chose entre le transverse et le longitudinal. Pour comprimer la tête, il faut serrer les manches, qui doivent donc être longs, et les cuillers fortes, mais un peu plus longues que les manches.

Cette force compressive n'aurait aucune raison d'être, si la tête n'était pas compressible ; mais il est facile de prouver qu'elle l'est, c'est-à-dire qu'on peut diminuer quelques-uns de ses diamètres ce qui augmente les autres.

Premièrement. On sait que, pendant un travail un peu long, la tête, en passant à travers un bassin normal, subit une élongation ; de ronde qu'elle était, elle devient conique ; le plus grand diamètre transversal, le bi-pariétal, est réduit à la longueur du bi-auriculaire, pendant que les diamètres longitudinaux sont proportionnellement augmentés. J'ai prouvé l'existence de ces modifications par des chiffres et des dessins (1). Les figures 1 et 2 représentent le type d'une tête normale, avant et après le changement que lui fait subir un travail prolongé.

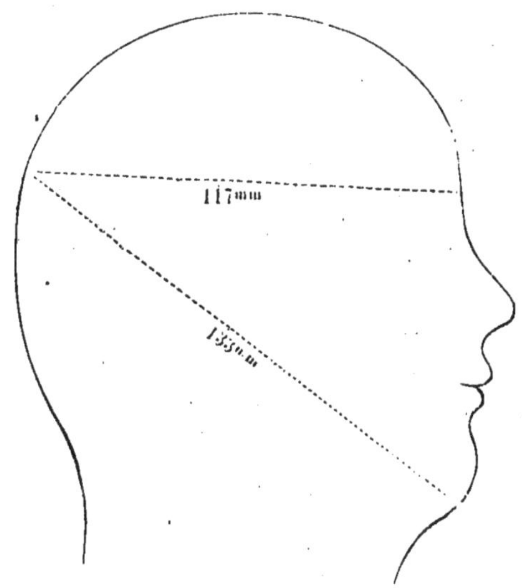

Fig. 1. — Forme de la tête, avant que le travail l'ait déformée.

La pression des parties molles et du bassin, agent principal de la fixation du forceps sur la tête, moule le crâne pour aider à son passage. Je crois même qu'elle est la seule cause de l'élongation que subit la tête, pendant une application du forceps anglais ; je

(1) *Obstetrical Transactions*, vol. VII.

pourrais montrer des têtes aussi déformées par un travail abandonné tout entier à la nature, qu'elles peuvent l'être par l'application du forceps.

Deuxièmement. On a fait de nombreuses expériences, avec des forceps, sur des enfants morts, pour déterminer ce point important. Baudelocque a pu réduire le diamètre transversal de 6 à 8 mill., Siebold a gagné 13 mill., Osiander et Velpeau presque autant. Les expériences de Joulin et de Chassagny sont encore plus concluantes. Dans une série d'expériences instituées dans le but de démontrer l'utilité d'une compression maintenue, et de la traction

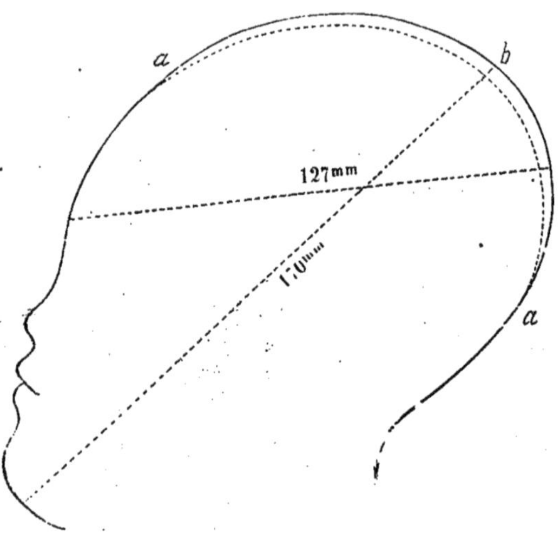

Fig. 2. — Tête moulée par un travail prolongé.

avec un forceps puissant, pendant un accouchement difficile, ils ont parfaitement démontré que la tête peut se mouler bien plus qu'on ne l'observe en général ; elle subit une élongation, avec diminution des diamètres équatoriaux, tout à fait semblable à l'allongement d'un fil métallique qu'on passe à la filière.

Une autre question se présente : jusqu'à quel point la compression peut-elle être portée, sans que le fœtus soit sacrifié ? Si le maximum de plasticité est celui que subit communément la tête dans un premier accouchement difficile, nous ne devons pas craindre de donner à la mère tout le soulagement possible, en diminuant par la compression le diamètre de la tête. Cette limite est fort difficile à fixer exactement. Baudelocque pensait que la réduction de 6 à 8 mill. ne compromet pas la vie de l'enfant. Le fait important à connaître, c'est que l'enfant résiste à une très-grande compression et à un grand allongement de la tête.

Voici les conditions qui décident du résultat : le volume de la tête et son degré d'ossification, le mode d'application de la compression ; si la compression est graduelle et soutenue, on peut obtenir beaucoup plus de diminution que Baudelocque ne le croyait, sans exposer l'enfant.

On avait l'habitude, une fois, — sans doute plutôt pour assurer la prise que pour comprimer la tête, — de lier les manches ; maintenant, quoique cette habitude soit perdue et condamnée, elle s'affirme dans l'existence de sillons à l'extrémité du manche, faits pour recevoir la ligature. L'objection qu'on a faite à la ligature est celle-ci : une pression continue est contraire aux lois de la nature, qui n'agit que par intervalles, laissant un temps de repos, qui a pour but, croit-on, de permettre au cerveau de s'accommoder à la compression et à la circulation de s'y rétablir. De là, la loi d'imiter cette action intermittente dans toutes nos opérations, et de laisser des temps d'arrêt, de réserver nos efforts pour le moment où ils pourront aider les efforts expulsifs naturels. L'argument est bon au double point de vue de la logique et de la physiologie, et il ne faut pas le négliger. Il y a cependant des exemples qui prouvent que le moulage de la tête peut être obtenu rapidement, et sans danger pour l'enfant, au moyen d'une pression continue. Quelques praticiens ont donc repris l'ancienne pratique ; le docteur Gayton a ajouté aux manches du forceps un crochet, qui remplace avantageusement la ligature. Quel que soit l'arrêt qu'on adopte, il faut qu'il puisse être levé instantanément, pour que les branches puissent être retirées sans perte de temps. Delore (1), qui a fait des expériences avec le dynamomètre, en conclut qu'une forte compression, exercée soit par le forceps, soit par les organes maternels, peut être sans danger, pourvu qu'elle porte sur une large surface ; c'est une pression sur un point limité, et exercée par un objet anguleux, qui

(1) *Gazette hebdomadaire*, 1865.

est dangereuse. Il a aussi démontré que *la compression est proportionnelle à la traction;* la compression est à peu près la moitié de la traction. Ainsi 50 livres de traction accusent 25 livres de compression. Épargner la traction, c'est donc épargner la compression. Comment pouvons-nous économiser la traction?

Il y a trois règles principales :

1° Laisser à la tête le temps de se mouler.

2° Tirer soigneusement selon les axes, c'est-à-dire dans une direction perpendiculaire aux plans du bassin. Si l'on néglige d'obéir à cette loi, on est obligé d'employer d'autant plus de force, que la traction est dirigée suivant un angle plus aigu.

3° Faire de petits mouvements d'oscillation latérale (1). L'incertitude sur le point jusqu'où peut aller la compression sans exposer l'enfant autorise des tentatives avec le forceps. C'est pour cela que, dans les cas douteux, quand il n'y a pas extrême disproportion, nous devons essayer sérieusement le forceps, avant de crâniotomiser. Il me semble que, dans notre pays, nous n'utilisons pas suffisamment la puissance du forceps; je pourrais même aller plus loin, et dire que depuis Denman jusque tout récemment, nous avons reculé, et que nous sommes revenus à l'emploi d'instruments presque aussi grossiers que le forceps des Chamberlens : il y a plus d'un siècle, Smellie proposa et employa le long forceps ; Perfect s'en servait, et le long forceps paraît avoir été plus connu dans son temps que dans la première moitié de notre siècle.

Connaissant les aptitudes du forceps, et ayant une idée approchée de la compressibilité de la tête compatible avec la conservation de la vie de l'enfant, nous sommes à même d'étudier les différents cas dans lesquels il peut servir et ses modes d'application.

Commençons par le cas le plus simple : lorsque la tête, en première position, est arrivée dans l'excavation d'un bassin bien conformé, et qu'elle est arrêtée sur le périnée, par défaut de force expulsive, une légère traction — une force de quelques livres peut-être — suffira pour l'extraire. Le levier ou tracteur remplira le but. Le moulage ou la diminution des diamètres équatoriaux sera

(1) Braun, de Vienne, et son école, condamnent absolument cette pratique, qu'ils appellent *jouer de l'orgue.* (*Traducteur.*)

produit par la compression exercée par les parties maternelles. L'occiput étant derrière le trou ovale, on peut glisser le levier sur lui, et le ramener vers l'arcade du pubis, en se servant des doigts comme point d'appui. Souvent cela suffit; une fois la tête ainsi placée, l'action expulsive reprend. Sinon, on peut placer le levier sur le côté opposé, sur la face, dans la courbure du sacrum ; alors, tirant en bas, on donne à la tête son mouvement d'extension, et le crâne se dégage bientôt. Plusieurs praticiens habiles, qui se servent souvent de cet instrument, l'appellent un véritable tracteur, en se fondant sur la grande courbure de la cuiller; mais je crois que ce n'est qu'un levier ; il ne tire en effet pas la tête, mais, en pressant sur un de ses côtés ou sur un point de sa circonférence, il la fait tourner sur son centre, son axe représentant un autre levier. Si le point opposé à celui sur lequel est appliqué le levier est mobile, la tête tourne autour de son axe ; mais, si ce point est plus ou moins fixé, comme cela arrive généralement à l'occiput, contre le trou ovale ou la branche du pubis, le levier appliqué sur la face et le menton fait tourner la tête autour de ce point, qui devient le centre de rotation.

Les dessins suivants feront voir l'action du levier sur la tête, qui descend par des mouvements alternatifs de flexion et d'extension. Je suppose le levier appliqué alternativement sur l'occiput et sur la face.

Dans la figure 3, C représente le centre de rotation.

Le levier, appliqué sur l'occiput, fera descendre la partie de la tête qui répond au pubis ; le front reste à peu près immobile contre le sacrum, en C. Il se produit un mouvement de flexion.

Dans la figure 4, le levier est appliqué sur la face ; le centre C est derrière le pubis, la tête se défléchit, et la face descend.

Dans la figure 5, le levier est placé sur l'occiput, qui descend par un mouvement de flexion ; la tête s'appuie et reste sur le sacrum, plus bas que dans la figure 3.

Dans la figure 6, le levier est appliqué sur la face; le centre C est de nouveau contre le pubis; la face glisse sur le périnée, et accomplit un mouvement d'extension qui l'amène au dehors.

Les figures 7 et 8 font voir les mêmes mouvements; dans la figure 7, le levier est placé sur l'occiput, pour le faire descendre par un mouvement de flexion, pendant que le point opposé C reste sur le sacrum.

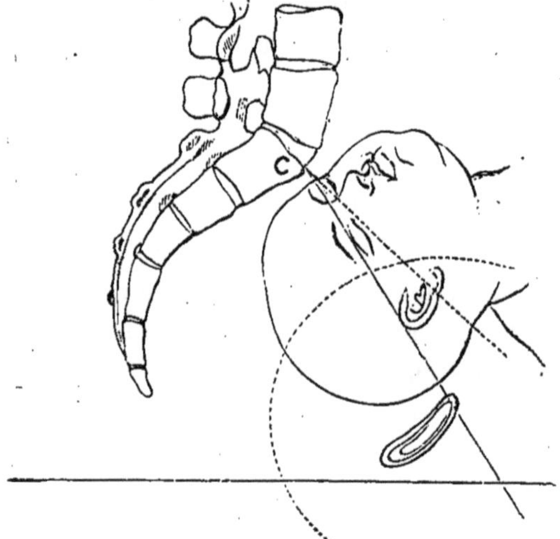

Fig. 3.

Dans la figure 8, le levier est appliqué sur la face, qui descend, par un

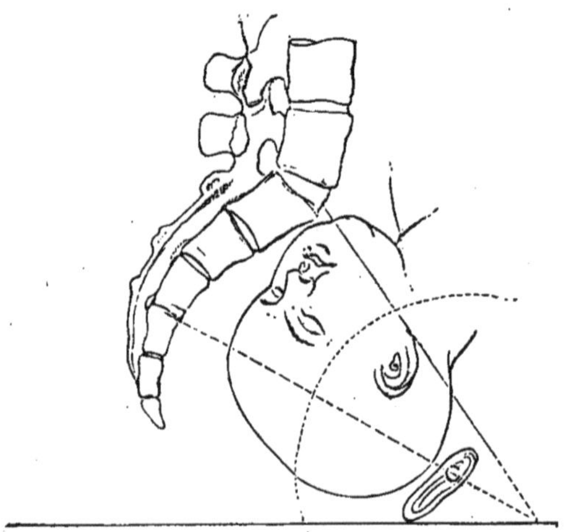

Fig. 4.

mouvement d'extension, pendant que l'occiput est fixé contre le pubis.

Un instrument dont la description trouve sa place à côté de celle du levier est la *bride*, ou bande de baleine; son action est toute

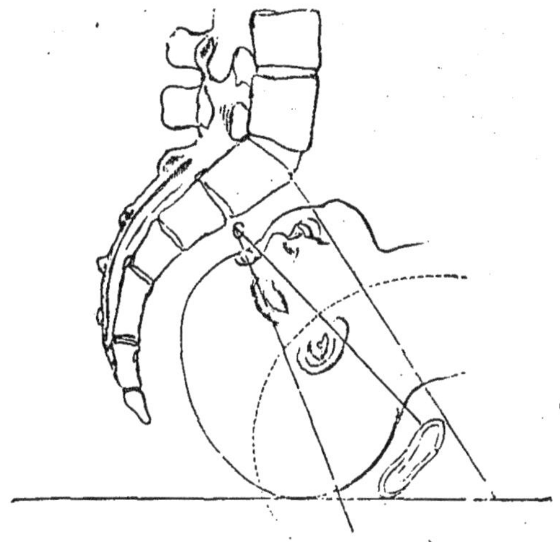

Fig. 5

semblable. Si nous la supposons à la place du levier, dans les figu-

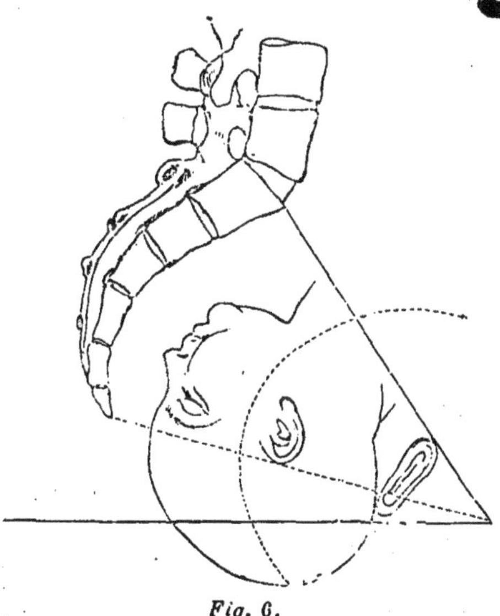

Fig. 6.

res 7 et 8, la démonstration sera la même. On n'en parle plus dans les livres, mais je la crois largement et avantageusement employée par quelques praticiens ; comme on peut en fabriquer une au moment du besoin, elle vaut la peine qu'on en parle. Lorsqu'on n'a aucun instrument sous la main, on n'a qu'à plier un fanon de baleine, et l'appliquer sur l'occiput ou la face dans un cas d'arrêt de la tête dans le bassin, et on tire ainsi soi-même et sa malade d'une position embarrassante.

La figure 9 représente un excellent modèle, celui du docteur

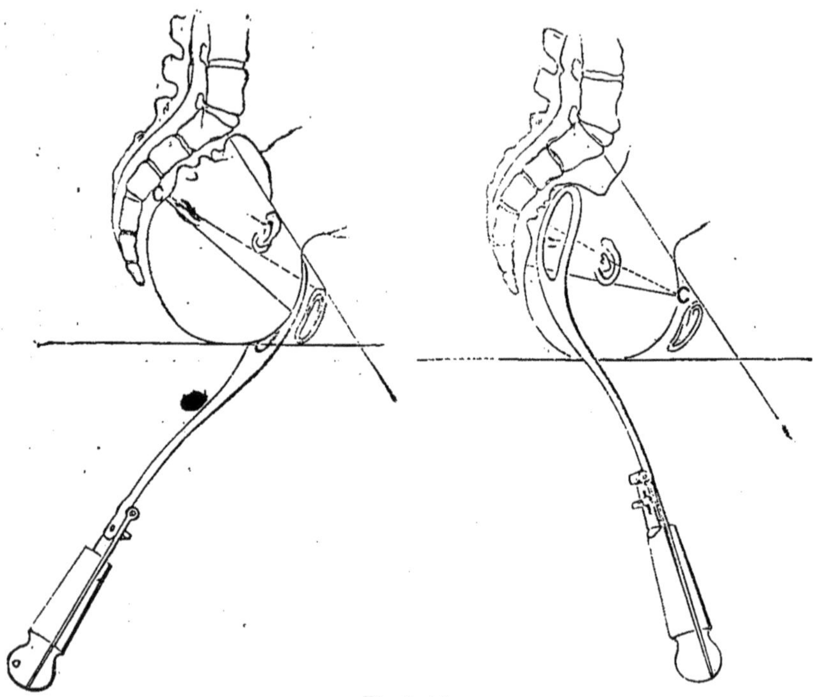

Fig. 7 et 8.

Westmacott. Je ne me suis jamais servi de cette bride, préférant le forceps, qui lui est sans conteste supérieur.

On peut aussi employer l'une des branches du forceps comme un levier ; dans ce cas, on l'applique sur le diamètre transversal de la tête ; le levier peut, du reste, être aussi appliqué sur les côtés de la tête. Lorsque les branches sont articulées, leur commun point d'appui est dans l'articulation ; alors, en appuyant doucement sur chacun des manches alternativement, en portant l'instrument tour à tour en avant, en arrière, et en ayant soin d'éviter toute pression sur les parois du bassin, on fait tourner la tête sur son centre, tantôt dans un sens, tantôt dans l'autre ; à chaque rotation, elle descend un peu, aidée par une très-légère traction sur les manches ; cela suffit, dans un grand nombre de cas, pour amener la tête au dehors.

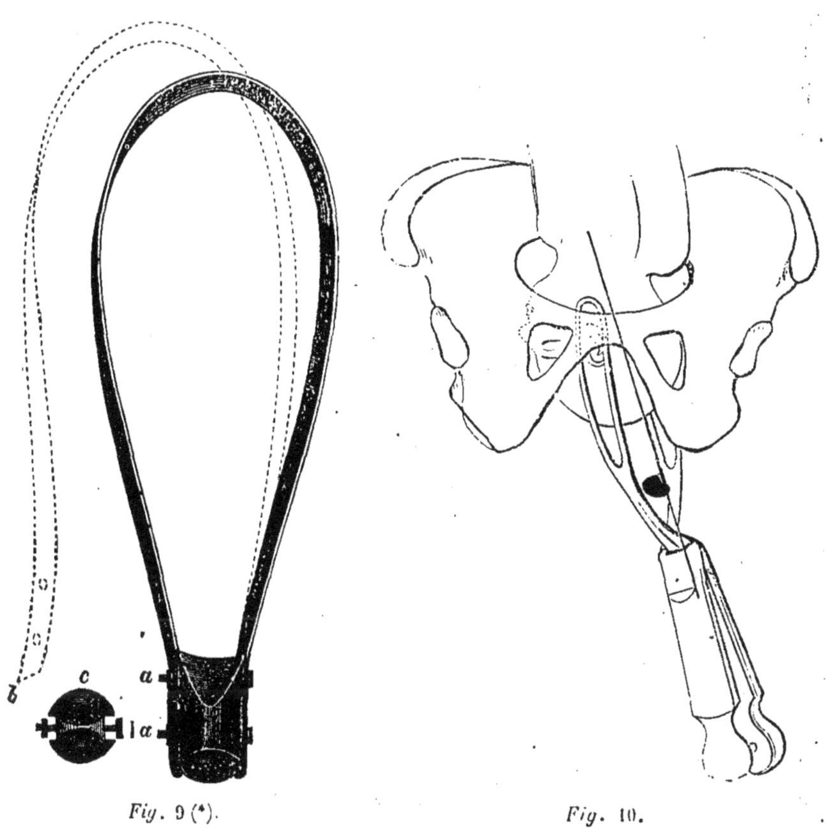

Fig. 9 (*). *Fig.* 10.

Les figures 10 et 11 montrent cette action alternative des deux branches.

Dans la figure 10, la tête étant saisie transversalement, l'opérateur amène les manches du forceps à gauche ; le côté droit de la tête qui répond au pubis descend ; le forceps forme un angle droit avec la ligne qui coupe obliquement le bassin.

(*) *aa*, vis et écrous pour fixer *b*. En enlevant les écrous, l'extrémité *b* devient libre : *c*, manche.

Dans la figure 11, l'opérateur amène les manches à droite; c'est le côté gauche, qui répond au pubis, qui descend. Cette manœuvre est très-facile à démontrer sur le mannequin. Si l'on se sert alternativement de chacune des branches du forceps désarticulé comme d'un levier, la tête avance par une série de mouvements latéraux, jusqu'à ce qu'elle soit extraite. Serait-il raisonnable de rejeter un instrument qui, sans danger, peut éviter l'emploi d'une traction plus périlleuse; cependant, des hommes autorisés le condamnent et

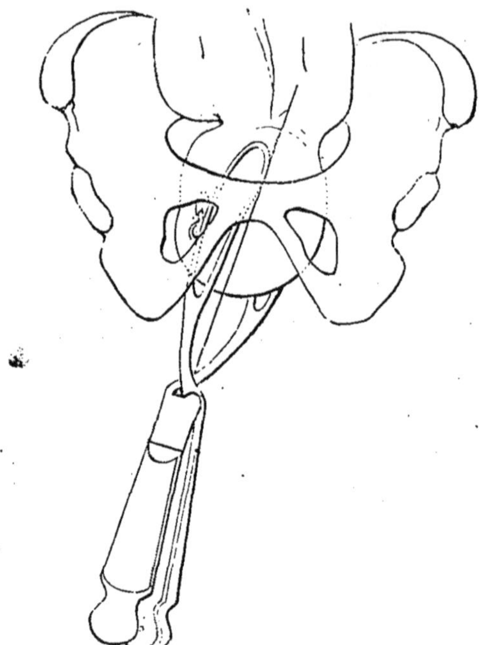

Fig. 11.

recommandent la traction seule (fig. 11). Je crois qu'il est presque impossible de ne faire que tirer, et je crois, d'autre part, qu'avec de la douceur et du soin le levier nous permettra de terminer l'accouchement avec une grande économie de temps et de force, c'est-à-dire avec moins de danger pour la mère (1).

(1) Il faut remarquer que ce n'est guère que le forceps à une seule courbure, qui peut servir de levier; la courbure pelvienne de notre forceps s'opposerait souvent à son introduction. (*Traducteur.*)

LEÇON III

Application du forceps court. — Première position de la tête. — Objection à l'emploi du forceps court. — Application du forceps long à double courbure. — Introduction des branches. — Usage. — Articulation. — Causes d'insuccès dans l'articulation. — Extraction. — Mesure des progrès de la tête. — Enucléation de la tête retardée à la sortie. — Réarticulation. — Tête saisie obliquement par le forceps. — Temps nécessaire à l'extraction.

Arrivons maintenant à l'application du forceps court. Nous supposerons la tête dans le bassin, l'occiput en avant et à gauche. L'oreille droite est un peu à droite et au-dessus du pubis. Certaines conditions sont nécessaires pour agir, d'autres ne sont que favorables : 1° les membranes doivent être ouvertes ; 2° le col doit être dilaté ; 3° la vessie doit être vide ; 4° la parturiente doit être placée convenablement. A l'étranger, on met ordinairement la patiente dans la position adoptée pour la lithotomie, sur le bord du lit. Chez nous, on se contente de faire placer la parturiente sur le côté gauche, le bassin dépassant quelque peu le bord du lit. Je crois inutile de discuter les avantages de chacune de ces deux positions ; c'est sans doute la coutume qui doit décider entre elles. La méthode anglaise permet de moins déranger la femme ; elle n'oblige pas à la découvrir ; elle n'exige pas d'aide ; elle est plus convenable, à différents points de vue, dans la pratique à domicile. Inglis, d'Aberdeen, a récemment proposé le décubitus dorsal comme étant préférable, même quand on emploie le forceps court à une seule courbure. Certainement, dans le dernier temps de l'extraction, quand on fait décrire aux manches du forceps un arc de cercle autour de la symphyse, le décubitus dorsal permet de moins déranger la parturiente.

Mais en cas de convulsions, quand la patiente a perdu connaissance et qu'on ne peut pas la diriger comme on veut, il faut souvent adopter le décubitus dorsal. Si l'on emploie le long forceps français, on n'a pas le choix de la position : la patiente doit être sur le dos, ou, si on la place sur le côté, il faut que le bassin dépasse démesurément le bord du lit (1). J'indiquerai, quand l'occasion s'en présentera, les conditions qui rendent le décubitus dorsal préférable.

L'opération peut être divisée en quatre actes : 1° introduction des branches ; 2° articulation ; 3° traction et compression ; 4° enlèvement de l'instrument.

1° *Quelle branche faut-il placer la première ?* — Avec le forceps à une seule courbure, dont les branches sont pareilles, on ne peut pas se tromper. Prenant donc l'une quelconque des branches, il faut la glisser entre la tête et le sacrum ; l'oreille qui est du côté du pubis indique où se trouve l'autre oreille, juste en face. Cette branche est la branche postérieure ou sacrée ; on la tient légèrement dans la main droite, le manche élevé et dirigé en avant, de sorte que la branche croise obliquement la cuisse droite de la mère (2); on en guide l'extrémité sur le périnée, au moyen de deux doigts de la main gauche, glissés avec soin entre la tête et le col. Le point essentiel est de bien reconnaître le bord de l'orifice, de passer les doigts en dedans et de toucher la tête elle-même ; puis, si vous glissez l'extrémité de la cuiller sur vos doigts, le bord de l'orifice correspondant à leur face dorsale, la cuiller rencontrera la tête. Cela fait, vous avez à appliquer la courbure de la cuiller sur la convexité de la tête ; pour cela il faut abaisser le manche et le conduire en arrière, les doigts de la main gauche ne cessant pas de guider l'extrémité de la cuiller. Quand la branche est bien appliquée, on pousse le manche plus en arrière, contre le périnée, pour laisser de la place pour la manœuvre de la branche pubienne.

2° *Introduction de la seconde branche.* — Les doigts de la main

(1) Plus loin, page 37, l'auteur décrit l'opération, la femme étant sur le côté gauche. (*Traducteur.*)

(2) Cette cuisse est supposée complétement fléchie, maintenue relevée et écartée par un aide ou un coussin. (*Traducteur.*)

gauche sont ramenés en avant pour séparer le col de la tête ; le manche est tenu fort en bas, et un peu en avant ; il doit croiser obliquement la cuisse gauche de la mère. L'extrémité de la cuiller suit la face palmaire des doigts, derrière le pubis, où elle rencontre la tête ; le manche est alors élevé et ramené en arrière, de façon à ce que la cuiller suive la convexité de la tête. Cette manœuvre demande la plus grande douceur, la force ne sert à rien. Si vous

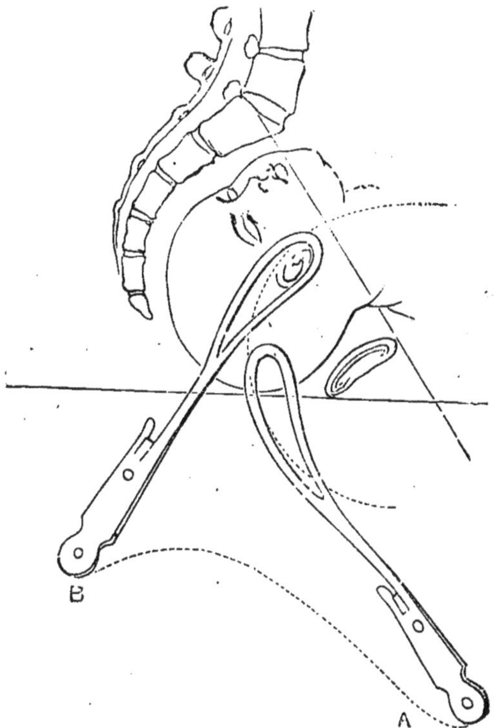

Fig. 12. — Application de la branche sacrée du forceps court (*).

éprouvez une résistance que la force seule puisse vaincre, c'est que vous faites fausse route ; et, réciproquement, si les branches glissent aisément, il est probable que vous êtes dans le bon chemin. Règle : tenez la branche légèrement, laissez-la, pour ainsi dire, trouver son chemin, laissez-la se placer d'elle-même ; elle se pla-

(*) A, premier temps, la branche est guidée sur la tête. Le manche A est alors amené un peu en bas et en arrière, suivant la ligne AB, pour faire tourner l'extrémité de la cuiller autour de la tête. En B, la branche est en place.

cera là où il y a le plus d'espace, c'est-à-dire qu'une branche ira à peu près en face de la symphyse sacro-iliaque, et l'autre en face du trou ovale (1).

Les branches introduites, on retire la main gauche, et le *se-*

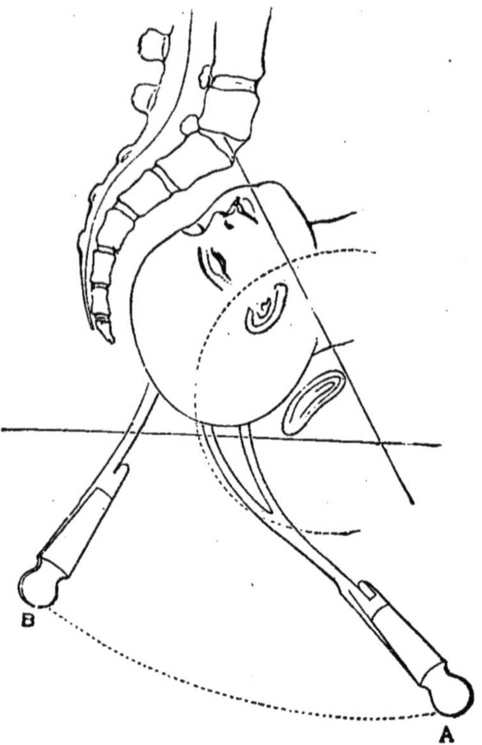

Fig. 13. — Introduction de la seconde branche ou branche pubienne du forceps court (*).

cond temps, l'*articulation*, commence. Prenez un manche avec chaque main, rapprochez-les doucement, et, s'ils ont été bien introduits, l'articulation sera aisée. Une articulation facile prouve en

(1) Les partisans du forceps court recommandent de placer d'abord *la branche supérieure ou antérieure*. Je ne vois aucun avantage à le faire ; et je crois que les plus habiles praticiens de Londres et d'Édimbourg suivent la méthode indiquée dans le texte, et placent d'abord la branche inférieure ou sacrée.

(*) A, premier temps ; pendant que la cuiller s'avance autour de la tête, le manche suit la ligne AB. En B, la branche est en place. Les deux branches des figures 12 et 13, se correspondant en B, pourront s'articuler.

général que la tête est bien saisie. Ayez soin, en articulant, de dégager les poils ou la peau qui pourraient se trouver pincés ; cette précaution est surtout utile quand on se sert du forceps à une seule courbure.

Là commence le *troisième* acte, la *traction* et la *compression;* la traction doit se faire dans les axes ; d'abord en arrière, suivant une ligne tirée de l'ombilic au coccyx ; graduellement, à mesure que la tête descend, les manches se dirigent de plus en plus en avant, et, la face tournant un peu en arrière vers la courbure du sacrum, les manches tournent aussi un peu et l'instrument se rapproche du diamètre transverse du bassin. A mesure que la tête sort, depuis le moment où le vertex apparaît sous le pubis entre les lèvres, les manches, qui suivent le mouvement d'extension de la tête, décrivent un cercle dont la symphyse est le centre, et, au moment du dégagement, ils sont près de s'appuyer sur le ventre de la mère. A ce moment, et même plus tôt, si les contractions marchent bien, doit s'effectuer le *quatrième* temps, l'*enlèvement* de l'instrument, qui exige souvent de la dextérité : lâchez les manches, reprenez le manche antérieur, ramenez-le en bas et en arrière en le séparant de la tête; puis, prenant le manche postérieur, vous le ramenez en haut et un peu en arrière.

Tête en seconde position, occiput à droite et en avant. — Dans ce cas, on peut encore atteindre celle des oreilles qui est derrière le pubis et qui indique la place de l'autre, près de la symphyse sacro-iliaque. Il est de règle d'appliquer le forceps court sur les oreilles; la position de la tête détermine donc celle des branches. Autant de positions de la tête, autant de modes d'application du forceps ! Telle est la loi posée par nos auteurs ; mais l'expérience renverse souvent toutes ces théories raffinées inventées la plume à la main. Ramsbotham dit à ce sujet (1) : « J'ai formulé la loi d'appliquer le « forceps court sur les oreilles, car on peut mieux gouverner la tête, « quand on la tient par les côtés, et il y a moins de risque de blesser « les parties molles pendant l'extraction; mais je dois avouer que « depuis des années, si bas que soit la tête, j'ai pris l'habitude de « placer les branches en dedans de l'ilium, parce que leur intro-

(1) *Medical Times and Gazette*, 1862.

« duction est plus facile dans cette direction. » Je pense que je puis affirmer que bien d'autres agissent de même, quelques-uns même sans le savoir, et croyant suivre la règle. J'ai l'habitude d'examiner la tête après chaque accouchement, j'y ai vu souvent la trace des fenêtres, sur le sourcil et sur les côtés de l'occiput, aussi nette que l'empreinte d'un sceau sur de la cire, et prouvant que les branches s'étaient placées sur les côtés du bassin. Cela m'a porté à me demander s'il est réellement bien nécessaire de « sentir l'oreille » avant d'appliquer le forceps ; puisque les branches vont d'elles-mêmes trouver leur chemin vers les côtés du bassin, il est clair qu'il n'est pas nécessaire de s'assurer du point où sont les oreilles, ce qui causerait dans bien des cas trop de douleur à la parturiente. Roberton, qui, comme Ramsbotham, est familier aux difficultés, dit : « On ne s'entend pas bien sur la position de la tête fœtale, — sur la nécessité de chercher à sentir une oreille. Les termes « sacré et pubien » sont sujets à tromper. » Lui aussi applique les branches de chaque côté du bassin. Cependant, on ne peut toucher une oreille que si l'orifice est très-dilaté, ce qui apporte à l'ancienne règle un appui, de peu d'importance, il est vrai, car nous avons d'autres moyens de nous assurer de la dilatation du col. Avec le long forceps, l'ancienne règle est parfaitement superflue.

Un autre cas où le forceps court est d'une utilité particulière, est celui dans lequel la tête, descendant dans l'excavation avec son plus long diamètre (1), dirigé suivant le diamètre transversal du bassin, se trouve arrêtée par la saillie des ligaments sacro-sciatiques ; si à ce moment le pouvoir expulsif vient à manquer, la tête ne prend pas son mouvement spiral qui doit amener l'occiput en avant ; un léger mouvement de rotation, communiqué par le forceps court, appliqué sur le diamètre transverse de la tête, ramène l'occiput en avant, la face en arrière, et la tête se dégage. J'ai réussi dans deux cas de ce genre, où le long forceps avait échoué ; mais ce sont les seuls où j'ai trouvé le forceps court préférable au long, et un levier aurait fait aussi bien. Le forceps court a, pour les débutants, l'avantage d'être plus facile à appliquer.

(1) L'auteur ne parle pas ici, sans doute, du diamètre occipito-mentonnier, mais d'un diamètre antéro-postérieur, par opposition aux diamètres transversaux. (*Traducteur.*)

Voici les *objections* à faire au forceps à une seule courbure, long ou court :

1° Pour introduire la seconde branche, il faut peser fortement sur le manche, et l'amener presque à angle droit avec la cuisse gauche de la mère, fléchie sur le bassin ; pour cela, les fesses de la patiente doivent dépasser le bord du lit ; et il est souvent difficile d'obtenir et de maintenir cette position. On peut faciliter l'introduction de cette branche en faisant dans le manche une charnière, qui permette de le fléchir ; le docteur Giles a présenté à l'exposition obstétricale un forceps ainsi modifié.

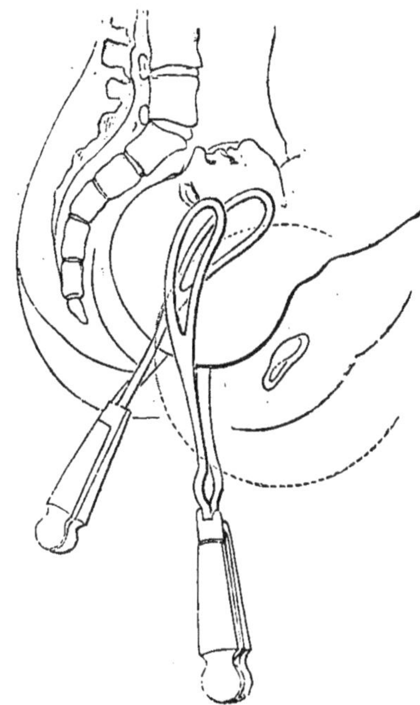

Fig. 14. — Montre le forceps à une seule courbure ; et le forceps à double courbure, en place (*).

2° Pendant presque tout le temps que dure l'extraction, les manches du forceps à une seule courbure doivent être dirigés plus en arrière que ceux du forceps à deux courbures ; et, comme les cuillers se continuent directement avec le manche, le périnée est tiraillé, et

(*) Le forceps à une seule courbure repousse le périnée, et le tiraille. Les manches du forceps à double courbure sont éloignés du périnée, l'instrument tout entier s'écartant peu de la courbe de Carus.

souvent on n'en peut éviter la déchirure. Dans quelques cas, on peut prévenir cet accident en retirant l'instrument avant que l'équateur de la tête se dégage ; mais il faut ensuite souvent procéder à une nouvelle application pour terminer l'accouchement. Laisser le périnée se déchirer ne prouve pas toujours un défaut d'adresse ; car les hommes les plus habiles et les plus expérimentés m'ont avoué que cette objection à l'emploi de ce forceps est fondée.

Le meilleur forceps à une seule courbure est celui de Beatty de Dublin ; je m'en suis servi quelque temps ; mais je l'ai abandonné, à cause des deux défauts que je viens de signaler, et parce qu'il ne peut pas s'appliquer dans un grand nombre de difficultés dont le long forceps à double courbure sort victorieux.

3° Un des bords de la branche postérieure risque fort d'écraser quelques filets du sciatique, ce qui cause une paralysie plus ou moins prolongée de la jambe.

4° Si l'on place la branche comme cela est indiqué communément, sur le diamètre transverse de la tête, elle a grande chance de comprimer le nerf trifacial à sa sortie du trou stylo-mastoïdien ; ce qui amène une paralysie des muscles auxquels se distribue cette branche ; l'enfant ne peut pas fermer les yeux ; il ne peut pas téter. J'ai connu un enfant mort de faim, à la suite de cette compression.

5° La branche antérieure, placée suivant les règles, peut contusionner l'urèthre, et causer une fistule vésico-vaginale. Le long forceps ne présente aucun de ces inconvénients et, si j'ai décrit le forceps court, c'est qu'il est entre les mains de beaucoup d'accoucheurs. Ceux qui se servent du long forceps peuvent passer cette discussion.

Le long forceps à deux courbures.

Les règles pour l'application de cet instrument sont différentes des précédentes. Pour le forceps court, c'est la position de la tête qui détermine celle du forceps ; pour le long forceps, c'est la forme du bassin ; la position de la tête ne change rien à l'application. La courbure pelvienne des branches indique qu'elles sont faites pour s'adapter à celle du sacrum, et atteindre jusqu'au détroit supérieur; on doit donc les placer le plus exactement possible suivant le diamètre transverse du bassin. Une branche sera placée sur chaque os iliaque, et la tête, quelle que soit sa position, sera prise entre les cuillers. Cette règle unique simplifie et facilite l'usage de l'instrument. Car, non-seulement elle s'applique à toutes les positions de la tête, mais elle ne change pas, dans toutes les périodes de l'accouchement.

On a prétendu qu'il faut préférer le forceps court, lorsque la tête est arrêtée dans l'excavation, et, comme corollaire, que, dans les cas où la tête est arrêtée au détroit supérieur, après s'être servi du long forceps pour amener la tête jusque dans l'excavation, il faut le mettre de côté, et se servir du forceps court. Je ne suis pas de cet avis ; et je ne crois pas qu'aucun accoucheur ayant une grande habitude du long forceps trouve utile de changer d'instrument pendant un accouchement; car le long forceps s'adapte à la courbure du bassin, dans toute la longueur de ce canal, mieux que le petit forceps. Si le long forceps peut conduire la tête depuis le détroit supérieur jusqu'au dégagement, comme le tout contient la partie, il est l'instrument propre à saisir la tête en un point quelconque, au-dessous du détroit supérieur.

Le bassin a été comparé à un écrou. Je pense qu'on pourrait plus exactement le comparer à un fusil rayé, et la tête à une balle conique; cette comparaison est encore incomplète, car le bassin est un canal courbe. Comme la tête du fœtus doit traverser le bassin suivant une ligne spirale, que détermine le rapport de sa forme avec celle du bassin, il faut qu'un instrument destiné à saisir la tête soit construit de façon à pouvoir suivre cette ligne, soit quand on l'introduit, soit quand on le retire; c'est ce que peut faire un forceps à double courbure bien fait, et ce que ne peut faire aucun forceps à une seule courbure.

APPLICATION DU FORCEPS AU DÉTROIT SUPÉRIEUR.

Mode d'application. — Position de la patiente.

La parturiente doit être couchée sur le côté gauche, en travers du lit, les cuisses relevées sur l'abdomen, la tête légèrement élevée. Cette position facilite l'introduction des branches, et donne la place nécessaire pour le mouvement des manches autour du pubis à la fin de l'opération; je ne crois pas qu'il soit nécessaire que les fesses débordent le lit; j'ai souvent placé les deux branches, sans faire quitter à la malade le milieu de son lit. Il est souvent désirable de remuer la femme le moins possible.

Premier acte. — Introduction des branches.

Choix des branches. — Trempez les cuillers dans de l'eau chaude, essuyez-les, puis graissez-les avec de l'huile, du lard, ou du cold-cream, articulez l'instrument, puis, dirigeant sa concavité en avant, et plaçant devant vous les branches dans la position qu'elles doivent occuper dans le bassin, vous prenez d'abord celle qui correspond au côté gauche ou inférieur.

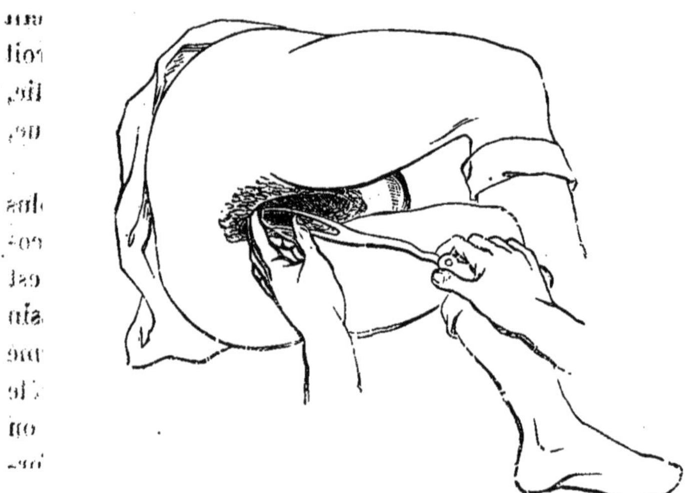

Fig. 15. — Premier temps de l'introduction de la première branche.

Premier temps. — Passez deux doigts de la main gauche (1) sur le périnée, entre la tête et l'orifice; alors, ayant présentes à l'esprit la forme de l'instrument, celle du canal et celle de la tête, vous dirigez l'extrémité de la cuiller, le long de la face palmaire des doigts, d'abord presque directement en arrière contre le sacrum; puis,

(1) Nous emploierions, en France, la main droite. (*Traducteur.*)

deuxième temps, vous relevez le manche, pour conduire la cuiller sur le côté gauche de la tête. L'extrémité de la cuiller devant décrire une courbe complexe, — un segment d'hélice — par laquelle elle contourne la tête et suit la courbure du bassin, jusqu'au détroit supérieur, le manche doit être élevé, dirigé en arrière, et accomplir un mouvement partiel de rotation sur son axe.

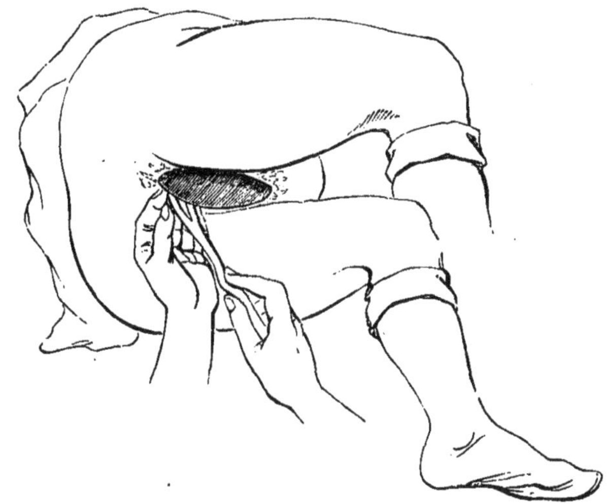

Fig. 16. — Deuxième temps de l'introduction de la première branche (*).

Troisième temps. — Dirigez maintenant le manche en arrière et en bas, afin de faire achever à l'extrémité de la cuiller sa révolution autour de la tête, dans la fosse iliaque gauche; ce mouvement ne demande que peu de force, la *direction* est donnée par les rapports du sacrum et de la tête. La branche placée, le dos de la main gauche de l'opérateur la maintiendra en place, pendant l'introduction de la seconde branche; son poids est d'ailleurs presque suffisant pour la faire tenir.

Introduction de la seconde branche.

Premier temps. — Glissez deux doigts de la main gauche, dont le dos maintient la première branche appuyée contre le périnée, entre l'orifice et le côté de la tête qui répond à la fosse iliaque gauche.

(*) L'extrémité de la cuiller contourne la tête et va se placer sur le côté gauche du bassin.

L'instrument, tenu de la main droite, est presque parallèle à la cuisse gauche de la mère ; l'extrémité de la cuiller glisse le long de la face palmaire des doigts qui sont dans le vagin, et la branche, en se dirigeant le long du périnée vers la courbure du sacrum, croise le manche de la première branche déjà placée.

Deuxième temps. — Pour faire décrire à l'extrémité de la cuiller une ligne spirale autour de la tête, dans la direction des axes, il faut amener le manche en arrière jusqu'à ce que la cuiller soit appliquée sur la fosse iliaque droite; quand elle y est arrivée, le manche

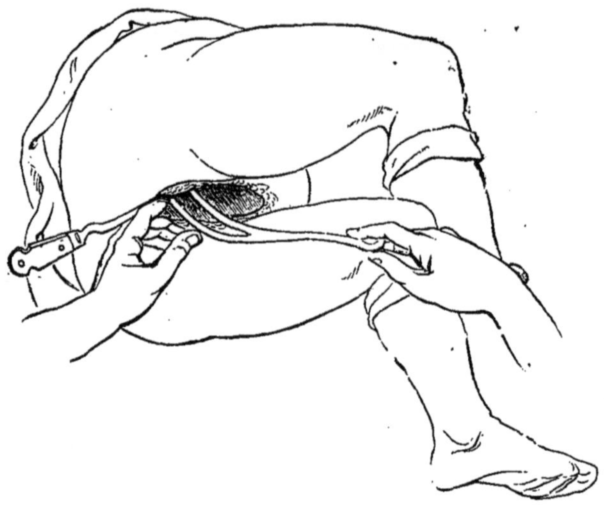

Fig. 17. — Dernier temps de l'introduction de la première branche et croisement du manche de la première branche avec la seconde, dans le premier temps de l'introduction de celle-ci.

se trouve près du coccyx, à côté de la première branche. (Voyez fig. 18 et 19.)

Articulation (1). — Pour articuler, on prend un manche dans chaque main, on amène celui de la première branche au-dessus de celui de la seconde; si l'une des branches est un peu plus enfoncée que l'autre, on retire un peu celle qui est le plus enfoncée, ou bien on enfonce un peu celle qui l'est le moins, de manière à amener

(1) Il ne faut pas oublier que le forceps dont il est question est le forceps à articulation anglaise. (*Traducteur.*)

les deux surfaces d'articulation au même niveau. Cette manœuvre est en général rendue plus aisée, quand on porte les deux manches vers le coccyx; ce mouvement, qui enfonce les branches dans la fosse iliaque où il y a de la place, permet une légère rotation des

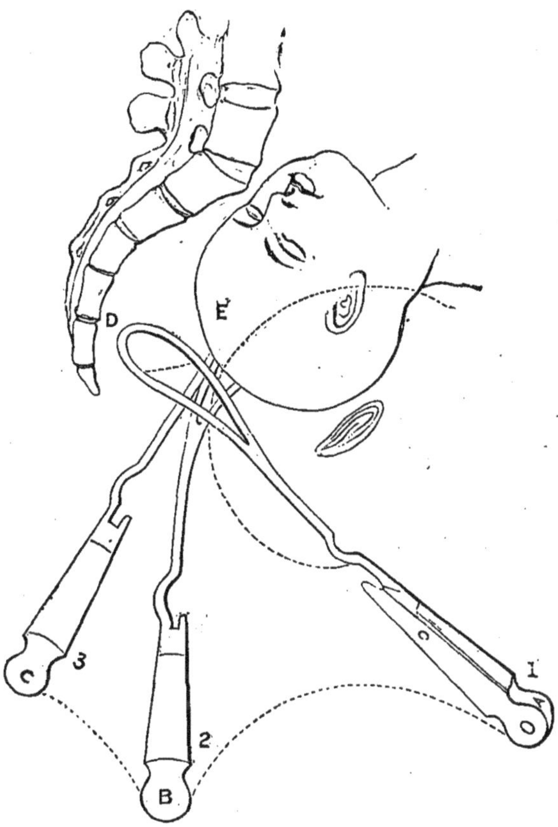

Fig. 18. — Introduction de la branche gauche du long forceps (*).

manches, qui deviennent ainsi mieux en rapport. Quand l'articulation se fait sans peine, on peut être en général assuré que les bran-

(*) 1. Premier stage : introduction de l'extrémité de la branche dans la concavité du sacrum. A, le manche, est élevé, et amené avec un mouvement de rotation, en B, de sorte que l'extrémité D, tournant autour de E, arrive à être placée sur le côté gauche du bassin. 2. Second stage : avancement de la branche autour de la tête, jusque dans la fosse iliaque gauche. 3. Troisième stage : le manche, B, est arrivé en C, toujours animé d'un mouvement léger de rotation : il reste en place, le manche près du coccyx, où il est maintenu par la main gauche de l'opérateur, pendant que l'autre branche passe, par-dessus, comme on le voit dans la figure suivante.

ches sont bien appliquées sur la tête, et que le bassin est assez bien conformé pour faire espérer une issue favorable. Réciproquement, l'impossibilité d'articuler prouve que les branches sont mal appliquées, ou que le bassin ne permet pas l'emploi du forceps. Généralement, quand les branches sont mal appliquées, c'est qu'on ne les

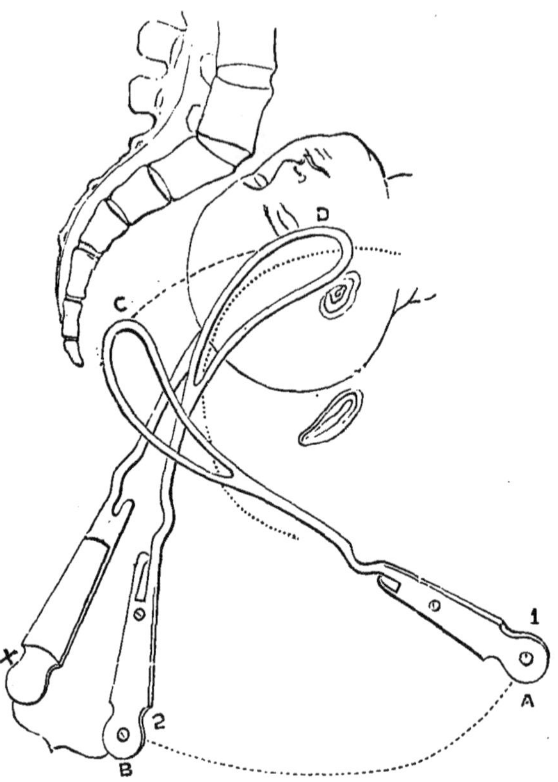

Fig. 19. — Introduction de la branche droite du long forceps (*).

a pas placées exactement aux deux extrémités du diamètre transverse. Il faut alors retirer la branche mal placée, et la réajuster.

Lorsque l'angle sacro-vertébral est fort saillant, ou qu'une dé-

(*) 1. Premier stage de la seconde branche. 2. Second stage. X, première branche en place. A, manche, au moment où l'extrémité, C, est glissée le long du périnée, dans la direction de la concavité du sacrum, par dessus X que le manche croise; le manche est dirigé en arrière, jusqu'en B. D, cuiller droite en place : elle est presque exactement opposée à la première cuiller ; pour articuler on porte le manche X sur le manche B.

formation quelconque s'oppose à l'articulation du forceps, les deux branches n'ont pas assez de place pour occuper les deux extrémités du même diamètre, chacune des branches passe d'un côté de l'angle sacro-vertébral, les cuillers ne se regardent pas exactement par leur côté concave, qui est dirigé vers le trou ovale, où l'on ne peut pas introduire une cuiller; il faut dans ce cas renoncer au forceps; examinez alors la forme et les dimensions du bassin, introduisez toute la main, s'il le faut, et choisissez entre la version et la crâniotomie. Pour résumer, je dirai : *Toutes les fois qu'on peut articuler sans y mettre de la force, on peut raisonnablement penser à essayer le forceps, et il faut en faire la tentative, avant de recourir à la version ou à la perforation.*

Extraction. — Faites maintenir par la sage-femme la hanche

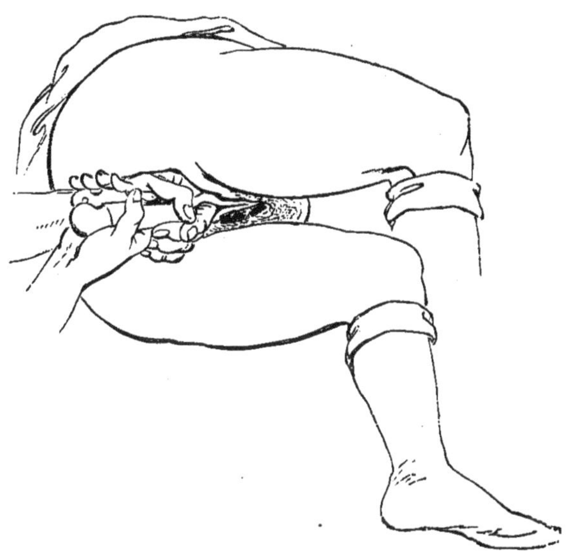

Fig. 20. — Long forceps articulé, saisi par les deux mains (*).

droite et le dos; empoignez les manches avec une main, et appliquez les doigts de l'autre main sur l'articulation. (V. fig. 20.) S'il y a des contractions, tirez pendant les douleurs ; s'il n'y en a pas, répétez vos tractions à des intervalles d'une minute à peu près, faites

(*) La tête étant au détroit supérieur, on tire en arrière.

en même temps de petits mouvements d'oscillation d'un côté à l'autre, tout en prenant garde de ne pas appuyer trop fortement les cuillers contre les parties molles. Introduisez de temps en temps le doigt, pour juger des progrès de la tête.

Il est très-utile, si vous avez un aide intelligent, de faire presser par lui sur le fond de l'utérus, pendant l'extraction ; l'axe de l'utérus est ainsi maintenu dans une correspondance plus exacte avec ceux

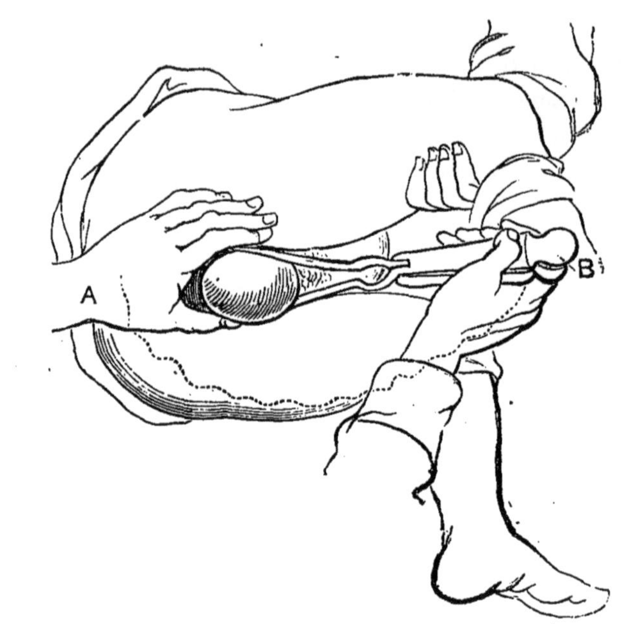

Fig. 21. — Dernier temps de l'extraction (*).

du bassin, et cette *vis à tergo* soulage d'autant la force d'extraction.

Voici comment on peut constater *les progrès de la tête*. Un doigt introduit derrière et sous la symphyse pubienne s'assure que la tête se rapproche de l'arcade du pubis ; puis le doigt, en faisant le tour de la tête, sent son grand diamètre quand il passe le détroit supérieur ; enfin, si la suture sagittale devient de plus en plus pa-

(*) Les manches sont allés de A en B, avec des mouvements oscillatoires, marqués par la ligne ponctuée : ils sont relevés vers le ventre.

rallèle au diamètre sacro-pubien, vous pouvez être certain que la tête avance. Comme la tête ne peut guère tourner sur son axe sans descendre en même temps, la rotation des branches du forceps imprimée par la tête démontre sa descente. A mesure que la tête avance, une plus grande partie des cuillers apparaît hors de la vulve ; ce dernier signe peut tromper, car le forceps peut avoir glissé, ce qui arrive à tous les forceps anglais, dont les cuillers sont peu courbées; de plus, lorsque la tête est entièrement dans le petit bassin, les branches perdent une partie de ce support extérieur dont j'ai parlé dans la leçon II, en disant que c'est principalement à lui que les branches doivent leur prise. Ce phénomène est encore plus marqué quand une partie de la tête est sortie de la vulve ; à ce moment, les branches ne tiennent plus, et il est nécessaire de comprimer fortement les manches, si vous voulez maintenir la prise. Avec deux ou trois doigts, vous pouvez encore mesurer la distance qui sépare le vertex de la vulve. D'abord cette distance est grande, puis elle diminue ; le plancher du bassin, le périnée, est tendu par la tête, il bombe ; l'anus fait saillie, souvent il y a issue des matières fécales ; en réalité, la compression que supporte le sphincter anal éveille une action réflexe, le besoin de *pousser* est irrésistible ; des efforts violents, et la sortie des fèces, sont un signe certain de l'avancement de la tête. La bosse sanguine en se formant peut quelquefois faire croire que la tête avance ; mais l'attention et l'habitude vous éviteront cette méprise. Quand le vertex reposera sur le périnée, les cuillers du forceps seront plus près du diamètre transverse du bassin, ce qui vous sera indiqué par un léger mouvement de rotation des manches, résultat et preuve du mouvement héliçoïdal de la tête, mouvement spontané, produit par l'adaptation de la tête qui avance à la cavité du bassin.

C'est le moment de diriger la traction plus en avant, dans l'axe du détroit inférieur ; on évite ainsi de tirailler le périnée. Il est alors très-utile d'avoir un aide qui soutienne le genou droit, afin de laisser à l'opérateur la place nécessaire pour relever les manches au-dessus du pubis ; ce mouvement s'effectue souvent mieux en poussant les manches en avant, qu'en tirant dessus. (V. fig. 21.)

Dans le dernier temps de l'extraction, il est souvent utile de faire prendre à la parturiente le décubitus dorsal, ce qui donne à l'opérateur l'aide de la gravitation, facilite à l'aide la tâche de presser sur le fond de l'utérus, et de le mettre en rapport avec l'axe du détroit supérieur, et rend plus aisé le mouvement des manches autour de la symphyse.

Il ne faut pas commencer à tirer en avant, ni à décrire le mouvement circulaire, jusqu'à ce que l'occiput soit sous l'arcade du pubis.

Pendant l'extraction, il arrive quelquefois que les branches lâchent prise, que les manches divergent et se désarticulent ; cela vient de ce que l'opérateur porte trop tôt les manches en avant, d'où il suit que la tête passe entre les cuillers, n'étant plus retenue par leur extrémité, puisque la traction n'a plus lieu suivant une ligne qui passe par cette extrémité. Cela démontre, une fois de plus, cette loi que la position du forceps est déterminée par les rapports de la tête avec le bassin ; si vous changez ces rapports, vous êtes aussitôt dévoyés. Pour rétablir l'ordre, il suffit de ramener les manches en arrière, où ils s'articulent aisément. Si la tête est à la vulve, et qu'il y ait de bonnes contractions, vous pouvez passer au

Quatrième acte, enlèvement des branches. — Si, à ce moment, la tête n'avançait plus, vous pourriez l'aider par une manœuvre qu'il est bon de connaître. On applique la paume des deux mains sur le périnée qui bombe, et, le repoussant un peu en arrière, tout en poussant la tête en avant, on *énuclée*, pour ainsi dire, la tête, et on lui fait compléter son mouvement d'extension. Une pression soutenue exercée par les mains d'un aide, ou par un bandage appliqué sur le fond de l'utérus, aide beaucoup à ce mouvement d'extension. J'ai ainsi tiré une de mes patientes et moi-même d'une fort mauvaise passe. On m'avait appelé à la campagne, sans me dire de quoi il s'agissait. Je trouvai une dame en travail depuis plusieurs heures ; la tête était sur le périnée, et il n'y avait pas de douleurs ; le forceps ou le levier l'auraient délivrée en une minute, mais je n'avais ni l'un ni l'autre sous la main. La manœuvre que je viens de décrire réussit parfaitement, et mit fin à un état de grande angoisse, et qui présentait même quelque danger.

Une autre manœuvre qui rend quelquefois un grand service,

c'est d'introduire un doigt dans le rectum, pour presser sur le front. On réussit quelquefois ainsi à repousser la face en arrière, à déterminer le mouvement d'extension, et à faire sortir la tête, arrêtée à la vulve, si un aide presse fortement en même temps sur le siége, comme je l'ai dit dans la première leçon ; la pression qui se transmet le long du rachis aide beaucoup au mouvement d'extension. Cette combinaison de pression et d'*énucléation* peut quelquefois éviter l'emploi du forceps ou du levier.

Les branches, une fois placées, ne restent pas exactement dans le diamètre transverse du bassin ; la tête, dont le diamètre antéro-postérieur est dans une direction intermédiaire entre celle du diamètre transversal et du diamètre oblique, tendra à déplacer les branches vers le diamètre oblique, à gauche ; elle sera donc saisie obliquement, une fenêtre sera appliquée sur le sourcil droit, l'autre sur le côté gauche de l'occiput. Cela se voit par les marques que laissent les fenêtres sur la tête. Les cuillers se placent naturellement ainsi, quand on les introduit avec douceur. La tête, saisie ainsi obliquement, a plus de facilité à exécuter son mouvement de rotation sur son axe, qui amène la face contre le sacrum, quand elle descend dans l'excavation. Ce fait répond aussi à l'objection qu'on oppose à l'emploi du long forceps au détroit supérieur ; on prétend que, quand la tête est saisie par son grand diamètre, l'occipito-frontal, la compression dans ce sens augmente la longueur du diamètre opposé, le bi-pariétal, et que la difficulté du passage à travers le petit diamètre du bassin, le sacro-pubien, en est accrue. Cette objection n'est guère que théorique ; elle est fondée sur des expériences faites à l'amphithéâtre sur des fœtus morts.

L'élongation ou le moulage de la tête, nous l'avons vu, est le résultat d'une compression graduelle de la zone équatoriale ; le bassin et le forceps constituent l'anneau compresseur. La pression exercée sur le diamètre transversal de la tête par le sacrum d'un côté et le pubis de l'autre, combinée avec la pression sur le diamètre longitudinal, exercée par les cuillers du forceps, tendent à diminuer ces deux diamètres en allongeant la tête. Il faut supposer, cela va de soi, que le rétrécissement n'est pas extrême, en un mot, que nous avons affaire à un cas où le forceps est indiqué ; si le diamètre conjugué a moins de 82 millim., il y aura peu à compter sur l'élongation de la tête.

J'ai dit que la tête est très-rarement saisie selon son diamètre longitudinal ; le cas d'un bassin très-aplati, quand le promontoire ne fait qu'une légère saillie, fait exception à cette règle ; dans ce cas, le diamètre longitudinal de la tête correspondra presque exactement au diamètre transversal du bassin. Si, dans le cas dont je viens de parler, les marques des cuillers se trouvent sur le sourcil et sur un côté de l'occiput, nous pouvons conclure que la saillie du promontoire n'est pas considérable.

Temps nécessaire à l'extraction. — Si la tête est retenue dans l'excavation, faute de contractions, ou si elle s'arrête sur les ischions, s'il n'y a pas d'obstacle de la part de la valve antérieure ou de la postérieure, une légère traction et une petite oscillation suffiront en général ; aussitôt que la tête est mise en mouvement par le forceps, l'utérus reprend son travail, aide l'opérateur, et l'accouchement se termine rapidement. Il faut un peu plus de temps, lorsque la valve utérine et la valve périnéale s'opposent au passage de la tête. (V. leçon IV, fig. 22 et 23.)

Si c'est l'absence des contractions qui oblige à aller chercher la tête au détroit supérieur, il y a souvent économie de temps à placer la femme sur le dos, et à appliquer l'utérus contre le rachis, au moyen d'un bandage, ou de la main d'un aide. Cette manœuvre, en faisant coïncider l'axe de l'utérus avec celui du détroit supérieur, et en nous assurant l'aide de la pesanteur, facilite beaucoup l'entrée de la tête, et *encourage* l'utérus. S'il n'y a pas d'obstacle dans un rétrécissement ou dans la rigidité des parties molles, une légère traction et quelques mouvements d'oscillation achèveront en général l'accouchement en dix minutes. Cependant, en cas de rétrécissement ou de rigidité des parties molles, le temps est un auxiliaire indispensable ; le moulage, l'élongation de la tête, ne peuvent se produire que graduellement ; il faut être économe de mouvements oscillatoires ; ce qu'il faut, c'est une compression et une traction soutenues, avec de courts intervalles de repos, pendant trente minutes et même durant une heure. Après ce temps, si la tête ne franchit pas le détroit, il faut penser à abandonner le forceps, pour la perforation ou la version (1).

(1) Un grand nombre d'accoucheurs se servent d'un forceps *court* à double courbure, instrument très-utile dans certains cas d'arrêt de la tête *dans* l'excavation. Aveling a courbé en arrière les manches d'un forceps court à double courbure, croyant augmenter ainsi la force de traction. Keiller se sert aussi quelquefois d'un semblable forceps, dont il tourne la convexité en avant. De cette façon, on peut introduire facilement l'instrument, quand même la patiente est couchée au milieu du lit; l'instrument saisit bien la tête, et l'extraction se fait facilement par un mouvement autour de la symphyse.

LEÇON IV

Causes d'arrêt dans un premier accouchement. — Force nerveuse troublée ou détournée. — Valve utérine et valve périnéale. — La tête agissant comme une soupape. — Application du forceps, après l'extraction du tronc. — Forceps long (*suite*).— Application dans les positions fronto-antérieures. —Mécanisme qui amène généralement les positions fronto-antérieures, frontales et faciales. — Conduite à tenir dans ces cas.

Un grand nombre des applications du forceps se font chez des primipares; occupons-nous donc de déterminer les conditions qui en réclament l'emploi, renvoyant à plus tard l'examen des disproportions, qui ne sont pas la cause la plus fréquente de l'arrêt du travail dans un premier accouchement, comme le prouve la facilité d'un deuxième accouchement. C'est donc dans les parties molles ou dans une mauvaise position de la tête qu'il faut chercher la raison de la difficulté; nous la trouvons dans le défaut d'énergie de l'utérus, ou dans la résistance excessive de l'orifice, du vagin ou de la vulve. Considérons en premier lieu la suspension de l'action utérine ou musculaire, causée par la fatigue ou par la dispersion de la force nerveuse dans d'autres directions. C'est ce que Power appelle le *travail métastatique*. L'émotion, la crainte de la douleur, détournent souvent la force nerveuse si complétement que le travail s'arrête; le chloroforme rend de grands services dans ce cas; il supprime la sensation douloureuse et la crainte, fait cesser le trouble émotionnel, la force nerveuse reprend sa direction normale, le travail recommence et se termine heureusement; il agit réellement comme un charme, et épargne souvent la nécessité de recourir aux instruments.

Un arrêt ou un retard dans le deuxième stage du travail, quelle qu'en soit la cause, est une source de danger pour la mère et pour l'enfant. L'école *procrastinante* soutient qu'il faut attendre quatre heures, six heures, et même davantage, depuis qu'on a senti une oreille, avant que d'intervenir. Cette pratique est hérissée de dangers. Pendant cette expectation, la femme souffre sans profit; son énergie nerveuse s'use, elle marche vers l'épuisement. Dans nombre de cas, il est impérieusement indiqué d'intervenir, bien avant qu'on puisse sentir une oreille, ou que le col soit complétement dilaté. S'il y a un rétrécissement au détroit supérieur, la tête ne peut pas descendre assez pour presser sur le col et le dilater; chez les primipares, la valve utérine continue souvent de coiffer la tête jusqu'au plancher du bassin (fig. 22). L'histoire des cas observés dans l'hôpital

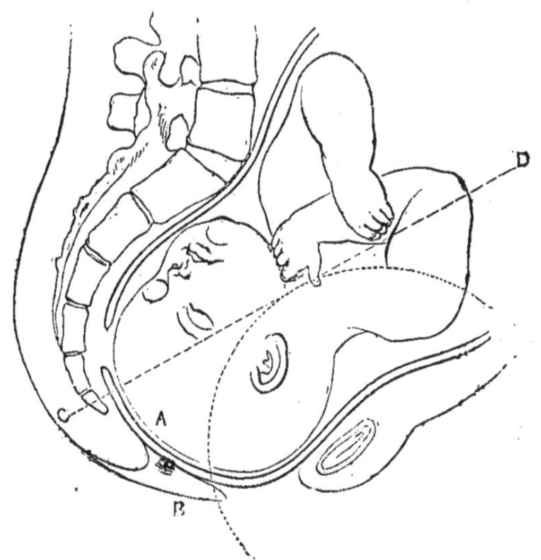

Fig. 22. — La tête arrêtée dans le bassin par la valve antérieure A, qui vient toucher la valve postérieure B (*).

d'accouchements de Dublin prouve clairement que la mortalité des femmes a diminué, depuis qu'on emploie le forceps plus tôt qu'on ne le faisait autrefois. G. Hamilton (1) dit que, si on laisse la femme

(1) *Edimb. med. Journal*, 1861.

(*) La valve A guide la tête suivant C D, axe du détroit supérieur.

sans secours beaucoup plus de deux heures après la dilatation complète, et après qu'on a pu toucher une oreille, l'enfant court aussi un grand danger. Un retard dans le second stage exige de l'aide, aussitôt qu'on est certain que les forces maternelles ne suffisent pas. C'est souvent par un défaut de force expulsive que la tête garde, sur le plancher du bassin, une position transversale ; il y a ainsi une double cause d'arrêt, que le forceps fait cesser aussitôt.

Un des progrès les plus réels de l'obstétrique moderne est l'emploi du forceps pour remédier à un arrêt dans le deuxième stage de l'accouchement.

Mais fréquemment, outre ce trouble émotionnel, la force expulsive se rend devant une difficulté mécanique, la lenteur de la dilatation du col chez les primipares ; la partie antérieure du col (1) descend dans l'excavation, au-devant de la tête ; elle reste pressée entre la tête et le pubis, et devient de plus en plus résistante, à mesure qu'elle s'œdématie. Ce segment antérieur de l'utérus forme un plan ou une *valve*, qui dirige la tête dans la concavité du sacrum, dans le sens de l'axe du détroit supérieur ; jusque-là il est utile, mais, sa mission une fois accomplie, il devrait se retirer, c'est ce qui arrive en général chez les multipares ; la tête rencontre alors la seconde valve, formée par le périnée, dont la direction est exactement opposée à la première, et dont la fonction est de conduire la tête sous l'arcade pubienne, dans la direction de l'axe du détroit inférieur. Chez les primipares, ces valves prolongent souvent trop longtemps leur résistance : on voit quelquefois la tête arriver sur le périnée, coiffée de la valve utérine. Dans ce cas, la tête ne peut pas être bien dirigée par les plans inclinés des ischions, elle est gênée dans son mouvement de rotation qui doit ramener l'occiput en avant, et dans son mouvement d'extension ; double obstacle : la valve elle-même et la malposition. Il faut absolument écarter la valve du chemin de la tête. Et comment ? Quelquefois la patience suffit, mais il ne faut pas trop attendre, de crainte de mettre la femme en danger, et de prolonger ses souffrances. Quelquefois on peut insinuer un ou deux doigts entre la valve et la tête, dans

(1) Il serait plus exact, semble-t-il, de dire : le segment antérieur et inférieur de l'utérus, comme l'auteur le dit plus loin. (*Traducteur.*)

l'intervalle des contractions, et repousser la valve de façon à permettre à l'équateur de la tête de la franchir; cependant une intervention inopportune peut augmenter l'œdème et la rigidité. On peut introduire le levier ou l'une des branches du forceps entre la tête et la valve, puis, on appuie sur l'occiput, comme on le fait avec une corne à souliers; la valve, comme le quartier du soulier, est repoussée, pendant que la tête descend sur le plan incliné de l'instrument; cette manœuvre présente un autre avantage : la tête a fermé jusqu'ici exactement l'orifice, comme le ferait une soupape, retenant derrière elle les eaux, qui, en continuant à distendre l'utérus, ont em-

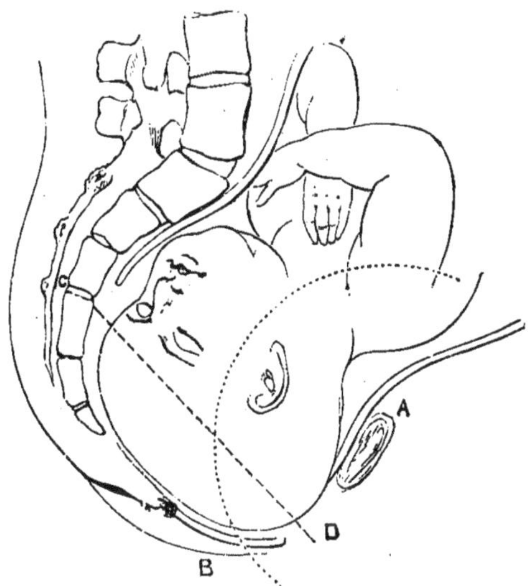

Fig. 23. — **La tête arrêtée à la vulve par la valve postérieure B, la valve antérieure s'est retirée au-dessus de l'équateur de la tête (*).**

pêché son action d'être complète. Le levier ou le forceps ouvre un passage pour l'écoulement du fluide retenu au-dessus. L'utérus entre aussitôt en contraction, et le travail continue. J'ai souvent appliqué le forceps avec succès, dans ce seul but.

Nous voici maintenant débarrassés de la valve utérine. La valve périnéale et la vulve opposent un autre obstacle, d'autant plus embarrassant que les forces sont déjà diminuées. Rien n'est plus com-

(*) La valve postérieure guide la tête dans l'axe de la vulve, C D.

mun que de voir un accouchement arrêté par cette seule valve. Le levier, appliqué alternativement sur l'occiput et sur la face, est très-utile dans ce cas; cependant un grand nombre d'accoucheurs préfèrent le forceps.

La tête est souvent maintenue arrêtée à la vulve par un trouble nerveux sensitif et émotionnel. L'utérus semble hésiter à se contracter, dans la crainte que la tête, poussée fortement contre la vulve, n'y éveille la douleur; d'où il suit deux choses : l'épuisement de la force nerveuse, et cette sorte de choc, accompagné de prostration, ou même de collapsus, qu'on observe chaque fois qu'une fonction importante est suspendue, ou ne peut s'accomplir.

Une autre cause d'arrêt se rencontre dans les conditions physiques des tissus : la rigidité du col, de la vulve, du périnée, due à l'épaississement, à l'œdème, à l'hypertrophie de ces parties, ou même sans altération visible de texture; les cas les plus sérieux sont ceux d'occlusion, partielle ou complète, à la suite de blessures ou de maladie. Je discuterai plus loin le traitement de cette occlusion.

La plupart des auteurs décrivent l'application du forceps sur *la tête dernière*, — c'est-à-dire quand, dans un accouchement par le siége, la tête est retenue après la sortie du tronc. La compression possible du cordon rend cette position périlleuse pour l'enfant, il faut hâter la délivrance, pour le sauver de l'asphyxie. Comment pourrons-nous concilier la promptitude avec l'emploi de peu de force? Il est du plus grand intérêt de savoir combien de temps un fœtus peut vivre sans la respiration placentaire, avant l'établissement de la respiration aérienne; c'est dans ce temps très-court qu'il faut extraire la tête, si l'on ne veut pas perdre l'enfant. C'est là qu'on peut appliquer le mot : *horæ momento cita mors venit, aut victoria læta.* Nous n'avons pas là-dessus de données précises. Hugh Carmichael (1) a extrait deux fœtus morts, dans les quinze minutes qui ont suivi la mort de la mère, et cependant celle-ci avait assuré, au moment de mourir, que son enfant était encore vivant. Un cas semblable s'est présenté dans ma pratique. Le Dr Ireland fut appelé auprès d'une femme qui venait de mourir

(1) *Dublin Journal of medecine*, vol. XIV.

soudainement, frappée par son mari ; il fit l'opération césarienne, et eut le bonheur d'extraire un enfant en vie, huit ou dix minutes après la mort de la mère. A l'hôpital Saint-Thomas, le fait suivant s'est présenté (1) : Une femme, dans le neuvième mois de sa grossesse, fut écrasée dans la rue Saint-Thomas à 7 heures 35, et amenée à l'hôpital ; elle mourut à 7 heures 55 ; Mister Green ouvrit le ventre à 8 heures 8, et le Dr Blundell reçut l'enfant asphyxié. On insuffla les poumons, et il survécut trente-quatre heures (2). C'est un cas de rétablissement incomplet, après treize minutes écoulées depuis la mort de la mère. Pingler (3) rapporte un cas dans lequel on obtint, par l'opération césarienne, un enfant vivant, environ quinze minutes après la mort de la mère ; et un autre cas dans lequel on a pu prouver que la mère était morte depuis vingt-trois minutes. Le cas d'extraction d'enfants vivants dans les dix minutes qui ont suivi la mort de la mère ne sont pas très-rares ; mais on ne peut pas les comparer exactement aux cas de compression pendant le travail. De nombreuses observations m'autorisent à conclure qu'on ne peut pas ranimer un fœtus, si la respiration pulmonaire ne commence pas dans les trois minutes, peut-être cinq, après l'arrêt de la respiration placentaire, et je crois que, en règle générale, si la tête comprime le cordon, il faut extraire l'enfant dans l'espace de trois minutes ; même alors l'asphyxie et la congestion cérébrale seront assez avancées, et il faudra employer des moyens convenables pour le ramener à la vie.

Ici se présente une question pratique : quel est le moyen le plus rapide d'extraire la tête dernière ? est-ce la main ou le forceps ? Dans nombre de cas, la main est le meilleur instrument ; quand l'orifice est complétement dilaté, et le bassin spacieux, une manœuvre adroite terminera en quelques secondes ; et, s'il y a une diminution un peu prononcée dans le diamètre conjugué, le forceps échouera probablement, tandis que les mains extrairont très-rapidement la tête. Dans certains cas, le forceps sera pourtant utile. Avant de l'appliquer, retirez un peu le cordon, pour éviter les tirail-

(1) *Medico-chirurgical Transactions*, 1822.

(2) Il est à remarquer que, dans l'histoire de ce cas, Mister Green appelle l'attention sur l'effet déprimant du bain chaud, sur lequel Milne-Edwards et Marshall Hall ont insisté depuis.

(3) *Monatsschrift für Geburtskunde*, 1869.

lements de l'ombilic, et ramenez-le sur la face, où il y a plus d'espace. Le diamètre antéro-postérieur de la tête est engagé plus ou moins exactement suivant le diamètre transversal du bassin, les cuillers doivent la saisir suivant un diamètre oblique voisin du diamètre antéro-postérieur ; le corps doit être ramené fortement en avant, et maintenu par un aide, afin de laisser de l'espace pour la manœuvre. Les doigts de la main gauche, introduite dans le vagin, se placent sur le côté gauche du pelvis, entre la tête et l'orifice, et servent à diriger la branche ; faites de même pour le côté droit, et articulez. Votre aide maintenant toujours le corps du fœtus, vous tirez suivant l'axe du détroit supérieur ; aussitôt que la tête l'a franchi, vous pouvez retirer les branches, et terminer avec les mains ; pour cela, mettez deux doigts de la main droite en crochet sur les épaules pendant que la main gauche tire sur les pieds enveloppés d'une serviette, suivant l'axe du détroit inférieur. Quelques auteurs préfèrent terminer avec le forceps ; si vous suivez leur exemple, vous sentirez le forceps, obéissant au mouvement de rotation de la face vers le sacrum, tourner un peu dans vos mains. Quand l'occiput paraît sous l'arcade du pubis, amenez les manches fort en avant, pour aider au glissement de la face sur le périnée, en l'exposant le moins possible à être tiraillé ; la face et le front balayent le périnée, et décrivent un cercle autour de l'occiput fixé contre le pubis.

Busch, de Berlin, a chaudement appuyé l'emploi du forceps dans les cas de ce genre, et il lui attribue l'extraordinaire succès de la version dans sa pratique. Sur quarante-quatre cas de version, trois enfants seulement, dit-il, sont morts du fait de l'opération. Feu le Dr Rigby et le Dr Meigs insistent aussi sur les avantages de cette opération.

Si la tête est en seconde position, l'une des cuillers s'appliquera sur le sourcil gauche, l'autre à droite de l'occiput ; l'occiput sortira sous le pubis, à droite. Ici, il faut être fort attentif ; quand la tête émerge, occiput à droite, si les épaules sont assez larges pour que leur sortie demande de l'aide, il faut avoir bien soin de diriger la face en bas, vers la cuisse gauche de la femme, car, si vous aviez le malheur de la tourner à droite, vous pourriez tordre le cou au fœtus, ou empêcher les épaules de présenter leur plus grand diamètre suivant le diamètre antéro-postérieur du détroit inférieur. Dans la troisième ou la quatrième position de Naegele, la tête sera saisie obliquement, et, en entrant dans l'excavation, elle fera un quart de tour qui amènera la face en arrière, et l'occiput sous l'une des branches du pubis. Dans les positions fronto-pubiennes, la tête sera prise à peu près en travers; elle peut garder cette position, et

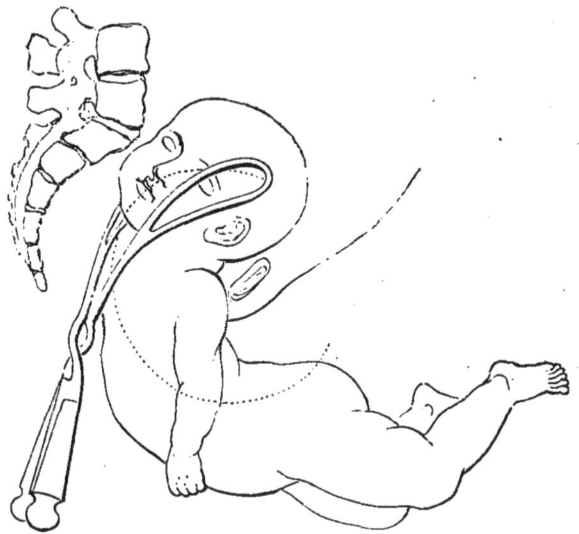

Fig. 24. — Application du forceps sur la « tête dernière ».

il s'agit de savoir s'il faut délivrer en laissant le front en avant, ou essayer de le ramener dans la courbure du sacrum.

La difficulté de l'accouchement dans les positions occipito-postérieures vient, je crois, de ce que la tête, emprisonnée dans le pelvis, ne peut pas accomplir sa rotation normale. Dans les positions occipito-antérieures, la force propulsive se propageant le long du rachis, en forçant la tête sur le périnée, fait tourner l'occiput sous l'arcade du pubis, où il y a de la place; mais, dans les positions occipito-postérieures, la force propulsive empêche la tête de s'échapper, en la pressant contre le plancher du bassin, l'occiput roulant naturellement dans la courbure du sacrum. Si le mouvement d'extension se produit alors, il augmente la difficulté en défléchissant la tête et en repoussant l'occiput sur le dos; un mouvement de flexion, au contraire, facilitera la rotation. La flexion sera utile pour deux raisons : d'abord, comme il a été dit, en remplissant la condition essentielle pour la rotation spontanée de la face vers le sacrum ; deuxièmement, en transportant le centre de la rotation dans la symphyse, sur laquelle le front ou la racine du nez est fixée, pendant que la voûte du crâne glisse sur le plancher du bassin, et sort par la vulve.

La première question que soulève une position postérieure est celle de savoir si nous pouvons espérer que la nature elle-même ou une intervention adroite réussira à lui substituer une position antérieure.

Le Dr R. U. West (1) a prouvé qu'on peut obtenir la rotation de la face en arrière. Il a appliqué ses doigts sur l'os frontal, l'a tourné en arrière, tout en le relevant, jusqu'à ce qu'il ait senti la fontanelle postérieure descendre. Dans un autre cas, il a amené l'occiput en bas, au moyen du levier ; aussitôt cela fait, la rotation s'est effectuée d'elle-même. En effet, l'essentiel, pour obtenir la flexion, est de faire descendre l'occiput. D'un autre côté, je suis convaincu que la tête tourne souvent sans nous quand nous croyons l'y aider. Le témoignage du Dr Millar est une preuve de ce que j'avance : « J'ai « vu, dit-il, plusieurs positions postérieures, dans lesquelles, grâce « à mes efforts, — me disais-je, car je m'y étais efforcé, d'après la « méthode de Baudelocque et de Dewees, — la rotation se fit en « avant. Depuis lors, j'ai laissé agir la nature dans un grand « nombre de cas pareils, et la rotation s'est produite presque aussi « bien que quand j'y ai aidé. »

Leishmann dont l'excellent livre (2) est plein d'instruction, dit : « Je crois que la rotation ne peut se faire seule, que quand « la tête est libre au-dessus du détroit supérieur ou quand elle « est sur le plancher du bassin. Si le front est descendu, aucune « rotation ne pourra effectuer le changement désiré. La rota- « tion doit être combinée avec *un mouvement de descente de « l'occiput*, et un retrait correspondant du front. » J'ai trouvé que

(1) *Glascow Medical Journal*, 1856.
(2) *The Mechanism of Parturition*, 1864.

l'occiput, pour permettre la rotation de la face en arrière, doit être au niveau du bord du ligament sacro-sciatique.

Il est bien, je crois, de faire un essai sérieux, d'après la méthode de R. U. West, pour amener l'occiput en bas et en arrière ; c'est une simple question de levier ; vous pouvez agir sur l'un ou l'autre des bras du levier représenté par le long diamètre de la tête, ou, mieux encore, sur tous deux. Placez la cuiller du levier sur l'occiput, du côté le plus éloigné du pubis, tirez en bas et en avant, pendant qu'un doigt, appuyé sur le front, le repousse en haut et en arrière. Dans des circonstances favorables, cette manœuvre peut réussir.

Le forceps peut aussi servir à ramener la face en arrière ; la tête étant saisie suivant son diamètre transversal, ou un peu obliquement, un mouvement de rotation du forceps sur son axe fera tourner la face vers le sacrum ; mais le forceps ne peut pas aussi bien que les doigts, aidés du levier, faire descendre l'occiput. Le professeur Elliot, dans son livre admirable, plein d'instructions pratiques : *Obstetric clinic*, publié à New-York, en 1868, rapporte des cas où il a réussi avec le forceps à ramener l'occiput en avant. Je ne puis pas approuver entièrement des essais faits en vue de rectifier la position ; il est exceptionnel qu'ils réussissent ; ils sont rarement nécessaires et ne sont pas sans danger. La tête peut parfaitement sortir, l'occiput restant en arrière, et le cas se présente plus souvent que Naegele ne le pense. Il n'est point nécessaire d'employer de la force, avec le forceps ; l'accouchement est presque aussi facile que dans les positions occipito-antérieures ; s'il se prolonge, je recommande donc l'emploi du long forceps. Les cuillers doivent être appliquées sur les côtés du bassin, la tête les dirigera dans la meilleure position ; nous n'avons donc à nous occuper que de l'*extraction*, sans penser à la *rotation ;* si cependant la tête semble vouloir tourner, laissons-la faire ; à mesure qu'elle avance, l'occiput peut venir en avant ; alors nous sentirons le manche tourner sur son axe. Mais, dans la plupart des cas, la nature n'insiste pas pour ramener l'occiput en avant ; nous n'avons qu'à nous laisser guider par elle ; le front sortira sous le pubis ; l'occiput glissera sur le sacrum et le périnée. Comme les cuillers gardent leur position originale, les manches tourneront avec la tête. C'est du travail perdu, c'est une gêne inutile imposée à la nature, une violation de l'excellente maxime *ne quid nimis,* que de chercher à déterminer la rotation, en imprimant au forceps un mouvement dans ce but.

Si la face sort en avant, il faut prendre garde à deux choses : 1° le périnée est plus distendu ; il faut en prendre plus de soin ; 2° si l'on porte trop tôt les manches du forceps en avant, du côté du ventre de la mère, les cuillers risquent de lâcher prise. La supériorité du long forceps pour sauvegarder le périnée est très-marquée.

L'utilité de ne point chercher à tourner la face vers le sacrum est encore plus décidée, dans les positions fronto-antérieures où *le front regarde presque directement en avant.* Cette position me paraît due à un aplatissement peu commun du promontoire, qui fait peu de saillie. Si le promontoire se projette en avant, le diamètre longitudinal de la tête ne pourra guère occuper le diamètre antéro-postérieur du détroit supérieur ; l'occiput sera plutôt rejeté sur un des côtés, de sorte que, lorsque la tête entrera dans le petit bassin, son pôle antérieur sera tourné vers le sacrum, ou vers l'un des côtés de cet os. Je suis heureux de pouvoir citer l'opinion de Ramsbotham, dont l'expérience sur ce point ne saurait être contestée : « Je préfère, quand je le puis, dit-il, extraire, face en avant, « parce qu'il y a moins de chance de blesser les parties molles ; « de plus, si le corps de l'enfant est fortement serré par les parois « utérines, il pourrait ne pas suivre le mouvement que nous im- « primons à la tête, et nous risquerions de tordre le cou au fœtus. » Il n'y a, en fait, aucune difficulté sérieuse à extraire, la face en avant (1). Dans ce cas, la bride ou le levier appliqué sur l'occiput trouverait son application la plus rationnelle.

Le cas est plus difficile, cependant, si l'on a affaire à une vraie *présentation de la face ;* il n'est guère possible, avec le forceps, de changer la position de la tête, assez pour qu'elle passe facilement à

(1) J'engage ceux de mes lecteurs qui voudraient connaître toutes les opinions du docteur Ramsbotham sur ce sujet, à lire ses rapports cliniques (*Med. Times and Gazette*, 1862). Ils y trouveront les conclusions de cet éminent professeur, et ils y verront que sa *pratique*, formée graduellement par les occasions qu'il a rencontrées de se mesurer avec les difficultés, est encore supérieure aux *doctrines* plus anciennes et plus conventionnelles qu'il a émises dans son livre didactique.

travers le pelvis, et, quand on a réussi à l'amener dans l'excavation, on peut se trouver réduit à perforer. Il est vrai qu'un grand nombre de présentations de la face se terminent heureusement sans aide; mais il est vrai aussi que ce sont les présentations de la face qui

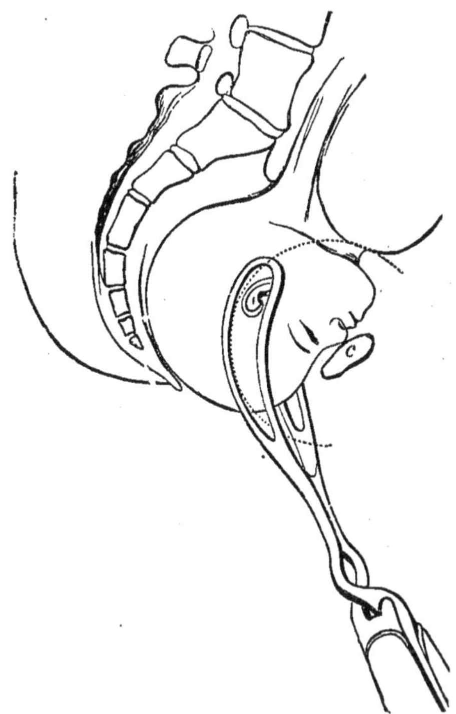

Fig. 25. — Application du forceps sur la tête, dans une position fronto-antérieure (*).

constituent une grande partie des cas les plus difficiles de la pratique.

Il convient d'examiner ici le mécanisme par lequel se produisent les *présentations de la face et du front*. Karl Hecker attribue les présentations de la face à une *dolichocéphalie* originale ; il suppose que le poids plus grand de l'extrémité occipitale du levier amène la face en bas. J'ai examiné des dessins et des photographies de têtes

(*) Le promontoire fait peu de saillie ; la tête est saisie à peu près suivant son diamètre transversal. La symphyse, C, est le centre de la rotation. Le sommet et l'occiput balayent le périnée, et la tête se fléchit.

venues par la face et d'autre façon, et je crois pouvoir affirmer que l'hypothèse de Hecker est fondée sur une interprétation inexacte des faits. Sans doute, la tête est allongée, quand elle est venue par la face ; mais elle doit cette forme à la compression qu'elle a subie pendant un travail fort long ; rien ne prouve que cette forme existât avant le travail. La figure 1 représente la forme globulaire ordinaire qu'affecte la tête avant de traverser le bassin ; la figure 29, copiée d'après une photographie, montre la dolichocéphalie *produite* par la compression qu'elle souffre pendant son passage. Les présentations du sourcil peuvent être regardées comme une transition entre celles du sommet et celles de la face; l'analyse du mode de production des présentations de la face et du sourcil nous mettra à même de les prévenir et de diriger l'accouchement quand elles se sont produites. Considérons la tête comme un levier du troisième genre, la puissance étant entre la résistance et le point d'appui, à peu près à égale distance des deux. Le diamètre occipito-frontal représente le levier; la puissance est appliquée sur l'articulation atlanto-occipitale ; autour de ce point, la tête oscille en avant et en arrière.

Une force à peu près complétement négligée en accouchements est *le frottement;* s'il était le même sur tous les points de la circonférence de la tête, il n'aurait, au point de vue dynamique, aucune importance; mais il n'en est pas toujours ainsi ; le frottement peut constituer en un point une résistance qui retarde ou suspende même la marche de la tête, tandis qu'un autre point, exposé à un moindre frottement, continue à descendre ; cela suffit pour changer la position.

Lorsque l'occiput, dirigé vers le trou ovale gauche, est maintenu plus ou moins fortement fixé par le frottement, pendant que le point opposé, le front, recevant toute la force d'expulsion transmise le long du rachis à la charnière atlanto-occipitale (1), continue sa descente, au lieu d'une présentation du sommet, il se produit une présentation du front, et même de la face, si la tête se défléchit complétement. L'*obliquité utérine* favorise singulière-

(1) Dans toute cette discussion, il me semblerait plus exact de donner à l'articulation axoïdo-occipitale tout le rôle que l'auteur attribue à l'articulation occipito-atloïdienne, l'atlas ne jouissant que de mouvements très-limités sur l'occipital, et le mouvement de flexion de la tête se passant presque entièrement entre l'axis et l'occipital, ou entre l'axis et l'atlas. (*Note du traducteur.*)

ment cet excès de frottement au niveau de l'occipital, et, par suite, l'extension de la tête. Le défaut de coïncidence entre l'axe de l'utérus et de l'enfant, et celui du bassin, détruit l'équilibre entre la résistance et le frottement. Si, au contraire, tout en ayant la même force d'expulsion, nous pouvons transporter la plus grande résistance sur le front, l'occiput descendra et nous rentrerons dans les conditions normales. Or nous pouvons, quand au début du travail nous voyons que le front se présente, en y appliquant l'extrémité de deux doigts pendant une douleur, le maintenir élevé tandis que l'occiput descend; le reste peut être laissé à la nature, car, l'articulation occipito-atloïdienne étant plus près de l'occipital que le front, le bras le plus court du levier, le bras occipital, restera le plus bas; s'il y avait une trop grande résistance à l'extrémité du bras occipital du levier, nous n'aurions qu'à opposer, avec nos

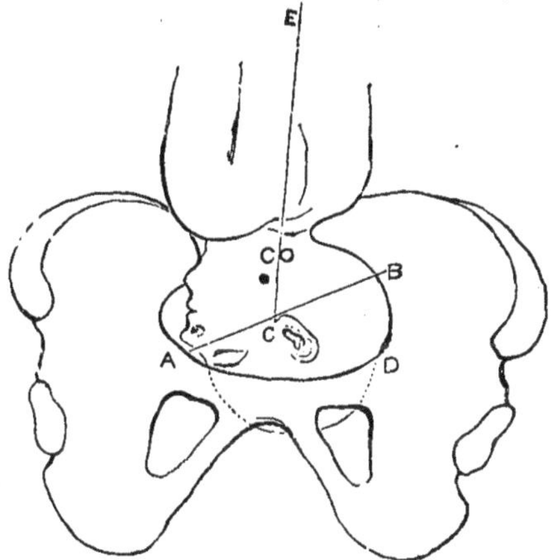

Fig. 26. — Début du mouvement qui change une présentation du sommet en une présentation de la face (*).

doigts, un arrêt suffisant pour équilibrer cette résistance. (V. fig. 26 et 27.)

Il est utile, en même temps, de rétablir la relation normale entre l'axe de l'utérus et celui du bassin; on y arrive en faisant coucher

(*) C, articulation occipito-atloïdienne, ou point d'application de la force transmise par le rachis EC au levier A, B, C. D, point de la plus grande résistance, laquelle fait descendre le bras CA; CE, la force, forme un angle obtus avec le bras CA.

la malade sur le dos, et en maintenant l'utérus sur la ligne médiane, au moyen des deux mains.

La face peut entrer dans le bassin, tourner en avant, et être arrêtée là, tout comme le vertex dans les présentations du sommet ; dans ce cas, le forceps peut être fort utile. Supposons une première position de la face ; n'oublions pas que nous devons nous proposer

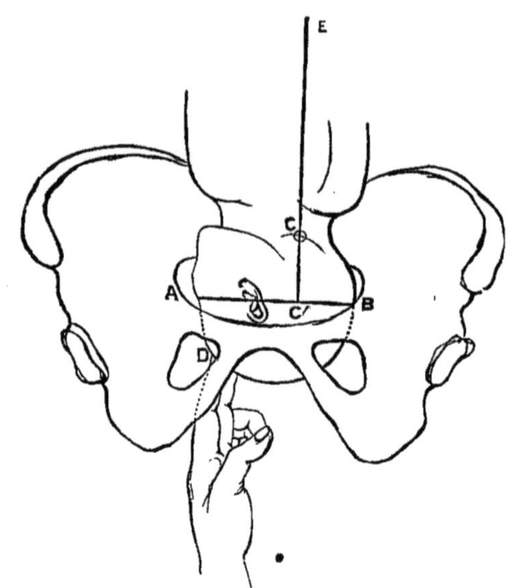

Fig. 27. — Les doigts appliqués en D sur le front, pour y transporter la plus grande résistance (*).

de faire tourner la voûte du crâne et l'occiput sur le plancher du bassin, autour de la symphyse, pour produire la flexion. Les cuillers doivent saisir la tête près de son diamètre transversal. La face est un peu oblique par rapport au bassin ; la branche gauche doit donc être appliquée sur le côté gauche du pelvis, entre l'articulation sacro-iliaque et l'extrémité gauche du diamètre transversal ; la branche droite sera appliquée en face de la première, entre le trou ovale et l'extrémité droite du diamètre transversal. La traction

(*) La force transmise de E en C fera donc descendre B, le bras occipital. La force ECC' fera un angle aigu avec le long bras A, et le bras occipital B tendra à descendre. Nous pourrions aussi aider à vaincre la résistance qui existe en B, en appliquant la paume de la main droite antérieurement et en poussant l'occiput en bas.

doit être dirigée d'abord en bas, pour amener le menton entièrement sous la symphyse ; puis de plus en plus en haut et en avant, pour extraire la voûte du crâne ; l'occiput distend fortement le périnée : il faut y prendre garde, amener les branches bien en avant, mais pas trop tôt, de crainte qu'elles ne glissent, et extraire avec douceur.

Mais nous ne sommes pas toujours aussi heureux ; dans quelques cas, la tête *ne veut pas entrer dans l'excavation*. Que devons-nous

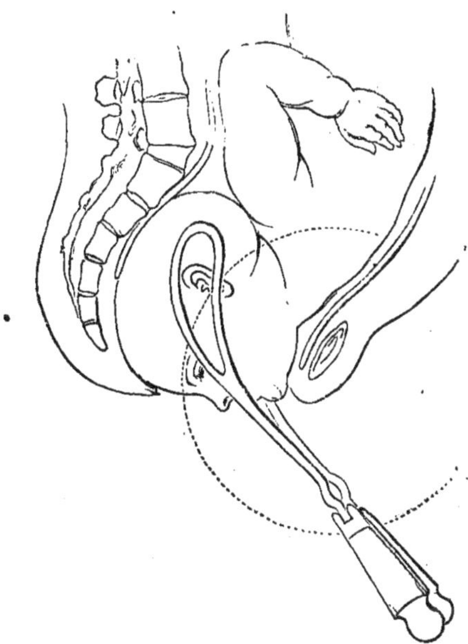

Fig. 28. — Le long forceps appliqué sur la tête, dans une présentation de la face, arrêtée dans l'excavation (*).

faire ? Le forceps peut passer au delà de la joue, comprimer le cou, meurtrir la trachée. Si nous essayons de saisir la tête par son diamètre oblique, il faut placer l'instrument très-haut, et encore peut-il glisser ; s'il tient ferme, et que nous tirions, l'extension de la tête s'accroît encore ; la compression des vaisseaux du cou et le danger de l'asphyxie augmentent, et, après tout, il nous faudra

(*) La courbe de Carus, représentée par la ligne ponctuée, indique la direction de la traction, qui doit fléchir la tête.

peut-être en arriver à la perforation. La version coûte beaucoup moins de peine, et expose moins l'enfant.

Dans un second ordre de cas, la *tête est déjà dans l'excavation.* Il est presque impossible qu'un enfant à terme vienne vivant si le front reste en avant. L'extension du cou est extrême, la tête est appuyée sur le dos ; le menton (fig. 29) représente le tranchant d'un coin A B C, dont la base est formée par le front, la longueur de la tête et l'épaisseur du cou et de la poitrine ; le tout a au moins

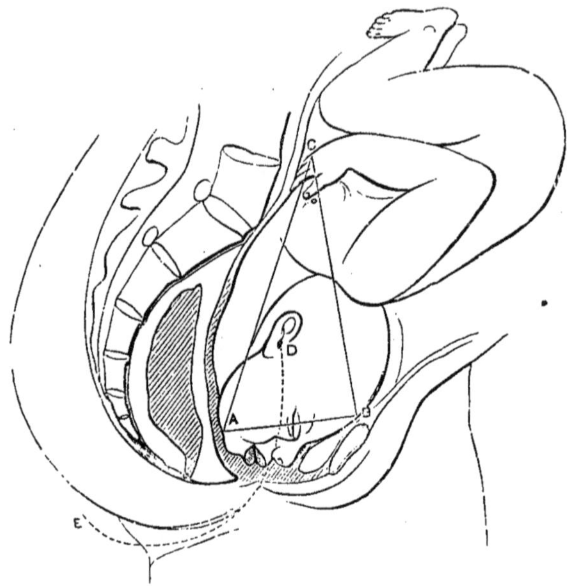

Fig. 29. — Présentation complète de la face ; le menton ne veut pas tourner en avant (*).

178 mill. Le bregma et l'occiput s'aplatissent, il est vrai, mais il ne faut pas attendre grand'chose du moulage ; la compression du cou, si elle est forte et longtemps continuée, est presque nécessairement fatale à l'enfant. Le menton ne peut pas tourner en avant sous l'arcade du pubis, ce qui dégagerait la tête, en permettant la flexion

(*) La face, très-boursouflée, est près de la vulve ; le crâne, quoique aplati, ne peut pas descendre parce que l'occiput, appuyé sur la nuque, forme avec la poitrine, la base d'un coin ABC, beaucoup plus large que le diamètre conjugué ou un des diamètres obliques. Une forte traction à l'aide du forceps, faite dans la direction de l'axe du détroit inférieur, aura pour résultat de forcer davantage la tête et la poitrine dans le détroit supérieur, et d'étendre le cou. Si l'on tire suivant DE, suivant un arc de cercle dont le coccyx est le centre, le menton glissant sur le périnée, la base du coin sera décomposée, et, la flexion s'effectuant, la tête sortira.

autour de la symphyse. Il faut intervenir. Nous avons à considérer les points suivants :

1° Peut-on faire tourner la tête sur son axe transversal, pour la fléchir et ramener le sommet en bas ? C'est possible au-dessus du détroit supérieur ; mais ce n'est guère à espérer, quand elle est serrée dans le petit bassin.

2° Peut-on, avec la main, le levier ou le forceps, ramener le menton en avant ? Ce n'est pas impossible, et il faut le tenter. Voici ce que Smellie dit là-dessus : « Après avoir appliqué le forceps « court ou le forceps long à deux courbures sur les oreilles, re- « poussez la tête aussi haut que possible ; puis tournez le menton « vers l'un des ischions, et amenez-le vers la partie inférieure de « cet os. Cela fait, tirez avec une main, pendant que deux doigts « de l'autre main sont appuyés sur le bas du menton ou de la joue, « pour maintenir la face au milieu, et éviter que le menton, en des- « cendant, ne s'arrête contre l'ischion ; faites tourner la tête avec « le forceps et les doigts, jusque sous le pubis ; après quoi, l'ex- « traction sera aisée. »

3° Peut-on, avec le forceps, amener la tête en bas, sans tourner le menton en avant ? Si le forceps tient, — et il lâchera presque toujours, — il amènera une partie de la base du coin dans le détroit supérieur ; il faut que la tête soit petite, et le bassin large, pour que cette manœuvre, contraire à la nature, réussisse.

4° Aurons-nous recours à la perforation pour extraire la tête ? Sans doute, on diminue ainsi le coin ; mais, même après la perforation, l'accouchement n'est pas facile, à moins qu'on n'enlève une partie de la voûte crânienne, pour permettre l'aplatissement de la tête.

5° Ferons-nous simplement la version ? C'est le mieux que nous puissions faire ; mais la version est fort difficile quand la tête est déjà engagée.

6° Le menton tournera quelquefois en avant, au moment où la face est déjà sur le périnée ; sinon nous pourrons peut-être accrocher le menton en arrière, l'attirer en avant avec le forceps, et repousser le périnée en arrière (fig. 29) ; le menton étant amené aussi en arrière, nous pourrons appliquer le forceps ou le levier, pour attirer l'occiput en bas et en arrière, pour faire tourner la tête sur son axe transversal et ramener la flexion ; on décompose ainsi la base du coin, et on délivre par un mécanisme exactement opposé à celui d'un accouchement dans les positions occipito-antérieures, dans lesquelles l'occiput sort par un mouvement d'extension. Dans la position mento-sacrée, on délivre par la flexion ; on obtient la flexion en faisant tourner le menton autour du coccyx ou du ligament sacro-sciatique, au lieu de lui faire exécuter ce mouvement autour de la symphyse, ce qui serait le mode naturel ; mais le premier peut être le seul possible. C'est un cas dans lequel une incision bilatérale du périnée, lequel agit comme une valve importune, peut faciliter le dégagement du menton.

LEÇON V

Le forceps dans les cas de disproportion. — Degrés de disproportion. — Indications pratiques. — Mécanisme de l'accouchement dans les cas de projection du promontoire. — Courbe du faux promontoire. — Discussion des limites des différentes opérations. — Abdomen pendant. — Cause de la difficulté dans ce cas. — Travail arrêté. — Conduite à tenir. — Dystocie due aux parties molles. — Contraction du col. — Rigidité. — Spasme. — Déviations. — Hypertrophie. — Cicatrices. — Occlusion. — Œdème. — Thrombus. — Cancer. — Tumeurs fibreuses. — Force naturelle qui dilate le col. — Agents qui modèrent l'action utérine ou la résistance. — Chloroforme. — Chloral. — Opium. — Emétique. — Saignée. — Dilatation manuelle. — Irrigation vaginale. — Dilatateurs hydrostatiques. — Incision. — Résistance opposée par le vagin, le périnée, la vulve.

Nous avons à considérer maintenant ce que peut le forceps dans les disproportions, quand, par exemple, le détroit supérieur est trop étroit pour permettre à la tête de le franchir sans aide. Cela nous amène à l'examen du problème de la compressibilité de la tête par le forceps, et des avantages relatifs du forceps et de la version. Les degrés de rétrécissement du détroit supérieur peuvent se classer ainsi :

Relation des rétrécissements du bassin avec les opérations.
(*L'accouchement est supposé se faire à terme.*)

	Diamètre conjugué		
Le premier degré ..	102 à 82 millim.,	permet	l'application du forceps, le diamètre bipariétal étant de 88 à 102 millim.
Le deuxième degré ..	94 à 76 millim.,	»	la version, le diamètre bipariétal étant de 76 millim.
Le troisième degré ..	82 à 37 millim.,	»	la crâniotomie ou la céphalotripsie.
Le quatrième degré ..	au-dessous de 37 m.,	»	l'opération césarienne.

Si vous avez le bonheur d'être appelé assez tôt pour pouvoir provoquer l'accouchement à sept mois, vous pouvez éliminer l'opération césarienne, et monter d'un degré dans l'échelle des opérations, de sorte que la crâniotomie s'appliquera au quatrième degré, la version au troisième, le forceps au second, et que le premier degré, réduit aux conditions d'un accouchement normal, pourra ne demander aucune opération.

Relation des opérations avec les degrés de rétrécissement.
(L'accouchement est supposé se faire à sept mois.)

	Diamètre conjugué		
Le premier degré ..	102 à 82 millim.,	permet	l'accouchement sans aide.
Le deuxième degré ..	94 à 76 millim.,	»	l'application du forceps.
Le troisième degré ..	82 à 50 millim.,	»	la version.
Le quatrième degré ..	au-des. de 37 m.,	»	la crâniotomie.
	L'opération césarienne est éliminée.		

Je crois qu'il y a peu de place pour l'application du forceps ; la compression qu'il exerce sur la tête n'est pas assez rapide ; il sert surtout à aider à ce moulage naturel de la tête, qui se produit dans tout accouchement prolongé, travail graduel et lent. La tête est saisie par le long forceps, comme il a été dit; les manches sont saisis fermement avec les deux mains, et il faut s'attacher à tirer bien en arrière, dans l'axe du détroit supérieur, pour faire tourner la tête autour et au-dessous de la saillie du promontoire. Je dois montrer ici que, quand le diamètre conjugué est rétréci par le rachitisme, le promontoire est aussi important, au détroit supérieur, que la symphyse pubienne au détroit inférieur ; le promontoire est un pivot, le centre de la révolution de la tête, comme la symphyse ; la ligne courbe dont le pubis est le centre, décrite par Carus, a son analogue dans une courbe autour du promontoire. Dans un accouchement ordinaire, si le bassin est normal, la tête pénètre dans le bassin et descend jusqu'au plancher, sans presque dévier de l'axe du détroit supérieur ; elle entre ainsi immédiatement dans la courbe de Carus; mais la projection du promontoire, accompagnant habituellement un sacrum fort creusé, trouble cette marche ; la tête doit doubler ce cap, avant d'entrer dans l'orbite naturelle. Je propose, pour la courbe que décrit la tête dans ce cas, le nom de *courbe du faux promontoire*. C'est cette courbe qui doit nous guider pour la version dans un bassin rétréci. L'ayant devant les yeux, et supposant que la tête est saisie à peu près dans son diamètre transversal, — ce qui est rarement exact, — nous devons faire décrire à la branche qui correspond au côté antérieur de la tête un large cercle, tandis que le côté opposé de la tête, et la branche qui le touche, n'ont qu'un petit mouvement à effectuer jusqu'à ce que la tête ait dépassé le promontoire et qu'elle soit dans le petit bassin. Lorsque la tête est arrivée là, la direction à suivre devient celle de la

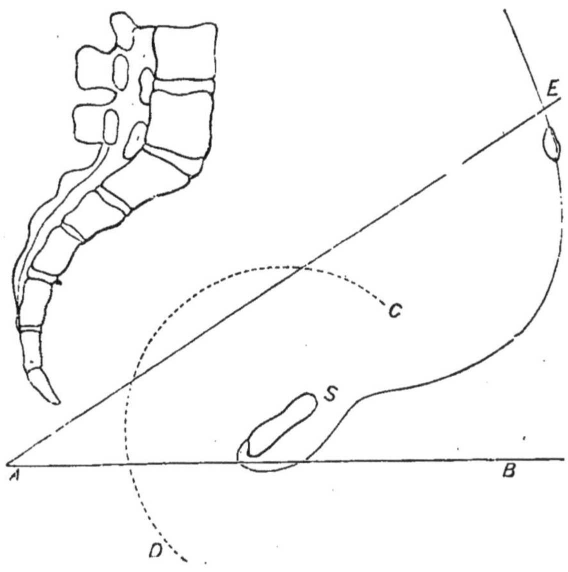

Fig. 30. — Bassin normal (*).

courbe de Carus. La tête, forcée de traverser le détroit supérieur en lui présentant son diamètre transversal, tournera bientôt la face vers le sacrum. Ce mouvement, communiqué aux manches du forceps, et la transition brusque de la résistance à la facilité, qui produit une sorte de secousse, marquent l'achèvement de la première rotation et le commencement de la seconde. Le reste rentre dans les lois du travail naturel. Il arrive cependant, quand le diamètre conjugué est rétréci, que la tête présente en général son diamètre lon-

(*) S, symphyse, centre de la courbe de Carus, CD; AE, axe du détroit supérieur formant un angle de 30° au moins avec l'horizontale AB. L'utérus et le corps du fœtus correspondent assez exactement avec l'axe du détroit supérieur; la tête entre tout de suite dans son orbite naturelle, la courbe de Carus.

gitudinal dans le sens du diamètre transverse du bassin; les cuillers du forceps, trouvant beaucoup de place dans cette direction, saisissent la tête suivant un long diamètre ; les deux branches, pendant l'extraction, décrivent le même mouvement autour du faux promontoire.

J'ai dit que le dernier degré de rétrécissement qui puisse admettre le forceps est de 82 millim. ; mais cette limite ne saurait être

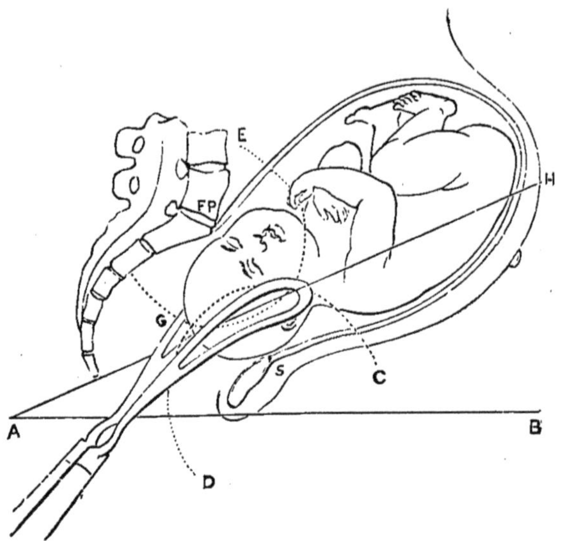

Fig. 31. — Bassin rétréci par le rachitisme montrant la courbe du faux promontoire (*).

absolue ; une tête un peu au-dessous de la moyenne, moins complétement ossifiée, pourra franchir un diamètre conjugué de 76 millim. N'ayant pas de notions précises sur l'état et le volume de la tête, quand elle est encore au-dessus du détroit supérieur, nous sommes donc autorisés à essayer le forceps avant d'en venir à la version, qui est plus hasardeuse pour l'enfant, ou à la crâniotomie, qui le sacrifie.

Cette incertitude sur les rapports de volume qui existent entre la

(*) S, symphyse, centre de la courbe CD ; FP, faux promontoire, centre de la fausse courbe EG ; G, point d'intersection des deux courbes, où la tête quitte la fausse orbite pour prendre la vraie ; AH, axe du détroit supérieur formant un angle très-aigu, de 30° à 20°, et au-dessous, avec l'horizontale AB. La tête est rejetée par le faux promontoire sur la symphyse. Le forceps tire en arrière, suivant AH, pour amener la tête au-dessous du promontoire dans la courbe du faux promontoire.

tête et le bassin nous force à laisser comme une zone de largeur discutable, autour des limites conventionnelles attribuées à chaque opération. Le plus ou moins d'habileté de l'opérateur lui fait empiéter sur l'un ou l'autre territoire ; c'est de là que vient la controverse en matière d'opérations obstétricales. Ainsi, un opérateur qui possède un bon forceps long, et qui est sûr de son adresse, l'emploiera avec succès là où le diamètre conjugué n'a que 82 millim., tandis

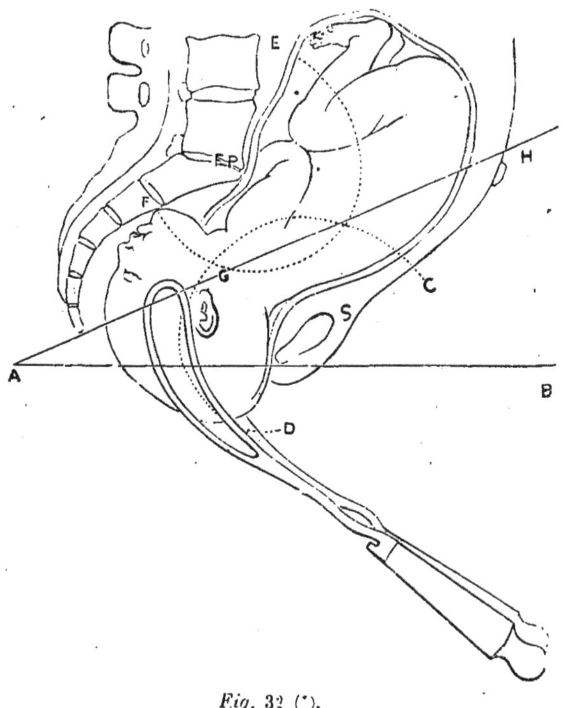

Fig. 32 (*).

qu'un autre qui n'a qu'un forceps à une seule courbure, ou un mauvais forceps à deux courbures, *doit*, dans le même cas, faire la version ou perforer. Les confins des régions qui appartiennent au deuxième et au troisième degré de rétrécissement peuvent être envahis, d'un côté par le forceps, de l'autre par le perforateur, qui déposséderont complétement la version, souverain légitime. Mal-

(*) AB, horizontale ; CO, courbe de Carus ; EF, courbe du faux promontoire ; G, point d'intersection des deux courbes, où la tête passe de la fausse orbite dans la vraie. Le forceps tire dans la direction de la sortie, suivant la courbe de Carus.

heureusement, la perforation, opération facile, fait de plus fréquentes violations de territoire que le forceps ; et le sort de l'enfant dépend d'une décision arbitraire, qui est souvent sa condamnation à mort.

Il y a une cause de dystocie dans un *ventre pendant*, ce qu'on rencontre fréquemment chez les multipares, dont les parois abdominales n'ont plus de fermeté ; l'utérus, appuyé sur le pubis, n'a plus son grand axe dans l'axe du détroit supérieur ; s'il se contracte, il poussera la tête contre l'angle sacro-vertébral. On peut quelquefois rétablir le rapport normal, en faisant coucher la femme sur le dos et en appliquant un large bandage qui remplace le support que devraient fournir les muscles abdominaux, et relève le fond de l'utérus en le ramenant en arrière. Mais, si l'énergie contractile de l'utérus est insuffisante, il faudra employer le long forceps, et, dans ce cas, le décubitus dorsal aidera beaucoup à la délivrance ; car, si la patiente reste sur le côté, l'utérus se dirige non-seulement en avant, mais vers la partie déclive, ce qui augmente encore l'obstacle à l'accouchement.

Quelles sont les circonstances qui détermineront le choix de la version ou du forceps ? Si les eaux se sont écoulées, et que la tête soit fixée au détroit supérieur, le forceps est indiqué. Si la tête est encore mobile et difficile à saisir, la version sera peut-être préférable ; j'ai souvent, dans des cas pareils, amené un enfant vivant, au moyen de cette manœuvre.

Le second cas peut quelquefois rentrer dans le domaine du forceps, que je préfère à la version. Quand le ventre est pendant, il se forme souvent une sorte de réservoir où s'amassent les eaux et qui s'oppose à la contraction de l'utérus. Le replacement de l'utérus dans sa position normale, le décubitus dorsal et l'introduction du levier ou de l'une des branches du forceps, qui fait un passage pour les eaux, peuvent leur permettre de s'écouler ; l'utérus, remis en place et solidement maintenu par la main d'un aide ou par un bandage, peut reprendre son travail et expulser l'enfant ; sinon, le forceps suppléera à son insuffisance. (V. fig. 33 et 34.)

Tant que l'utérus est hors de place, deux causes doivent concourir à rendre le travail difficile : d'abord, le fond de l'utérus, éloigné du diaphragme et de la partie supérieure des parois abdominales, ne peut profiter de l'aide des muscles expirateurs, qui est si puissante, quand la glotte est fermée et le thorax fixé. Ce pouvoir expulsif est si grand, qu'il paraît à lui seul capable de terminer l'accouchement, l'utérus restant complétement passif. Quand l'utérus est *à cheval* sur le pubis, la force du diaphragme rencontre la face postérieure de l'utérus et l'axe longitudinal du côrps de l'enfant, suivant un angle droit, et tend à appliquer la matrice et son contenu contre la symphyse, ou même à les chasser hors du bassin, puisque le

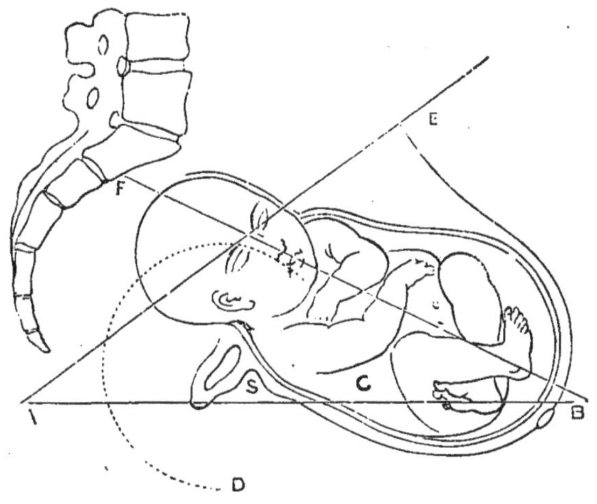

Fig. 33 (*).

corps du fœtus, étendu au-devant du pubis, forme le bras le plus long d'un levier, et que cette force s'applique sur lui. Puis l'utérus lui-même, s'il se contracte, agit dans une mauvaise direction. N'ayant pas ce *stimulus* qu'il doit recevoir du support et de la pression du diaphragme et des parois abdominales, il est paresseux à se contracter; son pouvoir personnel est encore affaibli par une autre cause : c'est une loi dont tout observateur trouvera mainte preuve dans les accouchements laborieux, que, partout où il y a un obstacle mécanique, l'utérus, conscient, si je puis dire ainsi, de l'inanité de ses efforts, se repose, s'endort, jusqu'au moment où il

(*) AB, horizontale; AE, axe du détroit supérieur et axe normal de l'utérus; FB, axe réel de l'utérus; CD, courbe de Carus.

pourra agir efficacement. C'est pour cela que l'épuisement n'arrive pas promptement, dans un travail prolongé ; et, en fait, un travail prolongé n'est souvent qu'un travail suspendu, ou, pour employer l'expression si exacte du Dr Oldham, « un travail perdu. »

Ce qu'il faut, c'est rendre à l'utérus sa position normale. La figure 34 représente l'utérus et l'enfant couchés sur le pubis,

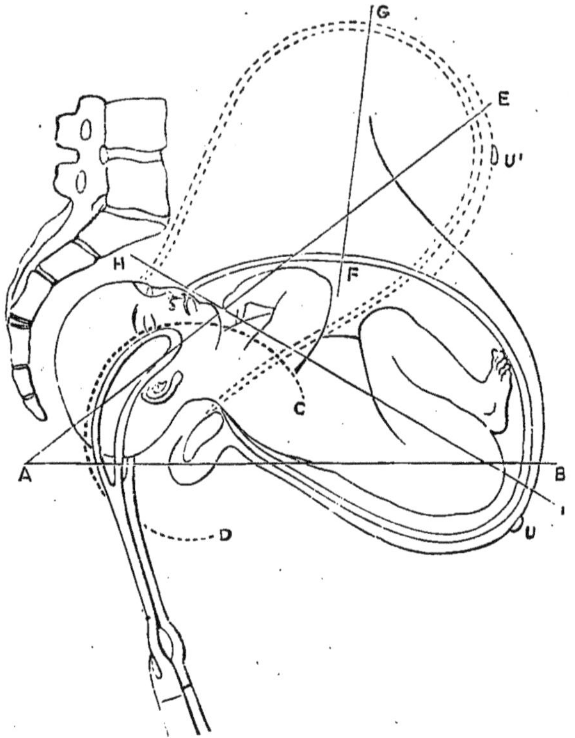

Fig. 34. — Mécanisme de l'accouchement, quand le ventre est pendant (*).

comme un sac posé sur une selle. HI est la ligne suivant laquelle pousse la contraction ; FG est la ligne suivant laquelle s'exerce la force des muscles expirateurs ; elle rencontre presque à angle droit l'axe de l'utérus. Ces deux forces, qui devraient agir dans la même

(*) AB, horizontale ; CD, courbe de Carus ; HI, axe de l'utérus et de l'enfant qui se dirige vers le promontoire ; FG, direction de la force des muscles expirateurs, qui croise l'axe HI ; AE, axe normal du pelvis ; UU', ombilic.

direction, se croisent, et leur résultante ne fait point avancer le travail. Relevez l'utérus, comme l'indiquent les lignes ponctuées, et aussitôt la force expiratrice et la force utérine s'exerceront suivant l'axe du fœtus et du détroit supérieur, et s'accorderont pour vider l'utérus. Le forceps même n'aura d'action efficace qu'après ce replacement.

La dystocie causée par l'état des parties molles peut être étudiée ici, à l'occasion de l'histoire du forceps.

Le col, le vagin, la vulve, le périnée peuvent refuser le passage à l'enfant et s'opposer à l'introduction du forceps, et cela de diverses manières. D'abord, pour ce qui concerne le col : 1° spasme de l'anneau cervical; 2° épaississement œdémateux; 3° direction et position anomales du col, qui peut être fléchi et faire un angle plus ou moins aigu avec le corps de l'utérus, ou ne pas se trouver dans la ligne que suit la tête dans sa sortie. Fréquemment, l'orifice regarde en arrière, vers le promontoire, et se trouve si haut, qu'il est difficile ou impossible de l'atteindre, sans introduire toute la main dans le vagin ; dans ce cas, la tête porte sur le segment antéro-inférieur de l'utérus ; cela vient souvent d'un léger rétrécissement du détroit supérieur qui rejette la tête sur la paroi antérieure du bassin. Cet état peut durer si longtemps, que les tissus sont ramollis et comme usés, et que la tête déchire le col en passant. 4° Dilatation insuffisante, produite par un rétrécissement du détroit supérieur, ou la présentation d'une partie comme le bras, la face, le pied, dont la forme n'est pas propre à élargir le col (1). 5° Maladies organiques du col : hypertrophie, occlusion par des fausses membranes, tumeur fibreuse, cancer, forme anomale.

Dans un cas pour lequel je fus appelé, quoiqu'on pût distinguer les lèvres du col, elles étaient réunies par une épaisse membrane qui fermait complétement l'orifice. Dans ce cas, je fus amené à conclure que cette membrane obturante était formée par le chorion et l'amnios, qui avaient contracté des adhérences intimes avec le segment inférieur de l'utérus. 6° Dans un autre cas, qui s'est pré-

(1) Ce défaut de dilatation ne peut rentrer dans les « conditions fautives des parties molles », comme l'auteur les appelle ; je n'ai pourtant pas cru devoir le signaler ailleurs qu'à la place qu'il occupe dans le texte. (*Traducteur.*)

senté à la maternité de l'hôpital St-Thomas, l'orifice était complétement fermé par du tissu cicatriciel qui se contractait concentriquement; les douleurs, très-fortes, ne pouvaient parvenir à ouvrir cet anneau; le pouls était à 120. Je fis pénétrer un bistouri à hernie au centre de l'anneau, et je fis un débridement multiple. Aussitôt le tissu cicatriciel divisé, le col s'élargit. L'enfant et la mère vinrent à bien.

Dans certains cas, où il faut délivrer rapidement, le col, sans présenter aucune condition anomale en soi, peut être fermé ou imparfaitement dilaté. On agira comme s'il était rigide, et on le dilatera artificiellement.

La *rigidité* du col est plus rare qu'on ne le suppose généralement. Très-fréquemment, si l'orifice ne se dilate pas, c'est que la partie qui se présente ne presse pas sur lui; mais, si les membranes sont rompues prématurément, et que la partie qui se présente passe directement sur l'orifice, avant que la dilatation ait commencé, elle l'irrite fréquemment et amène le spasme annulaire.

Avant de passer à la deuxième cause de la rigidité, examinons *quelles sont les forces qui dilatent l'orifice*. Cette étude mettra en lumière les causes et la pathologie de la rigidité, et nous fournira d'utiles indications pour le traitement. Quelques auteurs soutiennent que l'orifice est dilaté par la contraction des fibres longitudinales qui en tirent les bords vers le fond de l'utérus; je doute que cette action contribue pour beaucoup à l'élargissement de l'ouverture. C'est un fait d'observation, que l'orifice ne s'élargit pas sensiblement tant que la poche des eaux ou la tête du fœtus ne presse pas sur lui; elle dilate mécaniquement l'orifice, comme un coin, inerte par lui-même, mais poussé par les contractions utérines et les muscles abdominaux. Soumises à cette force excentrique, les fibres du col cèdent, tout comme celles du sphincter anal ou vésical sous la pression qui vient d'en haut. La dilatation est le résultat de la prépondérance de la *vis à tergo* exercée par le corps de l'utérus et les muscles abdominaux sur la résistance opposée par le col. Quelquefois l'harmonie entre ces deux forces est troublée; la force active ou la résistance est excessive, ou bien la résistance devient une action, et la force devient inefficace. C'est un transport de l'énergie du corps utérin sur le col, une vraie métastase, causée souvent par une inversion dans l'ordre des phénomènes de l'accouchement. Si, par exemple, les eaux percent trop tôt, la partie qui se présente pressera trop tôt aussi sur le col, et transformera sa résistance normale en une action anomale. Ce désordre nerveux, qui transporte sur le col la force nerveuse que devrait garder le corps, paralyse ce dernier; d'autre part, le col lui-même, congestionné et épaissi par cette irritation et cette pression désordonnées, ne peut plus se dilater.

L'action de mon dilatateur hydrostatique confirme l'opinion que la dilatation de l'orifice est due essentiellement à la pression excentrique exercée par la poche des eaux et la tête sur ses bords. L'instrument vide et ployé est introduit dans l'orifice, puis distendu graduellement avec de l'eau (fig. 35). Il représente exactement l'action normale de la poche des eaux. Le col cède à cette pression douce et graduelle; la rapidité de la dilatation est à la discrétion de l'opérateur; cet instrument possède une force efficace et sans danger, qui soumet le col et le cours du travail au contrôle de l'opérateur.

Comment pourrons-nous rétablir la relation normale entre la force expulsive et la résistance? En d'autres termes, comment pourrons-nous triompher de la rigidité de l'orifice?

De deux manières. Nous pouvons augmenter la force du corps de l'utérus, pour rétablir sa prépondérance sur le col; ou bien dilater directement le col, faire nous-mêmes ce que l'utérus est impuissant à faire. Avant de choisir le premier moyen, nous devons être certains que la résistance est de celles que peut vaincre une force modérée; nous devons nous être assurés aussi que l'organisme et l'utérus ont assez d'énergie pour répondre au stimulant que nous voulons administrer. Donner de l'ergot, par exemple, quand l'économie et l'utérus sont épuisés, c'est faire une folie pareille à celle d'un lourd cavalier qui enfoncerait ses éperons dans le ventre de son cheval harassé, quand il devrait le conduire par la bride.

Il sera presque toujours bon, tout d'abord, — c'est-à-dire avant de chercher à exciter la contraction utérine, — d'améliorer les conditions dans lesquelles se trouve le col. Prenons pour exemple le cas de rigidité spasmodique de l'orifice : la première indication à remplir est de calmer, de soumettre son irritabilité. On a employé en frictions locales la belladone, dont chacun connaît l'action dilatante sur la pupille; je n'ai jamais vu qu'elle fît de même pour le col. L'analogie est sans doute défective en théorie, mais je n'y ai aucune confiance en pratique; c'est tout au plus un expédient pour passer le temps (1). Telle est aussi l'opinion de Rigby, qui avait fait la même expérience.

Le *chloroforme* rend souvent des services signalés, en supprimant la douleur et la crainte, en rétablissant l'équilibre nerveux; sous son influence, le spasme du sphincter cesse, le corps de l'utérus se contracte comme il doit, et le travail continue.

L'*opium* est souvent aussi utile que le chloroforme. Trente gouttes de laudanum, avec autant d'éther sulfurique, apaiseront la souffrance, donneront du repos à la parturiente et rétabliront l'harmonie dans la distribution desforces nerveuses.

On dit le *chloral* préférable à l'opium; il produit l'insensibilité, sans arrêter les contractions. M. Lambert (*Edinburgh Medical Journal*, 1870) recommande de l'administrer à la dose de 80 centigr. tous les quarts d'heure, jusqu'à production de l'effet désiré. Il est particulièrement utile dans le premier stage du travail.

Le *tartre émétique*, à dose nauséeuse, a été recommandé; j'en ai éprouvé l'effet, mais je ne suis pas disposé à y avoir recours, préférant employer immédiatement des moyens moins pénibles.

On a beaucoup exalté l'utilité de la *saignée;* on peut l'adopter dans les cas de convulsions, d'apoplexie, ou dans des états qui menacent de ces accidents; mais, sauf indication positive, pour un cas de ce genre, il n'est pas sage de saigner une femme en travail. On ne peut pas compter sur son effet; car, dans quelques cas de *placenta prævia*, une perte de sang, arrivée au point de produire la syncope, n'a pas amené le relâchement du spasme cervical.

Les *bains chauds* ont été fort vantés, et ont sans doute une action relâchante sur les tissus. Mais souvent on n'a pas un bain

(1) Ce n'est pas, que je sache, pour dilater *directement* le col, qu'on a employé la belladone, mais pour endormir l'irritabilité et relâcher les fibres circulaires. (*Traducteur*.)

chaud sous la main, et il n'est souvent pas possible de mettre au bain une femme en travail (1).

La plus utile de toutes les mesures préparatoires est l'*irrigation du col et du vagin* avec un filet d'eau tiède, qui, nous le savons, est souvent bonne pour provoquer le travail. L'irrigation est souvent suffisante, le col se ramollit et cède, le spasme est soumis, la rigidité de l'orifice cesse, pour faire place à l'action normale du corps de l'utérus. Voici le mode d'application, qui est des plus simples : Introduisez le tube vaginal, fixé sur la seringue d'Higginson, dans le vagin, le long des doigts de la main gauche, jusque *sur* et non pas *dans* le col, de sorte que le jet d'eau puisse être dirigé sur le col et sur les culs-de-sac. Vous pouvez continuer pendant dix ou quinze minutes chaque fois, et recommencer après un intervalle égal.

Quand le col a été disposé à céder, il se peut qu'il ne se dilate pas ; il faut encore trouver la force dilatante. Vous pourriez donner de l'ergot, mais, comme Frankenstein, vous évoquerez un pouvoir que vous ne pourrez gouverner ; l'ergotisme comme le strychnisme a son cours : si son action est trop longue ou trop intense, vous n'y pouvez rien. La contraction ergotique ressemble au tétanos. Malheur alors à la mère, si le col ne cède pas, si le bassin est étroit, si quelque obstacle arrête l'enfant au passage ! Malheur à l'enfant, s'il ne naît pas promptement ! Je préfère de beaucoup les armes qui m'obéissent à celles qui font autant ou moins que je ne veux ; et je crains celles qui font plus.

L'orifice peut être dilaté avec la main : deux ou trois doigts, formant un cône, seront introduits l'un après l'autre dans le col ; on les poussera doucement et graduellement dans l'orifice, qui s'agrandira. Ce cône sensitif vous dira ce qu'il fait. Je dois pourtant dire que les doigts, avec leurs articulations dures, sont un dilatateur douloureux et irritant ; ils peuvent rappeler le spasme, que vous avez pris tant de peine à calmer. Si la tête presse sur l'orifice, vous pouvez aider à la dilatation, en tirant en bas avec un doigt replié la lèvre antérieure, pour permettre à la tête de s'engager

(1) J'ai vu, à Prague, d'excellents effets produits, dans ce sens, par un bain chaud prolongé ; aussi l'emploie-t-on souvent pour aider à la dilatation. (*Traducteur.*)

dans l'ouverture. Mais cette dilatation est limitée ; et je crois que la dilatation manuelle du col doit être abandonnée, sauf dans les cas de spasme, après la naissance de l'enfant, — quand, par exemple, le placenta est retenu, ou que des caillots remplissent et irritent l'utérus. — Dans ce cas, la pression excentrique de la main, soutenue quelques minutes, vaincra le spasme, frayera un passage, et permettra de vider la cavité utérine.

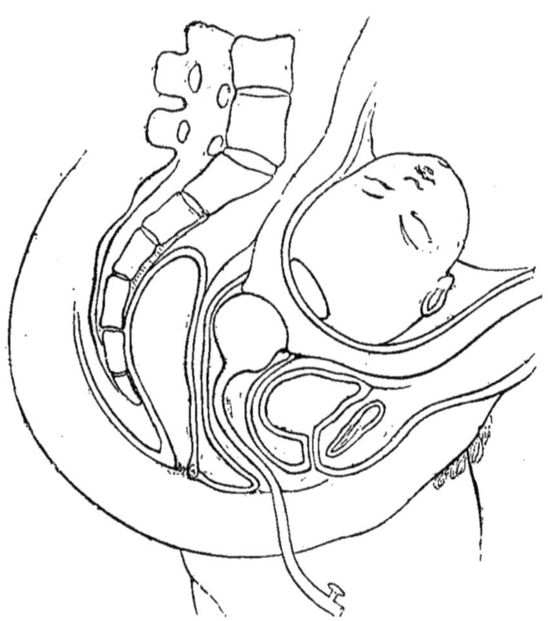

Fig. 35. — Dilatateur hydrostatique distendu, en place.

La pression hydrostatique est la plus naturelle et la plus sûre. Un orifice qui admet un doigt admettra le dilatateur n° 2 reployé. Voici comment on l'introduit : fixez le bout d'une sonde utérine, d'une sonde d'homme, ou d'une baguette quelconque, dans la petite poche qui se trouve à l'extrémité du dilatateur ; roulez le dilatateur autour de la tige, graissez le tout, et passez-le dans l'orifice, guidé par le doigt placé sur le col. Quand le dilatateur est introduit assez profondément pour que sa partie rétrécie soit bien embrassée par l'anneau cervical, retirez la sonde, laissant le doigt sur l'orifice, pour y fixer le dilatateur, puis pompez; continuez à distendre le dilatateur jusqu'à ce qu'il soit bien serré par le col. Cela fait, fermez le robinet, et donnez à la force excentrique le temps d'*user* la résistance du col; aucun muscle ne peut résister longtemps à une force élastique continue. De temps en temps injectez un peu plus d'eau, pour maintenir ce que vous avez gagné, et obtenir quelque chose de plus, mais ne dépassez pas la force de résistance du caoutchouc; j'ai entendu dire que quelques dilatateurs ont crevé; cet accident, qui n'est pas inévitable, ne m'est jamais arrivé; et je pense que des dilatateurs bien faits n'éclatent pas. Quand vous aurez obtenu toute la dilatation que le n° 2 peut donner, passez au n° 3, qui est plus large et plus fort, et qui donne généralement assez de place pour introduire le forceps ou la main. Le temps que demande cette dilatation varie entre une demi-heure et deux heures; cependant, pour ne pas perdre de temps, il est bon de laisser votre doigt sur le bord du col, pour vous assurer que le dilatateur ne glisse pas dans l'utérus, et qu'il n'est pas chassé dans le vagin par les contractions utérines. S'il pénètre en entier dans l'utérus, il peut déplacer la tête. Quand vous ouvrez le robinet, l'eau s'écoule, et le dilatateur est facilement retiré. Le dilatateur cervical ne sert pas seulement à la dilatation, mais, prenant la place des eaux, il fait l'office de la poche; il met en jeu une action réflexe, presque normale, et éveille une action régulière du corps de l'utérus.

La méthode que je viens de décrire réussira dans la plupart des cas, surtout quand la rigidité du col tient à un spasme, ou quand la force dilatante fait défaut, comme lorsque la poche des eaux ou le fœtus ne pèse pas sur l'orifice. Quand la rigidité est due à une altération de tissus, comme l'œdème, l'hypertrophie, une cicatrice, il faut employer le *bistouri;* c'est une ancienne pratique, trop négligée. Coutouly, Velpeau, Hohl, Scanzoni, tous les praticiens du continent, le recommandent. Son emploi judicieux ne peut faire aucun mal, et sauvera plus de vies que celui de toute autre méthode.

On est souvent en présence de cette alternative : épuisement, gangrène ou rupture de l'utérus, d'un côté; emploi opportun du bistouri, de l'autre. Il serait aussi absurde d'hésiter que de refuser l'opération césarienne pour mettre au monde un enfant qui ne peut sortir par les voies naturelles; ce serait même beaucoup plus absurde; car l'opération césarienne est fort périlleuse, tandis que l'hystérotomie vaginale dont il est question présente beaucoup moins de danger.

L'*hystérotomie vaginale*, ou *dilatation du col par des incisions*, est nécessaire dans plusieurs cas. D'abord, quand on ne trouve pas d'orifice. Au moment de la conception, il y en avait certainement un ; il a dû être fermé plus tard par une fausse membrane, ou par une cicatrice qui s'est rétractée (1). Il est rare qu'on ne trouve pas une fossette à la place que devrait occuper l'orifice ; elle se trouve généralement fort élevée et en arrière, près du promontoire. La pression avec une sonde ou un doigt suffira presque toujours à déchirer une fausse membrane, et donnera une ouverture suffisante pour admettre un bistouri à hernie, ou le bistouri spécial dont j'ai dit un mot dans la première leçon. L'index de la main gauche, appliqué sur ou dans le col, sert à guider l'instrument, qui glisse à plat sur le doigt, jusqu'à ce que le tranchant soit dans l'orifice; le tranchant est ensuite tourné vers les bords de l'ouverture, le dos étant appuyé sur le doigt, qui sent ce qu'il y a à faire et ce que fait l'instrument; on fait une incision, ou plutôt une entaille de 6 millim. de profondeur, sur le bord de l'orifice, et ainsi de suite sur quatre ou cinq points du pourtour (fig. 36). Chacune de ces mouchetures donne peu d'élargissement; mais leur total fait beaucoup. Je ne crois pas que le point où elles sont faites ait aucune importance; peut-être cependant vaut-il mieux les faire sur les deux côtés. Avant d'agrandir ou de multiplier ces incisions, il est utile d'observer l'effet de la contraction utérine, pour continuer la dilatation ; si vous n'avez rien gagné, introduisez le dilatateur hydrostatique, gonflez-le doucement, surveillant avec le doigt son action. Cette combinaison de la dilatation hydrostatique avec les incisions est particulièrement précieuse dans les cas d'hypertrophie et de rigidité du col, ou d'occlusion du col ou du vagin, à la suite de cicatrices.

(1) Voir, sur ce sujet, Baker Brown, *Surgical Diseases of Women*. London, 1856, chap. IX, p. 282 et seq. (*Traducteur.*)

Quand le forceps peut passer — et on peut l'appliquer lorsque l'orifice permet à trois doigts d'entrer jusqu'à leur base, — il peut servir à augmenter la dilatation; mais il faut agir avec beaucoup de précaution. La tête étant saisie, vous pouvez tirer sans crainte en bas; et cette traction continue, dilatant graduellement l'orifice, y pourra faire passer la tête, et vous pourrez sauver la vie à l'enfant.

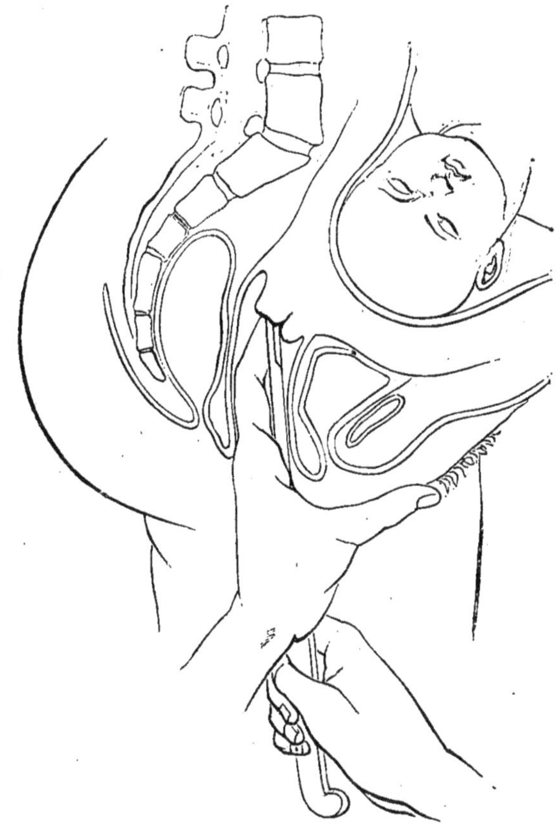

Fig. 36. — Dilatation par les incisions.

Mais il arrivera quelquefois que ni les incisions, ni les dilatateurs, ni la main, ni le forceps, ne vous donneront une dilatation suffisante au passage de la tête, sans exposer le col à une déchirure ; vous êtes alors autorisés à réduire, par la perforation, la tête à la largeur de l'orifice.

Le vagin peut présenter un rétrécissement ou une rigidité semblable, et on peut le traiter de même que le col. Au vagin étroit d'une primipare, s'il est rigide, ce qui convient le mieux, c'est l'irrigation et le dilatateur hydrostatique. Les cicatrices forment un obstacle formidable ; j'en ai vu qui rétrécissaient le passage, au point qu'on ne pouvait y passer qu'un stylet ; dans un pareil cas, des incisions multiples sur toute l'étendue de la circonférence, combinées avec la dilatation hydrostatique, sont indiquées ; et, après tout, peut-être serez-vous encore obligés de perforer.

Enfin, la vulve ou le périnée peut être rétréci. Chez les primipares surtout, la vulve peut former un petit anneau oblong, rigide, permettant à peine au vertex de se montrer au dehors. Les contractions font bomber le périnée, mais l'anneau ne s'ouvre pas ; le périnée cédera plutôt. Il bombe de plus en plus, et il peut se déchirer sur le raphé, derrière la fourchette, qui restera intacte, au moins pour quelque temps ; il se fera une perforation centrale, qui donnera passage à l'enfant. Si le périnée ne cède pas, l'utérus cessera son travail, ou, s'il le continue, il pourra se rompre. Là encore, les incisions peuvent prévenir le mal. L'index, introduit entre la tête et les bords de la vulve, guidera un bistouri, avec lequel on fera deux ou trois petites incisions de chaque côté, près de la fourchette. Ce qu'on gagne par ces incisions est souvent surprenant ; le spasme, l'irritation, la douleur se calment, la vulve s'élargit, et le travail arrive rapidement et heureusement à son terme ; l'hémorrhagie est insignifiante, et les petites blessures se guérissent promptement.

Quelquefois la vulve et les grandes lèvres sont œdématiées au point d'offrir un obstacle sérieux à l'accouchement ; cet état accompagne souvent l'albuminurie et les convulsions. L'accoucheur se trouve dans une véritable impasse ; les convulsions demandent que le travail soit promptement terminé, et l'état des parties molles s'oppose à toute intervention. Si la tête traverse des tissus ainsi œdématiés, ils risquent d'être déchirés et même de se gangrener. De nombreuses mouchetures, faites sur la peau et la muqueuse, en donnant un écoulement à la sérosité, suppriment l'obstacle et préviennent les lésions locales. Cette petite opération se fait avec une lancette tenue entre le pouce et l'index, à 6 mill. de la pointe, de sorte que l'instrument ne peut pénétrer plus avant.

Il peut se trouver, sur un point quelconque du canal générateur, un *thrombus*, qui s'oppose à la descente du fœtus. J'en ai vu un fort volumineux, sur le col; mais il siége généralement sur les lèvres de la vulve. Si la tumeur présente un obstacle assez considérable pour faire craindre que la tête, en passant, ne la déchire, il est préférable de l'ouvrir avec la lancette. Aussitôt après la naissance de l'enfant, il importe de s'assurer si la surface de ces incisions laisse écouler du sang; s'il y a hémorrhagie, il faut y appliquer des compresses imbibées de perchlorure de fer. La nature des thrombus et leur traitement seront discutés en détail à propos de l'hémorrhagie.

Une énorme tumeur cancéreuse ou fibreuse pourra exiger l'*ultima ratio*, l'opération césarienne.

LEÇON VI

Version. — Définition.— Conditions qui déterminent la position normale du fœtus. — Causes de malposition. — Fréquence des changements de position du fœtus dans la matrice.

Version.

Si l'obstétrique devait être réduite à une seule opération, je voudrais que ce fût à la version. Aucune autre ne tire l'accoucheur et la patiente d'autant de difficultés différentes. Dans presque tous les accouchements laborieux où le diamètre conjugué excède 76 mill., elle permet de délivrer, avec un espoir *raisonnable* de sauver la mère, et *probable* de sauver l'enfant ; nous pourrions réduire beaucoup le nombre des cas de crâniotomie ; nous pourrions nous passer du forceps ; mais ni l'une ni l'autre ne peut remplacer la version. Il serait donc difficile d'exagérer l'importance qu'il y a à perfectionner cette opération. Cependant les livres classiques n'en montrent pas assez l'utilité. On a dit une fois, avec raison, que la version podalique est l'opération capitale des accouchements, et pourtant elle est imparfaitement développée dans les livres.

Je me propose de m'étendre un peu sur les conditions desquelles dépend la mobilité du fœtus dans la matrice, sur les causes qui le font se déplacer, d'appliquer ces notions à la version, et de réunir l'enseignement de Wigand, d'Outrepont, Radford, Simpson, d'Esterlé, Lazzati, Braxton Hicks, etc., en y ajoutant mes observations personnelles. Je définirai la version : *Une opération par laquelle on cherche à substituer à une position défavorable une position qui rende l'accouchement plus aisé.*

Il faut connaître, autant que faire se peut, trois choses, avant d'étudier la version :

1° Les conditions qui déterminent la position normale de l'enfant dans la matrice;

2° Les conditions qui modifient sa situation habituelle;

3° Les puissances que la nature met en jeu, ou plutôt les méthodes qu'elle emploie, quand elle a affaire à des positions défavorables.

I. *Conditions qui déterminent la situation normale du fœtus dans la matrice.*

Il serait oiseux de s'arrêter sur les idées fantaisistes qui ont circulé, à diverses époques, sur ce sujet; cependant la plupart renferment un grain de vérité. Ambroise Paré croyait que la présentation de la tête est due aux efforts faits par l'enfant pour s'échapper de l'utérus. Harvey croyait encore que l'enfant vient au monde par l'effet de ses propres efforts. Dubois fait un long raisonnement pour démontrer le *pouvoir instinctif*, qui détermine le fœtus à présenter la tête (1). Simpson, convaincu que la situation normale du fœtus se maintient surtout quand il vit, observe qu'il ne peut changer de place que par l'effort propre de ses muscles, et conclut qu'il s'adapte lui-même à la forme de l'utérus par des *mouvements réflexes* excités par des impressions extérieures, comme le contact avec les parois utérines. Nous avançons ainsi sur une échelle de théories curieuses, où le philosophe peut reconnaître l'influence des doctrines contemporaines : d'abord, le fœtus est doué de *volition;* enfin, il n'a plus que le pouvoir nerveux le plus élémentaire, un mouvement *réflexe.* Je serais disposé à accorder encore moins d'importance à l'action propre du fœtus dans le maintien de sa position pendant la grossesse et le travail. Il est incontestable que la position normale du fœtus et l'accouchement dépendent beaucoup de son activité propre ; cependant, une observation attentive me permet d'affirmer qu'un fœtus à terme, *mort depuis quelques heu-*

(1) Voyez Matthews Duncan, *Researches in Obstetrics*, p. 14 et seq. Il s'y trouve de nombreux renvois aux ouvrages qui traitent cette question. (*Traducteur.*)

res, peut presque aussi bien conserver sa position qu'un fœtus vivant, et que l'accouchement n'en sera pas moins normal. Il suffit qu'il y ait assez d'élasticité dans le rachis et les membres du fœtus, pour que sa forme et sa position demeurent les mêmes. Quand il vit, ou qu'il est mort depuis peu de temps, la colonne vertébrale est ferme et légèrement fléchie, les membres sont repliés sur le tronc, tout le fœtus a une forme ovale, très-semblable à celle de l'utérus. L'épine dorsale représente son axe longitudinal, assez solide et un peu élastique ; c'est un levier : une force appliquée à l'un des pôles se transmet jusqu'à l'autre; la tête et le siége se meuvent simultanément dans la même direction. Pendant le travail, lorsque l'orifice s'ouvre pour laisser passer le fœtus, la force propulsive se transmet tout le long de la colonne, de sorte que la tête est poussée dans la direction où la résistance est la moindre, et tourne suivant la direction que lui impriment les parois du canal.

Lorsque le fœtus est mort depuis quelque temps, l'élasticité et la fermeté de son rachis n'existent plus, la flaccidité succède à la tonicité, une force appliquée à une extrémité ne se transmet plus qu'imparfaitement à l'autre; le corps ploie comme une tige de gutta-percha ramollie par la chaleur. Si le travail est commencé, la force propulsive, appliquée sur le siége, n'est pas entièrement transmise à la tête; elle tend à doubler le tronc sur lui-même, à le ramasser à la partie inférieure de l'utérus; la tête ne prend pas son mouvement de rotation et d'extension; elle oscille dans le bassin, comme de la gelée tremblante dans un moule. Ou bien, au début du travail, les membres, les bras en particulier, ayant perdu leur tonicité, cèdent à leur poids ou à la moindre pression, peuvent tomber sur le détroit supérieur, et donner lieu à une présentation transversale. L'évolution spontanée donne un excellent exemple de ce qui se passe quand l'enfant est mort.

Un enfant mort est si bien une cause de dystocie, qu'il peut amener une rupture de l'utérus (1).

Un enfant mort présente une autre propriété dont il importe de tenir compte, c'est une extrême *ductilité*. Si la décomposition a

(1) Voir un mémoire de l'auteur sur l'hématocèle pelvienne, dans *St Thomas Hospital Reports*, 1870.

commencé, il s'allonge facilement sous l'influence des tractions, et peut traverser un bassin fort étroit.

Il y a à examiner d'autres facteurs qui entrent dans le problème. Scanzoni observe avec raison que la fréquence de la présentation de la tête dépend de plusieurs causes : 1° la pesanteur ; 2° la forme de la cavité utérine ; 3° la forme du fœtus (il faut y ajouter ce que j'ai dit sur la vie et la mort de l'enfant) ; 4° la quantité des eaux ; 5° les contractions utérines dans la grossesse et au début du travail. Dans les premiers temps de la grossesse, l'embryon est relativement si petit, qu'il flotte librement dans l'eau amniotique ; mais, vers le milieu de la gestation, le fœtus s'accroît rapidement, sa forme se définit, et l'utérus augmente plus en longueur qu'en largeur. Aussitôt que le fœtus, qui constitue un corps ovoïde, a acquis un volume voisin de celui de la cavité utérine, les parois de la matrice lui imposent une position verticale ; l'enfant est devenu trop gros pour pouvoir rester en travers.

Une condition que l'on n'a point notée encore, je crois, et qui a une influence considérable sur la position du fœtus dans la matrice, est l'aplatissement normal de l'utérus d'avant en arrière. La cavité utérine, hors l'état de gestation, est réduite à un triangle dont les angles sont occupés par les orifices internes des trompes et l'orifice interne du col ; les parois se touchent. Quand la grossesse commence, les parois sont séparées, et leur écartement donne de l'espace pour le développement de l'œuf ; mais la forme originelle se retrouve encore, la cavité reste toujours aplatie d'avant en arrière ; on le sent, quand on introduit la main ou les doigts dans l'utérus après un avortement ou un accouchement, on sent l'aplatissement de l'utérus quand il se contracte. C'est cette forme aplatie qui fait que le dos ou le ventre du fœtus vient en avant ; le diamètre bi-acromial de l'enfant est plus long que le diamètre antéro-postérieur de la matrice ; le diamètre transversal du fœtus se loge donc dans celui de l'utérus. Le fond est la partie destinée à l'insertion du placenta, où il peut se développer sans gêne, et continuer ses fonctions pendant le travail : la partie inférieure de la cavité est donc libre pour le développement de l'embryon. Le dos de l'enfant est ferme et convexe, la tête aussi ; le plan antérieur du fœtus est plus mou et concave, et s'adapte plus facilement à la convexité du rachis de la mère; l'enfant étant mobile, son dos vient se placer en avant, et son ventre en arrière.

II. *Conditions qui produisent les fréquents changements dans la position du fœtus.*

Tout défaut de corrélation entre les causes qui produisent la position normale du fœtus peut favoriser les malpositions. On peut les décrire ainsi : *un excès d'eaux* agit de deux façons, en augmentant la mobilité du fœtus, et en détruisant la forme ovoïde de la matrice, qui devient globulaire. Le fœtus n'est plus maintenu vertical, puisque sa forme et son volume ne sont plus en rapport avec ceux de l'utérus, où il se meut facilement.

L'*obliquité de l'utérus* a été considérée par Deventer comme la principale cause de malposition. On a beaucoup abandonné cette idée, mais je suis disposé à croire que l'obliquité a réellement quelque influence. Dubois et Pajot, sur 100 femmes qui étaient accouchées de fœtus mal placés, en ont trouvé 76 qui avaient une obliquité droite marquée; chez 4, l'utérus était dévié à gauche, et chez 20, incliné en avant. Wigand a montré que les inclinaisons à droite et en avant sont de beaucoup les plus fréquentes. La direction normale de l'utérus vide coïncide sensiblement avec l'axe du détroit abdominal; quand l'utérus s'élargit, il s'élève au-dessus du détroit supérieur; l'angle sacro-vertébral et la courbure lombaire du rachis le rejettent sur l'un des côtés du bassin, et, si les parois abdominales sont minces et flasques, le fond tombe en avant. Ces déviations, quand elles sont extrêmes, tendent à éloigner l'axe utérin de l'axe du détroit supérieur, et à amener vers le col une partie autre que la tête; des contractions irrégulières de l'utérus viendront encore s'ajouter à ces causes. Par exemple, dans une obliquité latérale très-prononcée, le siége peut presser fortement sur un côté du fond de l'utérus; celui-ci se contractera, éloignera du détroit supérieur la tête, qui, trouvant un point d'appui sur le bord du détroit abdominal, se défléchira, le front ou la face se présentera, l'épaule même pourra descendre. Wigand explique comment un rapport trop mobile de l'utérus avec le bassin peut disposer à une présentation transversale ; dans ce cas, la tête est fixée tantôt ici, tantôt là ; quelquefois on ne peut même pas la sentir (1). Plus loin (2), il dit que toute obliquité utérine dépassant 25° est fâcheuse, et qu'une obliquité même moindre, avec beaucoup d'eaux, quand le fœtus est petit, déplacera probablement la tête qui se présentait, fera descendre l'épaule, surtout s'il survient de fortes douleurs, et si la femme pousse au début du travail. Il dit que l'orifice peut être ramené au centre du détroit supérieur, par une traction interne, accompagnée de pression externe sur le fond, manœuvre qui a l'avantage d'une action simultanée sur les deux pôles de l'utérus.

La *déformation du pelvis* est une cause puissante de malposition. Je crois cependant qu'une légère difformité cause plus souvent une malposition qu'une déformation extrême, car les malpositions sont rares lorsque le bassin est fort déformé.

L'*insertion du placenta sur le segment inférieur de l'utérus* est, comme l'a démontré Levret, une cause fréquente de malposition ; elle forme, en effet, un coussin, ou un plan incliné qui tend à faire glisser la tête sur l'un des côtés du bassin. Il y a de nombreux cas dans lesquels le placenta s'attache à la zone cervicale, s'étend en bas sur la paroi postéro-latérale de l'utérus, ne donne lieu à aucune hémorrhagie, et forme un plan incliné qui produit une malposition.

Les *forces venues du dehors*, comme une pression sur le ventre, ont aussi de l'influence. Les vêtements d'une femme, à la fin de la grossesse, ne laissent pas que d'avoir une grande importance. La pression d'un busc d'acier ou de bois rigide peut aplatir le fond de l'utérus, et réduire ainsi son diamètre longitudinal, ou rejeter la matrice sur le côté, et produire l'obliquité ; elle peut aussi agir directement sur le siége, et, rejetant la tête hors de l'axe du bassin, donner au fœtus une position oblique. Les multipares devraient porter une ceinture hypogastrique, qui soutienne le fond de la matrice.

Le *defaut de tonicité utérine*, c'est-à-dire son inhabileté à conserver sa forme ovale, et une tendance à prendre la forme globuleuse,

(1) Les accoucheurs allemands attachent une grande importance diagnostique au palper abdominal, dont ils ont une grande habitude. (*Traducteur.*)

(2) *Die Geburt des Menschen*, Berlin, 1820, vol. II, p. 17.

favorisent une malposition. Scanzoni dit que la laxité des parois utérines en est une des principales causes. Aussitôt que la contraction commence, l'utérus tend à redevenir ovoïde.

Un *excès d'eaux* est une cause d'une grande importance, d'abord parce qu'il diminue la force des contractions, puis parce qu'il donne une grande mobilité au fœtus. Une très-légère force appliquée à l'un des pôles de l'ovoïde fœtal éloigne la tête de l'entrée du bassin, et si, à ce moment, les membranes crèvent, le fœtus peut rester fixé par les contractions dans une position défavorable.

Des *contractions irrégulières ou partielles* causent aussi une malposition. Naegelé a insisté sur ce point ; il a pu souvent éviter une malposition en calmant le spasme.

Les recherches faites par plusieurs médecins allemands, tels que Credé, Hecker et Valenta (1), ont prouvé que le fœtus change de position avec une remarquable facilité. Valenta a examiné 363 multipares et 325 primipares, dans les derniers mois de leur grossesse; il a trouvé des changements de position 42 fois sur 100 ; les changements ont été d'autant plus fréquents que les femmes avaient été plus souvent enceintes. L'étroitesse du bassin cause fréquemment un changement de position. La torsion du cordon, si commune, est produite par les changements de position, et prouve leur fréquence. Il est intéressant d'observer que la position tend plutôt à s'améliorer; les présentations du sommet changent rarement, et les présentations obliques fréquemment, elles deviennent des présentations d'une extrémité, par l'évolution spontanée interne, que la nature produit souvent à elle seule. La même femme, dans la même grossesse, a quelquefois présenté plusieurs positions différentes. Valenta a décrit la méthode qu'il emploie pour diagnostiquer une présentation du siége, pendant la grossesse : il étend sa main à plat sur le fond de l'utérus, puis appuie tout à coup l'extrémité de ses doigts sur la partie fœtale qui s'y trouve; il reconnaît toujours la tête, à sa dureté et à l'égalité de sa surface ; il la reconnaît de même dans les différentes positions. P. Muller (2) rapporte un cas dans lequel un fœtus a exécuté six fois dans cinq jours une évolution

(1) *Monatsschr. f. Geburtsk.*, 1866.
(2) *Monatsschr. f. Geburtsk.*, 1865.

complète. Cependant, on a mis en doute la version spontanée d'un fœtus vivant, que Denman a décrite *de visu !*

Heyerdahl affirme que les contractions utérines sont une cause puissante des changements de position du fœtus, et que ces contractions sont souvent provoquées par la palpation. Il est probable que les changements de position si fréquents, constatés par les opérateurs allemands, ont été en partie occasionnés par leurs manœuvres.

LEÇON VII

Version (*suite*). — Les forces de la nature aux prises avec les positions défavorables. — Vérité du récit qu'a fait Denman de la version spontanée. — Le mécanisme dans la présentation de la tête est le type du travail dans la présentation de l'épaule.

Nous avons maintenant à étudier :

III. *Les forces, ou plutôt les méthodes qu'emploie la nature quand elle a affaire à une présentation défavorable.*

Pour le moment, je ne traiterai que les déviations légères de la position normale, dans lesquelles le grand axe du corps fœtal se trouve encore en coïncidence avec l'axe du détroit abdominal. Dans la plupart de ces cas, la nature peut achever l'accouchement sans changer la position. Les positions du front et de la face ont déjà été décrites avec quelque détail. Je m'occuperai des positions difficiles du siége quand nous serons un peu plus avant dans l'étude de la version.

Depuis Hippocrate, qui comparait le fœtus dans la matrice à une olive dans une bouteille à goulot étroit, on sait que l'enfant vient difficilement au monde, quand il se présente en travers ; mais avant Denman, on ne savait pas que les seules forces de la nature peuvent suffire à corriger la présentation, et à ramener l'axe longitudinal du fœtus dans l'axe du détroit abdominal, et ces cas sont si rares que, même de nos jours, il y a encore bien des gens qui refusent de croire à la description qu'en a faite Denman. Je voudrais, avec tout le respect que je dois à mes confrères, leur demander s'ils ne poussent pas trop loin leur scepticisme, et s'ils ne suivent pas trop exactement la maxime : *Nulla jurare in verba magistri.* Ce principe doit être appliqué rigoureusement pour les déductions, les théories; mais rejeter un fait, observé et rapporté par un homme comme Denman, dont l'habileté et l'exactitude ne sauraient être mises en doute, c'est être sceptique jusqu'à la déraison, car ce n'est pas une opinion qu'il émet, c'est un fait qu'il rapporte. Si nous rejetons le témoignage de Denman, quel témoignage admettrons-nous ? celui de ceux qui, n'ayant pas vu eux-mêmes, veulent que Denman n'ait pas vu ? Aucun homme n'a assez d'expérience personnelle pour n'avoir rien à apprendre de celle des autres. Écoutons Denman : « Dans quelques cas..... l'épaule est tellement « engagée, et la contraction utérine si forte, qu'il est impossible de « faire exécuter le moindre mouvement à l'enfant... Les auteurs « craignent dans ce cas que, la version étant impossible, il n'y ait « plus aucun espoir de salut pour la femme. Cependant, dans un « cas de cette espèce, il y a environ vingt ans, j'ai eu le bonheur de « voir, sous l'influence seule des contractions utérines, une version « spontanée s'effectuer ; l'enfant sortit par le siége... Depuis lors, le « nombre des cas de ce genre est devenu si grand, dans ma pratique, « et dans celle de témoins dont l'autorité ne saurait être contestée, « qu'on ne peut plus douter que le fait ne soit possible. Quant au « mécanisme de cette évolution, je crois que le corps du fœtus était « tellement ramassé, qu'il recevait l'entier déploiement de la force « utérine ; le corps, doublé comme il l'était, étant trop large pour « passer à travers le bassin, et l'utérus pressant sur le siége, seule « partie mobile, celui-ci a été graduellement amené en bas, laissant « de l'espace pour une autre partie, jusqu'à ce que le corps, tournant « autour de son axe, le siége ait été expulsé comme dans une pré- « sentation de l'extrémité pelvienne. Je crois qu'un enfant vivant, « ou mort depuis peu, présente l'élasticité nécessaire à cette ver- « ion. Des enfants très-petits naissent souvent ployés ; mais c'est « un cas différent de celui que je décris maintenant. » Denman cite le témoignage de Garthshore, médecin consultant à l'hôpital britannique d'accouchements, qui lui a rapporté un cas pareil, dans lequel l'enfant est venu vivant, et le témoignage de Martineau, de

Norwich. Avant Denman, on a observé des cas semblables, sans les bien comprendre. Ainsi Perfect dit : « Le bras se présentait ; après « des efforts infructueux pour atteindre le pied et faire la version, « la patiente fut laissée seule, et au bout de quelques heures elle « accoucha, sans aucune aide, d'un enfant vivant. »

D'Outrepont (1) cite Sachtleben, Löffler, Christoph von Siebold, Wilhelm Schmitt, Wiedemann, Vogler, Saccombe, Ficker, Simons, Élias von Siebold, Hagen, Wigand, comme ayant vu la version spontanée, surtout par la tête. Il dit qu'il l'a observée lui-même fréquemment. Depuis Denman, les témoignages se sont multipliés ; Boer, de Vienne, un des plus illustres noms de la médecine, a raconté un cas de présentation du bras ; les doigts étaient à la vulve, il se préparait à faire la version, quand il trouva la main plus haute qu'à son premier examen. Les douleurs continuant, Boer laissa sa main dans le bassin ; le bras remonta, puis le siége se présenta, le corps passa, puis la tête ; l'enfant vivait. Velpeau, toujours si précis dans ses observations, cite des faits du même genre.

Ceux qui refusent de croire à cette version spontanée se fondent sur l'observation d'un fait, c'est qu'il y a un accouchement naturel dans la présentation du bras, autre que celui décrit par Denman, et ils prétendent que, quand l'accouchement se fait seul dans cette présentation, c'est toujours par l'évolution spontanée. Admettons, sans réserve, l'exactitude de l'observation ; s'ensuit-il que l'accouchement ne se puisse pas faire autrement sans aide ? Denman, plus logique et plus philosophique que ses opposants, ne limite pas ainsi les ressources de la nature. Il a vu la version spontanée amener des enfants vivants, et il l'a indiquée comme une des ressources de la nature ; il a vu aussi l'évolution spontanée amener avant terme des enfants morts, et il l'indique comme une seconde ressource de la nature. Ainsi, non-seulement Douglas n'a point corrigé l'explication de Denman, mais Denman n'a rien laissé à Douglas à découvrir. Dans deux articles, publiés en 1784, dans le *London medical journal*, Denman rapporte plusieurs cas d'accouchement spontané, dans des présentations du bras, quelques-uns observés par lui, d'autres qui lui ont été communiqués ; dans ces cas, l'enfant

(1) *Abhandlungen und Beiträge*, Wurtzbourg, 1822.

vint mort et l'épaule resta appliquée sur le pubis; ils sont clairement décrits, et antérieurs à la description de Douglas, faite en 1811. Dans ce temps, Denman n'avait pas encore fait la distinction précise qu'il fit en 1805, dans la cinquième édition de son *Introduction à l'obstétrique*, entre la version spontanée et l'évolution spontanée. Le fait observé par Denman, loin d'être incroyable ou improbable, est en complète harmonie avec les phénomènes ordinaires de la grossesse et de l'accouchement.

Je vais essayer maintenant d'indiquer exactement la conduite de la nature dans les présentations de l'épaule, conduite toute semblable à celle qu'elle suit dans les accouchements ordinaires. Il faut donc avoir présent à l'esprit l'accouchement normal dans les présentations de la tête.

Dans la première position du sommet, l'occiput est dirigé vers la cavité cotyloïde gauche, le vertex est appliqué sur l'orifice, l'axe longitudinal du tronc coïncide exactement avec celui de l'utérus, et tous les deux à peu près avec l'axe du détroit abdominal; la tête, dans sa descente, subit cinq mouvements successifs :

1° *Flexion.* — La fontanelle postérieure, qui est en face de la cavité cotyloïde, descend et se rapproche du centre du bassin, le menton est pressé fortement sur le thorax, la nuque appuie sur le fond de l'acétabulum, et la fontanelle antérieure s'applique sur l'articulation sacro-iliaque. Ce mouvement fixe sur le tronc la tête, qui présente ainsi ses petits diamètres au plus grand diamètre du détroit, le diamètre oblique.

2° *Descente ou progression.* — Elle commence lorsque la tête sort de l'orifice, quand elle a franchi le détroit, et finit avec l'expulsion complète du fœtus; elle se fait suivant l'axe du bassin, et se termine quand la tête arrive sur le plancher du bassin.

3° *Rotation.* — Le front et la partie antérieure de la calotte crânienne, appuyés sur le ligament sacro-iliaque, ou sur la paroi postérieure du petit bassin, suivent un plan incliné, qui les amène en bas et en arrière, vers la concavité du sacrum, pendant que la nuque glisse derrière le trou ovale gauche, ou la paroi antérieure du bassin, et, suivant un plan incliné qui l'amène en avant et un peu en haut, tourne vers l'arcade pubienne.

4° *Déflexion.* — La nuque est arrêtée sous la symphyse du pubis; la fontanelle postérieure est à peu près au centre de l'axe du détroit inférieur; l'occiput, le sommet, le front, la face et le menton roulent successivement sur la fourchette, parcourant la partie inférieure du sacrum, et le périnée distendu. Ce mouvement ne commence que quand la tête est parvenue sur le plancher du bassin, et quand l'occiput est engagé sous l'arcade pubienne.

5° *Restitution.* — Aussitôt que l'occiput est sorti de la vulve, il tourne à gauche; ce dernier mouvement de la tête est produit par le premier de ceux que je vais décrire pour le tronc; les épaules, qui entrent dans le bassin suivant le diamètre oblique, font tourner la tête, dont rien ne gêne les mouvements.

Les mouvements imprimés au tronc sont :

1° *Descente :* l'épaule droite est dirigée vers le côté droit du bassin, et le dos du fœtus à gauche et en avant.

2° *Rotation :* les épaules et le thorax étant descendus dans l'excavation, l'épaule droite tourne vers l'arcade du pubis, et la gauche vers le sacrum; le dos du fœtus, après cette rotation, est tourné à gauche.

3° *Mouvement en arc de cercle :* l'épaule droite restant fixée sous e pubis, la gauche, le tronc et la hanche du même côté décriven autour d'elle un arc de cercle, et peu à peu elle s'élève, à mesure que les parties placées derrière elle glissent sur le sacrum. Ces mouvements sont commandés par la forme du pelvis; le travail dans la présentation de l'épaule doit obéir aux mêmes lois.

Les présentations de l'épaule sont *primitives* ou *secondaires*. Les présentations *primitives* existaient déjà avant le début du travail, et sont presque nécessairement causées par une obliquité utérine. Les présentations *secondaires* se produisent pendant le stage initial du travail, sous l'influence de conditions qui éloignent la tête du détroit abdominal quand elle est mue par la force qui s'exerce sur le siége.

Il y a deux positions principales de l'épaule, et deux variétés de chacune. Dans la *première* position, la tête se trouve à gauche, sur la symphyse sacro-iliaque; dans la *seconde*, elle est à droite.

L'épaule droite se présentera, quand la tête sera sur l'os iliaque gauche, et le dos en avant; ce sera l'épaule gauche quand le ventre du fœtus sera en avant. Dans la seconde position, si la tête est à

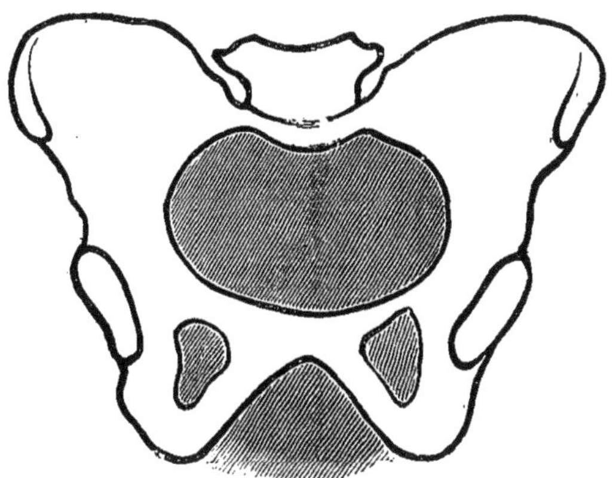

Fig. 37.

gauche et le dos en arrière, l'épaule droite se présentera ; ce sera l'épaule gauche, si le dos est en avant (1).

(1) Il est facile de se représenter les positions du fœtus, au moyen d'un bassin, ou seulement avec un modèle de bassin. On peut en faire un dessin, sur du carton, puis découper les parties teintées de noir sur la figure 37; on a ainsi un vrai *patron* du bassin.

LEÇON VIII

Version (*suite*) : Définition de la version spontanée et de l'évolution spontanée. — Variétés de la version spontanée. — Mécanisme de la version podalique spontanée. — Évolution spontanée. — Son mécanisme dans la première position de l'épaule, la dorso-antérieure.

Il est nécessaire, avant de commencer, de définir exactement la signification des termes que nous emploierons, d'autant que j'y attacherai un sens un peu différent de celui qui est généralement reçu dans ce pays. Denman a appelé *évolution spontanée* la substitution spontanée du siége ou de la tête à l'épaule qui se présentait au début du travail. Le terme *expulsion spontanée* a été appliqué à l'accouchement décrit par Douglas, dans lequel le fœtus, replié sur lui-même, vient au monde par les seules forces de la nature.

Le premier de ces termes n'est pas exact ; l'accouchement décrit par Denman est une véritable *version ;* tous les auteurs allemands, français, italiens et hollandais le nomment « *version spontanée, versio spontanea* ». On pourrait l'appeler *version naturelle*, pour la distinguer de la version manuelle. Tous les auteurs du continent donnent à l'accouchement décrit par Douglas le nom d'*évolution spontanée*, car c'est une sorte de *déploiement* du fœtus qui était reployé sur lui-même. Il importe de mettre notre nomenclature en harmonie avec celle de nos confrères étrangers, et il importe davantage encore de la mettre en harmonie avec la nature. C'est à nous de changer nos termes. J'emploierai donc les mots *version* et *évolution* dans leur vrai sens.

Il y a *deux variétés de version spontanée :* dans l'une, la tête remplace l'épaule ; dans l'autre, c'est le siége ; elles correspondent aux deux sortes de version manuelle.

Il y a aussi *deux variétés d'évolution naturelle ou artificielle ;* on peut saisir la tête ou le tronc pour l'extraire le premier.

Je décrirai l'accouchement dans ces cas en commençant par l'opération naturelle ou spontanée, puisqu'elle obéit à des lois mécaniques qu'il nous faut respecter dans nos opérations artificielles.

La figure 38 représente ce qui se passe tout à fait au début d'une présentation de l'épaule. L'axe longitudinal de l'enfant, qui coïncide avec celui de l'utérus, est oblique sur le plan du détroit abdominal ; cependant il ne s'éloigne que peu de la perpendiculaire, et c'est une erreur grave que de regarder ces présentations comme entièrement transversales ; ce n'est que beaucoup plus tard, quand les eaux se seront écoulées, quand l'utérus se sera contracté violemment et aura enfoncé profondément l'épaule dans le bassin, qu'on pourra dire que le fœtus est couché en travers du pelvis. Les figures copiées de livre en livre ont fixé une idée fausse dans l'esprit des lecteurs. Wigand insiste sur la rareté des positions transversales. Esterlé et Lazzati disent la même chose et maintiennent qu'une position oblique est favorable à la version spontanée (1).

J'irai jusqu'à dire que, sauf dans les cas où l'enfant est mort, monstrueux ou très-petit, ou bien quand une hydramnios a déformé l'utérus, il n'y a jamais, au début du travail, de présentation transversale, comme on en représente. Il vaudrait mieux appeler ces présentations des présentations de l'épaule, puisqu'elles le sont réellement et que cette expression ne consacre aucune théorie, et rejeter complétement le terme *présentation transversale.*

Dans une présentation de l'épaule, une position oblique *devient* transversale, mais elle ne l'est pas *dès le début.* Les erreurs qui prévalent dans la doctrine et la pratique de la version sont dues en grande partie à l'ignorance ou à la négligence de ce fait.

Dans la figure 38, l'enfant et l'utérus, E F, font un angle de 15° à 20° avec la perpendiculaire C D, abaissée sur le plan A B du détroit abdominal ; la tête continue à peu près la ligne qui suit le rachis ; elle a une de ses moitiés sur le détroit, et l'autre sur la fosse iliaque gauche. C'est le *premier acte*, auquel peut succéder un

(1) J'ai l'habitude d'intercaler dans mes notes des esquisses qui me rappellent la position de l'enfant, dans les cas que j'observe. La plupart des figures qui représentent les présentations de l'épaule sont des copies de ces dessins.

accouchement normal par la tête. Wigand, Jörg et d'Outrepont disent que cette position est commune, et que l'effet des premières contractions est de ramener l'axe longitudinal de l'utérus et de l'enfant dans leur rapport normal avec le pelvis, ce qui est une rectification naturelle.

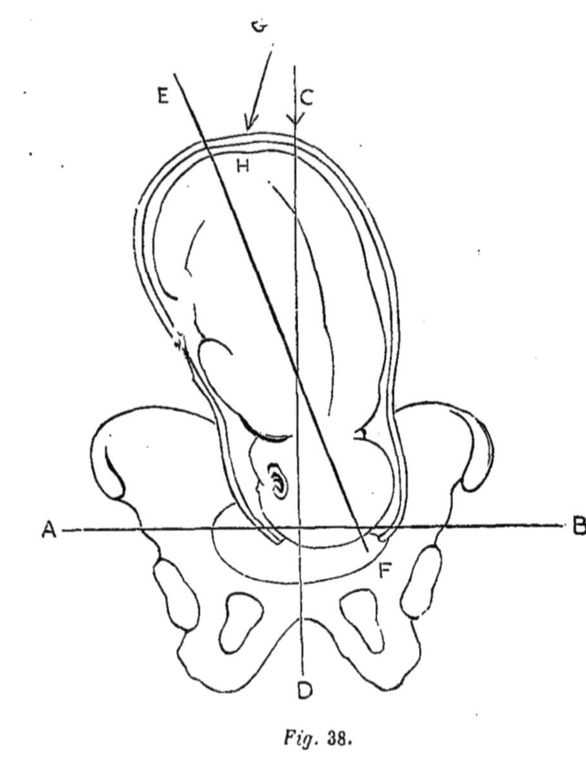

Fig. 38.

Si elle ne peut pas se produire, nous avons une présentation de l'épaule. Le bras ou l'épaule ne peut pas descendre, sans que la tête se fléchisse sur le tronc, ce qui constitue le *second acte*. Le fond de l'utérus se contracte, aidé ou non par les muscles abdominaux et le diaphragme, et agit d'abord sur le siége qui est en haut. Cette force agit sur le côté gauche du siége, suivant la ligne GH, qui fait un angle avec l'axe longitudinal de l'utérus et de l'enfant, et fait descendre le siége. Si la cavité utérine était aussi large que longue, si elle avait une forme cylindrique, ou sphérique aplatie comme un tambour de basque, la tête pourrait rester sur le prolongement de la ligne droite qui passe par l'échine; et, à mesure que le siége descend, la tête monterait, jusqu'à ce qu'elle eût pris la place du siége. Mais l'utérus est plus étroit d'un côté à l'autre que du haut en bas ; la tête aurait une grande difficulté à s'élever ; aussi le cou

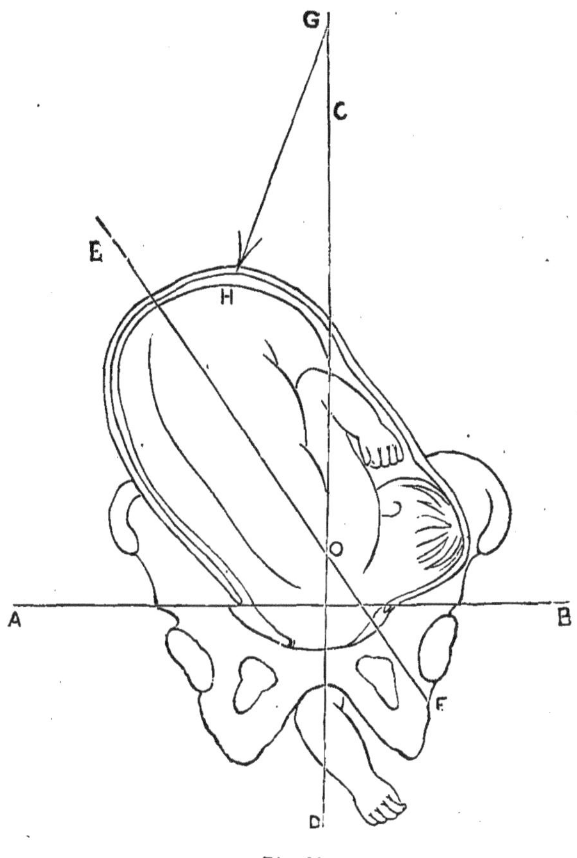

Fig. 39.

se fléchit-il ; l'épaule, qui fait partie du tronc, est maintenue en bas ; la tête est rejetée dans l'une des fosses iliaques, où elle reste. La figure 39 représente cette seconde position du fœtus ; A B est le plan du détroit supérieur, C D la perpendiculaire abaissée au milieu de ce plan, E F l'axe longitudinal du fœtus, et G H est la direction de la force qui pousse en bas, et rencontre l'axe de l'utérus suivant un angle G O E.

Le bras descend en général, et la main se présente à la vulve. Le dos de la main regarde en avant, le pouce à gauche, ce qui indique que la tête est dans la fosse iliaque gauche et que le dos est en avant. L'omoplate droite est près de la symphyse pubienne, et, derrière elle, l'acromion et le côté droit du cou s'appuient sur le bord gauche du détroit supérieur; l'aisselle et le côté droit du thorax s'appuient sur le côté droit du détroit supérieur, tandis que le ventre et les jambes de l'enfant, tournés du côté du rachis de la mère, occupent la partie postérieure de l'utérus.

A ce moment, même après l'écoulement des eaux, la version spontanée peut encore se produire. Le mouvement du second acte continuant, le siége descend encore, le tronc se ploie de gauche à droite, formant une courbe qui dirige la force propulsive de l'autre côté du détroit supérieur; la tête tend à s'élever dans la fosse iliaque gauche, l'épaule et le bras gauche qui se présentent remontent un peu. Le *troisième acte*, qui consiste dans une flexion latérale du corps fœtal et un mouvement en travers du pelvis, est représenté dans la figure 40.

Si la version spontanée doit s'achever, le *quatrième acte* commence. Le siége étant la partie la plus mobile, et le tronc pouvant se ployer, soit sur le côté, soit en avant, le siége descend de plus en plus, l'épaule droite remonte sur le côté gauche du détroit abdominal, la tête se loge en haut de la fosse iliaque gauche, et le détroit devient libre pour recevoir le tronc, qui y entre de la manière suivante : la hanche droite arrive la première au détroit, elle s'y enfonce et le siége l'y suit ; aussitôt qu'il a dépassé l'angle sacro-vertébral, il subit un mouvement de rotation pareil à celui de la tête dans l'accouchement par le sommet; la concavité du sacrum est spacieuse, et le siége y tourne, d'où il résulte que le diamètre bilatéral du tronc devient antéro-postérieur par rapport au détroit supérieur, de transversal qu'il était, et la tête vient un peu plus en avant (1).

(1) Cette partie du mécanisme de la version spontanée sera traitée en détail plus loin.

Après ce mouvement rotatoire, ou plutôt en même temps, il se produit un *mouvement de descente ou de progression*, suivant un arc de cercle dont le pubis est le centre. Au-dessus du détroit supérieur, le tronc était ployé de droite à gauche (V. *fig.* 40 et 41). Quand le siége a plongé dans le pelvis, la flexion du tronc se fait à droite. Le siége descend le premier, l'ischion droit se présente à la vulve ; le siége glisse sur le sacrum et le périnée. le tronc suit ; le

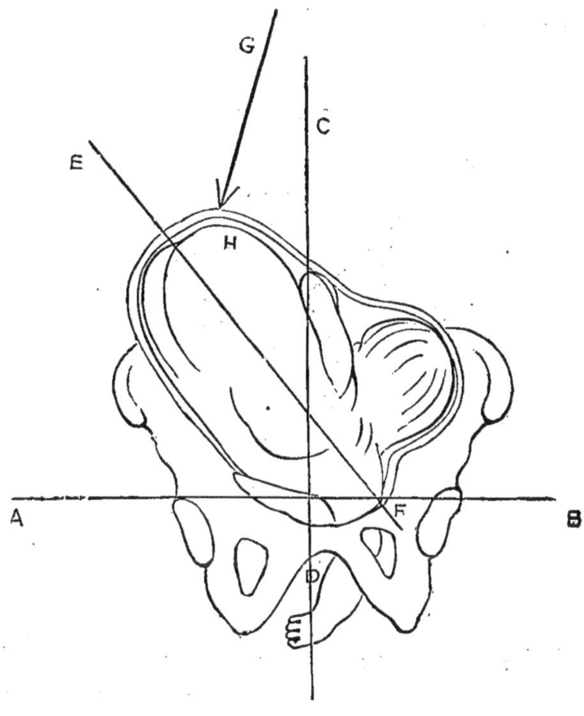

Fig. 40.

bras droit, qui ne s'est pas retiré complétement, vient ensuite, puis le gauche; enfin la tête, qui subit ses mouvements normaux.

Il est facile de se rendre compte de la difficulté de l'accouchement dans les présentations de l'épaule : le canal pelvien est trop étroit pour permettre au fœtus de passer librement, quand il est couché en travers à l'entrée. La figure 41 montre l'épaule poussée dans le bassin, formant le sommet d'un triangle dont la base, BC, est beaucoup plus longue que E F, diamètre transversal du bassin. Pour vaincre cette difficulté, la nature s'efforce d'accourcir B C; elle réussit quelquefois complétement.

La contraction utérine est concentrique, elle tend à accourcir tous ses diamètres, surtout le diamètre transversal. La tige formée par le tronc et la tête du fœtus, qui forme la base du triangle, est flexible ; B et C peuvent être approchés l'un de l'autre ; mais quand ils sont aussi près que possible, il reste encore toute l'épaisseur de la tête — 102mm — qui est fort peu compressible, plus l'épaisseur du corps qui ne peut pas être réduit à moins de 51mm, ce qui nous donne un total de 25mm de plus que le diamètre transversal du bassin. Comme règle générale, on peut assurer qu'aucune partie fœtale, sauf la jambe ou le bras, ne peut traverser le bassin en même temps que la tête, qui, à elle seule, remplit le pelvis.

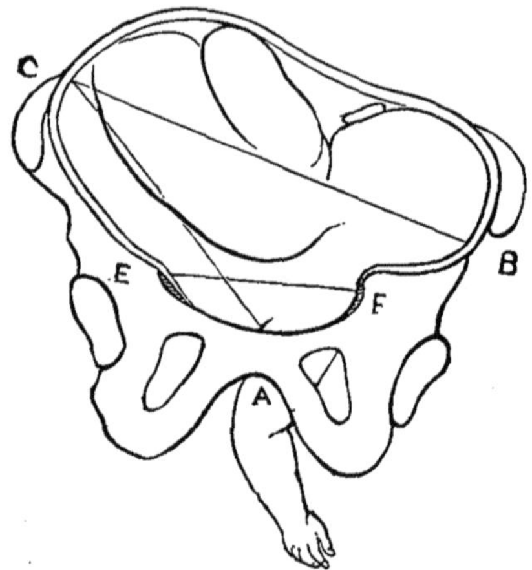

Fig. 41.

La grande compression qu'exerce la contraction utérine et qui porte sur le ventre et le thorax du fœtus, sur le cordon et le placenta, a pour résultat d'asphyxier et de tuer l'enfant. La mort du fœtus, diminuant la résistance de son corps, permettra après quelque temps qu'il soit réduit beaucoup plus; l'enfant pourra ainsi être ployé et moulé assez pour passer à travers le bassin. *La con-*

dition de l'évolution spontanée est donc la mort de l'enfant (1). Si l'enfant n'est pas déjà mort au début du travail, il succombera presque certainement, s'il est de moyenne grandeur, pendant l'accouchement. La vie de l'enfant favorise la version spontanée, sa mort favorise l'évolution spontanée.

Voici le résumé du mécanisme de l'évolution spontanée : 1° obliquité du fœtus et de la matrice (V. *fig.* 38 et 39) ; 2° flexion de la tête sur le tronc, et descente de l'épaule dans le bassin (V. *fig.* 40 et 41) ; la tête est dans l'une des fosses iliaques, le tronc et le siége dans l'autre ; c'est en général à ce moment que

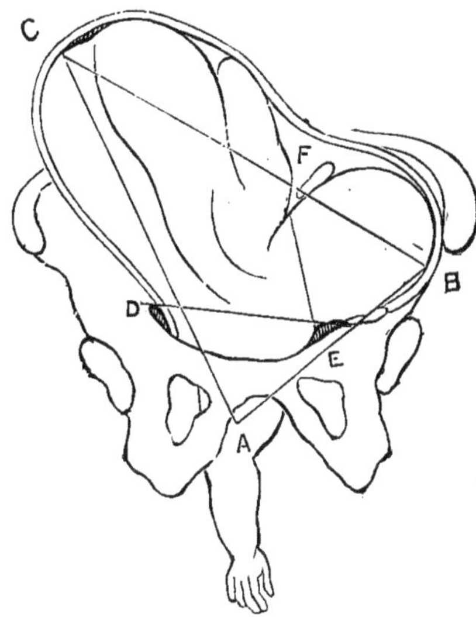

Fig. 42. — Position du fœtus, après l'écoulement des eaux (*).

les membranes se rompent, que le bras descend dans le vagin, et que la main paraît au dehors ; 3° descente de l'épaule, sortie de l'avant-bras, compression du tronc ; le siége entre dans le bassin ;

(1) Cependant le Dr Kleinwächter, de Prague, qui s'est beaucoup occupé de cette question, parle, dans son cours, d'un cas, rapporté par un assistant de C. Braun, de Vienne, dans lequel l'évolution spontanée avait amené un enfant vivant, un peu avant terme. (*Traducteur.*)

(*) La tête est fortement fléchie sur l'épaule, et forme avec le tronc la base d'un coin trop large pour entrer dans le détroit supérieur. EF est la ligne de décollation, qui décompose la base du coin ; la tête étant ainsi mise de côté, le tronc sera facilement amené dans l'axe du détroit, et l'accouchement sera possible.

aussitôt succède un mouvement de rotation (*fig.* 43). Les plans inclinés des ischions dirigent le siége vers la courbure du sacrum,

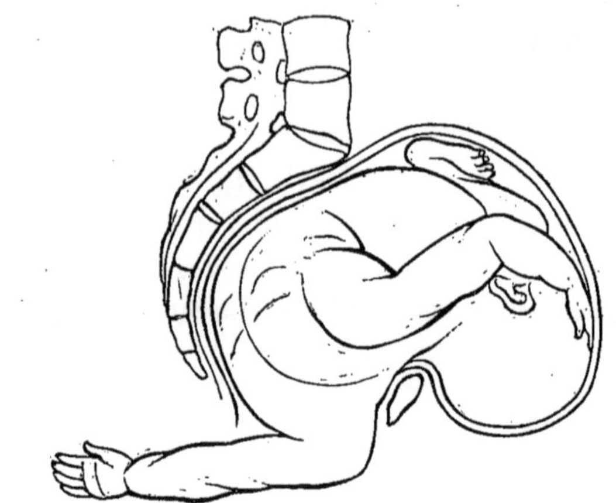

Fig. 43. — Épaule droite, première position, après la rotation.

la tête est rejetée en avant sur la symphyse, le diamètre bilatéral

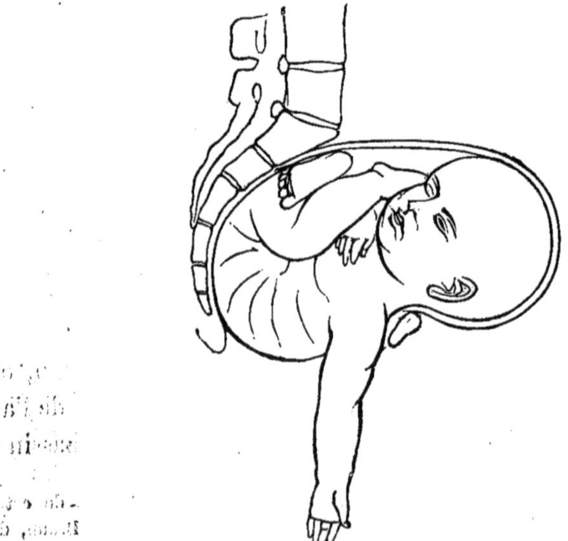

Fig. 44. — Épaule droite, première position ; mouvement circulaire autour du pubis.

du fœtus approche du diamètre antéro-postérieur du bassin ; le côté droit de la tête est fortement pressé contre la symphyse, le côté du cou homologue à l'épaule qui se présente est fixé derrière le pubis, et l'épaule est sous l'arcade pubienne; 4° la contraction, continuant, ne peut agir que sur le siége et le tronc, puisque l'épaule est absolument fixée ; le tronc se ploie de plus en plus sur le côté, on voit apparaître les parois thoraciques sous l'arcade du pubis ; 5° mouvement circulaire, exécuté par le corps autour de l'épaule fixée, le côté du tronc et le siége balayent le sacrum et le périnée, les membres inférieurs suivent. Quand tout le tronc est sorti, le mouvement de restitution s'opère, le dos vient en avant, le ventre en arrière, la tête quitte sa position forcée au-dessous de la symphyse, le menton tourne en avant; l'occiput regarde en haut, vers le fond de l'utérus; la nuque est tournée vers le trou ovale droit ; l'occiput entre dans l'extrémité gauche du diamètre oblique, il tourne et se place sous l'arcade pubienne, puis le mouvement circulaire s'exécute : le menton, la bouche, le nez, le front apparaissent successivement ; l'occiput sort le dernier. Le mécanisme de l'accouchement est soumis à des lois tellement fixes, que Lazzati (1) n'hésite pas à décrire l'évolution spontanée comme le mécanisme normal, dans la présentation de l'épaule.

(1) *Del Parto per la Spalla*, 1867.

LEÇON IX

Version (*suite*) : Évolution spontanée. — Son mécanisme dans la première présentation, l'abdomino-antérieure; dans la deuxième, la dorso-antérieure et l'abdomino-antérieure. — Évolution céphalique spontanée. — Détails sur le mécanisme de la version et de l'évolution spontanées. — Conditions nécessaires pour la version spontanée. — Exemples de version spontanée céphalique et podalique.

Le cas que je viens de décrire est le plus commun, parmi les présentations de l'épaule ; il en est le type. Si l'on a ce mécanisme présent à l'esprit, il ne sera pas difficile de comprendre la description de l'évolution spontanée dans les cas où le fœtus se présente par l'épaule dans une autre position.

Si la tête est dans la fosse iliaque droite, ce qui constitue la deuxième position de l'épaule, le dos peut être en avant ou en arrière, comme dans la première position. Au premier cas, la description précédente s'applique exactement, en remplaçant simplement partout *droit* par *gauche*, et *vice versa*. Il est cependant utile de décrire l'accouchement, dans le cas où le ventre de l'enfant est en avant. Prenons la deuxième position : tête à droite, c'est une présentation de l'épaule droite (V. *fig*. 45).

La force expulsive et la concentration de l'utérus rapprochent la tête du siége, pour accourcir la base, en fléchissant la tête sur la poitrine et le tronc sur lui-même. C'est le mouvement de flexion ; ce mouvement continue, combiné avec un mouvement de descente. Le côté droit du thorax est enfoncé davantage dans le pelvis, et suivi par le siége ; puis vient la rotation (V. *fig*. 46). La tête se place en avant, sur la symphyse ; le siége glisse dans la courbure sacrée ; le côté droit du thorax émerge de la vulve ; le tronc et le siége balayent le périnée; le bras gauche suit, et enfin la tête, l'occiput restant appuyé sur l'arcade pubienne, qui est le centre de la rotation.

La *première position* de l'épaule gauche ne présente dans son mécanisme aucune différence essentielle avec celui de l'épaule droite lorsque le dos est en avant : la tête est à gauche, le sternum en avant, le pouce est tourné à gauche, le dos de la main regardant en arrière ; la flexion latérale du tronc et de la tête se fait à droite, l'épaule gauche et le côté gauche descendent dans l'excavation, le mouvement de rotation s'effectue, et amène la tête sur la symphyse (V. *fig.* 47).

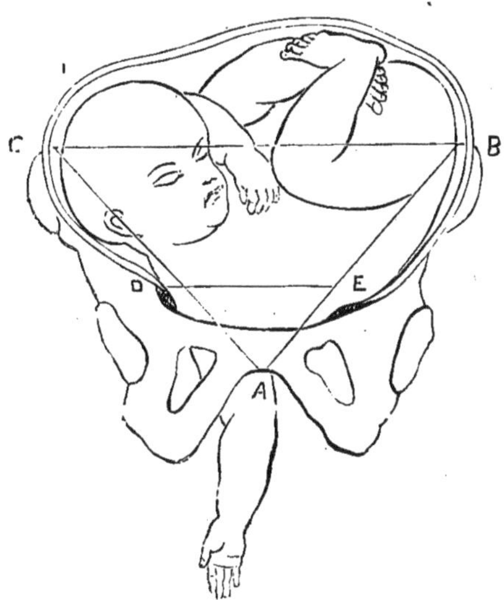

Fig. 45. — Deuxième position de la seconde présentation de l'épaule droite (abdomino-antérieure) ; stage de flexion (*).

La portion basilaire gauche s'applique sur le devant du bassin ; le sternum tourne à droite, le dos à gauche et en arrière ; alors se produisent le mouvement de descente et le mouvement circulaire ; le côté droit du thorax, le tronc et le siége balayent le sacrum et le périnée. Le corps étant sorti, la restitution s'accomplit, le dos se dirige à gauche et en avant ; la tête reste au-dessus du détroit, la nuque tournée à gauche et en avant, et la face dirigée vers l'articulation sacro-iliaque droite.

Dans les positions dorso-antérieures, quand la tête est dans la

(*) A, sommet du triangle qui est poussé dans le détroit supérieur ; BC, base, trop large pour entrer dans DE, détroit supérieur.

fosse iliaque droite, nous avons tout simplement le contraire de ce qui se passe dans les positions dorso-antérieures, lorsque la tête est dans la fosse iliaque gauche : l'épaule gauche se fixe au détroit supérieur, le côté gauche de la tête se fixe sur la symphyse, le côté gauche de la poitrine sort de la vulve. Voilà le mécanisme de l'accouchement fait par la nature dans les présentations de l'épaule, c'est-à-dire l'évolution spontanée. Si nous osions attendre plus sou-

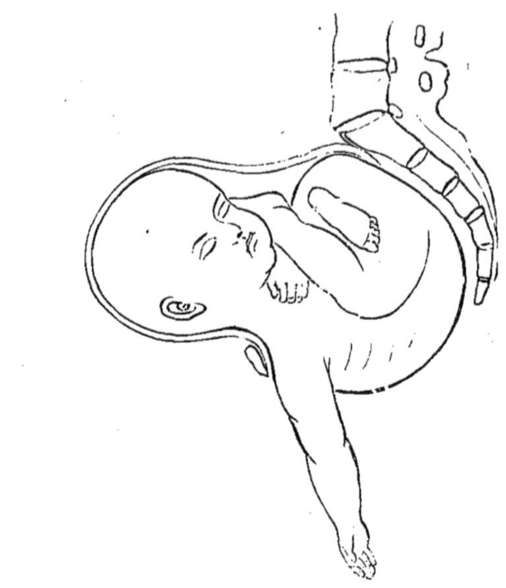

Fig. 46. — Deuxième position de l'épaule gauche, après la rotation.

vent la délivrance naturelle, nous n'aurions pas si rarement l'occasion de l'observer ; mais nous sommes appelés à intervenir, de crainte que l'organisme ne s'épuise. Pour être aussi utile que possible, notre intervention doit obéir aux lois de la nature ; en cherchant à l'aider, nous devons être attentifs à ne pas contrarier ses efforts. Toutes les fois que nous perdons de vue la ligne qu'elle nous trace, toutes les fois que nous cherchons à surmonter une difficulté par une opération de fantaisie, nous sommes obligés d'employer plus de force, de la violence même, nous courons le risque de ne pas réussir, et nous exposons la mère et l'enfant.

J'ai déjà dit que l'évolution spontanée peut amener la tête au détroit supérieur ; ce cas est très-rare, et les conditions dans lesquelles il se rencontre méritent notre attention. L'idée essentielle de l'évo-

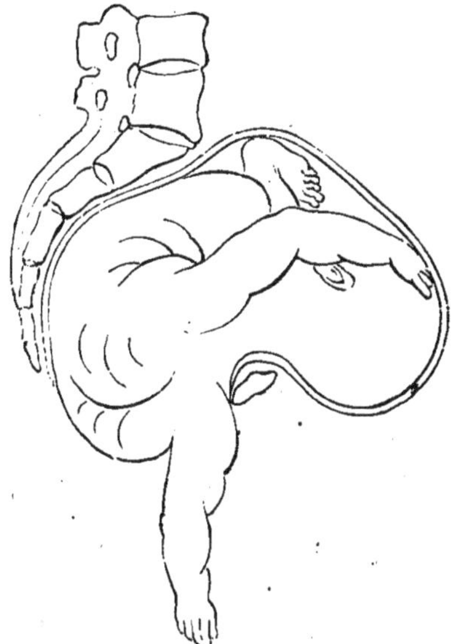

Fig. 47. — Première position de l'épaule gauche, après la rotation.

lution spontanée est que l'épaule qui se présente reste fixée, ou du

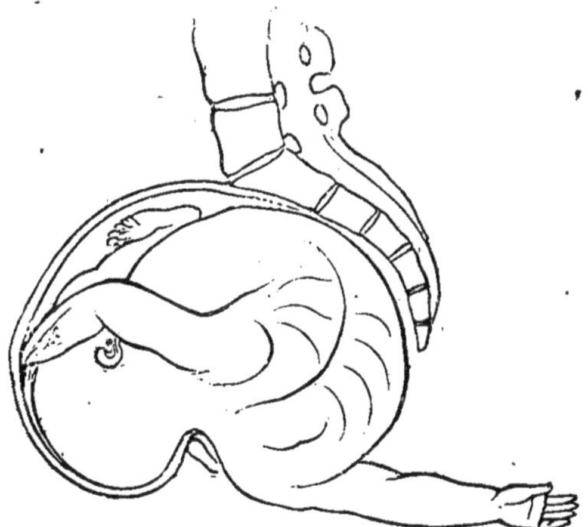

Fig. 48. — Deuxième position de l'épaule gauche, après la rotation.

moins ne s'éloigne pas du détroit supérieur ; si donc la tête descend, elle doit le faire à côté du bras qui s'y trouve déjà engagé. La tête, le bras et la poitrine ne peuvent passer simultanément que si l'enfant est petit ; s'il est d'une grosseur ordinaire, il sortira comme il a été dit, la tête la dernière. Mais on a vu des évolutions spontanées se faire, la tête passant la première. Pezerat (1) rapporte un cas qui ne laisse aucun doute : l'enfant était gros, et présentait l'épaule ; Pezerat essaya de la repousser, mais n'y réussit pas ; une violente contraction engagea la tête. Fichet de Flichy (2) rapporte deux cas, dans lesquels la sage-femme avait déjà tiré sur le bras. Balocchi (3) relate un cas semblable, où la grossesse datait de huit mois. L'auteur dit que le cas est unique, mais il le regarde comme un mode naturel de terminaison, dans les présentations de l'épaule. Lazzati pense que la descente de la tête est toujours due aux tractions exercées sur le bras. Comme la force expulsive s'exerce principalement sur le siége, et tend à éloigner la tête du détroit supérieur, il n'est vraiment pas facile de comprendre comment la tête peut s'y engager, si l'épaule est déjà avancée dans le bassin. Monteggia (4) soutient l'opinion de Lazzati ; il rapporte deux cas, dans lesquels on avait fait des tractions. J'ai vu moi-même un cas de ce genre.

Fielding Ould (1472) relate le fait suivant : Il fut appelé pour aider une sage-femme, qui avait tiré sur le bras de l'enfant, qui se présentait avec la tête ; elle ne pouvait terminer l'accouchement ; la tête était trop profondément engagée pour qu'il fût possible de la repousser, pour aller chercher les pieds. Après une heure de peines excessives, il amena un enfant vivant, qui avait une dépression du pariétal et du temporal proportionnelle à l'épaisseur du bras. Le lendemain matin, les os avaient repris leur forme. Mère et enfant se portèrent bien.

Comme il est d'importance, pour nous guider à travers les dangers d'une présentation de l'épaule, de bien connaître le mécanisme de la version et de l'évolution spontanées, je vais le décrire en détail. Pour expliquer la version spontanée, je représenterai le corps

(1) *Journal complémentaire*, tome XXIX.

(2) *Observ. méd.-chir.*

(3) *Manuale completo di Obstetricia*, Milano, 1859.

(4) *Traduzione de l'Arte Obstetricia di Stein*, 1796.

du fœtus par une tige, flexible et élastique, comme l'est réellement la colonne vertébrale. Dans la figure 49, A B 1 est la tige, fixée en B par une sorte de crochet formé par la tête et le cou contre le bord du bassin ; A, le siége, qui est mobile, reçoit l'impulsion de la force qui le dirige en bas. Le rachis se plie ; mais, étant élastique, il tend constamment à se redresser ; si donc la tête n'est pas absolument fixée, elle s'élèvera, sous l'influence de cette tendance, dans la fosse iliaque. La force continuant de presser sur A, dans la position 2, le fera descendre encore, et la tige, de nouveau courbée, tendant toujours à se redresser, s'élèvera davantage.

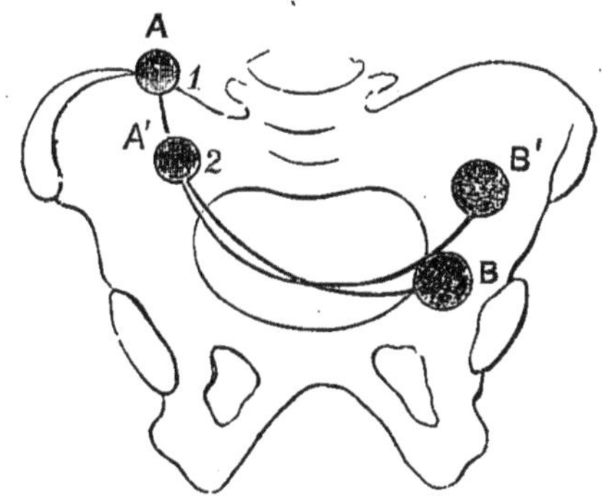

Fig. 49.

Enfin (*fig.* 50) l'extrémité A entrera dans l'excavation, et, la tige se redressant complétement, puisque A s'est échappé du grand bassin, le tout sortira, B venant le dernier. La tige doit être élastique, c'est pour cela que Denman dit que la vie de l'enfant est une bonne condition pour la version spontanée.

On peut se rendre compte de même de l'évolution spontanée. Nous représentons encore le corps fœtal par une tige flexible, mais peu élastique. Dans la figure 51, l'extrémité B de la tige est fixée contre le bord du bassin ; l'autre extrémité, A, qui est mobile, reçoit l'impulsion de la force qui la pousse en bas, d'abord jusqu'en 2 ; la tige se courbant toujours, A tombe en 3, et, B étant fixé, elle décrit une courbe dont la convexité entre dans le petit bassin, et sort la première. La force continuant d'agir sur A, il finit par sortir lui-même, à la suite de la partie courbée de la tige ; alors, mais pas avant, la tige peut redevenir rectiligne, et B suivra (V. *fig.* 52).

Dans la version spontanée, comme dans l'évolution spontanée, il faut représenter d'abord le bassin de face, puis par une coupe antéro-postérieure ; car, au début, le mouvement se fait en travers du bassin ; puis la tête vient en avant, au-dessus de la symphyse, et le mouvement circulaire se passe dans un plan antéro-postérieur.

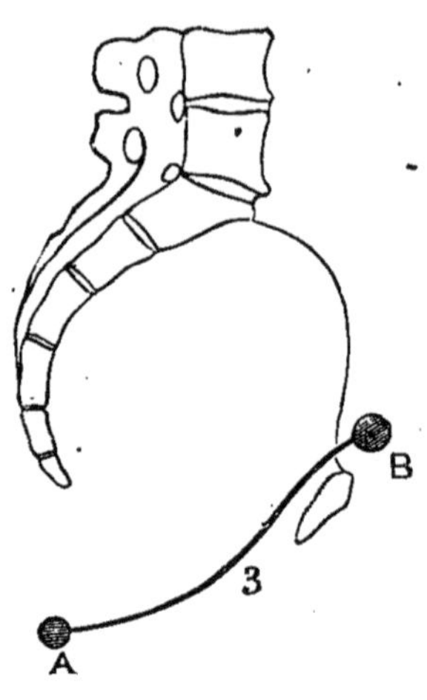

Fig. 50.

On peut se demander quelles sont les conditions qui produisent la version spontanée. Nous ne les connaissons pas toutes, nous ne sommes pas en position d'affirmer dès le début, dans un cas donné, qu'il se terminera par la version spontanée, ce que nous pourrions faire si toutes ces conditions étaient connues. Elles nous seraient plus familières, si nous osions attendre plus souvent, si la version n'était pas indiquée si positivement dans ces cas. Mais si le médecin a recours à la version manuelle, aussitôt qu'il a reconnu une présentation de l'épaule, comment pourra-t-il avoir des occasions de découvrir les ressources de la nature, et voir comment elle s'y prend ?

Les principales conditions paraissent être celles-ci : 1° *un enfant vivant*, ou mort depuis assez peu de temps pour que l'élasticité de son rachis soit encore entière; 2° un certain degré de *mobilité du fœtus;* 3° de fortes contractions. Il ne semble pas toujours nécessaire que le bassin soit large.

La version spontanée n'est pas probable, quand une partie du thorax est engagée avec l'épaule, que l'utérus presse de tout côté le fœtus, le ploie et rapproche la tête du siége; quand la tête est déjà au-dessus de la symphyse, c'est-à-dire quand la rotation a commencé.

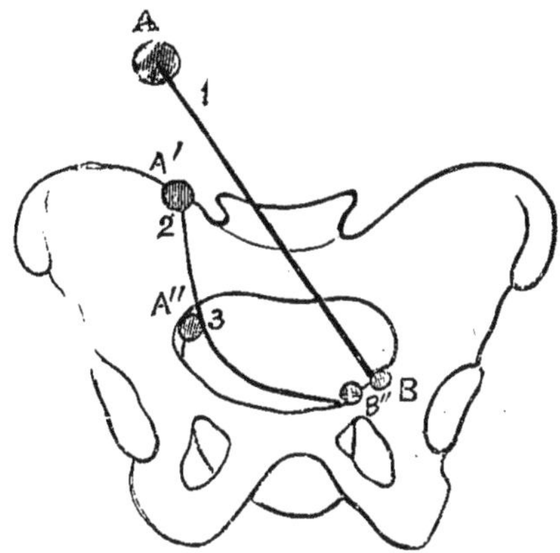

Fig. 51.

Mais une question pratique se présente. La version spontanée est-elle assez probable pour que nous soyons autorisés à laisser agir la nature? L'expérience justifie une réponse affirmative. Il me semble cependant que l'observation des phénomènes de la version spontanée nous apprend que si la nature, par ses seules forces, peut arriver à la produire, nous devons l'assister dans sa tâche par des manœuvres intelligentes et attentives. Nous serons de bons ministres de la nature, si nous traduisons fidèlement et humblement sa pensée en actes. *Natura enim non nisi parendo vincitur.*

Il a été dit déjà que la version spontanée peut être céphalique ou podalique; il sera peut-être intéressant de rappeler des cas cités par des praticiens éminents. Velpeau (1) rapporte le cas suivant de

(1) *Traité complet de l'art des accouchements*, 1835, t. II, p. 258.

version céphalique spontanée. Une femme en travail fut apportée à l'École de Médecine (1825). L'orifice était peu dilaté ; on reconnut une présentation de l'épaule gauche. Les eaux s'écoulèrent cinq heures après le toucher ; quatre étudiants reconnurent l'épaule. Les douleurs n'étaient ni fortes ni fréquentes, et, « n'étant pas sans quelque confiance dans les assertions de Denman », Velpeau n'alla pas chercher les pieds. Cinq heures plus tard, l'épaule avait sensiblement avancé vers la fosse iliaque gauche ; les douleurs augmentèrent, et la tête s'engagea ; le sommet descendit, et le travail se termina naturellement.

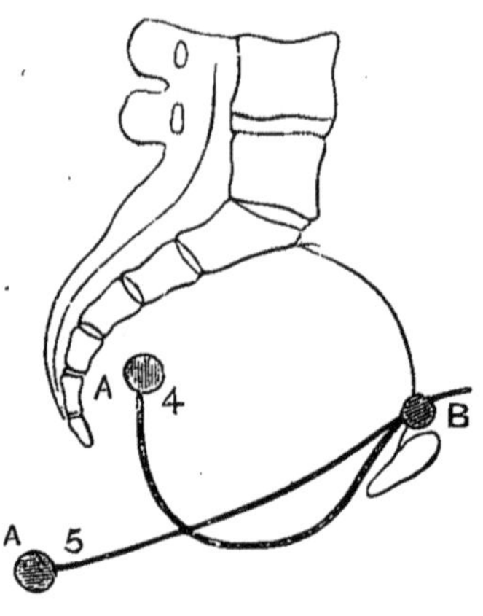

Fig. 52.

Le Dr Copeman, de Norwich, rapporte le cas suivant (1). Quelque temps après l'écoulement des eaux, on trouva l'enfant couché en travers du bassin, présentant le dos ; on ne pouvait sentir ni les épaules, ni les hanches. Plus tard, comme il se préparait à faire la version, Copeman trouva, à son grand étonnement, le détroit supérieur rempli ; il tâcha de passer sa main le long du côté droit du fœtus, du côté du pubis, mais il sentit l'enfant remonter ; il se contenta donc de tenir le bassin du fœtus élevé avec ses doigts, pendant que les contractions faisaient descendre l'occiput ; la délivrance s'acheva rapidement. Copeman pense que, s'il avait attendu un peu plus, l'évolution spontanée se serait produite, et

(1) J. G. *Crosse's Cases in Midwifery*, 1851.

que l'enfant serait venu au monde sans son intervention. Cet enfant, du sexe masculin, était bien développé, vivace et vigoureux.

Voici un cas bien net de version podalique spontanée. Le Dr H. Scholefield Johnson, de Congleton, a communiqué au Dr Murphy (1) l'histoire suivante : Donnant ses soins à une dame, pendant son premier accouchement, il diagnostiqua une troisième position du sommet ; à ce moment, l'orifice était un peu plus large qu'un écu de six francs, et les membranes intactes. Il n'examina plus la malade, jusqu'au moment où, les eaux ayant percé, il trouva l'orifice dilaté aux trois quarts, et le siége au détroit supérieur ; le cordon faisait procidence ; l'enfant était asphyxié, mais il put être ramené à la vie ; il avait sur le pariétal gauche une bosse sanguine qui justifiait le diagnostic porté en premier lieu. Le Dr Johnson, en réponse à mes questions, m'a dit que l'enfant était d'une grosseur ordinaire, et vigoureux ; que les eaux n'étaient pas en beaucoup plus grande quantité que d'ordinaire, et qu'il ne croit pas qu'aucune pression extérieure ait pu aider à la version. Voici un autre cas, provenant de la même source : « En décembre 1862, appelé pour un accouchement, je trouvai les deux pieds, avec la partie postérieure de la cuisse, près de l'articulation sacro-iliaque, la paume de la main droite appliquée sur la cheville du pied, et une petite anse du cordon au-devant du poignet. Au-dessus de l'orifice, je sentis la tête, mais sans pouvoir distinguer la position. Quand les membranes furent rompues, les pieds descendirent, et la tête s'éleva ; je tirai sur les pieds, et j'achevai l'accouchement : Quand l'enfant fut né, je l'examinai soigneusement ; la main droite était un peu tuméfiée, et il y avait une petite bosse, qui avait disparu le lendemain, sur la tête, sur le côté de la fontanelle antérieure. Si j'étais arrivé plus tard, je suis certain que je n'aurais trouvé qu'une présentation des pieds. »

(1) *Dublin Quarterly Journal of medical Science*, 1863.

LEÇON X

Version (*suite*) : Application de la connaissance du mécanisme de la version et de l'évolution spontanées à l'exécution de la version et de l'évolution artificielles. — Version bipolaire, son histoire. — Version céphalique. — Raisons pour lesquelles la version podalique est généralement préférée. — Correction de la présentation, avant et pendant le travail, quand l'utérus est oblique. — Présentation de l'épaule. — Présentation du front et de la face. Procidence d'une main ou du cordon sur les côtés de la tête. — Conduite à tenir dans la procidence du cordon, dans l'enroulement du cordon autour du cou. — Nature et traitement de l'asphyxie chez les nouveau-nés. — Respiration artificielle : Marshall Hall, Sylvester, Pacini, Bain, Richardson.

De l'observation des changements naturels ou accidentels de position du fœtus dans la matrice, la transition est naturelle à l'exécution artificielle de ces changements. Les observations rapportées ci-dessus prouvent que, dans certaines conditions, le fœtus peut changer très-facilement de position ; une force modérée, et judicieusement appliquée, peut donc, si les circonstances sont favorables, effectuer des changements semblables.

Nous avons vu que la version spontanée se fait par la substitution de la tête ou du siége à l'épaule ; que l'évolution spontanée se fait par la descente de la tête avec le bras qui se présente, ou par la descente du thorax et du tronc avec l'épaule et le bras. Chacune de ces opérations naturelles ou spontanées, qui terminent l'accouchement, peut être imitée artificiellement. Nous allons étudier les conditions qui nous déterminent à choisir telle ou telle opération, et les méthodes opératoires.

Pour imiter la version céphalique ou podalique naturelle, il faut le concours des deux mains ; il faut agir simultanément sur les deux pôles de l'ovoïde fœtal ; cette action combinée peut se faire entièrement par des manœuvres externes, à travers les parois abdominales; ou bien une main agit en dehors, tandis que l'autre agit dans le vagin, sur l'orifice. La première méthode, pratiquée par Wigand, d'Outrepont, d'Esterlé et d'autres, a été nommée version bimanuelle propre. La seconde, dont Braxton Hicks a donné la meilleure description, a été appelée par lui *version combinée interne et externe*. Le même principe gouverne les deux : comme je l'ai déjà dit, il faut en même temps agir sur les deux pôles du fœtus; il serait donc plus correct de décrire ces deux opérations comme des formes de la *méthode bipolaire*. L'emploi des deux mains en dehors ou de l'une des mains en dedans, et de l'autre extérieurement, suivant les convenances, ne constitue qu'un accident, et non une différence fondamentale : chaque forme a son champ d'application, et nous serions paralysés si nous devions nous restreindre à l'une des formes. Je crois cependant que la version bipolaire combinée trouve plus souvent que l'autre son application. J'ai trouvé dans la version bipolaire une aide utile, toutes les fois qu'il est nécessaire de changer la position du fœtus. Sans doute, il faut que le fœtus soit assez mobile dans l'utérus; sans doute, il faut qu'il y ait encore un peu d'eau dans la matrice, sans doute il faut, pour que l'opération réussisse, que l'utérus ne soit pas fortement appliqué sur le fœtus; mais je suis en position d'affirmer que, dans deux centaines de cas dont j'ai pris note, il n'y en a pas un dans lequel la méthode bipolaire ne m'ait été plus ou moins utile; et, dans plusieurs cas de contraction spasmodique de l'utérus sur l'enfant, l'épaule étant engagée dans le bassin, j'ai pu, en appliquant cette méthode, faire la version et délivrer sans danger, alors que d'autres praticiens avaient échoué.

L'histoire de la version bipolaire et la route qu'a suivie cette opération importante pour arriver à sa perfection actuelle méritent d'être rapportées.

De ce que j'ai dit déjà, il ressort que d'Outrepont et d'autres qui acceptèrent les idées de Wigand avaient une idée exacte de la méthode bipolaire, et l'avaient même déjà pratiquée avantageusement, dans le but de changer la position de l'enfant avant le travail, surtout en ramenant la tête au centre du bassin et en rétablissant en même temps l'utérus et l'enfant dans une direction rectiligne. Ils y arrivaient en général par des manipulations extérieures ; quelquefois cependant ils introduisaient un ou deux doigts dans l'orifice, qui leur servaient à ramener la partie inférieure de l'utérus au centre du bassin, pendant que la main restée en dehors agissait sur le pôle supérieur. Ils n'avaient pas été plus loin, du moins je ne connais aucune description exacte de l'application de la méthode bipolaire à la version.

Cependant une méthode bipolaire, dans la version podalique, est employée depuis longtemps. Quand on essaye de faire la version, après l'écoulement des eaux, lorsque l'utérus est fortement contracté sur le fœtus, il arrive assez souvent que la tête ne veut pas remonter, c'est-à-dire que la version ne se fait pas. Il faut alors évidemment écarter la tête. L'opération fort importante au moyen de laquelle on arrive à ce résultat sera expliquée en détail plus loin. Il suffit de dire, pour le moment, que, tenant la jambe toujours en bas, on repousse la tête avec la main introduite dans le pelvis. Les deux mains travaillent en dedans du pelvis, dans cette opération, tandis que, dans la vraie méthode bipolaire, l'une travaille au dehors, l'autre au dedans du bassin.

Plusieurs traités d'accouchements (Moreau, Cazeaux, Churchill, etc.) renferment des dessins représentant la version ; une main est appuyée sur le fond de l'utérus, et l'autre saisit un pied dans la matrice. Mais ces dessins ne figurent pas la version bipolaire. Ils représentent seulement la main qui soutient l'utérus, dans la crainte d'une déchirure du col, pendant que l'autre main, introduite dans l'utérus, va chercher les pieds. La vraie méthode bipolaire ne suppose pas du tout l'introduction de la main dans le col. Le passage suivant du Dr Edouard Rigby (*Library of medecine Midwifery*, 1844) est une description des dessins dont je parle. « Pendant que notre main traverse l'orifice, nous devons fixer l'utérus avec l'autre main, ou plutôt presser le fond vers la main qui entre dans la matrice. Dans toute version nous devons avoir présent à l'esprit la nécessité de fixer l'utérus fermement avec la main, ce qui facilite l'entrée de l'autre, et évite le danger d'arracher l'utérus à son attache vaginale, ce qui risque d'arriver quand la version présente quelque difficulté. »

Simpson (1) insiste plus sérieusement encore sur ce précepte : « Employez les deux mains pour la version, dit-il. J'entends que, pendant que l'une de vos deux mains est dans l'utérus, l'autre, placée en dehors vous donne le plus d'aide possible en manœuvrant sur l'utérus et sur l'enfant. Chaque main aide l'autre tellement qu'on ne saurait se le figurer qu'en faisant soi-même l'opération. Il serait absolument impossible, dans quelques cas, d'opérer seulement avec la main qui est dans la matrice; dans tous les cas l'emploi des deux mains donne une grande facilité. La main placée à l'extérieur fixe l'utérus et l'enfant, pendant l'introduction de l'autre ; elle tient le fœtus pendant que nous cherchons à saisir les pieds, ou bien elle *les rapproche de la main qui cherche;* elle aide à donner le mouvement une fois que nous avons saisi la partie que nous voulions prendre. Enfin, la main externe est tellement utile pendant toute l'opération, qu'on introduit généralement la main gauche dans l'utérus. »

Robert Lee, dans sa *Clinique obstétricale* (*Clinical Midwifery*), rapporte plusieurs cas dans lesquels il a réussi à changer en présentation du siége une présentation du sommet ou de l'épaule, avec un ou deux doigts seulement, lorsqu'il avait été impossible d'introduire la main, vu l'étroitesse de l'orifice; la plupart de ces cas étaient des placenta prævia, et le fœtus était petit et incomplétement développé; il y arrivait en repoussant graduellement vers l'un des côtés du bassin la partie qui se présentait, jusqu'à ce qu'il pût saisir le pied et l'amener au dehors ; mais il ne parle pas de l'usage de l'autre main. Cette manœuvre n'est applicable qu'à un nombre de cas beaucoup plus limité que la version bipolaire.

On pourrait faire, avec les éléments d'idées de Wigand et de ses imitateurs, de Rigby, Simpson et R. Lee, un traité complet théorique et pratique de la méthode bipolaire, appliquée à la version céphalique et à la version podalique. J'ai développé moi-même cette théorie, et je l'ai mise en pratique. L'ouvrage de Rigby est celui que j'ai pris pour guide depuis le début de ma carrière, et Tyler Smith a attiré mon attention, au moment où elle parut, sur l'admi-

(1) *Lond. and Edimb. Monthly Journal of med. Science*, Feb. 1845.

rable leçon de Simpson dont j'ai cité un passage. Depuis lors, j'ai fait plus de deux cents versions, et jamais je n'ai manqué de me servir des deux mains; j'ai fini par trouver que la main placée à l'extérieur fait plus que l'autre, si bien qu'un ou deux doigts introduits à travers l'orifice suffisaient à saisir le genou pressé en bas par la main extérieure. Plusieurs de mes confrères qui m'ont fait l'honneur de recourir à moi peuvent témoigner que c'est à la méthode bipolaire que je dois le succès dans des cas où d'autres avaient échoué. Je regretterais infiniment si l'on voyait dans ce que je viens de dire le désir de rabaisser le mérite de mon collègue Braxton Hicks (1). On ne peut lui disputer l'originalité de sa description de la version podalique par manœuvres combinées. Je connais peu de travaux sur la pratique obstétricale qui aient plus d'intérêt et de valeur que son mémoire intitulé *Combined External and Internal Version,* publié dans la *Lancet* de 1860, dans les *Obstetrical Transactions* de 1863, et dans un volume à part, en 1864. Ce que j'ai dit sur le forceps — qu'il est du plus haut intérêt de perfectionner ce moyen de salut pour la mère et l'enfant — est aussi exact pour la version qui est une opération de salut. Je nourris l'espoir fervent que les principes et les méthodes de version que je vais exposer dans les leçons suivantes pourront, ainsi que celles que j'ai faites sur le forceps, déterminer les accoucheurs à étendre le champ d'application de ces deux opérations, et à diminuer d'autant l'emploi de l'affreuse crâniotomie.

La présentation de la tête étant le type de l'accouchement naturel, tous nos efforts doivent tendre à la produire. Il semble que ce soit indéniable; mais, en fait, on paraît l'oublier. Personne ne niera qu'un enfant a plus de chance de vivre quand il vient par la tête que lorsqu'il présente l'extrémité podalique, fléchie ou défléchie; cependant, quand il faut changer la présentation, c'est presque invariablement la version podalique que l'on fait. Pourquoi? Cela tient principalement à ce que, dans la plupart des cas où nous avons à intervenir dans une malprésentation, la version podalique est la seule praticable. L'esprit est ainsi fait, qu'habitué aux cas

(1) Braxton Hicks et Barnes sont tous deux accoucheurs à l'hôpital Saint-Thomas. (*Traducteur.*)

communs, il est peu disposé à accepter les faits rares. Bien des vérités en médecine ne sont pas reconnues, parce que l'esprit est prévenu par des doctrines et étréci par un empirisme arbitraire et asservissant. Bien des faits passent inaperçus, parce qu'on ne les cherche pas avec intelligence. Ainsi pris dans un cercle d'où ils ne peuvent sortir, quelques hommes nient hardiment ce que leurs yeux inexpérimentés ne voient pas. Ils font plus : par leur routine opiniâtre qui arrête la nature dans son cours, et employant une violence arbitraire, ils refusent à la nature l'occasion de montrer ce qu'elle peut, ils ne peuvent jamais apprendre quelles sont les forces dont elle dispose, ni voir combien leur science est imparfaite. Ils ferment les volets à midi, et disent qu'il fait nuit.

Velpeau remarque que, dans le dix-septième et au commencement du dix-huitième siècle, la version céphalique était généralement condamnée. Mais il ne faut pas oublier qu'alors le forceps n'était pas connu ; dans bien des cas, il ne suffit pas de corriger la position, il faut encore extraire. Sans le forceps, nos prédécesseurs n'arrivaient souvent qu'à extraire les jambes ; maintenant, une fois la tête au détroit, nous avons dans le forceps un excellent moyen d'extraction.

Flamant paraît avoir été des premiers à ressusciter la version céphalique ; il la faisait par une manœuvre extérieure. Osiander et Wigand, en 1807, examinèrent le sujet avec une remarquable sagacité. D'Outrepont les imita ; bien d'autres noms pourraient être cités à la suite de ceux-ci. Les études de Wigand renferment le germe de toutes les recherches suivantes.

Flamant a soutenu vivement la supériorité de la version céphalique. Dans deux cas de présentation du bras, il réussit, uniquement par une manœuvre *interne*, à repousser la tête vers le fond de l'utérus, quoique les eaux se fussent depuis longtemps écoulées. Quand la tête fut descendue, il la saisit avec la main. Wigand est arrivé au même résultat et a obtenu des enfants vivants, par une manœuvre *externe*. D'Outrepont eut affaire à une femme qui avait perdu trois enfants par la version podalique ; dans un quatrième accouchement, l'enfant présentait l'épaule ; elle avait une légère diminution du diamètre conjugué ; la tête était à droite, les pieds à gauche, le dos au-dessus du détroit abdominal. D'Outrepont saisit l'enfant par le dos, plaça le pouce et les doigts sur le côté gauche du fœtus, puis le poussa à gauche et en haut; puis il saisit le cou, pendant qu'avec son pouce il pressait sur l'épaule, et avec ses doigts sur le dos; la tête descendit, et l'enfant vint vivant. Dans un autre cas, la poitrine du fœtus était en travers du bassin, la tête à gauche, il repoussa la poitrine en haut, et amena la tête en bas, l'enfant se présenta alors par la face, et sortit dans cette position. Les douleurs étaient trop fortes pour qu'il ait pu réduire la présentation de la face en une présentation du sommet. Il réussit aussi bien dans un troisième cas. D'Outrepont, après lui, fit avec succès la version par manœuvres externes, suivant la méthode de Wigand.

Voici le récit d'un cas de version bipolaire et bimanuelle faite par d'Outrepont. La tête était à droite; d'Outrepont plaça la patiente sur le côté gauche un peu élevé; pendant chaque douleur, il pressa légèrement sur le côté où était la tête; et, en même temps, il pressait sur le fond où était le siége; dans l'intervalle des contractions, il mettait un coussin sur le côté où était la tête; il réussit à amener la tête au détroit, et un gros enfant vivant vint au monde.

E. Martin (1) a soigneusement décrit cette opération, et l'a pratiquée avec succès.

Hohl (2) dit qu'on devrait faire beaucoup plus de cas de la version céphalique, et qu'elle serait estimée comme elle le mérite, si l'on se donnait la peine d'exercer les élèves à la répéter sur le mannequin.

La version céphalique ou une simple rectification de la position peut être indiquée dans les circonstances suivantes :

A. *Avant le début du travail.* Quand l'utérus est oblique sur le détroit supérieur, et dans quelques cas où l'épaule se présente déjà.

B. *Quand le travail a commencé.* 1° Lorsque l'utérus est oblique sur le détroit supérieur, ce qui peut mener à une présentation de l'épaule.

2° Dans quelques cas de présentation de l'épaule, si les membranes sont encore intactes.

(1) *Frorieps Notizen*, 1862.
(2) *Lehrbuch der Geburtshülfe*, 1862.

3° Dans quelques cas de présentation de l'épaule, après la rupture des membranes, si le fœtus est encore très-mobile.

4° Dans les présentations de la face ou du front.

5° Lorsque la main descend sur l'un des côtés de la tête.

6° Lorsque le cordon descend sur l'un des côtés de la tête.

A. *Version céphalique, ou rectification avant le travail.* — Wigand, d'Outrepont et d'autres l'ont souvent faite. Je vais décrire l'opération d'après Esterlé. L'observation de la fréquence de la version spontanée dans le huitième et le neuvième mois de la grossesse conduisit cet éminent accoucheur à faire la version bipolaire par manœuvres externes (1). Il remarqua qu'un grand nombre de présentations de l'épaule, reconnues dans les deux derniers mois, laissées à elles-mêmes, se rectifient, soit un peu avant, soit après le début du travail. Il remarqua de plus que la version spontanée se produit quelquefois après l'écoulement des eaux, et quand l'épaule est déjà passablement engagée. Suivant lui, la cause la plus active de la version spontanée est l'action combinée des mouvements du fœtus et de son poids, le centre de gravité n'étant pas fort éloigné de la tête (2). L'extension des pieds, en frappant les parois utérines, en éloigne le siége ; la tête se rapproche ainsi du détroit supérieur. Voici comment faisait Esterlé :

La position de la parturiente doit être calculée pour produire le plus grand relâchement musculaire possible. Ne perdant pas de vue les conditions qui contribuent à la version spontanée, il faut les reproduire autant que faire se peut. Parmi ces éléments, se trouvent : la contraction latérale et partielle de la matrice, qui diminue son diamètre transversal, et presse sur les extrémités de l'ovoïde fœtal ; les mouvements du fœtus, la descente de la tête, lorsque la gravitation favorise son mouvement en bas. Une pression latérale, appliquée sur le fond ou vers le col, suivant la situation de la partie qu'il importe d'élever ou de faire descendre, remplace et imite les contractions latérales. Cette pression est aidée beaucoup par de petits coups donnés par la main alternativement sur chaque extrémité de

(1) *Sul rivolgimento esterno, Annali Universali di Medicina*, 1859.

(2) Voyez, au sujet de la détermination du centre de gravité, Matthews Duncan, *Researches in Obstetrics*, p. 14-31. (*Traducteur.*)

l'ovoïde, et qui doivent se succéder rapidement, l'un donnant le mouvement d'ascension, l'autre le mouvement de descente; ou bien, pendant qu'une main frappe de cette manière sur un pôle, l'autre presse constamment sur l'autre extrémité.

Quand on a obtenu la position qu'on désire, il faut la maintenir; un bandage approprié remplira très-bien ce but. Lazzati opère de cette manière : il maintient la position avec des coussins ou des bourrelets, qu'il fixe sur les deux extrémités de l'ovoïde fœtal.

B. 1°, 2° et 3°. On peut tenter la version céphalique quand l'obliquité est modérée; lorsque les eaux ne sont pas écoulées, ou qu'elles le sont depuis peu, il faut que les contractions ne soient pas fortes. Corriger la présentation, nous l'avons vu, c'est rétablir la tête, qui est dans la fosse iliaque, dans sa relation normale avec le détroit supérieur; cette opération comprend le replacement de l'utérus, aussi bien que celui de l'enfant, et peut se faire quelquefois uniquement par des manœuvres externes. Supposons que la tête soit déviée à gauche, et le fond de l'utérus porté à droite. La première chose à faire est de placer convenablement la parturiente; si elle est couchée sur le côté gauche, le siége tendra, par son poids, à entraîner le fond de l'utérus à gauche, et, par suite, à élever la tête vers le détroit supérieur. Wigand recommande, dans ce cas, de changer fréquemment le décubitus, afin de voir lequel est le meilleur pour le but qu'on se propose. Quand on l'a trouvé, il est bon de crever les membranes le plus tôt possible; la patiente doit rester dans la même position, et l'utérus être maintenu par les mains placées à l'extérieur; mais je crois que le décubitus dorsal est en général le meilleur.

La pression appliquée sur l'utérus doit le diriger vers la ligne médiane; la tête sera ainsi poussée à droite, pendant que le siége est poussé à gauche. Quand on cesse de presser, l'utérus tend à reprendre son obliquité; il importe donc de le fixer dans la situation qu'on a obtenue.

Si le travail a commencé, nous pouvons combiner les manœuvres internes et les manipulations externes; nous pouvons presser sur le fond de l'utérus avec une main, pendant qu'un doigt de l'autre main attire l'orifice vers le centre du détroit (Wigand). Un coussin, appliqué sur la fosse iliaque où se trouve la tête, nous aidera dans cette manœuvre. Quand nous avons obtenu la position désirée, et pendant qu'un aide maintient les choses en place, nous rompons les membranes. *L'utérus, en se contractant, tend à reprendre sa forme ovoïde.* Si nous avons le bonheur que la contraction fixe la tête au détroit supérieur, nous avons réussi : le travail devient normal. Velpeau et Meigs rapportent des cas où ce fait heureux s'est produit. Mais, si la tête se montre disposée à se déplacer, saisissez-la immédiatement avec le long forceps à deux courbures, et maintenez-la jusqu'à ce qu'elle soit engagée.

4° J'ai raconté, dans la leçon IV, comment le frottement ou la résistance que rencontre l'occiput peut produire une présentation de la face ou du front. Quelquefois on peut corriger ces présentations en rétablissant l'équilibre de la résistance, simplement en appliquant l'extrémité des doigts sur le front, et laissant la force expulsive faire tourner la tête autour de son axe transversal, et amener l'occiput en bas. D'autres fois, il faut appuyer deux doigts de la main gauche sur le front, et en même temps presser sur l'occiput avec les doigts de la main droite, appliqués en dehors dans la fosse iliaque.

On a quelquefois employé une méthode plus grossière : avec la main, introduite dans l'utérus, on a saisi l'occiput et on l'a amené en bas. Cette manœuvre n'est point facile, et ne réussit guère, si l'enfant est à terme.

Wigand, lorsque la tête n'était pas trop engagée, repoussait en haut la face pour obtenir une présentation du front, ou même du sommet, puis appliquait le forceps.

Smellie avait déjà reproduit une position de la tête qui s'était déplacée (1). Dans un cas, sentant la face à travers les membranes, il releva le front; il laissa les eaux s'écouler ; la tête fut fixée dans une position favorable, et l'accouchement se termina heureusement. Dans un autre cas, la main se présentait; Smellie saisit la tête, l'amena au détroit, ayant repoussé l'épaule ; les eaux s'étant écoulées, la tête fut fixée par les contractions ; l'accouchement se

(1) *Cases and Observations*, vol. II, 1754.

termina naturellement..Une autre fois, le thorax se présentait ; il réussit à amener la tête.

5° *Descente de la main sur un côté de la tête.* — Quand cet accident arrive, on peut craindre que la main et le bras, en descendant, ne rejettent la tête dans l'une des fosses iliaques. Il importe donc de réduire la main : pendant que le fœtus est encore mobile, on peut, en général, avec les doigts de la main gauche repousser la main du fœtus; pendant ce temps, l'autre main, placée en dehors, pousse vers le détroit la tête qui le remplit ; on applique alors le forceps à double courbure ; une fois la tête engagée par les tractions, la main ne peut plus descendre.

6° La *procidence du cordon sur un côté de la tête* peut quelquefois être corrigée de la même façon après la réduction. Nous allons examiner comment il faut agir dans la *procidence du cordon.*

La plupart des causes qui favorisent les malpositions du fœtus, comme les déformations pelviennes, le placenta prævia, l'hydramnios, favorisent aussi la procidence du cordon. Toutes les causes qui s'opposent à ce que le segment inférieur de l'utérus et le détroit supérieur soient complétement remplis par la partie qui se présente laissent naturellement de la place pour la chute d'une anse du cordon. Le cordon est particulièrement exposé à descendre, s'il est fort long, s'il s'insère près de la zone orificielle (voy. *fig.* 111, leçon XXII), et si les eaux s'écoulent brusquement et en grande quantité, au moment de la rupture des membranes. Dans un accouchement normal, le segment inférieur de l'utérus, qui contient la tête, vient s'appliquer, au début du travail, sur le détroit supérieur ; quand le col s'ouvre et que les membranes crèvent, la tête se trouve ainsi immédiatement en contact avec l'orifice utérin, et le ferme comme ferait une soupape sphérique, si complétement, qu'il reste ordinairement une partie des eaux, jusqu'à la sortie du corps du fœtus. Toutes les fois que le cordon procide, c'est que le segment utérin inférieur n'a pu descendre dans le bassin.

Une chose ici mérite attention ; la chute du cordon se produit fréquemment lorsque la femme est debout ou assise au moment de la rupture des membranes ; il faut donc faire tenir la parturiente au lit, quand on attend cette rupture ; si le cordon procide, vous aurez ainsi l'avantage considérable de vous apercevoir de l'accident aussitôt qu'il s'est produit.

Comme, pendant le passage du fœtus, le cordon procidé doit subir une pression continue, l'enfant court un grand danger. Pour le sauver, il faut : ou réduire le cordon et le maintenir réduit, ou amener très-rapidement l'enfant, avant qu'il soit irrémédiablement asphyxié. Quelquefois vous avez le choix entre les deux procédés ; quelquefois votre conduite est impérieusement dictée par les circonstances. Si, par exemple, vous avez affaire à une présentation de l'épaule, il faut faire la version ; s'il y a placenta prævia et hémorrhagie abondante, votre principal objet doit être de sauver la mère, la version peut être indiquée ; la conduite que dicte l'intérêt de la mère est souvent aussi la plus avantageuse pour l'enfant.

Lorsque le cordon est inséré au bord inférieur du placenta, et que le placenta s'étend jusque près de l'orifice utérin, — les deux choses vont communément ensemble, — il est clair que vous ne pouvez guère espérer de maintenir le cordon réduit, si même vous réussissez à le réduire ; il se représentera à la première douleur ; la terminaison prompte de l'accouchement est la seule chance de salut de l'enfant. Si la tête se présente, appliquez immédiatement le forceps ; si le col n'est pas assez ouvert, employez les dilatateurs hydrostatiques; ou, si vous croyez que l'accouchement sera plus rapide par la version, faites la version. Si le détroit supérieur est rétréci, de sorte que le cordon descende sur l'un des côtés du promontoire, en un point où la tête ne peut boucher le détroit, vous pouvez essayer de réduire la procidence, avant de chercher à accélérer l'accouchement. Il faut faire de même, lorsqu'il n'y a pas de déformation, et que le cordon est inséré dans les zones supérieures de l'utérus.

La *réduction du cordon* a exercé l'habileté d'un grand nombre d'auteurs. Vous pourrez quelquefois, — rarement, il faut l'avouer, — prendre l'anse prolabée avec la main gauche, et, pendant l'intervalle des contractions, la replacer au-dessus de la tête, ou même l'accrocher au pied ou au genou du fœtus; à moins que vous ne puissiez l'accrocher quelque part, elle suivra presque toujours votre main, quand vous la retirerez ; aussitôt que vous avez réussi, — et de quelque manière que vous y soyez arrivé, — à réduire le cordon, vous devez tâcher de faire remplir le détroit supérieur par la tête fœtale, afin d'empêcher la procidence de se reproduire. Quelquefois, une forte pression avec les mains, ou au moyen d'un bandage, réussit à fixer la tête; mais le forceps vaut mieux pour cela. Quand le cordon prolabe, dans une présentation des pieds, vous pouvez imiter Wigand : réduire le cordon, et aussitôt amener une jambe dans le col.

Un autre moyen de réduction est de faire prendre à la femme la

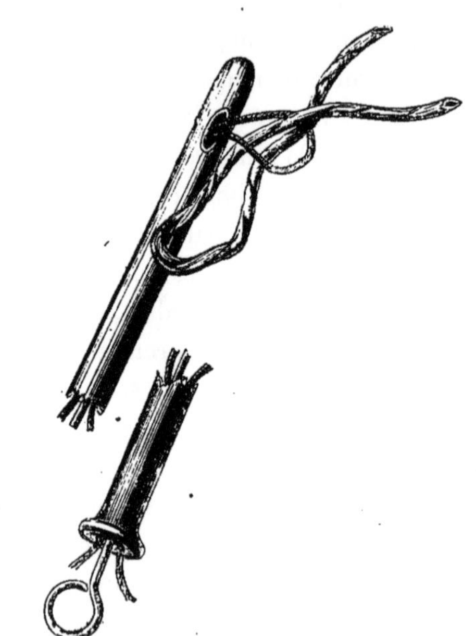

Fig. 53. — Porte-cordon de Roberton.

position sur les coudes et les genoux, qui élève le bassin au-dessus du fond utérin; le poids du fœtus favorise son éloignement du détroit supérieur, et laisse au cordon la place de descendre aussi, et à la main de l'accoucheur de le replacer. Cette position est excellente; mais il ne faut pas négliger d'amener la tête au détroit supérieur avant de permettre à la patiente de se recoucher. L'idée de cette position n'est rien moins que nouvelle. Bloxam, il y a trente ans, me l'a enseignée. Mais elle a été remise en honneur, et employée avec succès sous le nom de *Postural Method*, par Thomas de New-York (*Transaction of New-York Academy of Medecine*, 1858), par Wilson (*Glasgow Medical Journal*, 1867), par W. Théopold (*Deutsche Klinik*, 1860), et par d'autres. Quelquefois, comme cela est arrivé à ces auteurs, vous réussirez avec la main seule, au moyen de cette position ; mais il peut être utile de recourir à un instrument spécial pour réduire le cordon. On a inventé une multitude d'instruments dans ce but; aucun ne surpasse en simplicité et en utilité celui de Roberton. C'est simplement une grosse sonde de caoutchouc vulcanisé, pourvue d'un mandrin, longue de $0^m,40$ et percée d'un large œil près de l'extrémité (voyez *fig.* 53). Une anse de fil de soie grossière et douce, ou d'estame, est glissée dans le tube et sort par l'œil; on peut aussi lier au bout de la sonde un fil d'estame, en forme d'anse dans laquelle on glisse le cordon prolabé. La sonde, munie de son mandrin, est introduite au delà de la partie du fœtus qui se présente assez haut pour que le cordon soit ramené entièrement dans l'utérus ; puis, retenant l'extrémité inférieure de la sonde avec deux doigts, on retire le mandrin, et on laisse la sonde en place ; le tube, étant parfaitement mou et flexible, ne gêne en rien le travail ; il sort avec le placenta, après l'enfant.

Quoique cet instrument soit fort utile, il est bon de faire mettre la femme sur les genoux et les coudes (*fig.* 54). Il est avantageux d'avoir la sonde toute prête, munie de l'anse de fil. Si l'on n'en a pas une sous la main, une sonde ordinaire peut servir à son défaut. Le cordon fait quelquefois des *circulaires autour du cou du fœtus;* c'est un accident analogue à la procidence. Le cordon étant fort long, et la tête ne remplissant pas, pour une raison ou pour une autre, le segment inférieur de l'utérus, une anse du cordon vient s'y loger, et, quand le col s'ouvre, la tête passe à travers cette anse. C'est le mécanisme le plus ordinaire de cet accident ; mais il est dû souvent à des évolutions du fœtus, avant ou pendant le travail; on trouve quelquefois le cordon faisant deux tours sur le cou. Il en résulte que, à mesure que l'enfant descend, le cordon se resserre de plus en plus autour du cou, ce qui étrangle le fœtus, et interrompt la circulation placentaire ; de plus, le cordon peut retarder la marche du travail, en retenant l'enfant, qui est ainsi en danger. Il est donc prudent, aussitôt après la sortie de la tête, de passer le doigt autour du cou, pour s'assurer qu'il n'est pas entouré par le cordon. S'il y a une anse large, et que le corps avance, de sorte que vous n'ayez pas le temps de passer l'anse par-dessus la tête du fœtus, élargissez-la, et laissez passer le corps à travers Mais si la

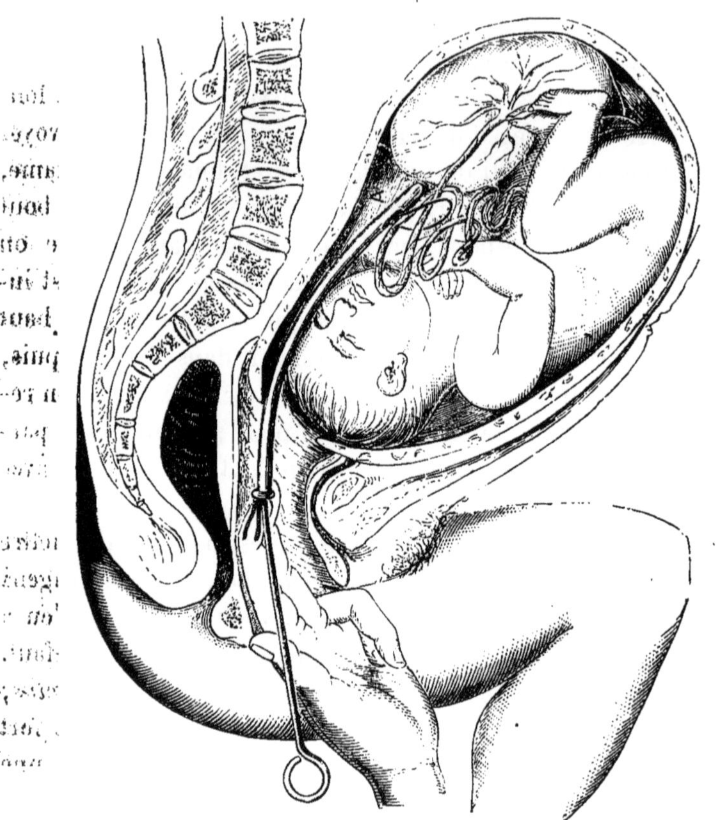

Fig. 54. — Réduction du cordon au moyen de l'instrument de Roberton, la femme étant sur les coudes et les genoux.

tête n'avance pas, si elle paraît être retenue, surtout si la face se congestionne, si le cordon est tendu et ne bat plus, n'hésitez pas, passez un doigt entre le cou et le cordon, et coupez le cordon sur votre doigt; hâtez la sortie du corps, et liez le cordon à la distance habituelle du nombril. Si vous craignez que l'enfant ne perde du sang, vous pouvez lier les deux bouts du cordon avant d'extraire le tronc.

Asphyxie des nouveau-nés. — Dans les cas de procidence du cordon, et quand le cordon a serré fortement le cou du fœtus, nous devons toujours avoir ce qu'il faut pour rétablir la respiration. L'asphyxie des nouveau-nés est une grande et intéressante question que je ne puis traiter ici complétement. L'asphyxie produite par la procidence du cordon est un des cas les plus simples ; elle est due en général uniquement à la compression qu'a subie le cordon entre le corps du fœtus et les parois pelviennes. Il n'en est pas de même dans les autres cas d'asphyxie, par exemple dans les cas « de tête dernière », de rétrécissement, d'accouchement difficile, d'application du forceps, où le cerveau a subi une compression, et où il peut y avoir une lésion du tissu cérébral, une apoplexie méningée, ou du moins une congestion du pont de Varole et de la moelle allongée, qui peuvent ne pas permettre le rappel du fœtus à la vie. *L'enfant ne peut pas respirer* à cause de la lésion des centres nerveux ; nous appellerons cet état *asphyxie paralytique.*

Mais, dans l'asphyxie simple, il y a de l'espoir. L'indication est clairement posée d'établir la respiration aérienne, pour remplacer la circulation placentaire. Dans les cas les moins graves, où l'excitabilité de la moelle allongée a persisté, vous pouvez agir sur sa propriété réflexe; l'irritation des nerfs respirateurs réussit souvent. La projection d'eau froide sur la face et la poitrine, une douce friction de la poitrine, un bain chaud peu prolongé, suffisent pour ramener la fonction respiratoire. Mais, si les centres nerveux ne répondent pas aux excitations, que vous reste-t-il à faire? Ici se présente la question des mérites absolus et relatifs des diverses méthodes de respiration artificielle, dont l'objet commun est de faire pénétrer de l'air dans les poumons. La vieille méthode est l'insufflation de bouche à bouche, ou au moyen d'un tube trachéen ; on risque ainsi de rompre quelques cellules bronchiques.

Il faut, dans cette discussion sur la conduite à tenir dans l'asphyxie des nouveau-nés, considérer son mode de production et les phénomènes qui l'accompagnent. Nous pouvons partir de ce principe incontesté que la respiration aérienne doit nécessairement remplacer la respiration placentaire; pour que l'enfant vive, il faut qu'il ne s'écoule que peu de temps entre la suspension de l'une et l'établissement de l'autre : ce qui est le cas le plus ordinaire. L'enfant commence en général à respirer aussitôt que sa poitrine est hors du bassin maternel.

Quelle est la cause de la première inspiration? L'élasticité des parois thoraciques les fait se dilater quand elles ne sont plus comprimées; l'impression de l'air froid, ou le froid produit par l'évaporation à la surface de la peau, irrite les nerfs respirateurs, qui, par action réflexe, excitent les muscles respirateurs. Quelquefois la respiration commence aussitôt que la tête est dehors, avant la sortie de la poitrine : l'élasticité thoracique n'est pour rien dans ce cas. L'excitation des nerfs de la face peut amener la respiration; mais les recherches de Hecker, Krahmer, Schwartz et d'autres prouvent *qu'il peut se produire des efforts inspiratoires avant la sortie de la face.* Il faut donc chercher plus loin la cause essentielle de la respiration. Ces efforts se produisent chaque fois qu'il y a interruption de la circulation placentaire; leur existence est démontrée par la présence de liquide amniotique, de cellules épithéliales, de méconium dans les voies aériennes, et d'ecchymoses sous la plèvre et le péricarde. Le liquide dans lequel flotte le fœtus ne peut pénétrer dans la trachée que sous l'influence d'un effort inspiratoire, amené par l'accumulation d'acide carbonique dans le sang fœtal, produite par l'interruption de la circulation placentaire; l'organisme, ayant besoin d'oxygène, en cherche par l'inspiration. On ne peut pas douter que l'arrêt absolu de communication entre l'enfant et le placenta ne soit suffisant pour provoquer l'inspiration. Cette séparation complète est produite généralement par les dernières contractions qui chassent la tête fœtale. On a soutenu que toutes les contractions du deuxième stage du travail, qui arrêtent en partie la circulation placentaire en resserrant les vaisseaux utéro-placentaires, doivent aussi provoquer des efforts d'inspiration. S'il en était ainsi, on trouverait toujours du liquide dans les voies aériennes du fœtus, qui courrait grand risque d'être asphyxié. Je ne puis donc admettre que, dans les accouchements ordinaires, les interruptions périodiques et partielles de la circulation placentaire provoquent des efforts d'inspiration. Il ne faut pas croire non plus qu'une suspension complète de la circulation placentaire provoque nécessairement un effort inspiratoire. Quand le cerveau a subi une longue compression, et dans d'autres cas connus ou inconnus, la moelle allongée peut être insensible au stimulus : il y a *asphyxie paralytique.*

On observe, dans l'asphyxie, que le cœur continue à battre quelque temps. Je ne connais pas d'exemple de rappel à la vie d'un enfant dont le cœur avait cessé de battre. Pour que les pulsations cardiaques continuent, il faut que le sang se purifie, soit dans le placenta, ou dans les poumons; si ces organes n'agissent pas, les battements cardiaques iront en s'affaiblissant, et enfin cesseront. Les expériences, déjà anciennes, de Brodie, prouvent que la respiration artificielle maintient l'action du cœur. Mais je ne connais pas d'expériences aussi directes que les miennes. (*London Hospital Reports*, vol. I.) J'avais provoqué l'accouchement, au moyen du galvanisme, presque sans autre agent, à sept mois de grossesse, chez une femme dont le bassin était rétréci. Le cordon fit procidence, et je pus, en le tâtant, obtenir des indications exactes sur les variations du pouls fœtal. Dans l'intervalle des contractions, le pouls battait 80. L'application du galvanisme pendant les douleurs les faisait augmenter de force, les pulsations devenaient intermittentes. Quand la contraction se relâchait, les pulsations reprenaient leur force et leur régularité. J'ai aussi fait contracter l'utérus au moyen du galvanisme, et amené ainsi des intermittences dans le pouls fœtal ; les contractions normales produisaient le même effet ; le cordon n'a jamais été comprimé.

Dans un cas de placenta prævia, j'ai eu une excellente occasion d'observer et de comparer les influences respectives de la respiration placentaire et aérienne sur la circulation fœtale. La grossesse datait de six ou sept mois ; l'enfant présentait le pied. J'entendis, avec le stéthoscope, le cœur battre 90; le pouls de la mère battait 80 fois par minute; pendant les contractions, le pouls tombait à 60. Je saisis immédiatement les pieds pour aider à la sortie du fœtus, qui vint au monde en essayant d'inspirer, puis il *poussa* un cri ; le cœur et le cordon battaient tous les deux; je ne coupai pas le cordon, et j'essayai d'amener une respiration plus parfaite, en stimulant les nerfs respirateurs ; l'essai d'inspiration et le cri se reproduisaient toutes les minutes ; il y avait 60 pulsations à la minute ; leur nombre augmentait aussitôt après chaque inspiration, puis retombait à 60. Cela continua ainsi pendant quelque temps après la section du cordon. Dans ce cas, la respiration placentaire et la respiration aérienne, l'une comme l'autre, maintinrent le pouls à 90.

Nous avons donc établi : 1° que les contractions utérines, pendant le travail, qu'elles soient spontanées ou provoquées, diminuent l'action cardiaque ; 2° que les deux respirations, placentaire et aérienne, augmentent et soutiennent l'action du cœur ; 3° que, si la respiration aérienne ne se maintient pas chez le nouveau-né, l'action cardiaque ne tarde pas à manquer tout à fait. Cela nous suffit pour savoir qu'il faut recourir à la respiration artificielle, quand on ne peut pas provoquer la respiration naturelle.

Y a-t-il avantage à attendre pour couper le cordon, quand un enfant vient au monde asphyxié ? Pouvons-nous compter sur la circulation placentaire pour suppléer à la respiration pendant quelque temps, jusqu'à ce que les poumons aient commencé à travailler ? Il n'est pas facile de répondre absolument à cette question. La ligature du cordon semble quelquefois exciter la respiration ; d'un autre côté, il se peut que l'action du cœur soit maintenue quelque peu par la circulation placentaire ; il est peut-être sage de nous servir de cette aide ; mais il vaut mieux en général couper le cordon immédiatement.

Voici la conduite à tenir :

1° Couchez l'enfant sur une flanelle dans une position favorable à la respiration.

2° Assurez-vous que la bouche, les narines et la trachée sont libres ; s'ils contiennent des mucosités ou du liquide, faites-les sortir, avant d'essayer de faire respirer l'enfant. B. S. Schultze (1) décrit une méthode d'expulsion des fluides, qui comprend une méthode de respiration artificielle. Il saisit l'enfant par les épaules, les pouces appliqués sur la surface antérieure du thorax, les index dans les aisselles, les autres doigts sur le dos du fœtus ; la tête est supportée

(1) *Jenaische Zeitschrift für Medicin*, vol. III.

par le bord cubital des mains ; puis il balance l'enfant, tenu incliné de 45° environ sur l'horizon, de sorte que son poids repose sur les pouces qui portent sur la poitrine. Le thorax est comprimé ainsi par l'abdomen, ce qui expulse les liquides. Puis il laisse retomber le corps, et la poitrine, qui n'est plus comprimée, se dilate par son élasticité, et aspire l'air. On peut répéter cette manœuvre plusieurs fois. Schultze a grande confiance dans l'efficacité de cette méthode, c'est pourquoi j'en parle ; mais je ne m'en servirais que pour vider la trachée, et non comme un moyen de produire la respiration artificielle : elle est trop violente, et inférieure aux autres méthodes de respiration artificielle. J. G. Wilson, de Glasgow, a inventé un appareil fort commode, qui consiste en un tube trachéen, adapté à une boule élastique, et qui pompe le mucus trachéal. Cet instrument sert à l'insufflation ; il est très-simple, et vaut certainement mieux que les autres tubes trachéens. Si l'on ne se sert *que de l'une des boules* du soufflet de Richardson, — celle qui ne communique pas avec l'ampoule B (*fig.* 55), — on a un aspirateur pour les mucosités des voies aériennes.

3° Essayez si la moelle allongée répond aux excitations ; soufflez sur la figure de l'enfant, projetez de l'eau froide sur la face et le thorax ; frottez doucement la poitrine avec de l'eau-de-vie ; frappez le thorax et les fesses avec le coin d'une serviette mouillée ; plongez l'enfant un moment dans de l'eau à 32° C. environ.

4° Si l'excitation ne réussit pas à produire un effet réflexe, il faut faire la respiration artificielle. Il y en a deux méthodes : d'abord l'insufflation directe des poumons ; puis l'expansion des parois thoraciques, qui, en créant un vide, appelle l'air dans les poumons. La première méthode est la plus ancienne ; on soufflait d'abord de bouche à bouche, avec ou sans interposition d'un morceau de linge ; on s'aperçut que fréquemment l'air passait au delà de la trachée, et pénétrait dans l'estomac. On insuffla donc directement l'air dans la trachée, au moyen d'un tube. On a fait à cette méthode deux objections : d'abord, dit-on, l'air qui sort des poumons du médecin est chargé d'acide carbonique ; puis il est difficile de modérer la force de l'insufflation, de façon à être certain de ne pas déchirer quelques alvéoles pulmonaires, ce qui produirait de l'emphysème. La première objection n'a pas grande valeur. Si, avant d'insuffler, vous avez soin de remplir et de vider vos poumons à plusieurs reprises; puis, les ayant remplis de nouveau, de souffler doucement l'air dont votre bouche est pleine, vous n'enverrez pas beaucoup d'acide carbonique dans les poumons de l'enfant. La seconde objection a plus de portée : il est difficile, avec un tube trachéen, de régler exactement la force de l'insufflation.

Cette objection, et la réputation de Marshall Hall, ont fait accepter et employer largement son procédé (*Ready Method*). Il y a *quatre procédés* de respiration artificielle par la manipulation du corps de l'asphyxié.

1° *Procédé de Marshall Hall :* couchez l'enfant sur le dos, la tête un peu élevée ; puis tournez le corps d'un peu plus d'un quart de cercle, de sorte que le thorax regarde un peu en bas ; remettez le corps sur le dos, répétez ce roulement douze ou quinze fois par minute. Le poids du tronc presse sur la poitrine, puis l'élasticité du thorax lui fait reprendre sa forme et y attire l'air.

2° On obtient le même résultat par le *procédé de Sylvestre:* couchez l'enfant sur le dos, la tête un peu élevée, prenez les mains ou les avant-bras dans chacune de vos mains, étendez-les jusqu'au dessus de la tête, de chaque côté ; puis replacez les bras sur les côtés, répétez cette manœuvre douze ou quinze fois par minute ; le thorax est élargi par la traction exercée par les muscles pectoraux, et revient sur lui-même, quand on rapproche les bras du tronc.

3° *Procédé de Pacini :* couchez l'enfant sur le dos, puis, vous plaçant derrière la tête du patient, mettez vos mains dans les aisselles, et tirez les épaules vers vous, en haut ; laissez-les ensuite revenir à leur place. On répète cette manœuvre douze ou quinze fois par minute.

4° Le *Procédé de Bain* est une modification de ceux de Sylvestre et de Pacini. L'enfant étant couché sur le dos, placez vos doigts dans les aisselles, les pouces sur la partie externe de chaque clavicule, et tirez les épaules à vous; quand vous les laissez aller, le thorax revient à la position qu'il avait auparavant.

Je ne puis juger, par expérience, que des deux premières méthodes; elles m'ont toutes les deux donné des succès. Je préfère celle de Sylvestre, comme plus commode à pratiquer sur les enfants; les oscillations de la tête, dans le procédé de Marshall Hall, sont fâcheuses. Quand on emploie le procédé de Sylvestre, il est utile de fixer les pieds de l'enfant, pour faire la contre-extension.

La méthode de Bain a été expérimentée par un comité nommé par la Société médicale et chirurgicale, dont le docteur Burdon Sanderson et M. Savory faisaient partie, et les rapporteurs ont trouvé qu'elle fait entrer plus d'air dans la poitrine que les autres méthodes; elle est d'un emploi plus facile et remue moins l'enfant; Bain m'a dit avoir par son emploi ramené à la vie un enfant sur lequel avaient échoué les procédés de Hall et de Sylvestre.

Un avantage considérable de ces quatre méthodes est qu'elles n'exigent aucun appareil, et peuvent toujours être employées sans perte de temps. Elles ont toutes l'inconvénient de remuer beaucoup le patient ; je crois que les mouvements d'extension communiqués font plus de mal que de bien ; en un mot, qu'elles aident à l'extinction de l'étincelle qui demanderait la plus grande douceur pour se ranimer et ramener la vie.

J'ai donc presque complétement abandonné ces méthodes, et quand je n'ai pas réussi à éveiller l'action réflexe, je fais envelopper l'enfant dans une flanelle chaude, et je le fais approcher du feu. Dans cette inaction volontaire, sinon magistrale, l'étincelle mourante peut quelquefois se ranimer et la respiration peut se rétablir. Mais les assistants sont rarement capables d'apprécier l'inaction, qui peut être la meilleure méthode, mais ressemble à la négligence. Plus d'un médecin a gagné la confiance des assistants, par des efforts qui faisaient réellement du mal à l'enfant. Sans doute, nous ne devons pas pour cela faire ce qu'il ne faut pas faire ; mais, quand l'inaction échoue, nous devons chercher avec persistance un moyen d'agir efficacement. B. W. Richardson est revenu récemment à l'ancienne idée de l'insufflation, et a fait construire un instrument pratique et scientifique à la fois (*fig.* 55); Krohne et Sesemann, Duke Street, Manchester Square, à Londres, en sont les constructeurs. C'est un double soufflet de caoutchouc ; la canule est introduite dans l'une des narines; on prend l'un de ces soufflets dans chaque main, on les serre et on les relâche vingt fois par minute.

L'une des boules sert pour l'insufflation, l'autre pour l'expiration; il n'est donc guère nécessaire de comprimer le thorax après chaque insufflation, comme on le fait quand on se sert du tube trachéen. L'instrument de Richardson donne la quantité d'air nécessaire. Pour être certain que l'air pénètre dans les poumons, on peut boucher l'une des narines; si l'on craint la rupture des alvéoles pulmonaires, on peut laisser la narine ouverte; elle fait l'office de soupape de sûreté, mais je crois l'instrument construit de façon que la force du courant d'air ne peut faire aucun mal. Richardson insiste sur l'emploi d'un air chaud et sec; l'air humide fait échouer les tenta-

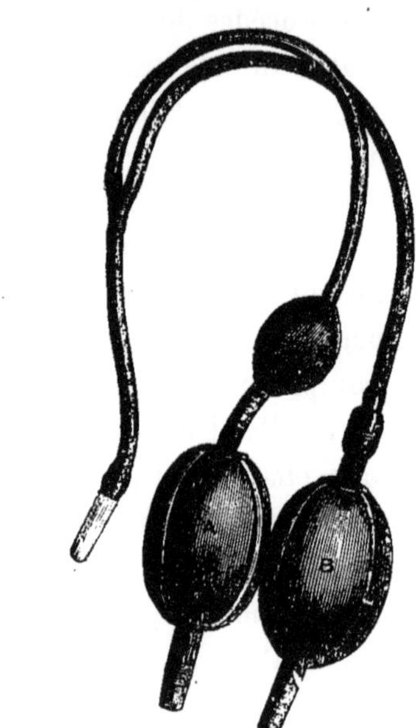

Fig. 55. — Double soufflet de Richardson, pour la respiration artificielle (*).

tives, il faut donc tenir l'enfant dans une couverture, près du feu, pendant l'opération.

Il n'y aurait aucune difficulté à employer cet instrument; quand, dans un accouchement par le siége, la tête est retardée, et l'enfant en danger de succomber à la compression du cordon. On peut glisser la canule jusque dans une narine, et entretenir ainsi la respiration jusqu'à la sortie de la tête.

(*) A prend l'air au dehors, et, quand on le comprime, le pousse dans les poumons à travers le tube. B aspire l'air dans les poumons, et le rejette au dehors.

Il y a des cas d'asphyxie dans lesquels la face est livide, ce qui indique une congestion du cerveau; cela peut arriver surtout lorsque le cordon comprime le cou, ou quand, la tête étant sortie, la vulve le serre. Dans ces cas, la face devient rapidement pourpre et gonflée, à cause de la compression des veines du cou; il est indiqué de laisser couler une cuillerée de sang du cordon, après la section, avant de le lier.

LEÇON XI

Version (*suite*) : Conduite à tenir dans certaines présentations difficiles du siége. — Conduite à tenir dans les accouchements gémellaires. — Jumeaux arrêtés l'un par l'autre. — Déplacement du bras en arrière. — Monstres doubles. — Monstres simples.

Avant de nous occuper de la vraie version podalique, il est bon de dire quelques mots de certains cas difficiles de présentation du siége. Il faut se rappeler que j'ai défini la version : *une opération par laquelle on cherche à substituer, à une position défavorable, une position qui rende l'accouchement plus aisé* (leçon VI). Les présentations du siége dont je vais parler ne sont favorables que si l'on y change quelque chose ; elles rentrent donc dans les conditions qui demandent la version ; puisque cependant l'enfant présente le siége, la version podalique est déjà faite en grande partie. Jusqu'ici, le problème est donc simplifié, et peut être posé avant celui de la version complète. La simplicité est cependant plus apparente que réelle, plus théorique qu'effective. Un accouchement par le siége comme ceux dont je vais parler égale en difficulté les plus sérieuses présentations de l'épaule.

Dans un nombre considérable de présentations du siége, l'accouchement est prématuré. Il n'y a pas alors de difficulté ; les contractions sont très-actives, véhémentes, et elles chassent l'enfant à travers le bassin avec une rapidité surprenante ; mais, quand le fœtus est à terme et complétement développé, l'accouchement par le siége n'est point aisé.

Deux choses peuvent arrêter le travail, dans la présentation du siége : que le dos du fœtus soit en avant ou en arrière, les jambes peuvent être placées de deux façons : ou bien elles sont fléchies sur les cuisses, et les talons touchent les fesses, ce qui est le cas le plus commun, et dans ce cas les talons sont près de l'orifice (*fig.* 56); ou bien les jambes sont étendues, et les orteils sont proches de la face (*fig.* 57). Il y a plusieurs raisons qui rendent l'accouchement difficile. Le siége n'est point aussi bien conformé que la tête pour traverser le bassin. Au lieu de prendre un mouvement d'extension analogue à celui de la tête en avant sous l'arche pubienne, le siége tend à se ployer en arrière dans la concavité du sacrum; le rachis,

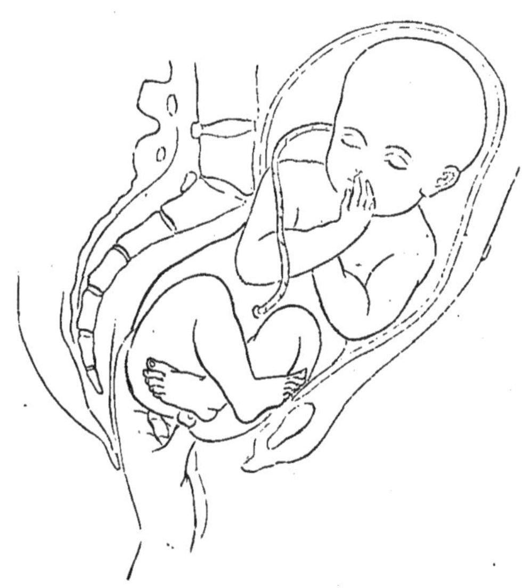

Fig. 56.

qui se courbe comme un S (*fig.* 58), n'est pas bien fait pour transmettre la force appliquée sur la tête par le fond de l'utérus; puis le siége, qui forme le sommet du coin repésenté par les jambes fléchies sur l'abdomen, est la seule partie qui puisse facilement entrer dans le bassin et le traverser. Il y entre aisément; mais ensuite vient la base du coin, formée par la poitrine, les épaules, les bras, la tête, les jambes, dont la circonférence totale excède souvent celle du détroit supérieur. Puis ces parties ne tournent pas aisément, et la rotation facilite la descente du corps fœtal. Encore un autre obstacle: le col s'ouvre juste assez pour laisser passer le corps qui le traverse; le siége, étant moins volumineux que les parties qui constituent la base du coin, ne dilate pas assez l'orifice pour que la base y puisse passer ; l'utérus peut se contracter fermement sur les parties qui y sont encore retenues, et, l'anneau cervical se resserrant autour du coin, il se produit un spasme rigide, qui emprisonne la tête et la poitrine, et s'oppose à leur descente et à leur rotation. La figure 57 reproduit ce que je viens de décrire.

Quelquefois la cause de l'arrêt est simplement l'inertie : un peu de *vis à fronte* suffira à suppléer au défaut de *vis à tergo*. On a essayé

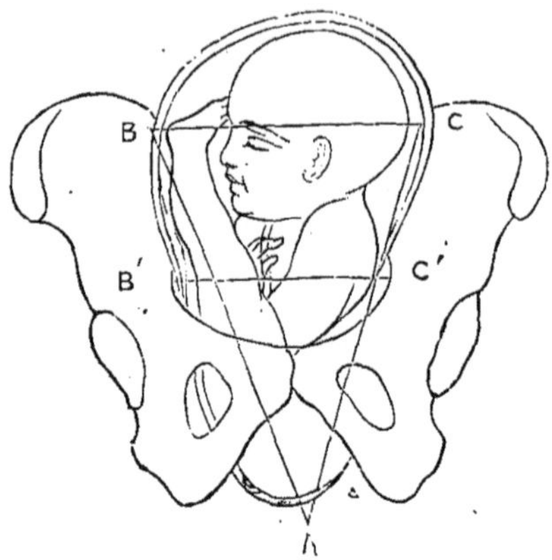

Fig. 57. — Vue de face du fœtus, les jambes étendues, les cuisses fléchies (*).

pour cela toute sorte de tractions ; quand elles ne réussissent pas, les conditions sont un peu pires qu'auparavant ; le sommet du coin est un peu plus bas, le bassin est plus complétement rempli, et l'utérus est devenu plus irritable. J'en suis arrivé à ne plus exercer de tractions directes sur le siége, dans aucun cas, quand le travail s'arrête. Ce qu'il y a à faire, tout d'abord, c'est d'amener un pied ; puis, s'il y a encore une indication de tirer, on peut le faire sans danger et avec plus de puissance sur la jambe, et dans des conditions meilleures pour la descente et la rotation du fœtus. J'ai vu le danger et l'inutilité des tractions exercées sur le siége avec les doigts, les crochets et le forceps ; et je crois que tous les meilleurs auteurs, — j'entends

(*) Le siége est descendu dans l'excavation. Le fœtus forme un coin dont le sommet, A, tourne en avant sous l'arche pubienne. La base, BC, formée par la tête et les jambes, est plus large que B'C', diamètre transversal du bassin.

ceux qui ont eu à se mesurer avec cette difficulté, mal traitée dans nos manuels — condamnent l'emploi des crochets et du forceps. Chiari, Braun, Spaeth (1), Ramsbotham, H. F. Nægele, y sont très-opposés. Hohl (2) dit que le forceps n'est ni utile ni nécessaire. Le siége est déjà dans l'excavation ; l'application des branches demande l'introduction de la main ; il vaut donc mieux faire tout de suite ce qu'il y a de mieux, amener un pied. Il est inutile de construire un forceps spécial pour le siége.

La main nue m'a toujours suffi dans ces cas ; comme j'ai eu affaire aux cas les plus difficiles qu'on rencontre, la main nue doit aussi

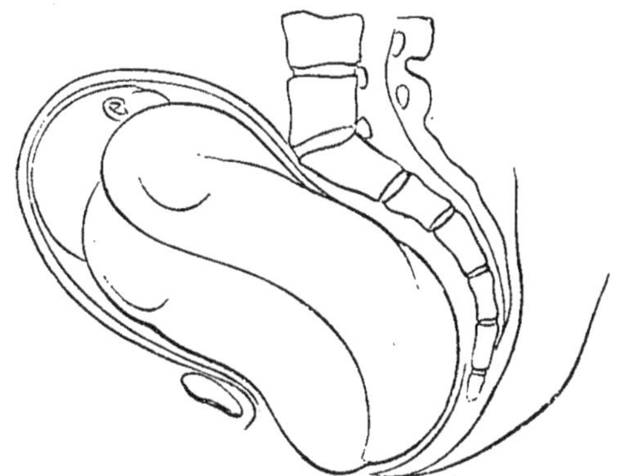

Fig. 58. — Vue de côté d'une présentation du siége, quand celui-ci est déjà dans l'excavation (*).

triompher dans les cas moins malaisés. La pensée que l'enfant est probablement en vie et que, si nous agissons adroitement, nous l'amènerons vivant, doit nous suffire pour rejeter les crochets et le forceps, qui, selon toute probabilité, le tueront, ou causeront sa mort, en retardant, par leur impuissance, la terminaison de l'accouchement, ou du moins pourront blesser sérieusement le fœtus. Le crochet mousse peut fracturer le fémur, ou au moins meurtrir les parties molles et les vaisseaux fémoraux ; le forceps peut exercer une pression dangereuse sur les viscères abdominaux.

La difficulté se manifeste rarement avant que le siége soit dans le

(*) La figure montre la forme sigmoïde que doit prendre le tronc pour traverser le bassin.

(1) *Klinik der Geburtshülfe*, 1855.

(2) *Lehrbuch der Gebursthülfe*, 1862.

petit bassin, et c'est la principale cause des obstacles à l'intervention. Pour traverser le bassin, le corps du fœtus doit suivre une ligne sinueuse, représentée dans la figure 58. L'indication est nette ; il faut décomposer le coin, c'est-à-dire amener une jambe (*fig.* 59). Pour cela, passez votre main à travers l'orifice, en avant du siége, là où sont les pieds ; saisissez-en un par la cheville, amenez-le ; le siége ne tarde en général pas à descendre. Il vaut mieux laisser l'autre jambe aussi longtemps que possible, car elle conserve au siége une forme plus arrondie et peut empêcher que le cordon ne soit comprimé ; elle n'aura pas de peine à se dégager, quand le siége sera dehors. La première chose à faire, c'est de déterminer la position du siége, pour savoir où il faut aller chercher les pieds. Le siége ressemble à la face plus que toute autre partie, c'est donc d'avec la face qu'il faut le distinguer. Le sacrum et l'anus en arrière, les parties génitales en avant, les tubérosités ischiatiques des deux côtés, sont les quatre points caractéristiques. Les inégalités du sacrum le font reconnaître, et c'est lui qui est le point le plus important, car on peut prendre les os malaires pour les ischions et la bouche pour l'anus. Toutes les fois que le diagnostic est douteux, il est utile de pénétrer avec les doigts, avec la main s'il le faut, dans l'excavation, pour atteindre le haut de la partie qui se présente. Si c'est le siége, vous trouverez les trochanters, au-dessus, les aines ; là un doigt peut passer entre la cuisse et le corps du fœtus ; en avant, un espace entre les cuisses elles-mêmes, et, si les jambes sont fléchies, les pieds, qui fixeront votre opinion ; c'est eux que vous cherchez, mais vous n'en voulez qu'un. Il est plus facile d'amener un pied que deux ; c'est aussi plus scientifique. Mais lequel faut-il prendre? Je pense que c'est celui qui est le plus proche du pubis. Placez l'index sur le cou-de-pied, puis saisissez la cheville avec le pouce, et tirez en bas et en arrière. Quand la jambe est étendue hors de la vulve, la traction amènera la moitié du siége en bas et le sacrum tournera en avant ; le reste de l'accouchement rentre dans les lois ordinaires de l'accouchement par le siége.

Le second cas, — lorsque les pieds sont au fond de l'utérus, proche de la face — présente beaucoup plus de difficulté. Le coin formé par les jambes étendues et la partie supérieure du tronc doit dans quelques cas être décomposé avant qu'on puisse délivrer. La raison de la difficulté se voit dans la figure 57, et elle s'explique d'ailleurs par le fait que la main de l'opérateur, qui doit aller jusqu'au fond de l'utérus, n'a que peu de place, si le siége est déjà fort engagé. La version n'exige pas souvent l'introduction de la main aussi haut.

Le mode opératoire est le suivant (V. *fig.* 60 et 61) : donnez du

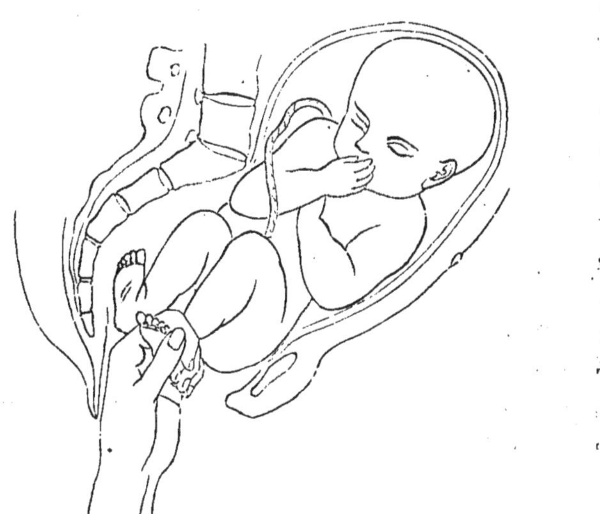

Fig. 59. — Présentation de l'extrémité pelvienne fléchie ; manière de prendre un pied.

chloroforme jusqu'au degré chirurgical, soutenez le fond de l'utérus avec votre main droite ; introduisez votre main gauche dans l'utérus, en l'insinuant doucement au delà du détroit supérieur, la paume à plat sur le ventre du fœtus, jusqu'à ce que vous atteigniez un pied, — le pied antérieur est encore le meilleur, — mettez un doigt en crochet sur le cou-de-pied, et tirez de façon à fléchir la jambe sur la cuisse ; puis amenez le pied au dehors. Le principal obstacle est maintenant dépassé, et vous pouvez, s'il le faut, tirer sur la jambe. Dans cette manœuvre, *il faut* appliquer le doigt sur le cou-de-pied, faute de quoi vous ne pourrez pas fléchir la jambe ; il faut donc que votre doigt monte jusque tout près du fond de l'utérus. Cette nécessité, et le fait que le détroit supérieur et souvent une partie de l'excavation sont occupés par le siége, rendent cette opération fort malaisée ; elle exige beaucoup de douceur et d'assurance. Au moyen de cette manœuvre, j'ai plusieurs fois amené un enfant vivant, lorsque le forceps, les crochets et d'autres moyens avaient été essayés en vain pendant plusieurs heures. Les indications de cette opération, vous le voyez, sont analogues à celles de la version dans la présentation de l'épaule. Quand je décrirai la version, j'indiquerai ce qu'il y a à faire de plus.

Fielding Ould, en 1742, paraît avoir bien compris ces cas. « Quand « les pieds, dit-il, sont près de la vulve, saisissez-les ; et, pendant que « vous tirez dessus, vous devez repousser les fesses avec l'autre « main ; faute de cette précaution, le fémur a été souvent brisé. Les « deux jambes et les cuisses peuvent être étendues le long du corps « fœtal, et les pieds être appuyés sur les épaules, ce qui augmente « beaucoup la difficulté ; dans ce cas, il faut prendre chaque jambe « séparément, et fléchir le genou. » Je dois faire remarquer qu'il est superflu et dangereux de prendre les deux jambes ; une suffit, et cela vaut mieux.

On est autorisé, avant d'aborder cette opération difficile, à essayer autre chose. L'enfant peut être petit et le bassin large, de sorte qu'une légère traction amènera le coin au dehors, sans le diviser. On a, pour cela, adopté diverses méthodes. Vous pouvez accrocher une aine et tirer, ou bien, ce que je préfère, tirer, avec l'index, *sur chaque aine alternativement* (V. *fig.* 62). Vous réussirez quelquefois ainsi à mettre le siége en mouvement, ou bien vous pouvez passer un lacs au-dessus des aines, comme le fit Giffard, dans un cas dont parle Perfect.

Giffard, ne pouvant pas, avec ses deux index, placés dans les aines, amener le pied, plaça un lacs à l'extrémité de son doigt, et, le prenant au-dessus de l'aine, avec les doigts de l'autre main, il tira, pendant les douleurs, sur les extrémités du lacs, et réussit à extraire. On pourrait se servir, pour passer le cordon au-dessus des hanches, d'un ressort courbé, ou d'une sonde, comme on le fait pour le tamponnement des fosses nasales (V. *fig.* 62) (1).

(1) Le crochet de Pajot pourrait servir à cela. (*Traducteur.*)

Ramsbotham recommande de passer un foulard au-dessus des aines, pour servir aux tractions; mais tous ces moyens peuvent échouer; il ne vous restera plus alors qu'à décomposer le coin, ce par quoi vous auriez dû commencer.

Jumeaux. — Parmi les cas les plus embarrassants et les plus difficiles, se trouvent certains accouchements gémellaires. Lorsqu'il y a des jumeaux dans l'utérus, les fœtus sont en général logés à part, chacun dans un sac distinct; ils sont placés dans l'utérus de telle façon que, quand le travail débute, il s'en présente un, qui sort

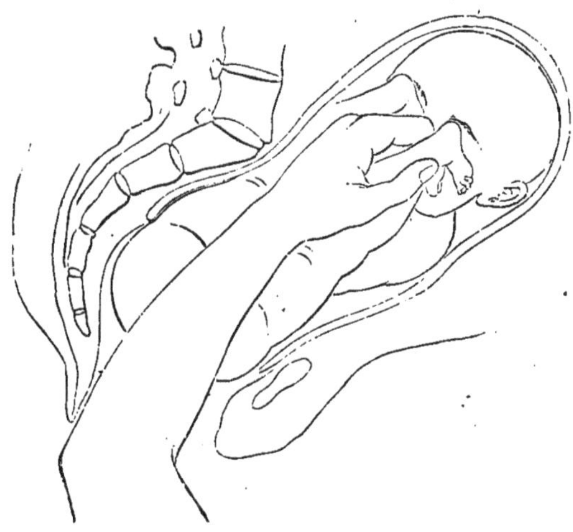

Fig. 60.

avant que les membranes de l'autre soient rompues; dans ce cas, l'accouchement pourra être *ennuyeux* (long) parce que l'utérus, surdistendu, n'a que peu de force. Une autre cause de la lenteur du travail, que je n'ai vue indiquée nulle part, c'est que la force utérine se perd en se transmettant au premier enfant, à travers les eaux du deuxième; mais il n'y a là aucun obstacle mécanique opposé par un enfant à l'autre; tout ce qu'il y a à faire, c'est d'aider avec le forceps. Faut-il accélérer la sortie du second fœtus, ou le laisser sortir naturellement? Quand on choisit l'expectation, il se passe quelquefois des heures, des jours même, avant la naissance du second enfant, et, communément, ce n'est qu'un défaut de force qui prolonge le travail, ce qui indique clairement qu'il faut de l'aide. Il n'est pas sage de laisser un utérus inerte et un organisme épuisé s'efforcer sans secours. David Davis disait que souvent ceux qui n'interviennent pas après la naissance du second fœtus ont ensuite affaire des hémorrhagies. La conduite la plus judicieuse est donc de laisser une demi-heure environ à la femme pour se remettre du premier accouchement, et d'aider alors. Aussitôt après la sortie du premier enfant, appliquez un bandage serré pour presser l'utérus. Si la poche des eaux

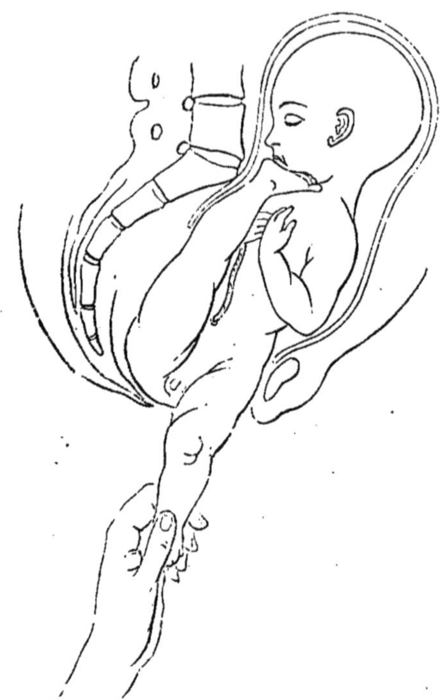

Fig. 61.

est formée, crevez-la ; resserrez le bandage ; si l'utérus se contracte bien, laissez-le faire, aidez-le seulement en pressant sur le fond ; mais, si les contractions sont insuffisantes, appliquez le forceps, quand c'est la tête qui se présente. Suivez la descente du fœtus, avec la main appliquée à l'extérieur ; *exprimez* l'enfant, pour ainsi dire. Il est tout particulièrement nécessaire d'aider autant que possible l'utérus dans les accouchements gémellaires. Chacun sait qu'il y a plus de danger d'hémorrhagie, dans ce cas, car non-seulement l'utérus est affaibli par son extrême distension, mais il présente une plus large surface saignante. D'après mes calculs, la surface d'un placenta unique est 150 mill. carrés ; la surface d'un placenta gémellaire est 250 mill. carrés, ou davantage. Dans les accouchements doubles, il y a donc une plus large surface saignante, et une moins grande force pour la resserrer.

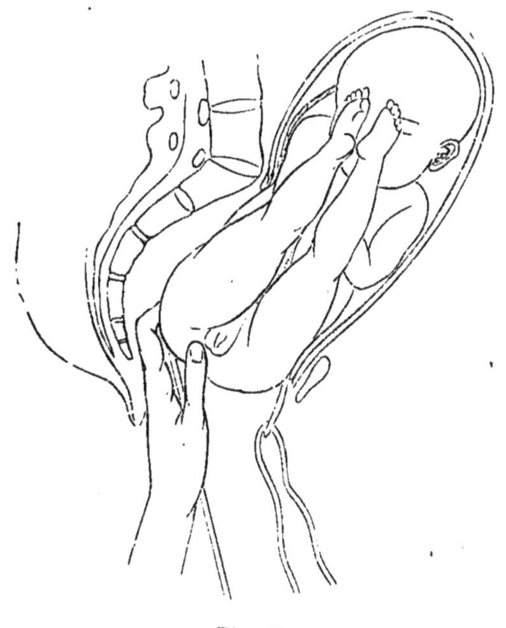

Fig. 62.

Mais c'est tout autre chose, lorsque les fœtus sont logés dans le même sac. Avant ou pendant le travail, leurs membres et leurs têtes peuvent s'enchevêtrer ou s'accrocher si bien ensemble, qu'ils ne forment plus qu'un corps, trop large pour passer à travers le bassin. Les enfants peuvent exécuter les plus curieuses évolutions. On a vu des cas où l'un des fœtus avait passé à travers une anse du cordon de l'autre ; et on a vu des nœuds formés par les deux cordons ensemble.

Dans les cas les plus ordinaires et les plus favorables d'accouchement gémellaire, le premier enfant présente la tête, et est complétement dehors, avant qu'aucune partie de l'autre ne s'engage; les membranes du second ne crèvent pas avant que l'autre ne soit né. Le second présente les pieds, le siége ou la tête (1).

La figure 63 représente la manière la plus fréquente dont les

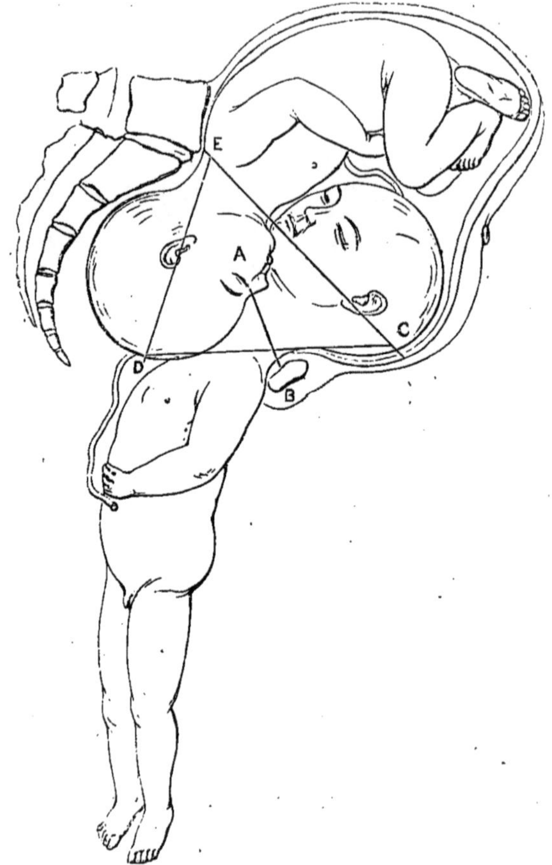

Fig. 63. — Têtes accrochées l'une à l'autre; le premier enfant s'est présenté par les pieds (*).

jumeaux s'accrochent l'un à l'autre, et s'arrêtent réciproquement; la tête de l'un s'accroche au menton de l'autre; cela peut se produire, soit que les jumeaux présentent tous les deux le siége, soit

(*) D, sommet du coin; EC, base, qui ne peut s'engager; AB, ligne pour la décollation qui décomposera le coin et permettra au tronc du premier fœtus et à la tête du second de passer.

(1) Dans les accouchements gémellaires, le docteur Kleinwächter, de Prague, fait *toujours* la version podalique sur le second. (*Traducteur.*)

que l'un présente le siége et l'autre la tête; ce dernier cas paraît être le plus fréquent. Un enfant se présente par le siége; quand le tronc est sorti, le travail s'arrête et les tractions rencontrent une résistance inattendue. On croit d'abord que la tête est trop grosse, ou que les bras se sont relevés sur la tête; on dégage les bras, et cependant la tête refuse d'avancer. Il faut alors examiner attentivement. Donnez d'abord du chloroforme, puis passez votre main jusqu'au delà de la poitrine de l'enfant, et cherchez sa bouche ou son menton ; au lieu de les trouver, vous rencontrez une masse ronde, dure, appliquée contre le cou et la poitrine de l'enfant qui se présente, et qui ne peut être que la tête d'un autre fœtus, qui se trouve sur le chemin du premier. La palpation externe peut aussi vous faire reconnaître une tête au-dessus du pubis, inclinée d'un côté ou de l'autre, et dont la position, et les rapports avec le tronc du premier fœtus, vous prouveront que c'est la tête du premier enfant. Si les enfants sont petits, il n'est pas impossible qu'ils sortent en gardant cette position. On a pu quelquefois saisir la deuxième tête avec le forceps, et amener le second fœtus sans déranger l'autre. Mais si les enfants sont un peu gros, on n'aura pas de chance de les sauver par ce moyen, qui les soumet tous les deux à une pression trop dangereuse. Même si l'on a affaire à des enfants de moyenne grosseur, la tête du second, appuyée sur le cou et la poitrine du premier, forme un coin trop large pour traverser le bassin. La figure 63 représente ce qui arrive : D est le sommet du coin qui est poussé dans le bassin, E C est la base, trop large pour y entrer; A B est la ligne suivant laquelle il faut décomposer le coin, en décapitant le premier fœtus.

Le sommet du coin, formé par le tronc du premier enfant, a traversé le bassin ; la base, formée par la tête du second appliquée contre le cou de l'autre, est trop large pour franchir le détroit supérieur ; toutes les tractions exercées sur le sommet ne feront que forcer la tête contre le cou et accrocher plus fortement les têtes l'une à l'autre. Le problème est de dégager les têtes, afin de faire passer les enfants l'un après l'autre : plusieurs méthodes ont été proposées pour le résoudre ; mais, avant d'en adopter aucune, occupons-nous du danger que courent les fœtus.

Lequel est le plus exposé? le sont-ils tous les deux également? Si nous voyons que l'un des deux est en péril c'est celui qu'il faudra sacrifier, dans l'espoir de sauver l'autre, moins compromis.

Il faut d'abord essayer de dégager les têtes, sans mutiler l'un ou l'autre des fœtus ; car il est encore possible de les amener tous les deux vivants. La patiente étant chloroformées vous repousserez le tronc autant que possible, pour dégager les têtes, et les séparer l'une de l'autre ; puis, par une manœuvre externe, aidée par la main introduite dans le bassin, vous essayerez de repousser les têtes dans deux directions différentes. Si vous réussissez à les décrocher, maintenez la tête du deuxième fœtus loin du chemin de la première, pendant que vous-même, ou un assistant, tirez sur le corps du premier enfant, et engagez sa tête dans le détroit supérieur ; si vous obtenez ce résultat, la difficulté est vaincue.

L'expérience et la réflexion prouvent toutes les deux que le premier enfant est celui qui court le plus grand péril ; son cordon risque d'être comprimé, son cou et sa poitrine sont fort serrés. Le cordon du deuxième fœtus est relativement à l'abri, et son cou est moins comprimé : si vous sentez le cordon sans pulsation et flasque, si le chatouillement des pieds du premier enfant ne cause aucun mouvement réflexe, vous n'avez aucun espoir de le conserver; il faut employer les meilleurs moyens pour sauver le second. Vous pouvez décomposer le coin formé par les deux têtes, en détachant la tête du premier fœtus ; pour cela tirez le corps fort en arrière, pour amener son cou à votre portée, puis, ayant fait fixer le tronc dans cette position, vous passez deux doigts de la main gauche en crochet sur le cou, pour servir de guide au décapitateur de Ramsbotham ou à celui de Braun, ou à l'écraseur à fil métallique ; à défaut de ces instruments, servez-vous de forts ciseaux ou d'un canif (1). (V. *fig*. 63.) Aussitôt le cou séparé, l'extraction du tronc n'offre plus de difficulté ; la tête du premier fœtus s'écartera, ou vous l'écarterez avec la main. Si la tête du second fœtus ne descend pas spontanément, vous pouvez la saisir avec le long forceps à double courbure, ou bien faire la version. La première tête ne

(1) Voyez un cas de H. Raynes, *Obstetrical Transactions*, 1863.

sortira qu'après tout le reste; si son extraction offre quelque difficulté, faites comme il est dit dans la leçon XIII.

Si l'on a une raison suffisante de croire que le deuxième enfant est mort, on est justifié de perforer pour diminuer le volume de sa tête : c'est un autre moyen de décomposer la base du coin ; la tête, aplatie, ne s'opposera plus au passage du tronc et de la tête du premier enfant.

Lorsque la tête du premier enfant se présente, et se trouve

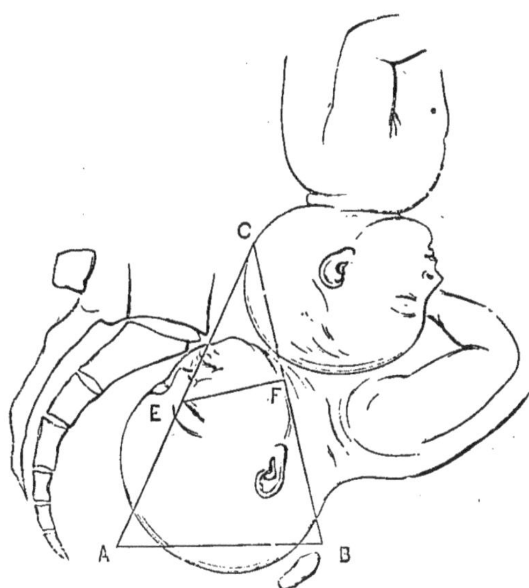

Fig. 64. — Deux fœtus, se présentant par le sommet, accrochés par la tête.

arrêtée par celle du second, comme dans la figure 64, il faut agir d'une manière semblable. Vous pouvez séparer les têtes par des manœuvres internes et externes combinées ; si vous ne réussissez pas, saisissez la première tête avec le forceps, et, pendant qu'un aide repousse la seconde, vous extrairez le premier fœtus. Graham Weir (1) rapporte un cas de succès de cette manœuvre.

Elliot, dans son *Obstetric Clinic*, rapporte un cas intéressant d'accouchement gémellaire, avec un bassin rétréci, dans lequel les têtes allaient s'accrocher, ce qu'il évita en plaçant sa main, à

(1) *Edinburgh Journal of Medicine*, 1860.

travers la paroi abdominale, sur la tête qui était la plus élevée, et à gauche, et en la faisant passer avant l'autre.

Quand le premier enfant est né, ne tirez pas sur le cordon, car il peut être enroulé autour du cou ou des membres du deuxième fœtus ou noué avec l'autre cordon; et, en le tirant, vous pourriez étrangler ou asphyxier le deuxième enfant, ou détacher trop tôt le placenta et causer une hémorrhagie, ce qui, dans le cas où les deux enfants n'auraient qu'un placenta, mettrait en danger celui des deux qui est encore dans l'utérus.

Déplacement du bras en arrière.

Sir J. Simpson (1) et Cazeaux ont attiré l'attention sur une cause de dystocie, le reploiement du bras derrière la tête. Comme il faut changer la position du membre mal placé, nous devons en parler à propos de la version.

La figure 65 représente le cas; ce déplacement se rencontre plus communément dans les accouchements par le siége, qu'après la version, et j'incline fort à croire qu'il est produit par une manœuvre maladroite. J'ai déjà insisté sur l'importance qu'il y a à ne pas faire tourner le fœtus pendant l'extraction. Si vous commettez cette faute, le tronc seul probablement tournera, et le bras pris contre les parois du bassin, restera fixe et se trouvera appuyé contre la nuque.

Dugès et Cazeaux disent que cela peut arriver de deux manières différentes. Ou le bras croise la nuque après avoir été relevé par dessus la tête; son mouvement a donc été de haut en bas, et de devant en arrière, par rapport au fœtus. Ou bien le bras s'est élevé le long du dos du fœtus, et s'est arrêté contre l'occiput. Cette seconde manière demande à être expliquée. Les bras sont généralement placés sur les côtés du thorax. Dans la rotation imprimée au fœtus, on essaye d'amener le ventre du fœtus vers le dos de la mère ; le tronc seul tourne, le bras reste donc en arrière ; l'opérateur, dans ses tractions, amène le tronc en bas, le bras est retenu par la symphyse pubienne, sur laquelle l'occiput vient ensuite le

(1) *Obstetric Works*, vol. I, p. 488.

river. Ce déplacement est dû, on le voit, à un excès de zèle de la part de l'accoucheur. Ceux qui veulent devancer la nature, contre-carrer ses opérations, doivent s'attendre à être punis. J'ose dire que cet accident n'arrivera pas à ceux qui suivront les règles que j'ai données pour la version.

Soyons donc assez sages pour tirer de la lumière de nos erreurs. En réfléchissant au mode de production de ce déplacement, nous

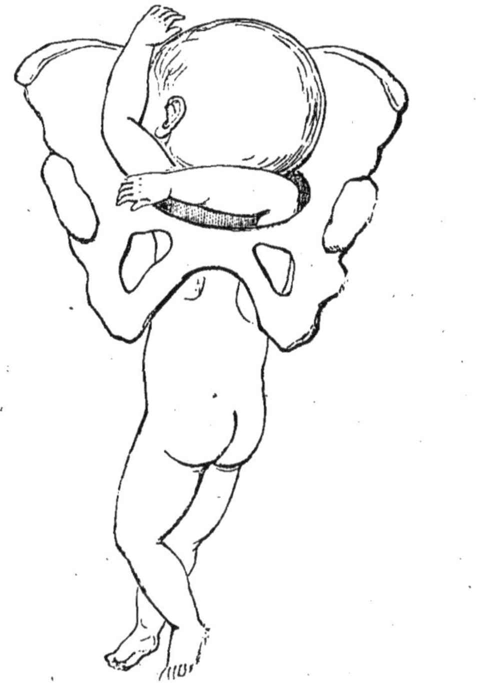

Fig. 65. — Occiput arrêté par le bras, placé derrière la nuque.

verrons comment y remédier ; il faut revenir sur nos pas. En faisant tourner le fœtus en sens contraire, pour le remettre dnas la position où il était avant votre intervention, il se peut que vous engagiez le bras ; en tout cas, vous rendrez plus facile ce qu'il vous reste à faire. Tirez le corps fort en arrière, pour vous laisser la place de passer votre index entre l'épaule du fœtus et la symphyse ; alors, accrochant l'épaule, vous la tirez en bas, puis en avant. Il peut être utile de gagner de la place en dégageant d'abord l'autre bras. S'il est impossible de dégager le bras, il faudra perforer.

Dans le cas de Simpson, la tête se présentait. Il n'est pas facile de se figurer comment le bras d'un enfant vivant peut se placer derrière le cou, quand la tête se présente. Simpson suppose que cela se produit plus souvent qu'on ne le pense, et que cela rend compte de l'arrêt de la tête, lorsqu'il n'y a pas de disproportion. Simpson recommande d'amener le bras sur le côté de la tête, ce qui réduit le cas à une présentation de la tête avec le bras. On peut aussi faire la version comme ç'a été fait avec succès dans un cas que rapporte J. Jardine Murray (1).

Naissance de monstres.

Des monstres doubles peuvent opposer à l'accouchement les mêmes difficultés que des jumeaux ; la nature se tire souvent seule de ces cas. Ils viennent souvent morts ou peu viables, ce qui n'est peut-être pas fort regrettable ; et leur mort est souvent due à l'accouchement, une partie du monstre pressant sur une autre, qu'elle blesse. Si, lorsque le travail ne marche pas, on pouvait savoir que la cause de l'arrêt est la monstruosité du fœtus, il serait clairement indiqué d'épargner la mère, fallût-il pour cela mutiler l'embryon. Mais il est rare que nous en soyons informés à temps pour choisir notre opération. Comme lorsque les fœtus s'accrochent l'un l'autre, dans les accouchements gémellaires, nous différons la mutilation, espérant pouvoir l'éviter. W. Playfair (2), dans un excellent mémoire, a discuté cette question. Il divise les monstres, au point de vue obstétrical, en quatre classes.

A. Deux corps, unis seulement en avant, par un appendice plus ou moins long, entre le thorax ou l'abdomen. Dans ce cas, les pieds ou les têtes se présentent ; il paraît que la présentation des pieds cause moins de difficultés que celle des têtes ; les troncs descendent presque parallèlement. La difficulté se présente quand les têtes arrivent au détroit abdominal ; il faut empêcher que les deux têtes

(1) *Medical Times and Gazette*, 1861.
(2) *Obstetrical Transactions*, vol. VIII.

ne se présentent simultanément. Brie (1) et Molas (2) y ont réussi, après la version, de la manière suivante : après la sortie des épaules, ils amenèrent fortement les corps en avant, contre le ventre de la mère, ce qui plaça les deux têtes à des hauteurs différentes, la tête postérieure fut plus bas que l'antérieure, fixée pour le moment au-dessus de la symphyse. Quand la tête postérieure fut engagée, on l'amena au dehors et l'autre tête suivit. Si la deuxième tête était retenue, on pourrait décapiter avec le crochet de Ramsbotham, des ciseaux ou un couteau.

Comme on peut ainsi diriger l'accouchement, dans les présentations podaliques, il faudrait faire la version, si la tête se présentait. Mais quelquefois les têtes se présentent, elles se placent de telle façon qu'elles passent, sans mutilation. Dans un cas rapporté par Mister Hanck (3), une tête se ploya entre les épaules et l'autre tête, et toutes deux passèrent sans difficulté. Une tête sort la première, spontanément, ou à l'aide du forceps, et le corps qui lui correspond peut être expulsé par une sorte d'évolution spontanée ; si cette évolution ne se fait pas bien, il faut décapiter l'un ou l'autre des enfants.

B. Deux corps unis seulement dos à dos par le sacrum. Le mode d'accouchement est exactement le même que pour les monstres de la classe A.

C. Monstres dicéphales, n'ayant qu'un corps.

Une tête vient la première, le corps suit, subissant l'évolution spontanée. Sinon, coupez le premier cou, et allez chercher les pieds.

D. Deux corps séparés par en bas, les têtes étant unies partiellement.

Que la tête ou les pieds se présentent, s'il y a difficulté, perforez.

En cas de dystocie causée par l'énormité du ventre du fœtus, comme dans l'hydropisie, la perforation de l'abdomen et l'éviscération pourront être indiquées.

Dans les cas de *monstres simples*, surtout de fœtus ***acéphales***, l'ac-

(1) *Bulletin de la Faculté de Médecine*, vol. IV.

(2) *Mémoires de l'Académie*, vol. I.

(3) *Obstetrical Transactions*, vol. III.

couchement peut souvent présenter des difficultés, et être d'une longue durée. Curtis, de Melbourne (*Australian medical Gazette*, 1870), paraît avoir une grande expérience de ces cas, dont le diagnostic est fort embarrassant ; car le doigt de l'accoucheur n'a pas l'habitude de rencontrer une tête dépourvue d'os. Curtis fait remarquer que l'accouchement est souvent long, dans ces cas, et qu'il est fréquemment compliqué d'hémorrhagie. La prolongation du travail, selon lui, est due à l'absence de développement complet du crâne ; l'utérus presse sur le corps fœtal, qui se ploie, et la nuque se présente. Curtis a toujours dû terminer ces sortes d'accouchements avec le forceps, qu'il regarde comme nécessaire dans tous les cas de ce genre, à moins que l'on ne puisse faire la version. Un fœtus acéphale agit comme un fœtus mort, dans le retard qu'il apporte au travail.

LEÇON XII

Version (*suite*) : Version podalique bipolaire. — Conditions qui indiquent la version artificielle, pour imiter la version podalique spontanée, et l'évolution artificielle, pour imiter l'évolution spontanée. — Différents actes de la version et de l'extraction. — Usage de l'anesthésie dans la version. — État nécessaire du col. — Préparatifs. — Position de la femme. — Usages des deux mains. — Les trois actes de la version podalique bipolaire.

Les conditions qui indiquent la version podalique sont :

1° Généralement, celles qui ne sont pas favorables à la version céphalique, ou à l'imitation de l'évolution spontanée ;

2° Et plus spécialement les présentations de l'épaule, si l'enfant est vivant, dans lesquelles les genoux ou les pieds sont plus près que la tête de l'orifice utérin ;

3° Les cas dans lesquels l'épaule est déjà engagée, spécialement ceux où le bras fait prolapsus ;

4° La plupart des cas de prolapsus du cordon et du bras ou de la main, et quelques cas de prolapsus simple du cordon, quand on ne peut pas le réduire ;

5° Les présentations de l'épaule, lorsque, les eaux s'étant écoulées, l'utérus est assez contracté pour empêcher la mobilité du fœtus ;

6° Certains cas dans lesquels une dangereuse complication, telle qu'une hémorrhagie accidentelle ou causée par une insertion vicieuse ou des convulsions, est à craindre ou existe déjà, et exige la terminaison rapide de l'accouchement.

Dans ces cas, il faut agir quelle que soit la présentation ;

7° Quelques cas d'inertie, avec présentation de la tête, d'utérus et de ventre pendants, lorsque la tête ne peut pas être bien saisie par le forceps ;

8° Quelques cas de présentation de la face (Voy. leçon IV);

9° Quelques cas de rétrécissements moyens du bassin, de rétrécissements du second degré (Voy. leçon V), auxquels le forceps n'est pas applicable, et pour lesquels il faudrait craniotomiser;

10° Certains cas de rétrécissement des parties molles;

11° Quand on provoque l'accouchement prématuré, dans certains cas de rétrécissement du bassin, ou lorsque d'autres circonstances ne permettent pas que le fœtus passe spontanément avec assez de facilité pour venir vivant;

12° Quelques cas de crâniotomie, comme un moyen rapide d'extraire le fœtus;

13° Certains cas de rupture utérine, le fœtus étant encore dans l'utérus;

14° Certains cas de mort de la mère pendant le travail, pour sauver l'enfant, quand on ne peut pas faire l'opération césarienne;

15° Certains cas de monstruosité fœtale (Voy. leçon XI);

16° Certains cas de dystocie causée par des tumeurs qui empiètent sur le bassin (Voy. leçon XVII).

Nous allons maintenant discuter *les conditions nécessaires ou favorables à la version, pour imiter la version podalique spontanée.* Il faut: 1° que le bassin soit assez large pour donner passage à l'enfant sans mutilation; 2° que le canal vulvo-utérin soit assez dilaté ou dilatable pour permettre les manœuvres et le passage du fœtus; 3° que la partie qui se présente ne soit pas engagée profondément dans le bassin; 4° que l'utérus ne soit pas trop contracté pour empêcher l'opérateur de rejeter la partie qui se présente dans l'une des fosses iliaques.

Si l'épaule est libre au-dessus du détroit, si la main n'est pas descendue, il est aisé de la repousser dans l'une des fosses iliaques; *si l'épaule est mobile*, quand même la main serait dans le vagin, l'opération est possible, souvent même facile.

Si l'épaule est profondément engagée, si elle est près du périnée, le corps fœtal étant comme roulé en boule par la contraction utérine, l'enfant est presque assurément mort, et la version n'est pas possible sans grand danger pour la mère; ces conditions nous prescrivent d'imiter l'évolution spontanée.

Prenons d'abord les cas les plus simples, dans lesquels des symptômes qui indiquent que la mère est en danger, comme une hémorrhagie causée par une insertion vicieuse, nous font recourir à la version; supposons une présentation de la tête, et l'orifice suffisamment dilaté. Ce cas, qui demande *la version complète*, comprendra le mécanisme de la version bipolaire.

Il importe de comprendre, dès le début, que la version, telle que je l'ai définie (1), est une chose, et que l'extraction est une autre chose. Quelquefois il suffit de faire la version, et la nature achève l'accouchement; d'autres fois, il faut l'extraction artificielle comme complément à la version. Pour donner un exposé complet du sujet, je vais donc décrire un cas dans lequel la version et l'extraction sont nécessaires.

Chacune de ces opérations se divise en trois actes. Les trois actes de la *version* sont :

1er acte. Éloigner du col la partie qui se présente, et la remplacer par les genoux;

2e acte. Saisir un genou;

3e acte. Achever la version en attirant le genou en bas, tout en élevant la tête et le tronc.

Les trois actes de l'*extraction* sont :

1er acte. Faire passer les jambes et le tronc à travers le bassin et la vulve; comme accessoire, prendre soin du cordon;

2e acte. Dégager les bras;

3e acte. Extraire la tête.

Avant de commencer, il faut faire quelques préparatifs. Je jetterai un coup d'œil sur les points principaux de l'*anesthésie*.

L'administration du chloroforme a deux motifs : épargner de la douleur à la patiente, et faciliter l'opération. Il n'est pas toujours possible d'obtenir ces deux résultats; il n'est pas difficile de rendre la parturiente insensible, mais, pour rendre l'opération plus facile, il faut en général pousser l'anesthésie jusqu'au degré chirurgical. Si vous n'allez pas jusque-là, l'introduction de la main excitera souvent une action réflexe, et vous aurez à lutter avec un spasme utérin et vaginal; vous aurez perdu l'aide de l'énergie de la patiente.

(1) Leçon VI, p. 88.

Il faut pousser l'anesthésie plus loin pour soumettre tous les mouvements volontaires ou réflexes, et diminuer l'irritabilité utérine. Alors, pas toujours cependant, vous obtiendrez une passivité complète, morale et physique, chez votre patiente; l'utérus se relâchera et ne s'opposera plus à l'introduction de votre main. Mais on n'obtient pas toujours ces avantages sans inconvénients : un utérus parfaitement flasque indique une profonde prostration, et dispose à l'hémorrhagie.

Ici, il nous faut des médicaments d'un effet opposé à celui des oxytociques; probablement le nitrite d'amyle sera-t-il plus utile, dans un cas pareil, que le chloral ou le chloroforme, qui peuvent causer des vomissements et exciter, au lieu de calmer, l'irritabilité musculaire.

Notre grand objet doit être de faciliter le passage de la main, auquel s'opposent les muscles de la vulve et du vagin, le releveur et le sphincter de l'anus, qui se contractent spasmodiquement, quand on essaie d'introduire la main. Cette difficulté est vaincue par les anesthésiques, et le graissage de la main. Il faut placer un morceau de graisse dans le vagin, avant d'essayer la version.

L'*état du col* doit être aussi considéré. C'est une conséquence de la présentation de l'épaule, que fréquemment l'orifice ne soit pas assez ouvert, quand l'indication de retourner l'enfant est déjà clairement posée depuis longtemps, car l'épaule ne dilate pas bien l'orifice. On peut en dire autant des cas où la version est exigée par des convulsions, une hémorrhagie, etc. Attendre la dilatation complète de l'orifice serait attendre la mort de la mère ou de l'enfant. Il faut donc que nous puissions entreprendre l'opération, quand le col est encore incomplétement dilaté.

Quel est le degré de dilatation nécessaire? S'il ne s'agit que d'une version dans le cas qui nous occupe en ce moment, et qui n'exige pas l'introduction de la main entière, il suffit que l'orifice soit assez large pour donner passage à deux ou trois doigts. Mais, si nous nous proposons d'amener, si possible, un enfant vivant, l'orifice doit être assez dilaté ou dilatable pour donner un passage rapide au tronc et à la tête du fœtus. La dilatation artificielle du col est décrite dans la leçon V; je rappelle seulement qu'elle s'obtient avec les dilatateurs hydrostatiques et la main. Le dilatateur hydrostatique bien appliqué donne une ouverture suffisante au bout d'une heure; quelquefois les doigts font aussi vite. Tout récemment, dans un cas où la tête, retenue par un léger rétrécissement du détroit supérieur, ne pouvait presser sur le col et le dilater, je l'élargis avec les doigts assez pour permettre l'introduction du petit forceps de Beatty, au bout de quelques minutes; mais l'instrument n'était pas assez fort pour amener la tête; je fis donc la version; le siége et le tronc complétèrent la dilatation; il me fallut tirer très-fort pour faire traverser à la tête le rétrécissement, mais l'enfant fut sauvé. Au commencement, l'orifice admettait à peine un doigt; l'accouchement ne dura cependant pas plus d'une heure; il ne faut pas compter pouvoir agir toujours aussi rapidement, et il n'est pas toujours possible d'obtenir aussi promptement la dilatation nécessaire au libre passage de la tête.

Une main d'accoucheur de moyenne grandeur passera facilement à travers un col trop petit pour la tête, de sorte que, en général, la tête doit faire son passage pour elle-même. Tout ce dont nous devons nous préoccuper, c'est que les parties soient assez préparées pour que, lorsque la tête s'y engagera, elles puissent achever de se dilater rapidement; car c'est à ce moment que l'enfant court du danger, à cause de la pression de la tête sur le cordon. Je dirai plus loin ce que l'on fait pour cela. Il suffit de dire maintenant que, lorsque trois doigts peuvent y manœuvrer sans difficulté, le col est assez ouvert pour que la version puisse s'accomplir, dans les circonstances que nous avons supposées. La règle générale de vider la vessie et le rectum est encore plus importante dans la version que dans l'application du forceps ou la craniotomie.

Quelle doit être *la position de la patiente?* J'ai fait la version le plus souvent pendant que la patiente était couchée sur le côté gauche. Je crois qu'il est d'importance de ne pas effrayer la femme ou son entourage en changeant quelque chose aux habitudes d'une chambre d'accouchement. Faire mettre une femme en couches sur le dos demande beaucoup de préparations. La patiente doit avoir le siége tout au bord du lit, il faut soutenir sa tête; deux aides doivent tenir ses jambes. Il est cependant des cas où il faut adopter cette position. Une autre position, utile souvent, est la position sur les coudes et les genoux ; elle ne permet pas d'employer le chloroforme. La position sur le côté gauche nous donne toute facilité ; il faut amener les fesses près du bord du lit, on enlève les oreillers, pour mettre la tête et les épaules sur le même niveau que le siége ; la tête doit être dirigée vers le milieu du lit, pour que la main de l'opérateur n'ait pas à être dans une position forcée ; les genoux sont fléchis, la jambe droite est tenue par un aide, pour qu'elle ne gêne pas la main droite de l'opérateur, qui doit passer entre les cuisses et agir sur les parois abdominales.

La présence ou l'absence des eaux dans l'utérus est un accident; si les eaux ne se sont pas écoulées, tant mieux ; mais il faut être prêt à agir quand même elles se seraient déjà échappées. Il est inutile de dire que le fœtus est plus mobile, s'il flotte dans l'eau ; il faut non-seulement le faire tourner, mais encore saisir un membre. A un moment ou à un autre, il faudra rompre les membranes. A quel moment est-il mieux de le faire? Si l'on adopte l'ancienne méthode, — introduire la main entière dans l'utérus avant de saisir un pied — il vaut mieux suivre le plan recommandé par Peu : glisser la main entre les membranes et la paroi utérine, jusqu'à ce qu'on sente les pieds, percer les membranes à ce niveau et saisir le membre. Pendant cette opération, le bras bouche l'orifice, empêche les eaux de s'écouler et le corps tourne très-facilement, quand on tire sur le pied.

Mais, si vous adoptez la version bipolaire, avec un orifice imparfaitement ouvert, c'est en face du col qu'il faut percer les membranes. Dans ce cas, vous pourrez peut-être accomplir le premier temps de la version, — éloigner du détroit supérieur la tête ou l'épaule, et amener les genoux sur l'orifice, — avant de percer les membranes. Mais quelquefois le fœtus est trop libre dans les eaux; on ne peut maintenir son extrémité pelvienne sur l'orifice ; il saute, comme dans le ballottement, aussitôt qu'on le touche à travers le col ; dans ce cas, il vaut mieux ponctionner les membranes, et *laisser écouler une partie des eaux ;* pendant ce temps, le doigt reste sur la partie qui se présente, et on se tient prêt à agir au moment convenable.

La main gauche est la plus active dans l'opération, comme je l'ai dit; vous réservez la main droite pour agir sur l'abdomen; c'est donc la main gauche que vous introduirez dans le vagin; l'ambidextrie est ici fort utile. La main gauche est en général plus petite que la droite. La patiente étant couchée sur le côté gauche, la main gauche s'adapte mieux que la droite à la courbure du sacrum; elle rencontre la droite à travers les parois utérines et abdominales, et les deux travaillent avec ensemble, sans qu'on soit obligé de prendre une position incommode, ou de se tordre. De plus, dans la plupart des cas, le plan antérieur du fœtus et ses jambes sont tournés vers l'articulation sacro-iliaque droite, c'est-à-dire inclinés à droite et en arrière, de sorte que la main gauche atteindra les jambes très-facilement.

J'engage vivement tous les jeunes gens qui se destinent à la pratique obstétricale à soumettre leur main gauche à l'*entraînement*, et à en développer le plus possible la force et l'habileté. Cela peut se faire de mille manières, et j'espère qu'on ne m'accusera pas de puérilité, si j'en indique quelques-unes. Dans les exercices gymnastiques et les jeux qui demandent de l'habileté manuelle, servez-vous du bras gauche aussi bien que du droit; c'est un excellent exercice de disséquer avec la main gauche; rasez-vous le côté droit du visage avec la main gauche, brossez vos dents avec la main gauche, et, si vous êtes un peu maladroit, et que vous vous blessiez, soyez certains que c'est moins grave que de blesser une femme en couches, ou que d'être obligé de renoncer à une opération, parce que vous seriez à bout de force.

Tout étant préparé, vous allez commencer l'opération. Dans le cas que nous avons supposé, la tête est sur l'orifice, qui est assez ouvert pour permettre le jeu de deux ou trois doigts; les membranes sont intactes, ou du moins les eaux ne se sont écoulées qu'en partie et depuis peu. La version est indiquée par des symptômes menaçants pour la mère. Une chose que je ne saurais trop vous recommander, c'est d'éviter toute prétention dans ce que vous faites; préparez tout sans bruit et tranquillement; ne faites que ce qu'il faut; dites à la patiente et à ses alentours qu'il faut l'aider à accoucher; mais que votre aide change le moins possible aux habitudes d'un accouchement ordinaire. Quand la patiente est bien placée et chloroformée, ôtez votre habit, relevez vos manchettes jusqu'au-dessus du coude, graissez le dos de la main gauche et le tour du poignet, et mettez un morceau de graisse dans la vulve.

Introduction de la main. — Rapprochez les doigts en forme de cône, introduisez ce cône d'avant en arrière dans la direction du sacrum. Si vous trouvez quelque difficulté — ce qui est probable, si la femme n'a pas encore eu d'enfants — attendez une douleur. La douleur de la contraction masquera celle que cause votre main; la contraction utérine tend à relâcher les sphincters, ce qui facilite le passage de la main. Les lèvres et les poils présentent une difficulté, en se retournant devant les doigts; pour éviter cet inconvénient, écartez les lèvres avec le pouce droit, comme vous feriez pour soulever la paupière supérieure. Le passage à travers la vulve est souvent la partie la plus malaisée de l'opération. Il est souvent nécessaire d'introduire toute la main dans le vagin, ce qui demande de la douceur et de la patience. J'ai quelquefois extrait un fœtus à terme sans introduire plus de deux doigts, sans relever ni salir mes manches; mais il faut des circonstances favorables pour cela.

Nous voici à l'orifice, et il est très-désirable que nous puissions terminer l'opération, sans passer toute la main dans l'utérus. Le *premier acte* commence par le passage des doigts à travers le col, dans la direction de la tête, que nous supposons se présenter.

Vous vous assurez du côté où est l'occiput; car c'est de ce côté qu'il vous faut repousser la tête. En même temps, un aide soutient le genou droit, pour vous donner liberté d'action avec la main droite appliquée à plat sur le fond de l'utérus. Alors commence l'action simultanée des mains sur les deux pôles utérins : la main intérieure repousse la tête vers l'os iliaque gauche, la main extérieure pousse le siége en bas vers l'os iliaque droit, par une combinaison de pression soutenue et de petits coups sur la tête, et des mouvements, partie de glissement, partie de pression sur le siége. Vous pouvez en général sentir la tumeur solide que forme le siége, sur laquelle vous devez presser. Une minute quelquefois, rarement davantage, suffit pour amener le fœtus à une position transversale. Cet acte peut, pour la démonstration, être divisé en deux stages.

A ce moment, il importe de maintenir le siége fixé en bas, afin qu'il soit immobile, pendant que vous cherchez à saisir un genou. C'est le moment de percer les membranes, si elles ne sont pas encore rompues; il suffit de presser sur la poche des eaux, pendant une douleur, et vous entrez dans le *second acte, prise d'un genou.* Dans le cas qui nous occupe, il n'y a pas de nécessité à prendre

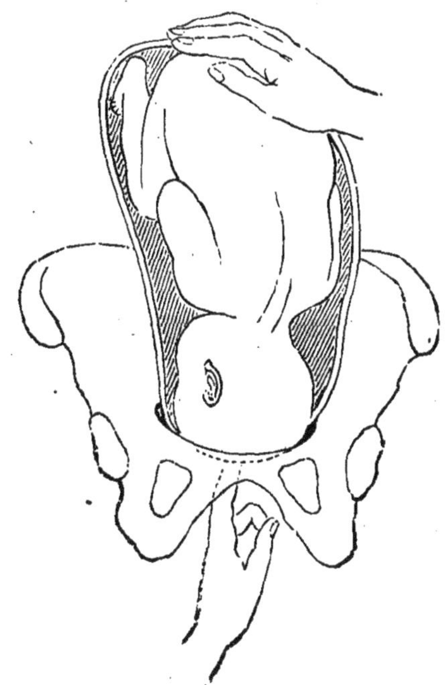

Fig. 66. — Premier stage de la version podalique bipolaire (*).

un genou plutôt que l'autre; après tout, le plus éloigné est celui qu'il faut préférer. Vous verrez, dans les figures 66 et 67, que les jambes, repliées sur l'abdomen, amènent les genoux près du thorax, de sorte que, quand la tête et l'épaule sont repoussées vers un côté, les genoux sont sur l'orifice.

Quand vous tenez le genou, vous êtes maître de la situation; une simple traction peut compléter la version. Mais l'opération

(*) La main droite, appliquée sur le fond de l'utérus, presse le siége à droite et en arrière. Les doigts de la main gauche, appliqués sur la tête, la repoussent vers l'os iliaque gauche.

sera beaucoup plus facile, si vous continuez à agir avec l'autre

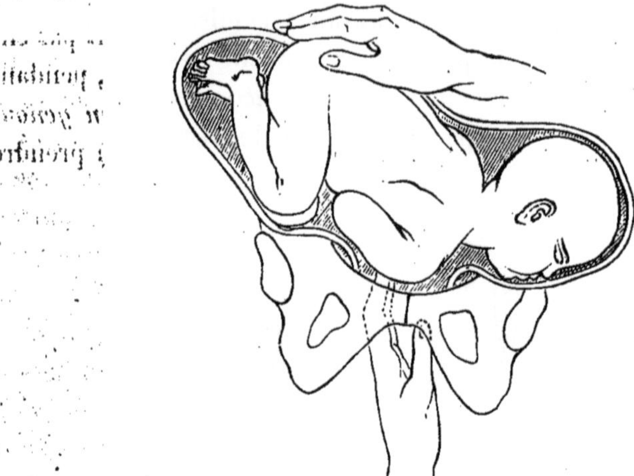

Fig. 67. — Second stage du premier acte (*).

main. Vous voyez, dans la figure 68, que les mains ont changé de

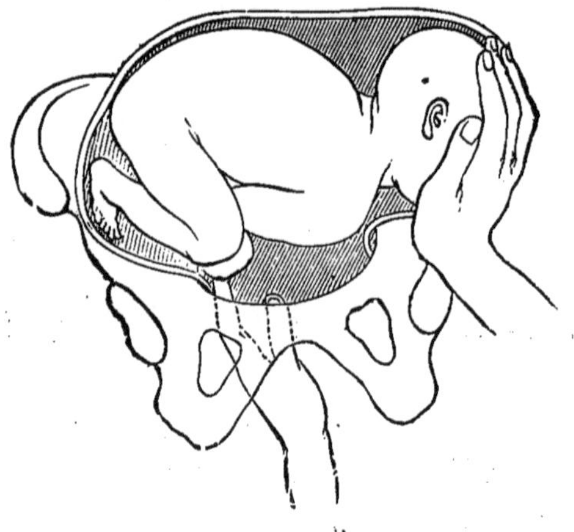

Fig. 68. — Second acte (**).

rapport avec les pôles de l'ovoïde fœtal. La main gauche n'a pas

(*) La main droite, toujours placée sur le fond de l'utérus, presse sur le siége, pour amener les genoux au détroit supérieur, pendant que la main gauche repousse l'épaule vers la fosse iliaque gauche.

(**) Le tronc étant bien fixé, les genoux sont amenés au détroit; l'index gauche accroche le genou postérieur, et l'attire en bas, pendant que la paume de la main droite, appliquée sur la tête, la repousse en haut.

abandonné son poste dans le vagin, c'est l'ovoïde qui a changé, et l'index qui tire sur le genou gauche agit sur l'extrémité pelvienne de l'enfant ; la main droite peut donc quitter cette extrémité, et aller agir sur l'extrémité céphalique, qui a été amenée sur la fosse iliaque gauche. La paume de la main droite est appliquée au-dessous de la tête, et la pousse en haut, pour aider à la traction en bas exercée sur la jambe du fœtus ; cette manœuvre externe facilite singulièrement l'achèvement de la version ; on peut l'employer dans

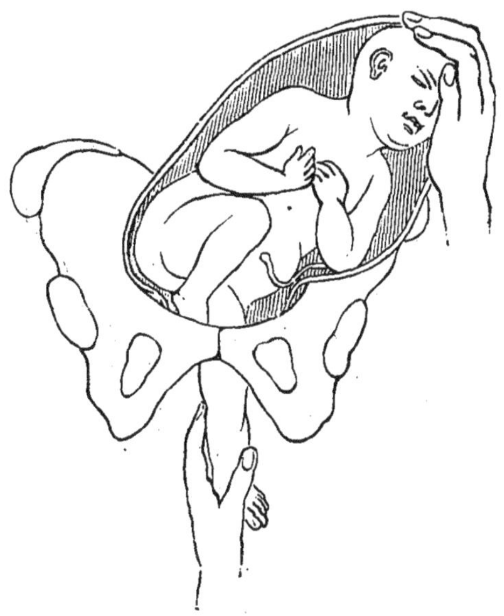

Fig. 69. — Troisième acte en voie d'exécution (*).

presque toute version podalique. Si on la néglige, on peut échouer, comme je le ferai voir, car la tête ne quitte pas toujours la fosse iliaque quand on ne fait que tirer sur les jambes. Si vous continuez à tirer sur la jambe, aussitôt que le siége s'approche du détroit abdominal, commence un mouvement de rotation du fœtus sur son axe longitudinal, dont le but est d'amener le sacrum en avant ; cette rotation dépend d'une loi naturelle d'adaptation des deux corps. Ne

(*) La main droite continue de repousser la tête en haut, et de l'éloigner de la fosse iliaque ; la main gauche a saisi la jambe postérieure, et la tire dans l'axe du détroit supérieur. La version est presque achevée.

vous inquiétez point de « donner l'impulsion », comme quelques auteurs croient pouvoir le faire. Je suis de l'avis de Wigand, qui dit : « La nature, mieux que nous, sait comment et dans quel sens il faut donner les impulsions. »

Nous n'avons qu'à *donner le mouvement en avant*. Si nous avions affaire à une présentation naturelle du siége, nous savons que nous

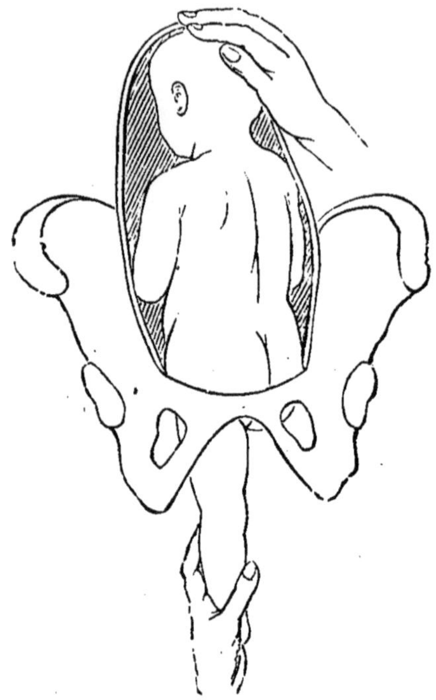

Fig. 70. — Achèvement du troisième acte (*).

pourrions nous fier à la nature pour placer l'enfant dans la meilleure direction pour qu'il passât facilement. Il en est de même quand nous exerçons une traction en bas : si la force d'expulsion manque, suppléons à son défaut par des tractions ; mais ne faisons rien de plus. Il faut se garder d'embarrasser la nature d'une aide superflue. Laissez le corps se placer dans la meilleure direction, tirez doucement sur la jambe ; la nature fera le reste ; vous sentirez

(*) La main droite maintient encore la tête, à présent placée au fond de l'utérus. La main gauche tire sur la jambe gauche, dans l'axe de l'excavation. La version est achevée. La rotation s'est effectuée, le dos est venu en avant, quand le siége s'est engagé.

la jambe tourner dans votre main, et le dos viendra graduellement en avant.

J'ai dit qu'il vaut mieux, somme toute, saisir le genou postérieur ; mais, en comparant les figures 68 et 69, vous verrez qu'en tirant sur le genou antérieur, qui est le plus proche, vous assurez la rotation du dos en avant; il n'est point nécessaire de perdre du temps à chercher le genou le plus éloigné, si l'antérieur est le plus facile à saisir.

Nous voici à la fin de la version, nous avons substitué le siége à la tête. La nature peut achever l'expulsion ; mais, si elle y manque, nous pourrons délivrer par des tractions. Nous avons supposé que l'extraction était nécessaire, nous allons parler de cette opération.

LEÇON XIII

Version (*suite*) : Extraction après la version podalique ou après une présentation du siége. — Les trois actes de l'extraction. — Sortie du tronc ; soins à donner au cordon. — Dégagement des bras. — Extraction de la tête.

La version proprement dite ayant amené le siége à s'engager, nous avons à considérer la délivrance qui est, je l'ai dit, une opération distincte de la première. La nature peut la faire sans aide ; et ce n'est qu'à son défaut que nous devons l'entreprendre. Il faut laisser à la nature le plus possible à faire dans cette opération ; notre rôle se borne à veiller ; nous ne devons intervenir que quand l'accouchement ne marche pas assez vite, ou quand l'enfant souffre. Règle générale, les forces naturelles amèneront le fœtus au dehors, avec moins de danger pour lui et pour la mère, que les forces de l'art. Mais, même dans les accouchements par le siége les plus favorables, que la présentation soit naturelle ou produite artificiellement, l'accoucheur doit écarter certains dangers que court le fœtus dans son passage ; et il se présente quelquefois des difficultés sérieuses qui demandent une intervention adroite.

La description que je vais donner de l'extraction dans les présentations du siége s'appliquera à tous les cas où cette opération est demandée. Je commencerai par le cas le plus simple, celui où il n'y a pas de complication sérieuse, dans la déformation du bassin, la grosseur excessive du fœtus, ou une résistance des parties molles. C'est un cas d'inertie utérine, ou tout autre dans lequel l'intérêt de la mère ou de l'enfant demande que l'accouchement soit terminé promptement.

Nous avons, dans la jambe que nous tenons, un moyen de diriger la marche de l'accouchement ; c'est ce qui constitue l'avantage principal de la version podalique. Nous avons divisé l'extraction en trois actes : traction sur le tronc, dégagement des bras, extraction de la tête. Le *premier acte* se réduit à des tractions sur la jambe étendue, dirigées dans l'axe du détroit supérieur. Il est soumis à deux lois : tirer simplement, sans imprimer aucun mouvement de rotation, tout en ne s'opposant pas à celui qui tend à se produire naturellement. Pour cela, il faut tenir le membre sans le presser,

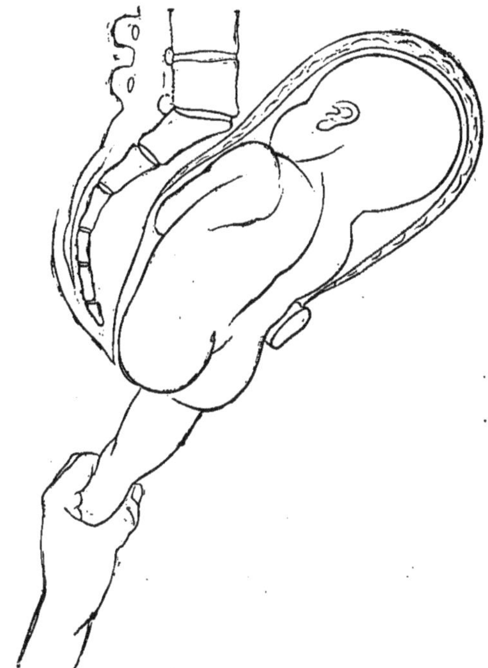

Fig. 71. — Premier acte de l'extraction.

de sorte qu'il suive dans votre main le mouvement de rotation du tronc, ou qu'il entraîne votre main avec lui. Il faut de plus tirer exactement dans l'axe du détroit supérieur, et surtout ne pas diriger trop tôt les tractions en avant, dans la direction de l'axe du détroit inférieur.

Quand le siége est arrivé à la vulve, la traction doit être dirigée un peu en avant, pour permettre à la hanche postérieure de se dégager sur la fourchette; il ne faut pas se presser dans cette manœuvre.

Le passage du siége a dilaté le vagin et la vulve, et a préparé la voie pour les épaules et la tête. Quand les hanches sont sorties, vous pouvez passer l'index gauche dans l'aine et aider à l'extraction, en tirant doucement; et, en même temps, en pressant le genou sur l'abdomen, vous facilitez le dégagement de la jambe.

Quand les deux jambes et le siége sont hors de la vulve, vous avez acquis une force d'extraction beaucoup plus grande, dont il faut user avec discrétion ; vous pouvez tirer sur les deux jambes, en tenant les chevilles des pieds entre les doigts et le pouce de l'une de vos mains. Si vous avez besoin de plus de force, vous pouvez saisir le corps du fœtus au-dessus des hanches, avec l'autre main. Il est bon d'entourer les chevilles d'un linge fin, qui donne plus de prise, et diminue les chances de contusion.

Il faut alors diriger de nouveau les tractions dans l'axe du détroit abdominal, pour y faire passer les épaules; elles le traverseront dans le diamètre oblique, le dos étant dirigé en avant.

Aussitôt que le ventre paraît à la vulve, vous devez penser au cordon, qui peut être tiraillé ou comprimé. Pour diminuer ces risques, prenez le cordon près de l'ombilic, et tirez-en doucement une anse assez longue, que vous placerez là où elle est le moins exposée à être comprimée, sur l'un des côtés du promontoire; il faut de plus le garantir avec vos doigts de la pression du sphincter de la vulve. Tâtez le cordon de temps en temps pour vous assurer qu'il bat; si les pulsations sont faibles et intermittentes, vous devez accélérer l'extraction.

Les observations de May et de Wigand sur ce point méritent d'être considérées. Remarquant que la compression du cordon affecte la veine plus que les artères ombilicales, et que par suite l'accès du sang au fœtus est empêché, pendant que la circulation de l'enfant à la mère se fait mieux, et que le fœtus s'anémie, ils conseillent de lier le cordon, aussitôt que le corps est sorti jusqu'au nombril, puis d'achever l'extraction. Les moyens ordinaires triomphent de l'asphyxie apparente ainsi produite. Von Ritgen a souvent suivi ce conseil, et affirme que, quand on le fait, il n'est pas nécessaire de se presser pour extraire.

Je renvoie à la leçon IV, pour quelques observations sur le temps que peut vivre le fœtus après l'arrêt de la circulation placentaire. J'ai énoncé mon opinion, qu'il y a peu de chance qu'il puisse être ranimé, si la tête n'est pas sortie trois minutes au plus après que la compression du cordon a commencé. On pourra penser que je pose une limite bien étroite, mais il n'y a certainement pas un instant à perdre.

Le *second acte* consiste dans le *dégagement des bras*. Les bras du fœtus sont en général repliés sur la poitrine, et, si le tronc et les épaules sont poussés à travers un bassin normal par les seuls efforts de la nature, ils restent presque toujours dans cette position. Mais, si l'on exerce quelque traction sur le tronc, les bras, qui sont très-mobiles, et qui glissent contre les parois de l'utérus, sont retenus par le frottement, et se relèvent sur les côtés de la tête, ce qui amène souvent un grand retard dans la descente de la tête, laquelle, déjà volumineuse et peu compressible, s'il s'y ajoute encore l'épaisseur des bras, peut bien s'arrêter complétement au détroit abdominal. C'est la principale raison que nous ayons pour ne pas exercer des tractions, quand nous pouvons les éviter. Si cependant les bras se trouvent ainsi relevés, nous devons être prêts à les dégager promptement, sans les briser ni les luxer ; quelles sont les règles de cette opération ?

La difficulté des cas n'est pas toujours la même, les moyens sont donc aussi différents. Dans quelques cas, les bras ne sont pas complétement relevés sur les côtés de la tête. Les humérus sont dirigés un peu en bas, de sorte qu'on peut aisément atteindre les coudes ; il est donc facile de glisser l'index sur la face interne de l'humérus, de la suivre jusqu'au coude, et de tirer l'avant-bras sur le devant du thorax et de l'abdomen, puis d'amener le bras sur le côté. Mais, dans bien des cas, c'est plus malaisé.

La règle fondamentale est d'amener toujours les membres dans le sens de leur flexion naturelle. Il faut donc amener les bras devant la poitrine. Pour cela glissez un ou deux doigts le long du dos de l'enfant, accrochez l'épaule que vous trouverez entre le cou et l'acromion ; puis amenez avec vos doigts le bras en avant ; l'avant-bras suit le bras dans ce mouvement sur la face antérieure du fœtus. Vos doigts continuant à glisser le long de l'humérus arriveront au coude, et, allant toujours en bas et en avant, en travers de la poitrine et du ventre du fœtus, ils étendront le bras et le placeront sur le côté du tronc.

Quel est le bras qu'il faut dégager le premier ?

La règle la plus simple est de saisir le bras le plus facile à atteindre, ce qui rendra plus aisé le dégagement de l'autre, en donnant plus d'espace pour la manœuvre. Comme il y a en général plus de

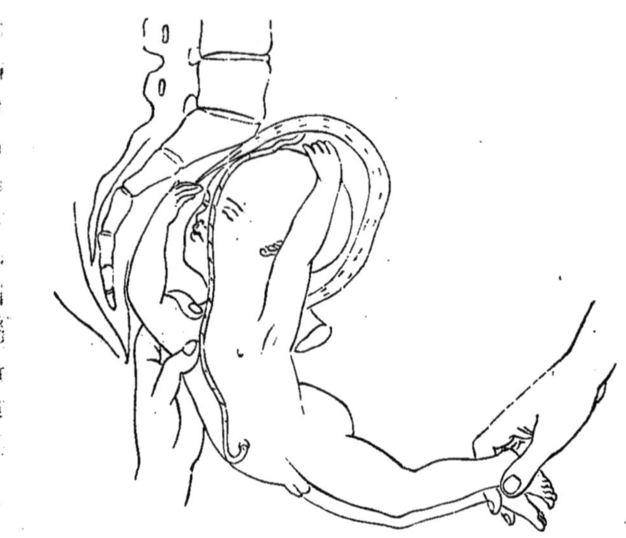

Fig. 72. — Dégagement du bras postérieur ou sacré.

place dans la courbure du sacrum, il vaut mieux dégager d'abord le bras postérieur. J'ai maintenant à indiquer comment on vient à bout des difficultés du dégagement des bras. Il y en a deux principales : Vous ne pouvez pas atteindre le bras postérieur. Amenez le tronc fort en avant, en le fléchissant sur la symphyse (*fig.* 72). Cette manœuvre vous donne de l'espace entre le corps de l'enfant et le sacrum, et en même temps abaisse le bras postérieur, quelquefois le met à portée du doigt. Quand le bras postérieur est dégagé, vous faites la manœuvre en sens inverse, et tirez le tronc en arrière, ce qui abaisse le bras antérieur (*fig.* 73).

La seconde manœuvre peut être tenue en réserve, pour le cas où la première échouerait; pour l'exécuter, il faut avoir présent à l'esprit le sens de la flexion naturelle des bras. Saisissez le tronc du fœtus à deux mains au-dessus des hanches, et imprimez-lui un mouvement de rotation autour de son axe, qui amène le dos un peu à gauche; ce mouvement conduit le bras, que le frottement empêche de suivre le tronc, en travers de la face (*fig.* 74); vous n'avez plus qu'à amener le bras en bas. Cela fait, faites la manœuvre en sens contraire; le bras postérieur est amené sur le devant de la poitrine, et, en tirant le tronc en arrière, vous aurez le bras à portée de vos doigts,

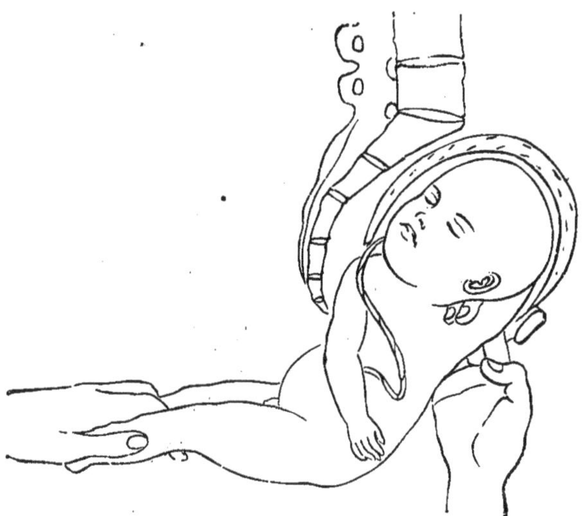

Fig. 73. — Dégagement du bras antérieur ou pubien.

qui termineront comme il a été dit. Pour des motifs que j'indiquerai plus loin, il est désirable d'éviter cette rotation, qui est cependant d'un très-grand secours dans quelques cas difficiles. Ce mouvement de rotation n'a point besoin d'être fort étendu, il suffit qu'il soit d'un huitième de cercle, et comme, par la même manœuvre en sens inverse, on ramène les parties à leur premier rapport, les objections qu'on pourrait autrement faire à cette opération sont écartées.

La raison capitale qui nous oblige à être prudents dans la rotation que nous faisons subir au tronc, c'est que l'articulation de l'atlas et de l'occipital a des mouvements très-limités : l'extension et la flexion (1). L'atlas forme avec l'axis une articulation rotatoire (diarthrose discordante de Beaunis et Bouchard) construite de telle sorte que la rotation ne peut dépasser un quart de cercle, sans que les surfaces articulaires se disjoignent et sans que la moelle soit comprimée ou déchirée. Si donc le menton dépasse l'épaule en tournant en arrière, la mort est instantanée. On a perdu bien des enfants, j'en suis convaincu, pour avoir oublié ce fait. Quelquefois le bras s'accroche sur le bord du détroit supérieur, ou juste au-dessus de

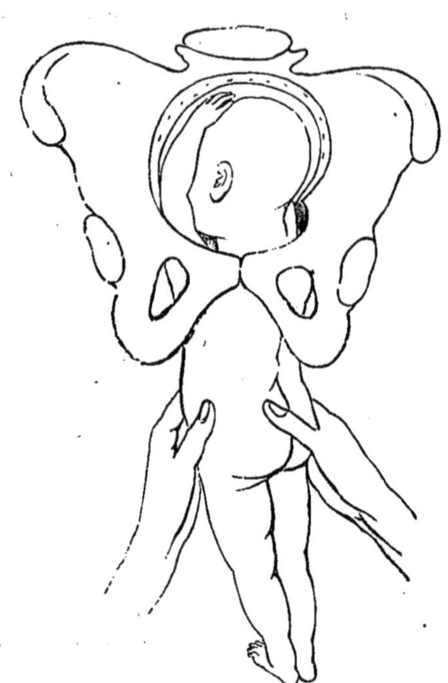

Fig. 74. — Un des modes de dégagement des bras (*).

l'orifice imparfaitement dilaté ; il ne faut jamais tenter, en prenant l'humérus par le milieu, de le faire passer ; vous le briseriez sans faute. Appuyez-le sur la face du fœtus, et sous son menton, glissez votre doigt aussi près que possible du coude, pour l'éloigner du

(*) Le tronc est tourné d'un demi-quart de cercle de droite à gauche, pour amener le bras en travers de la face.

(1) Ici l'auteur commet la même erreur anatomique que j'ai déjà relevée dans ma note de la page 62 ; les mouvements se passent presque exclusivement entre l'axis et l'occipital ; du reste, il a parfaitement raison au point de vue pratique. (*Traducteur.*)

point où il est arrêté. Après le dégagement des bras, commence *le troisième acte*, *l'extraction de la tête*, qui est quelquefois fort difficile, et qui demande toujours une obéissance complète aux lois de l'accouchement. Cet acte diffère des autres, que la nature peut achever quelquefois seule, en ce qu'il faut presque toujours intervenir. La tête, restant la dernière, n'est plus bien soumise à la force expulsive; l'utérus peut difficilement la suivre de ses contrac-

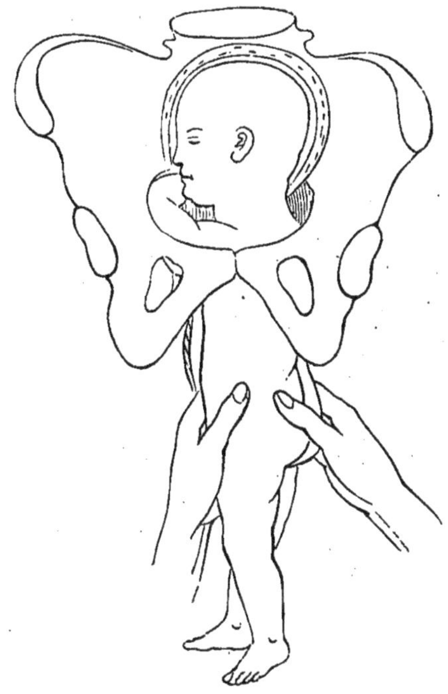

Fig. 75. — Résultat de la manœuvre commencée dans la figure 74 (*).

tions jusque dans l'excavation, et le tronc, si on ne le soutenait pas avec les mains, tendrait, par son inertie, et en frottant contre les draps du lit, à retarder la marche de la tête. C'est dans cet acte que le cordon subit le plus de compression.

Le globe céphalique remplit le détroit supérieur et l'orifice, et le cordon peut difficilement échapper à la compression. Ce serait folie que de se croiser les bras, confiant dans la nature, au risque de per-

(*) Par la rotation du tronc de droite à gauche, le bras gauche est amené en travers de la face.

dre l'enfant, dont le salut était le but de toute l'opération. Supposons que la tête soit dans l'excavation et que vous ne puissiez pas

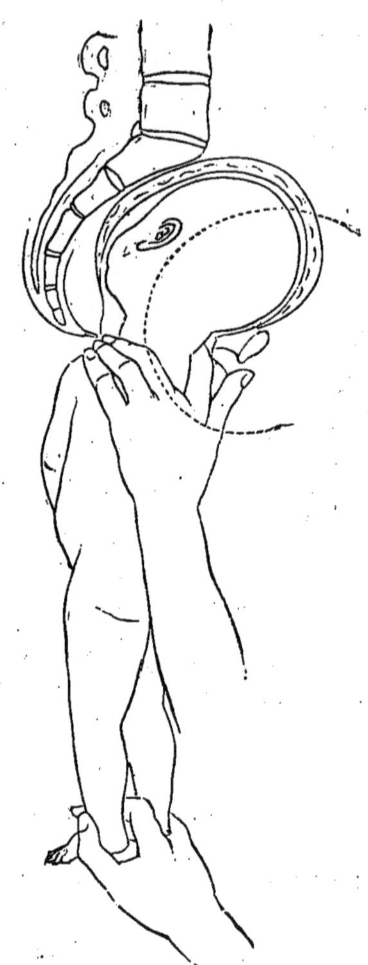

Fig. 76. — Extraction de la tête (*).

l'extraire immédiatement. Si vous pouvez donner accès à l'air dans la poitrine, qui, étant au dehors, est libre de se dilater, il ne sera pas nécessaire de vous presser pour extraire. On peut quelquefois,

(*) La ligne ponctuée est la courbe de Carus, et indique la direction à suivre dans l'extraction.

en mettant un doigt dans la bouche, et tirant le menton en bas, tout en portant le corps du fœtus en avant, et repoussant le périnée en arrière, faire entrer de l'air dans la poitrine. J'ai de cette façon entretenu la respiration d'un enfant pendant dix minutes, en attendant que la tête fût dehors. On peut aussi introduire un tube dans la bouche pour établir, par une sorte de trachée artificielle, une communication entre l'air extérieur et les poumons du fœtus ; le soufflet de Richardson vaut mieux encore (*fig.* 55). Mais je dois vous engager à ne pas vous fier à ces méthodes ; le vrai problème à résoudre est celui de la sortie de la tête. Il y a deux moyens d'y arriver : appliquer le forceps ; j'ai décrit cette opération dans la leçon IV. Bush, Meigs, Rigby et d'autres l'indiquent ; je l'ai moi-même employé avec succès ; mais ce n'est pas un moyen aussi rapide que le second, l'extraction manuelle. Rappelez-vous que la tête doit exécuter une double rotation. Elle doit tourner autour du pubis, et subir dans l'excavation une rotation qui amène la face dans la concavité du sacrum. Vous devez donc dans l'extraction respecter ces deux mouvements naturels ; le meilleur moyen de les guider ou de les suivre, c'est de mettre les doigts d'une main en fourche sur la nuque et de tenir en même temps les pieds avec l'autre main, puis de tirer exactement dans l'axe de l'excavation. Si vous tirez trop tôt en avant, l'occiput s'accrochera à la paroi pelvienne antérieure, et l'extraction deviendra impossible.

Lorsqu'il y a peu ou point de résistance à la sortie de la tête, il suffit de soutenir le tronc avec une main, qui le tient sous la poitrine, pendant que l'autre, placée sur la nuque, règle la sortie de la tête.

Il faut quelquefois une force considérable pour faire passer la tête à travers le détroit supérieur ; mais, tandis que la force ne peut jamais suppléer l'adresse, il est surprenant jusques à quel point l'adresse peut remplacer la force. J'indiquerai plus loin comment on dégage la tête dans les cas très-difficiles ; mais, avant de continuer, je dois parler d'une pratique qui me paraît fondée sur un fait bien observé, mais mal interprété. On vous dit de mettre un doigt dans la bouche du fœtus, ou d'appliquer deux doigts sur les os malaires, afin de maintenir l'axe longitudinal de la tête fœtale en rapport avec l'axe de l'excavation ; c'est tout à fait inutile. Le menton ne s'accrochera nulle part, si, par une intervention maladroite, vous ne vous êtes avisé de vouloir imprimer les mouvements de rotation. Le fait est que la nature a tout arrangé pour terminer l'accouchement aussi bien dans les présentations du siége que dans celles de la tête. Il est vrai que l'articulation occipito-spinale est en arrière du centre de la tête; il pourrait sembler, au premier abord, que l'occiput, qui forme le bras le plus court du levier que représente la tête, doit tendre à se rapprocher de la nuque, mais ce n'est pas ainsi que les choses se passent en réalité. La surface large et ferme de l'occiput, formant un plan incliné dirigé en haut, ne peut manquer d'être arrêtée par les parois du bassin, quand la tête descend. Le frottement éprouvé par une plus large surface augmente la force appliquée au bras le plus court du levier, il est retardé dans sa marche (*fig.* 75), et, par suite, le menton reste appliqué sur le thorax, et l'accoucheur n'a que faire de s'immiscer dans cette affaire.

LEÇON XIV

Version *(suite)* : Version après l'écoulement des eaux, et quand l'utérus est fortement contracté sur l'enfant. — Explication du principe qui fait prendre le genou du côté opposé à l'épaule qui se présente.

Aussi longtemps qu'il reste de l'eau dans l'utérus, et souvent longtemps après, la version bipolaire peut se faire. Mais il arrive un moment où il est nécessaire d'introduire toute la main dans la matrice pour saisir un membre. Nous allons examiner maintenant la version, dans les circonstances difficiles de l'écoulement des eaux, de contraction utérine plus ou moins forte, et d'engagement de l'épaule.

La contraction utérine, naturellement concentrique, tend à accourcir l'axe longitudinal du corps de l'enfant (voir *fig.* 40, 41 et 42). Elle a pour effet de fléchir le tronc sur lui-même, et de rapprocher l'ovoïde de la forme globulaire; les genoux sont rapprochés de la poitrine, mais la difficulté de la version n'en est pas diminuée. Il est inutile que je m'arrête de nouveau sur les mesures préparatoires; je n'ai qu'à rappeler l'utilité du chloroforme et de l'opium, et qu'à répéter qu'il importe de vider le rectum et la vessie.

Et d'abord, *quelle main faut-il introduire?* Dans la leçon XII, j'ai donné quelques raisons pour préférer la main gauche. Le plus souvent le dos du fœtus est dirigé en avant; pour aller chercher les pieds, votre main doit suivre la courbure du sacrum, ce que la main droite, lorsque la femme est couchée sur le côté gauche, ne peut faire sans que le bras se torde d'une façon incommode et gênante. Il est à peine nécessaire de dire combien il est peu naturel de glisser la main droite entre le dos de l'enfant et la paroi utérine antérieure, de la faire passer par-dessus le corps du fœtus, pour aller chercher les pieds qui sont en arrière, puis de les amener par-dessus le dos de l'enfant; en faisant ainsi, vous vous créeriez une difficulté : l'enfant ne voudrait peut-être pas tourner. Pour éviter cet échec, on a donné la règle de passer la main le long de la face interne du bras fœtal, qui vous guidera vers le ventre et les jambes. Ou bien : prenez la main du fœtus, comme si vous vouliez lui donner une poignée de main ; si la main qu'il vous présente est la droite, opérez avec la main droite, et *vice versâ*. On a proposé des règles fort compliquées; quelques auteurs, sur le continent, indiquent la main qu'il faut choisir dans chaque position du fœtus. Le défaut d'accord entre les auteurs sur la main qu'il faut choisir prouve évidemment que ces règles sont inutiles et trompeuses. On ne peut, du reste, pas accepter des règles qui exigent la connaissance exacte de la situation du fœtus; car fréquemment on ne peut pas la diagnostiquer avant d'avoir introduit une main dans l'utérus, et il n'est pas désirable d'introduire d'abord une main dans la matrice, pour avoir à la retirer et à introduire l'autre.

La plus simple et la meilleure règle est celle-ci : *dans toutes les positions dorso-antérieures, couchez la patiente sur le côté gauche, introduisez la main gauche;* elle suivra facilement la courbure du sacrum et le ventre du fœtus; *votre main droite, passée entre les cuisses de la mère, appuiera sur l'utérus en dehors. Dans les positions abdomino-antérieures, couchez la patiente sur le dos, vous pouvez introduire la main droite, et réserver la gauche pour les manœuvres extérieures.* Si la parturiente est dans le décubitus dorsal, vous pouvez manœuvrer sans gêne, mais, dans cette position, la main gauche agit aussi bien que la droite dans les manœuvres internes; je n'indique donc cette exception que pour ceux qui ont plus de confiance dans leur main droite.

Supposons d'abord une position dorso-antérieure. Introduisez votre main gauche dans le vagin, le long de la face interne du bras fœtal. Il est souvent difficile de traverser le détroit abdominal, rempli par l'épaule; avancez doucement, arrêtez-vous quand la douleur arrive, maintenez l'utérus avec votre main droite. Vous pouvez quelquefois faciliter le passage à travers le détroit supérieur, en appuyant la paume de votre main droite dans l'aine, sous la tête, pour la repousser en haut; vous élèverez ainsi un peu l'épaule au-dessus du détroit. Vous pouvez aussi adopter une manœuvre, attribuée à Von Deutsch, mais qui a été pratiquée par Levret; elle consiste à saisir l'épaule ou le côté de la poitrine qui se présente, pour le soulever un peu en avant, ce qui fait tourner un peu le corps sur son axe longitudinal. La main extérieure peut aider un peu par sa pression sur le fond de l'utérus. Quelquefois il y a avantage à faire placer la femme sur les genoux et les coudes; dans cette position le poids du fœtus et de la matrice tend à dégager un peu l'épaule.

Ayant traversé le détroit abdominal, votre main s'avance dans la cavité utérine, où sa présence excite souvent un spasme, qui vous donne la crampe, et vous paralyse; ouvrez la main, et laissez-la à plat, jusqu'à la fin de la contraction. En avançant, vous passez devant l'ombilic, tâtez le cordon et assurez-vous s'il bat; vous saurez ainsi si le fœtus est vivant, mais ne désespérez pas d'amener un enfant en vie, si le cordon ne bat pas; j'ai eu souvent le bonheur de voir naître un enfant vivant, quoique je n'eusse pas senti de pulsations, pendant que ma main était dans la matrice. Vous voici arrivé près de la main. Vous pourriez prendre la main pour le pied; ayez donc bien présentes à l'esprit les différences qui existent entre le genou et le coude, la main et le pied, afin de bien les distinguer. Quand vous êtes à l'ombilic, vous n'êtes pas loin des genoux, les pieds sont un peu plus haut, au fond de l'utérus, appliqués sur le siége.

Quelle partie devez-vous saisir? Il n'est pas rare d'entendre dire et enseigner que ce sont les pieds. Vous verrez des figures, copiées de livre en livre, représentant cette méthode, qui n'a rien de scientifique. Il devrait y avoir une bonne raison pour aller chercher les pieds, qui sont plus élevés, et beaucoup plus difficiles à atteindre; je n'en connais cependant que de mauvaises, pour prendre ce surcroît de peine. Il est plus facile de faire une version complète quand on tient un genou. Radford insiste pour qu'on ne prenne qu'un pied, pour la raison suivante : l'enfant vient plus souvent vivant, dans la présentation de l'extrémité pelvienne complète, que quand les pieds sortent les premiers. La moitié du siége dilate mieux le col que les deux pieds. La circonférence du siége est de 305 à

330 millimètres, presque celle de la tête ; la circonférence de la moitié du siége est de 279 à 317 millimètres, et celle des hanches n'est que de 254 à 292 millimètres.

Mais le genou vaut mieux que le pied. Vous vous décidez donc à saisir *un* genou, mais lequel ? Celui qui est le plus en arrière est celui qui convient le mieux, pour des motifs admirablement exposés par Simpson (1). Nous avons affaire à une position dorso-antérieure, l'épaule et le bras droits sont en bas ; il faut les éloigner du détroit abdominal. Quelle est la meilleure manière d'y arriver ? Évidemment, c'est d'amener en bas le genou de l'autre côté, lequel, représentant le pôle opposé, ne peut changer de place sans déplacer l'épaule qui se présente ; si nous l'attirons en bas, l'enfant étant vivant, et son rachis élastique, l'épaule doit s'élever, et la version sera complète, ou peu s'en faut. Mais, si l'on saisit les deux pieds, ou seulement le pied homologue à l'épaule qui se présente, la version ne peut guère être complète, et échouera peut-être complétement.

Ce point mérite toute notre attention. J'ai emprunté la figure 77 à Scanzoni (*Lehrbuch der Geburtshülfe*, 4e édition, 1867), pour vous montrer l'erreur que je désire vous voir éviter. Elle représente une position dorso-antérieure, l'épaule droite se présente ; la main gauche de l'opérateur, suivant la méthode recommandée par Scanzoni, saisit et attire la jambe droite. Les flèches indiquent le sens des mouvements qu'on veut produire. Vous voulez que l'épaule s'élève pendant que vous tirez la jambe en bas. Mais la traction exercée sur la jambe droite tend nécessairement à la rapprocher de l'épaule ; le corps se ploie sur le côté, la jambe et l'épaule se serrent l'une contre l'autre, et vous échouez.

Comparez cette figure avec les figures 78 et 79 qui montrent la vraie méthode de version. Les flèches indiquent toujours la direction des mouvements. Si vous tirez sur le genou du côté opposé à l'épaule qui se présente, les mouvements de ces deux parties seront parallèles et de sens inverse, comme ceux des deux bouts d'une corde placée sur une poulie. La descente de la jambe gauche fait nécessairement tourner tout le tronc, et l'épaule droite s'élève nécessairement. Pour tourner, le fœtus doit éprouver un mouvement de

(1) *Obstetric Memoirs*, 1855, vol. I, p. 635. (*Traducteur*.)

rotation autour de son axe spinal, aussi bien qu'autour de son axe transversal. En un mot, cette révolution est un mouvement composé de culbute et de glissement sur un côté.

Si vous tirez sur les deux jambes, vous gênez ce double mouvement; les seuls cas dans lesquels j'ai trouvé avantageux de saisir les deux jambes sont ceux où le fœtus est mort depuis longtemps; dans ces cas, le rachis a perdu son élasticité; le corps a de la peine à tourner, et il n'y a rien à gagner à conserver la moitié du siége, et à s'opposer à ce que le cordon soit comprimé.

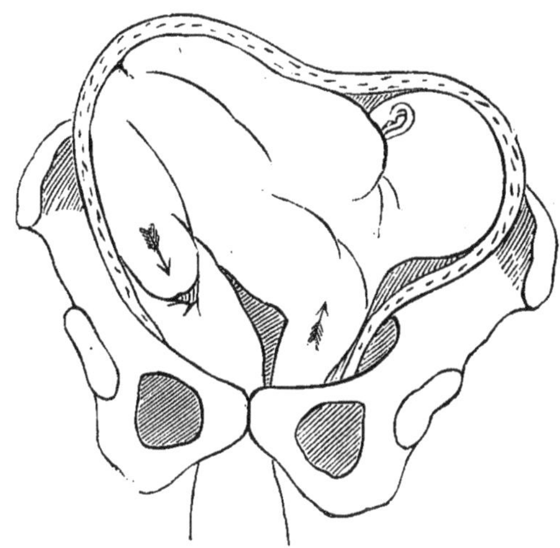

Fig. 77. — D'après Scanzoni (*).

Saisir un pied est souvent si difficile, qu'on a construit divers instruments pour y arriver. Pour faire descendre un pied ou les deux pieds, il faut les tenir solidement, il faut les saisir entre le pouce et les doigts, ou tenir la cheville entre deux doigts; dans cette position la main tient de la place. Pour saisir un pied, il suffit d'un doigt qui s'accroche au-dessus du mollet. La figure 80 montre l'appareil de Braun pour saisir un pied. Un ruban formant nœud coulant est fixé au bout d'une tige en gutta-percha de 30 centimètres de long, qui est guidée par la main jusqu'au niveau du pied;

(*) Montre l'erreur qui consiste à tirer sur le genou homolog ue à l'épaule qui se présente.

quand la cheville est dans le nœud, vous tirez sur l'extrémité libre du cordon et retirez la tige.

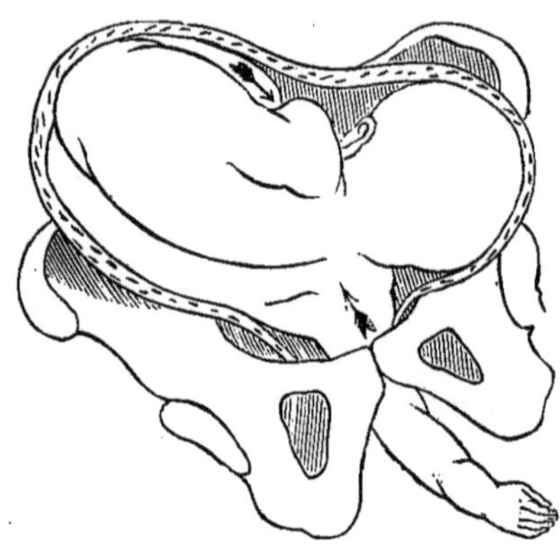

Fig. 78. — Version faite sur le pied du côté opposé à l'épaule qui se présente (*).

Hyernaux, de Bruxelles, a inventé un *porte-lacs* très-ingénieux

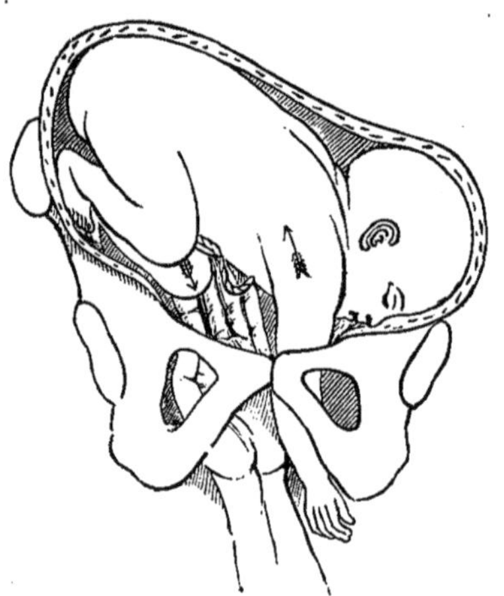

Fig. 79. — Continuation de la version (**).

pour remplir le même but. Il y en a beaucoup d'autres, mais com-

(*) Les flèches montrent les mouvements en sens inverse qui se produisent ; par cette méthode, l'épaule ne peut manquer de s'élever.

(**) A mesure que le genou gauche descend, le tronc tourne sur un axe spinal et sur son axe transversal, et l'épaule droite s'élève.

me ils sont faits pour parer à une difficulté créée volontairement par une pratique erronée, je n'ai pas à les décrire. Sans doute, il est souvent utile d'attacher un ruban au pied, quand on l'a amené dans le vagin, pour l'empêcher de remonter; mais les doigts suffisent, pour peu qu'on soit adroit. Les cas où il est né-

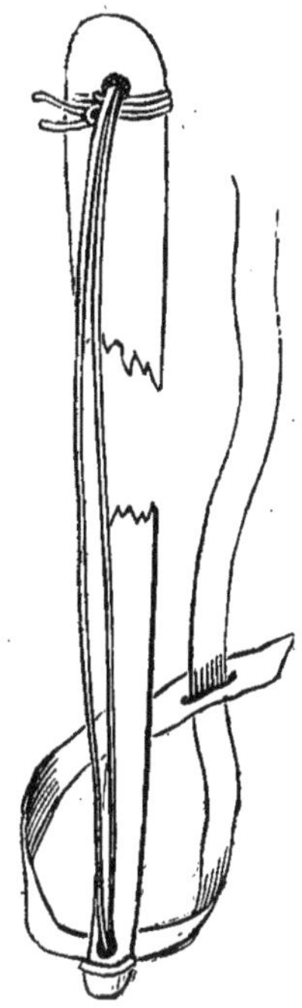

Fig. 80. — Porte-cordon de Braun, pour appliquer une anse autour du pied, ou pour réduire le cordon.

cessaire de saisir un pied qu'on ne peut qu'atteindre avec l'extrémité des doigts sont extrêmement rares; pour ces cas, l'appareil de Braun, qui sert encore à réduire le cordon, est aussi utile que tout autre. L'écraseur à fil métallique est excellent pour saisir le pied ; on fait une anse juste assez large pour laisser passer le pied, et on y passe la cheville, on tourne un peu la vis, pour qu'il ne lâche pas prise, et on n'a plus qu'à tirer.

LEÇON XV

Version (*suite*) : **version dans les positions ventro-antérieures. — Version incomplète, la tête restant dans la fosse iliaque, ses causes. — Version bi-manuelle ou bipolaire, quand une épaule est déjà engagée. — Facilitation de l'accouchement, en imitant l'évolution spontanée. — Éviscération. — Décapitation. — Extraction d'une tête séparée du tronc.**

La version, dans les positions abdomino-antérieures, ne diffère pas essentiellement de la version dans les positions dorso-antérieures. J'ai déjà dit qu'il vaut mieux que la patiente soit couchée sur le dos, et qu'on peut se servir de la main droite. Comme toujours, il faut maintenir l'utérus par dehors, pendant que vous passez votre main droite le long de la face interne du bras fœtal, derrière la symphyse; elle chemine en travers du ventre du fœtus, pour aller saisir le genou le plus éloigné. Quand vous tirerez dans la direction de la flèche (*fig.* 81), l'épaule s'élèvera.

Un détail de l'histoire de la version n'a pas attiré toute l'attention qu'il mérite. J'ai observé que, malgré tout le soin qu'on met à suivre les règles prescrites, la version ne se fait pas toujours complétement; la tête et une partie de la poitrine peuvent rester fixées dans la fosse iliaque, si le tronc est fortement fléchi. Je crois que la version complète ne se fait que par exception, quand les eaux se sont écoulées, et lorsque l'utérus s'est moulé sur le fœtus, et s'oppose à ce mouvement de rotation et de glissement dont j'ai parlé. L'idéal de version complète que conçoivent ceux qui font la version n'est pas souvent réalisé ; elle ne peut réellement se produire que si l'on exécute bien exactement la méthode bipolaire par les manœuvres externes et internes. Pendant toute l'opération, on peut fréquemment sentir la tête presque immobile dans la fosse iliaque, et quelquefois l'avant-bras demeure dans la partie supérieure de l'excavation. Les fesses et le tronc sont amenés autant par flexion que par version. Le mouvement exécuté par le corps participe à la fois de la version et de l'évolution spontanées. Les figures 82 et 83, prises dans mes notes sur un cas que j'ai vu, mettront en lumière ce détail de la version incomplète, et l'importance des tractions sur la jambe du côté opposé à l'épaule qui se présente.

Si la tête et l'épaule s'élèvent assez pour permettre au siége de s'engager, il n'y aura aucun obstacle sérieux à l'accouchement.

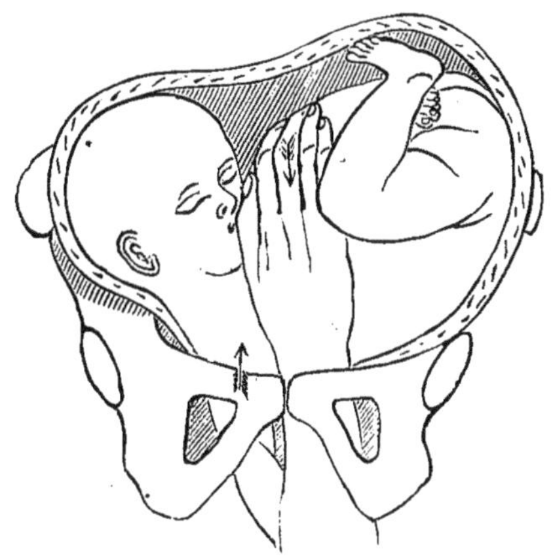

Fig. 81. — Version dans une position abdomino-antérieure (*).

Mais il arrive assez souvent que, si l'épaule est fortement engagée, lors même que vous avez pu amener une jambe dans le vagin, la version ne veut pas s'effectuer; l'épaule reste obstinément fixée au détroit. C'est le cas où la méthode bipolaire trouve son application. Il est évident que vous auriez un grand avantage à tirer sur la jambe, si vous pouviez en même temps repousser l'épaule en haut; mais vous ne pouvez pas introduire vos deux mains dans le pelvis. Vous pouvez quelquefois dégager l'épaule par une manœuvre externe, en poussant la tête en haut, avec la paume de la main que vous insinuez entre la tête et le détroit supérieur. Mais cela ne réussira

(*) La main droite de l'opérateur saisit le genou gauche qui est le plus élevé. Pendant qu'il descende le corps fœtal tourne sur ses axes longitudinal et transversal, et l'épaule droite qui se présent, s'élève.

pas dans les cas de réelle difficulté ; il faut repousser l'épaule depuis le dedans. Pour cela, fixez un ruban autour de la cheville, ce qui est quelquefois difficile, et tirez. Pour attacher le ruban, glissez le nœud coulant jusque sur l'extrémité de deux ou trois de vos doigts qui tiennent les pieds, ces doigts le fixent *au-dessus de la cheville et du talon;* puis serrez le nœud. Vous aurez souvent à n'agir qu'avec une main dans le vagin, la main tenant en dehors l'extré-

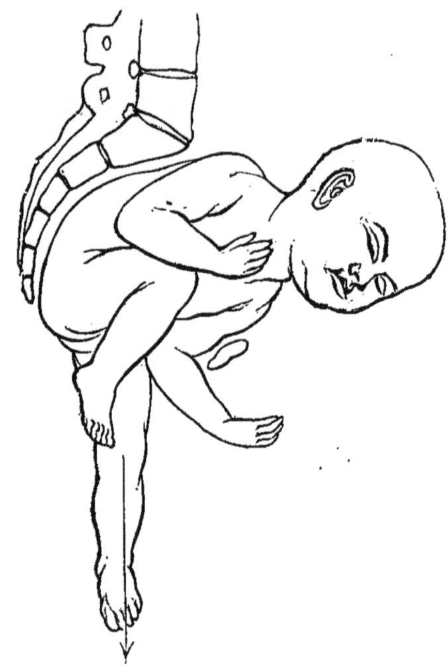

Fig. 82. — **Position abdomino-antérieure, présentation de l'épaule gauche (*).**

mité du ruban, prête à le serrer aussitôt qu'il sera en place; ou bien, pendant qu'une main tient le pied, vous pourrez y fixer le nœud avec l'instrument de Braun (*fig.* 80) (1). Le pied une fois tenu ferme, vous passez la main droite dans le vagin, et vous appliquez les

(1) Il est bon de remarquer qu'à Vienne, on se sert fort peu de l'instrument de Braun, de Vienne, pour porter un ruban sur le pied ; on ne l'emploie guère que pour réduire le cordon. (*Traducteur.*)

(*) La traction avait été dirigée d'abord dans le sens de la flèche, sur la jambe gauche, et avait eu pour effet de fléchir le tronc, et de forcer l'épaule contre la symphyse.

doigts, la paume de la main, s'il le faut, sur l'épaule et la poitrine. Il n'est pas facile de tirer sur le ruban, en même temps qu'on repousse l'épaule ; il y a si peu de place que, lorsque vous poussez, la jambe tend à remonter ; poussez et tirez tour à tour ; la jambe ne tardera pas à descendre, et le bras à s'élever.

La direction dans laquelle vous poussez la poitrine et l'épaule n'est pas indifférente ; vous ne pouvez pas pousser en arrière, ni

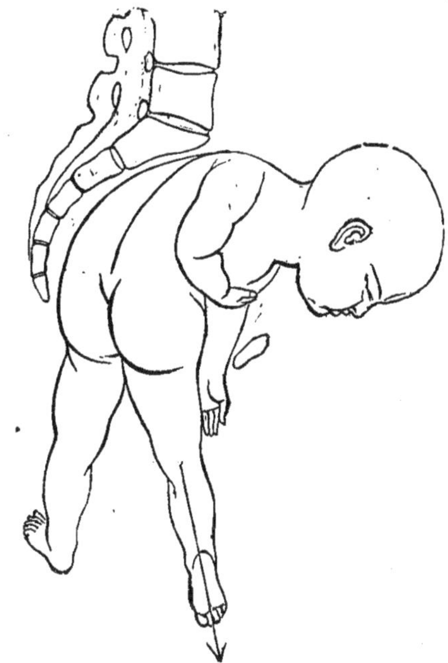

Fig. 83.— Correction de l'erreur représentée dans la figure 82*.

directement en avant. Votre but est de faire tourner le tronc sur son axe spinal. Il faut appliquer la manœuvre de Levret et de Von Deutsch : *pousser l'épaule et les parties voisines directement en avant*, pour leur faire décrire un cercle autour du promontoire. Le critique de la première édition de cet ouvrage dans le « *American journal of medical Science* » attire l'attention des accoucheurs sur la

(*) En tirant sur la jambe droite, on a fait tourner le tronc sur son axe spinal, le bras qui se présentait s'est élevé, et le siége a pu descendre. Quoique l'accouchement se soit fait, la version n'a pas été complète, la tête est demeurée dans la fosse iliaque, et la main du fœtus n'a point quitté l'excavation

méthode qui consiste à *pousser sur le bras du côté opposé* pour produire une rotation du fœtus autour de son axe spinal. Je ne l'ai jamais essayé, mais cette méthode est une ressource qu'il ne faut pas oublier.

On a construit plusieurs instruments pour remplir ce but, on a fait des *béquilles* et des *repousseurs*, pour remplacer la main ; mais on ne sait pas toujours exactement ce qu'ils font ; la main, au contraire, est un instrument qui sent ce qu'il fait, où il est, qui obéit

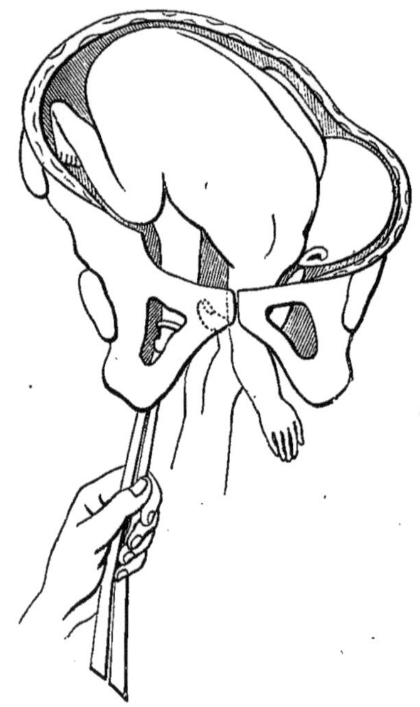

Fig 84. — Méthode bipolaire d'élever l'épaule engagée au-dessus du détroit supérieur, pour faire la version.

à votre volonté, et vous informe, à chaque instant, *par télégramme*, de ce qui se passe et de ce qu'il y a à faire.

Dans la plupart des cas de ce genre, nous sommes justifiés d'essayer la version ; car c'est une chance de salut pour le fœtus. Mais il y a des cas où les choses sont plus avancées, où l'épaule et la poitrine sont enfoncées dans l'excavation, et où le tronc est fortement fléchi ; cela ne peut guère arriver qu'après de longues contractions qui ont presque assurément tué l'enfant. Ou celui-ci était déjà mort au début du travail, — ce qui est très-favorable à l'évolution spontanée — ou bien il a succombé à la compression concentrique que lui a fait subir l'utérus. En présence d'un pareil cas, la première question à examiner est celle-ci : la nature achèvera-t-elle la tâche qu'elle a commencée? L'enfant sortira-t-il spontanément? L'observation va nous mettre à même de déterminer jusques à quel point nous pouvons compter sur l'évolution spontanée, et quand nous devons intervenir. Si le bassin est large relativement à l'enfant, si le fœtus est petit, mort et très-flasque, si le thorax descend sous l'influence de fortes contractions qui ont un caractère expulsif, si la patiente a encore des forces, nous sommes autorisés à rester spectateurs et à attendre. Mais, si la poitrine ne fait que des progrès nuls ou insignifiants, si l'enfant est gros et peu malléable, si les contractions ne sont pas expulsives, si les forces de la mère diminuent, si le pouls s'élève, il nous faut agir. Comment? voilà la seconde question. Cela dépend des circonstances. Si un peu de *vis à fronte* peut suffire à suppléer au défaut de *vis à tergo*, nous pouvons imiter Peu qui, dans un cas d'évolution spontanée qui s'avançait, passa une corde autour du corps du fœtus, pour tirer dessus et aider à la flexion du tronc.

Nous pouvons aussi faciliter la flexion du tronc et l'expulsion, par l'*éviscération*, qui consiste à perforer la partie engagée de la poitrine et à en retirer les viscères; cela fait, des tractions avec le crochet ou la pince à craniotomie, dans la direction de la courbe de Carus, amènent en général la sortie du corps sans difficulté. (V. *fig*. 85.)

Quelquefois la perforation et l'éviscération ne suffisent pas, il faut arriver à la *décapitation*, opération d'une extrême importance, qui procure un soulagement immédiat à la mère et qui souvent lui sauve la vie. Celse en parle; et Heister, d'après Von Hoorn, l'a décrite clairement.

On lui rend si peu justice, et on la pratique si peu, que je crois utile de la discuter en détail.

Feu le professeur Davis, dans son grand ouvrage (1), que ses successeurs ont trop négligé, dit : « On peut considérer comme une

(1) *Obstetric Medicine*.

« bonne règle, de ne jamais faire la version, quand on sait que l'en-
« fant est mort. » Dans les cas où le tronc est engagé depuis longtemps, il recommande de pratiquer, *sur l'enfant*, une opération qu'il
nomme : « *bisection du fœtus au niveau du cou*. Plus loin : « Il
« faudrait établir comme règle de décapiter, dans les présentations

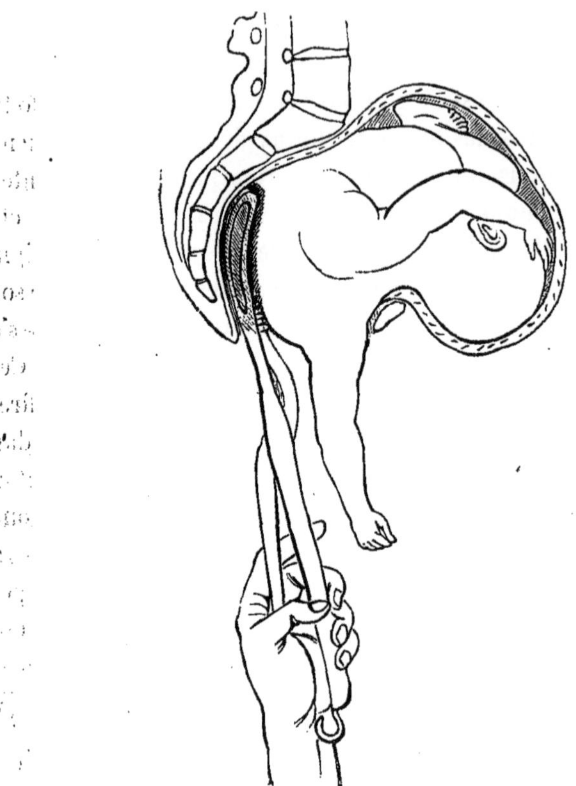

Fig. 85. — Extraction après la perforation du thorax, et accouchement imitant l'évolution spontanée.

« du bras, où la version peut présenter quelque danger. » Ramsbotham (1) aussi, dit : « Il me semble qu'il vaut mieux éviscérer ou
« décapiter le fœtus, que de s'efforcer de faire la version, dans tous
« les cas où la matrice est assez contractée sur l'enfant, pour que
« la main coure le risque de la rompre ; parce que, si la compression

(1) *Medical Times and Gazette*, Dec., 1862.

« est telle que de rendre l'opération très-difficile, l'enfant doit avoir « succombé à la compression de la poitrine, du cordon ou du pla- « centa. »

L'autorité d'hommes tels que Davis et Ramsbotham impose le respect. Leurs opinions ne sont pas un dogmatisme vantard, appuyé sur un peu de lecture et très-peu d'expérience, mais des conclusions tirées de leurs fréquentes rencontres avec les circonstances difficiles. La plupart des praticiens du continent affirment l'utilité de la loi posée par Davis et Ramsbotham. L'Asdrubali (1812) Paletta (1), Braun, de Vienne, Dubois, Lazzati, de Milan, (2) et tant d'autres ont fait l'éloge de la décollation et l'ont pratiquée.

On a fait divers instruments pour la décapitation. Le crochet de Ramsbotham est le plus connu dans notre pays, et a subi de nombreuses modifications en Angleterre et à l'étranger. C'est du premier Ramsbotham qu'il tire son nom. Davis l'a décrit et recommandé. C'est un crochet arrondi, dont la partie concave est tranchante, supporté par une forte tige, montée sur un manche de bois. Davis se servait d'un instrument qu'il avait inventé, le couteau à embryotomie caché. Il est composé de deux branches, unies par une articulation pareille à celle du forceps; l'une des branches est armée d'un couteau, à son côté interne; l'autre branche n'est qu'une garde, elle est opposée au couteau, et le cache, après la section du cou. On porte quelquefois une forte ficelle autour du cou, que l'on divise par un mouvement de va-et-vient, au moyen de traverses de bois qui servent de manches.

Dans une discussion sur ce sujet, qui eut lieu récemment à la Société Obstétricale d'Edimbourg, le Dr C. Bell proposa l'emploi d'un instrument semblable à la sonde de Belloc, pour porter une ficelle autour du cou. Le Dr Keiller parla d'un instrument que le Dr Ritchie avait fait construire, et qui ressemble à un écraseur, avec une vis sans fin et une chaîne.

Heyerdabl, Pajot et Hyernaux ont pratiqué la décollation au moyen d'un fil de chanvre passé autour du cou et ensuite fortement tiré par un mouvement de scie.

(1) *Del Parto per il Braccio*, Bologna, 1808.
(2) *Del Parto per la Spalla*, 1867.

On a fait de forts ciseaux pour couper les vertèbres; Mattéi, de Paris, en a fait construire de fort bons. Je crois l'idée bonne, car il est quelquefois facile de couper le rachis, quoiqu'il soit difficile de passer un crochet par-dessus le cou du fœtus. Ces ciseaux ressemblent à l'ostéotome des chirurgiens.

Il faut se souvenir que le rachis peut être divisé, en perçant les vertèbres avec le perforateur, puis en séparant les branches qui déchirent les os. Les parties molles peuvent être coupées avec des ciseaux. A défaut d'instruments spéciaux, on peut employer de forts ciseaux, ou même un canif, ou une lame de Wharncliffe.

L'instrument favori des Allemands et des Italiens est le crochet mousse, ou décapitateur de Braun (1). Je ne l'ai jamais essayé; je me sers toujours du crochet tranchant de Ramsbotham ; mais je suis disposé à croire celui de Braun meilleur. Garthshore faisait cette opération avec un crochet mousse ordinaire. Il faut rejeter les crochets tranchants, qui peuvent blesser la mère ou l'opérateur. L'instrument de Braun a 305 mill.; de long, y compris le manche; le plus grand écartement des deux parties qui forment le crochet est de 25 mill.; la tige n'a pas plus de 10 à 18 mill., Lazzati l'a modifié, en recourbant légèrement la tige, près du crochet.

Opération : Je la décrirai en trois stages : Le premier comprend l'application du décollateur et la section du cou; le deuxième, l'extraction du tronc ; le troisième, l'extraction de la tête.

Premier stage : La patiente doit être couchée sur le côté gauche

(1) Le crochet de Braun, de Vienne, mérite une description spéciale : Il a environ 30 centimètres de long; la tige est fixée perpendiculairement sur une barre de bois, qui sert pour la torsion, et qu'on tient comme l'anneau d'une clef (Braun appelle son crochet : *crochet-clef*). Le crochet lui-même forme un angle de 45° environ avec la tige; il se termine par une boule, pour éviter de déchirer les parties molles; il est aplati, de sorte qu'une coupe parallèle à la tige donnerait une figure elliptique : ce qui lui donne un tranchant mousse. Le cou est saisi entre le pouce et l'index gauches ; on glisse l'instrument, à plat, le long de la face interne du pouce, de façon que la boule ne la quitte pas; quand la boule est arrivée au delà du cou, on donne un quart de tour au manche, et on retire, pour engager le cou dans le crochet, puis on tourne, non *de droite à gauche*, mais de *la tête au bassin*, par en haut, en tirant toujours sur le manche. Cet instrument est un bon décapitateur ; mais il exige l'emploi d'une grande force, et son application est fatigante; je ne l'ai appliqué qu'une fois, et j'étais fort las après l'opération ; l'utérus, fortement contracté sur l'enfant, supporte tout le contre-coup de la force de torsion développée par l'opérateur, laquelle pourrait déchirer les attaches de l'utérus au vagin. Je dois dire pourtant que je ne connais pas de cas où pareille déchirrure se soit produite. Mais je préfère le crochet de Pajot. (*Traducteur.*)

ou sur le dos. Prenez le crochet de Ramsbotham ou celui de Braun. Comme l'instrument doit être placé sur la nuque, il faut d'abord s'assurer où est le dos. Il faut aussi déterminer si le fœtus est encore couché en travers du détroit supérieur; dans ce cas, la tête sera d'un côté ou de l'autre; ou bien, si, une grande partie de la poitrine étant descendue dans l'excavation, la rotation s'est déjà effectuée, la tête et le cou seront en avant, près de la symphyse. Ces renseignements nous seront fournis par le bras qui se présente et par l'examen manuel. Il faut avoir un aide qui tire sur le bras, pour fixer l'épaule en bas, puis l'opérateur introduit sa main gauche, ou deux ou trois doigts, si cela suffit, sur la poitrine de l'enfant, jusqu'à ce que ces doigts atteignent le devant du cou; il introduit le crochet avec la main droite, à plat, suivant la ligne ponctuée de la figure 86, entre le bassin et le dos du fœtus, jusqu'à ce que le crochet soit assez avancé pour pouvoir accrocher le cou; l'extrémité du crochet est reçue, guidée et fixée par les doigts de la main gauche. La traction sur le bras droit doit continuer pendant qu'on sépare la tête. Avec le crochet de Ramsbotham, il faut faire un mouvement de scie; les doigts appliqués sur l'extrémité du crochet règlent son action. Avec le crochet de Braun, il fait exercer un mouvement rotatoire de droite à gauche et tirer en même temps.

L'instrument écrase les vertèbres, on fait son chemin dans leur substance; il reste, après leur division, quelques lambeaux, qu'il faut couper avec des ciseaux, ou laisser jusqu'au *deuxième stage :*

Extraction du tronc : Le coin qui était trop large pour traverser le détroit supérieur est maintenant divisé en deux masses plus petites qui pourront, séparément, passer à travers l'excavation. On amènera facilement le tronc, en continuant les tractions sur le bras; la tête sera repoussée sur le côté par la descente du corps (*fig.* 87).

Troisième stage : extraction de la tête. Ce n'est pas toujours un problème facile à résoudre. Dans le cas qui nous occupe, l'enfant étant mort depuis plusieurs heures, les os et les tissus ont perdu toute élasticicité, les sutures sont désunies, et le tout forme une masse plastique, facilement compressible; la tête, dans cet état, est quelquefois expulsée par les seules forces de la nature. Dans un cas de ce genre, j'ai extrait la tête avec mes doigts; mais j'ai eu souvent à extraire une tête qui avait résisté aux moyens ordinaires. Nous avons, pour l'extraction de la tête restée en arrière, quatre instruments : le crochet, le forceps, la pince à craniotomie, le céphalotribe. Si le *crochet* peut pénétrer dans une orbite, ou dans le crâne (1), comme il a une bonne prise, il réussira ; mais il est difficile d'obtenir une prise aussi sûre, et on risque que l'extrémité du

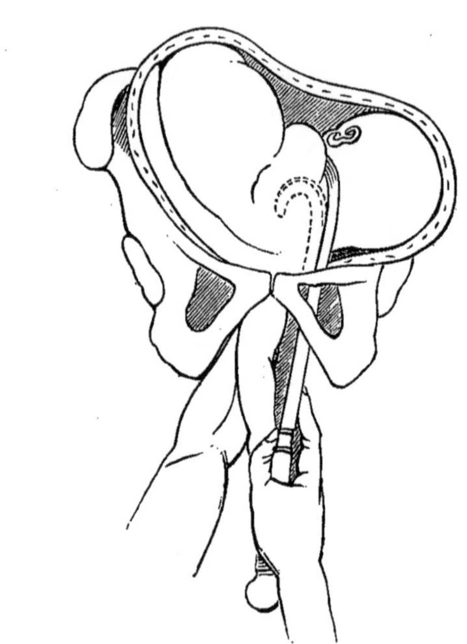

Fig. 86. — Premier stage de l'accouchement par la décapitation (*).

crochet ne glisse, et ne blesse les parties molles de la mère. La tête, devenue libre, roule çà et là dans la matrice, et échappe aux tentatives qu'on fait pour la saisir ; aussi je rejette le crochet. Le *forceps* vaut mieux. Si l'on peut saisir la tête, — ce qui n'est pas facile, car elle peut s'échapper au-dessus du détroit supérieur, et

(1) Le crochet, introduit dans la bouche, tient assez bien dans la plupart des cas ; et la tête, ainsi saisie par le menton, se présente favorablement pour être extraite. (*Traducteur.*)

(*) La ligne ponctuée indique le mode d'introduction du crochet de Ramsbotham, à plat sur la nuque ; puis l'extrémité passe par-dessus le cou, et rencontre les doigts de la main gauche au-devant du cou.

elle fuit devant les cuillers, aussitôt qu'elles la touchent, — l'extraction n'est pas difficile. Il faut cependant avoir soin de saisir la tête de façon à ce que les esquilles produites par la fracture des vertèbres ne déchirent pas les parties molles de la mère, dans leur passage.

Je préfère *la pince à craniotomie*, comme plus sûre et moins dangereuse; pour qu'elle puisse saisir, il faut en général commencer par perforer. La pointe du perforateur, appliquée sur la tête qui fuit, risque de glisser suivant une tangente au globe céphalique, et de blesser les parties molles. Pour éviter ce danger, il faut faire fixer

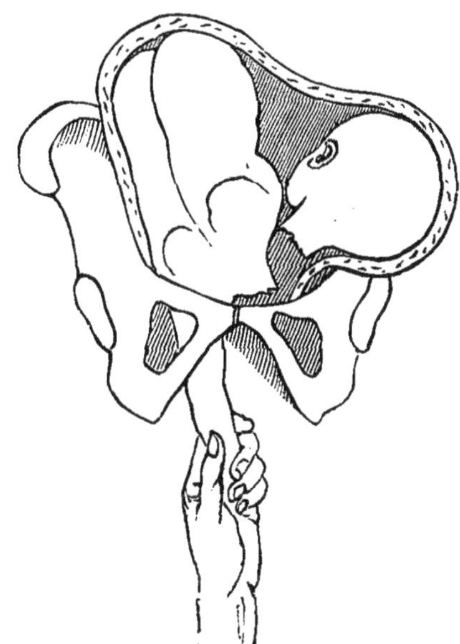

Fig. 87. — Deuxième stage : extraction du tronc, par une traction sur le bras.

la tête sur le détroit supérieur, par un aide qui saisit et fixe l'utérus avec ses deux mains. L'opérateur guide alors, avec deux doigts de la main gauche, le perforateur sur l'occiput, et le dirige aussi perpendiculairement que possible; puis il perfore, la rotation du perforateur évite la nécessité de pousser beaucoup, et diminue la chance de glissement de l'instrument. Lorsqu'on a une ouverture suffisamment large, on applique la pince à craniotomie, une bran-

(1) Dans un cas pareil, on voit bien le défaut des perforateurs à branches courbes, ils

(*) La tête, séparée du corps, est rejetée de côté par la descente du tronc.

che dedans, une branche en dehors ; on articule, puis on tire dans l'axe de l'excavation, et la tête vient en général facilement (1). Pendant l'extraction, il faut tenir les doigts de la main gauche sur le crâne, au point où l'instrument est appliqué, pour garantir les parties molles contre les déchirures qu'y pourraient faire les esquil-

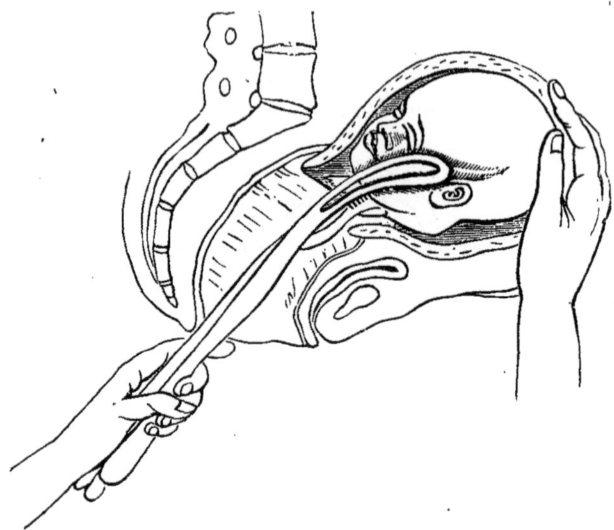

Fig. 88. — Troisième stage, extraction de la tête (*).

les, et régler la force et la direction des tractions. Dans les cas d'extraction difficile du tronc, D. Davis se servait d'un crochet à double garde, dont les branches, se fixant dans le tronc, permettent d'extraire comme un forceps.

S'il y a des difficultés dans l'extraction, nous avons encore la res-

ne peuvent guère rencontrer la tête suivant une perpendiculaire; et la pointe glisse presque toujours. Avec ces instruments, on ne peut pas économiser la pression, en tournant, comme avec un bon perforateur droit. Presque tous les perforateurs qu'on trouve chez les marchands sont misérables; ils ne peuvent servir que dans les cas où l'on peut se demander s'il faut perforer ou non; ils échoueront dans les difficultés sérieuses. Tous ceux qui ont eu à perforer dans des cas difficiles ne nieront pas la supériorité d'un perforateur fort et droit, comme celui d'Oldham. Les trépans ne sont pas applicables dans ces cas, où la tête est difficile à fixer.

(1) Le crânioclaste de Simpson serait fort utile dans ce cas; il est, du reste, fort semblable à la pince représentée dans la figure 88. (*Traducteur.*)

(*) La tête est saisie par la pince à craniotomie, et les tractions sont dirigées dans l'axe de l'excavation.

source du céphalotribe. Quand le bassin est étroit, cet instrument est du plus grand secours (1).

(1) Il est quelquefois plus facile de terminer un accouchement de ce genre quand le corps de l'enfant est fortement plié, avec le côté du thorax faisant saillie hors de la vulve, en brisant la colonne vertébrale à l'endroit qui proémine le plus. Cette opération peut être pratiquée avec des ciseaux. Il s'agit simplement de broyer ou de couper à travers la colonne. Cela fait, les deux parties de la colonne chevauchent l'une sur l'autre et il devient facile d'extraire d'abord les pieds, puis toute l'extrémité inférieure du corps. Le reste suivra sans difficulté, à moins qu'il ne devienne nécessaire de retirer la tête de l'utérus. Dans ce cas il faut avoir recours au céphalotribe comme je l'ai indiqué plus haut. (*Auteur.*)

LEÇON XVI

Version (*suite*). Version dans un bassin étroit, pour remplacer la craniotomie. — Historique et appréciation. — Arguments en faveur de cette opération : la tête vient plus aisément la base la première; la tête est aplatie sur les côtés; mécanisme expliqué; limites dans lesquelles on est autorisé à opérer. — Signes de la mort de l'enfant. — Recours à la craniotomie, si l'extraction échoue absolument. — Indications de la version dans un bassin rétréci. — Opération.

Nous avons maintenant à discuter une question qui a été longtemps et qui est encore un objet de controverse : *La version est-elle indiquée dans les rétrécissements*? Nous sommes arrivés à la transition entre l'obstétrique conservatrice et celle qui doit sacrifier l'enfant, dans l'espoir de sauver la mère. Il est du plus haut intérêt, sans conteste, de *cultiver* une opération qui peut sauver l'enfant, sans trop ajouter au danger que court la mère. Voici donc la question telle qu'elle se présente : Y a t-il des rétrécissements dans lesquels la version peut sauver l'enfant — dont il faudrait autrement perforer la tête — sans qu'il y ait danger pour la mère? Comme question accessoire, se présente celle-ci : S'il se trouve des cas de ce genre, pouvons-nous les diagnostiquer assez exactement pour restreindre la version à ces cas? Si nous faisons la version dans les cas où elle n'est pas indiquée, quels dangers courons-nous? comment pouvons-nous réparer notre erreur? Si je ne puis pas résoudre ces questions, soit au moyen de ce que les autres ont écrit, ou de mon expérience et de mes réflexions personnelles, je tâcherai au moins de les éclairer.

Un grand nombre de cas rentrent dans la sphère de deux opérations rivales, et le choix de l'une aux dépens de l'autre peut fréquemment être déterminé par la perfection à laquelle cette opération est parvenue, ou par l'adresse que l'opérateur a acquise dans son exécution. Cette loi a gouverné l'histoire des progrès de l'obstétrique, dans la partie qui a rapport aux disproportions entre le bassin et le fœtus.

Charles West (1) a donné à un mémoire fort intéressant ce titre : « *Les fluctuations des opinions qui ont successivement prévalu parmi les accoucheurs, au sujet de la version et du forceps, dans les cas où la déformation du bassin exige l'application des instruments.* » J'y renvoie mes lecteurs ; et je le considère comme le résumé le plus complet et le plus instructif que je connaisse sur le sujet.

L'extraction d'un fœtus à travers un bassin rétréci a sans doute été souvent faite par nécessité, quand, par exemple, l'épaule se présentait, et un rétrécissement du détroit supérieur est certainement une cause de présentation de l'épaule. L'observation de ces cas, dont quelques-uns se sont terminés par la naissance d'enfants vivants, ne pouvait manquer d'éveiller l'idée d'opérer de même dans des cas de présentation de la tête, lorsqu'il y avait aussi un rétrécissement.

Avant que le forceps fût connu, et avant que les instruments d'extraction et d'amoindrissement de la tête fussent perfectionnés, on avait recours à la version dans presque tous les cas d'accouchements difficiles. Ainsi Deventer, qui écrivait en 1715, et Lamotte, s'élèvent contre l'usage des instruments, et recommandent la version podalique, dans tous les cas de présentation de la tête où il y a quelque difficulté. Quelques-uns des successeurs d'A. Paré ont donc cultivé avec succès l'art de la version. Il me semble évident qu'au commencement du siècle dernier la version était mieux comprise et mieux exécutée qu'au commencement du nôtre; il est évident aussi que la version a sauvé bien des enfants que nous sacrifierions maintenant sans scrupule. En revanche, bien des mères ont été blessées par des tentatives de version ; beaucoup y ont même succombé, quand le forceps ou la craniotomie aurait pu les sauver.

A mesure que les instruments se perfectionnaient, le choix des moyens s'étendait. Le forceps, d'abord, voulait suffire à tout. Hugh

(1) *Medical Gazette*, 1850.

Chamberlen, qui passe pour l'inventeur du forceps, n'hésita pas à accepter le défi de Mauriceau, de délivrer une femme à bassin fort rétréci, au moyen de son instrument, faible et imparfait comme il était. Au fur et à mesure des progrès de la science, la question s'est de mieux en mieux définie. La difficulté de l'accouchement tenant à l'étroitesse du détroit supérieur, et le problème étant d'extraire un enfant vivant arrêté au détroit, il est évident qu'un forceps court à une seule courbure devait échouer. Ce ne fut que lorsque l'on eut le forceps à double courbure que l'accoucheur sut et put présenter une rivale à la version, pour sauver les enfants de la mutilation.

L'intérêt réel de la question ne commence qu'avec Levret et Smellie. Il est remarquable que c'est parmi ceux qui avaient reconnu la valeur du long forceps, que se sont trouvés les avocats les plus chauds de la version dans les rétrécissements. Ce que Smellie écrivait en 1752 est bien remarquable : « L'obstétrique, dit-il, a « fait assez de progrès pour qu'on soit obligé moins souvent qu'au- « paravant de sacrifier l'enfant; il ne faudrait vraiment jamais le « faire *que lorsqu'il est impossible de terminer l'accouchement par « la version ou le forceps;* et ce n'est guère le cas que lorsque le « bassin est trop étroit, ou la tête trop grosse, et qu'elle s'arrête au « détroit supérieur. »

Pugh, de Chelmsford (1754), qui était partisan du long forceps, dit : « Quand le bassin est trop petit ou déformé, que la tête est « hydrocéphalique ou très-ossifiée, ou qu'elle se présente mal..... « pourvu qu'elle soit au-dessus du détroit supérieur, ou que, même « quand elle est engagée, on puisse sans violence la repousser « jusqu'au-dessus, la meilleure méthode est de faire la version « podalique. » Il indique les conditions qui lui font préférer le long forceps, et, comme résultat de son expérience des deux méthodes, il dit : « Je n'ai jamais perforé, depuis plus de quatorze ans. » L'obstétrique n'a-t-elle pas reculé depuis lors? Perfect (1783) qui se servait du long forceps, délivra une femme rachitique, dont le diamètre conjugué avait 76 millim., et amena un enfant vivant, tête première ; les trois enfants précédents avaient subi la perforation. La Chapelle (1825) recommandait et pratiquait cette méthode. Elle rapporte que, sur quinze enfants extraits par le long forceps, pour cause de rétrécissement, huit étaient mort-nés ; et que, sur vingt-cinq enfants délivrés par les pieds, seize vinrent vivants.

Il n'est pas moins remarquable que c'est parmi ceux qui repoussent le long forceps, que se trouvent les détracteurs les plus acharnés de la version dans les rétrécissements. C'est encore plus surprenant, quand nous pensons que cette école, qui rejette les deux *opérations de salut*, n'a rien à proposer que la craniotomie, pour un grand nombre d'enfants, qui ont le droit de participer aux bienfaits de l'obstétrique conservatrice.

Denman, qui n'employait que le forceps court, était, somme toute, opposé à la version, dans les rétrécissements, quoiqu'il rapporte un cas frappant qui met en lumière tous ses avantages. Il accoucha une femme de son huitième enfant; les sept précédents étaient mort-nés; ce dernier, à terme, vint vivant. « La réussite de « pareilles tentatives, dit-il, est incertaine, et la version, dans les « circonstances dont il est question, est une de ces hardiesses qu'un « homme d'expérience peut se permettre dans une situation cri- « tique, plutôt qu'une opération à généraliser. »

Ceux qui ont étudié l'histoire des doctrines obstétricales n'ont pu manquer de remarquer que cette crainte d'une hardisse raisonnée, crainte fondée sur ce que la maladresse pourrait faire du mal, a paralysé l'enseignement, entravé les progrès de la science, et engendré une thérapeutique servilement timide, et cependant barbare, qui a subsisté jusqu'à nous. Les préceptes et la pratique de Smellie et des ses successeurs immédiats étaient infiniment plus scientifiques et plus heureux que ceux qui prévalaient du temps de Denman, et dans la première moitié de notre siècle, cela ne peut faire l'ombre d'un doute. Peut-être, la timidité de l'enseignement de Denman et d'un grand nombre de ses successeurs était-elle jusqu'à un certain point justifiée par l'imperfection générale de l'éducation médicale. Ils devaient, dans leur enseignement, avoir égard à la capacité moyenne de leurs élèves; ils enseignaient des médecins avec la même réserve que nous devons employer maintenant pour des sages-femmes; mais ce temps est passé; nous ne devons pas craindre de mettre notre enseignement à un niveau plus élevé, et de le fonder sur des principes plus libéraux. En aucun temps, que je sache, pareille contrainte et pareille timidité n'ont bâillonné les maîtres de la médecine et de la chirurgie. Ne voyons-nous pas, dans ce fait, une preuve éclatante, que, plus encore que la médecine et la chirurgie, l'obstétrique demande un jugement solide et prompt, du courage dans la difficulté, et de la dextérité ?

D'un autre côté, quelques auteurs ont soutenu la supériorité du forceps sur la version dans les rétrécissements du bassin ; je veux dire que, tandis que la version peut réussir dans des cas de rétrécissement modéré, le forceps mériterait la préférence dans des degrés plus avancés. Il est inutile de dire que ceux qui réclament pour le forceps parlent d'un forceps très-puissant, c'est donc chez les auteurs allemands et français que se rencontre cette préférence.

Stein (1773), Osiander l'aîné (1799), préféraient le forceps ; Boer était opposé à la version ; en France, Baudelocque soutenait l'opinion de Stein et d'Osiander ; et les expériences, plus récentes, de Joulin, de Chassagny et de Delore, avec les appareils à traction, qui ajoutent une grande force extractive au forceps, et lui permettent d'amener une tête à travers un passage fort rétréci, semblent indiquer une revendication des droits du forceps (1).

Comment pouvons-nous réparer notre erreur ou quelle pénalité avons-nous encourue, si nous avons fait la version et que nous ne puissions pas faire passer la tête à travers le détroit supérieur, trop rétréci ? Il faudra une seconde opération, nous devrons nous résoudre à perforer ; nous avons essayé de sauver l'enfant, et nous avons échoué ; la mère en est-elle plus exposée ? L'expérience va répondre ; sans doute, la mère peut souffrir, si nous persistons à faire des tractions trop violentes ; mais nous devons supposer des tractions adroites et prudentes ; la mère peut supporter sans danger de fortes tractions, beaucoup plus fortes que ne le croiraient ceux qui n'ont pas vu l'opération ; les parties molles ne sont que peu violentées comparativement à la traction exercée ; il semble qu'il y ait quelque condition qui les protége ; cette condition se trouve, je crois, dans le mécanisme de l'accouchement.

(1) Il faut pourtant remarquer que le forceps de Chassagny, qui peut développer une très-grande force, a pour but d'économiser la force en en perdant le moins possible, et en tirant dans les axes. (*Traducteur.*)

Je renvoie mes lecteurs à la leçon V, dans laquelle j'ai décrit le mécanisme du travail dans les rétrécissements causés par une saillie exagérée du promontoire. Cette projection de l'angle sacro-vertébral forme un centre autour duquel la tête doit tourner pour entrer dans l'excavation ; le côté de la tête qui s'y applique est presque complétement immobile. Le promontoire fixe le crâne fœtal par la région fronto-temporale ; si le rétrécissement est prononcé, le crâne fléchit au point où il est fixé ; tout le mouvement de progression est exécuté par le côté opposé de la tête, qui décrit une courbe que j'ai nommée « la courbe du faux promontoire », jusqu'à ce que l'équateur de la tête ait dépassé le détroit supérieur ; alors la tête glisse vivement dans l'excavation. Du côté du pubis, le poli et l'égalité de la surface interne du bassin, et un léger glissement des parties molles sur les os empêchent toute pression dangereuse. Du côté du promontoire, c'est le moulage de la tête ; le temporal et le pariétal fléchissent, se brisent même quelquefois ; on a vu des enfants résister à ces fractures ; il se forme quelquefois un large céphalématome au point où s'exerce la pression, d'autres fois, l'enfant succombe(1). L'observation de ces cas montre que la mère supporte sans danger une pression suffisante pour tuer l'enfant. Comme corollaire, elle supportera le degré moindre de compression qu'il faut lui faire subir pour amener un enfant vivant.

L'opération est donc justifiée dans les cas qui permettent le passage d'un enfant vivant ; elle est même justifiée lorsque le rétrécissement, sans être extrême, ne permet que le passage d'un enfant mort ; là, est la limite d'application de la version. Au delà, comme il n'est pas possible de faire passer un enfant, mort ou vivant, il vaut mieux ne pas l'essayer. Si donc nous pouvions déterminer dès l'abord les conditions qui se présentent à nous, nous n'irions pas plus loin. Mais si, calculant sur une tête de grosseur moyenne, nous avons à faire à une tête très-volumineuse et très-ossifiée, nous nous trouvons dans un embarras dont nous ne pourrons nous tirer que par la perforation. Il faut alors nous avouer vaincus ; nous battons en retraite ; mais notre justification est que nous n'exposons

(1) Dans le cas présent, la pression subie par la tête ne s'exerce pas sur un seul point, elle se répartit sur une large surface. (*Traducteur.*)

pas la mère plus que ceux qui ne tentent pas la version; nous avons essayé de faire plus, de sauver aussi l'enfant.

Y a-t-il une grande difficulté ou un grand danger à perforer après la version? Je ne le crois pas. Un aide tire le corps du fœtus d'un côté, pour permettre aux doigts de l'opérateur de guider le perforateur jusque sur la tête. La meilleure place pour perforer est l'occiput; mais, si l'on ne peut pas facilement l'atteindre, on peut perforer la base du crâne. L'ouverture étant faite, on y introduit le crochet; puis on tire avec précaution sur le tronc; le crâne s'affaissera probablement assez pour passer aisément. Sinon, on peut le comprimer avec la pince à craniotomie, ou mieux, avec le céphalotribe, qui écrasera la base du crâne. Il ne faut pas regarder ce recours tardif à la craniotomie comme une augmentation des risques de la femme. La version a été faite au début du travail, avant que les eaux se fussent complétement écoulées, pendant que l'enfant était encore très-mobile, et avant que la mère fût épuisée. Dans ces conditions, la version bipolaire n'est ni longue, ni dangereuse. Si l'extraction échoue, ce que nous saurons, si la tête ne progresse pas et qu'elle reste au-dessus du détroit abdominal, nous pourrons perforer en temps utile. En un mot, la patiente n'est pas exposée si l'on fait les deux opérations avant que ses forces soient à bout. Si elle était épuisée, nous aurions dû commencer par perforer. A ces considérations, il faut ajouter le résultat de l'expérience, qui est favorable à la seconde opération, quand la première a échoué.

Quelles sont les chances de sauver l'enfant? Churchill avance que: « La vie de l'enfant n'est pas assurée, et ses chances de survie « sont peu augmentées, même si notre estimation des diamètres est « exacte; car si, dans les bassins normaux, on perd un peu plus du « tiers des enfants amenés par la version, la mortalité sera beaucoup « augmentée, si le diamètre est réduit de plus d'un quart. »

Je ne m'arrêterai pas à exposer l'objection que je fais, à soumettre une question d'obstétrique aux *à priori* de la statistique. Il ne serait pas difficile de prouver que la statistique de Churchill est un ramassis de faits hétérogènes, et que les règles qu'il en déduit sont nécessairement stupides et trompeuses (1). Il suffit de dire que personne ne

(1) Le mot abruti, *stultified*, est dans le texte. (*Traducteur.*)

recommande la version, quand le bassin est réduit de plus d'un quart, c'est-à-dire à moins de 76^{mm}.; par conséquent, l'argument, statistique ou autre, est hors de propos. Je ne puis établir ni même estimer la proportion d'enfants sauvés ou perdus par la version. L'opération est suffisamment justifiée, si nous sauvons un enfant de temps en temps. Je crois, cependant, qu'avec de l'adresse, et en choisissant avec soin les cas, on peut sauver plus de la moitié des enfants. Sauver un enfant sur vingt est bien quelque chose de mieux que de les sacrifier tous, de propos délibéré.

Ici encore, l'expérience corrige la conclusion fondée sur des données statistiques; le péril que court l'enfant est beaucoup moindre qu'on ne pourrait le supposer. C'est un fait d'observation que, *dans les cas de rétrécissements modérés, le cordon est moins exposé à être comprimé, que lorsque le bassin est normal*. Il se place généralement du côté où est la face, et il y est protégé par le retrait formé par le bord du promontoire (fig. 89). Si donc les parties molles sont assez dilatées pour ne pas presser le cordon contre la face du fœtus, et si l'accouchement peut être terminé dans cinq minutes, ou même un peu plus, l'enfant a une grande chance de venir vivant; cela est particulièrement vrai dans les accouchements prématurés lorsque le bassin est rétréci; l'enfant peut presque toujours être sauvé par la version. J'ai sauvé de cette manière bien des enfants, dont les parents, sans la version, seraient morts sans postérité. Je crois qu'on peut poser comme règle que, *quand le diamètre conjugué mesure de 69 à 76 millim. la version est le complément obligé de l'accouchement prématuré à sept ou huit mois*; j'ai du moins, en agissant ainsi, obtenu les plus heureux résultats.

Puisque l'opération a pour but le salut de l'enfant, elle est évidemment inutile, lorsqu'il est mort. Mais comment pouvons-nous nous assurer qu'un enfant est mort? Ce n'est point aisé. Rien n'est plus commun que de lire dans les rapports cliniques: « les battements « du cœur ne pouvant plus être entendus » ou, « les battements « du cordon ayant cessé » ou « le méconinm s'étant écoulé, » on conclut que l'enfant était mort, et on n'hésitapas à perforer. Je ne veux pas nier que ces signes constituent une présomption de la mort du fœtus; mais j'ai eu trop souvent le bonheur de ramener un enfant à la vie, après que les pulsations avaient cessé d'être perceptibles, et après l'évacuation d'une grande quantité de méconium, pour abandonner tout espoir, quand je n'ai pas de signe plus certain, que je trouve dans une extrême mobilité des os du crâne, dans leurs craquements, dans la mollesse de la bosse sanguine, qui fait des plis, dans la facilité avec laquelle l'épiderme et les cheveux se détachent. Aussi longtemps qu'il y a de la tonicité, de la rigidité, de la fermeté dans les membres, nous pouvons croire que l'enfant est encore vivant; mais leur flaccidité ne prouve pas absolument sa mort. Un signe de mort imminente est un mouvement brusque et convulsif de la jambe que vous tenez; il indique une tentative d'inspiration pulmonaire, pour remplacer la respiration placentaire suspendue. C'est une indication d'accélérer la délivrance, et de permettre à la respiration aérienne de s'établir.

La valeur de la version dans les rétrécissements modérés est presque tout entière dans ce fait : *La tête passe plus facilement quand la base se présente la première, que quand c'est le sommet.* Baudelocque (1) l'affirmait. Voici ce qu'il dit : « La tête est ainsi « faite, qu'elle s'affaisse plus facilement, quand l'enfant vient par « les pieds, que lorsqu'il présente la tête. » Osiander a soutenu la même opinion. Hohl (1845) a remarqué que les os chevauchent plus aisément, quand la base entre la première. Simpson (1847) a beaucoup insisté sur la vérité de cette proposition, et a décrit très-complétement le mécanisme des accouchements dans lesquels la tête vient la dernière. Mac Clintock (2) l'a pourtant contesté : « Je ne « crois pas, dit-il, que la tête se place mieux par rapport au bassin, « et jusqu'à ce que ce soit démontré par des expériences directes, je « ne puis pas croire que la tête soit plus compressible, quand elle se « présente par la base, que lorsqu'elle se présente par le sommet. »

E. Martin, de Berlin (3), partage cette opinion. Il insiste particulièrement sur ce que, quand le vertex se présente, le moulage de la tête peut durer des heures sans danger, tandis que, quand la base vient la première, il faut terminer l'accouchement en cinq mi-

(1) *L'art des accouchements.*
(2) *Obstetrical Transactions*, vol. IV, 1863.
(3) *Monatsschrift für Geburtskunde*, 1867.

nutes; sans quoi, l'enfant succombe. J'ose dire que j'ai fait des observations cliniques, équivalentes à des observations directes. Voici un fait que j'ai observé souvent. Une femme à bassin légèrement rétréci est délivrée, après un accouchement laborieux, spontanément ou par le forceps, d'un enfant normal présentant la tête; la tête est fort déformée; dans un accouchement subséquent, l'enfant présente le siége, la tête reste parfaitement globulaire, et traverse le bassin sans obstacle appréciable. Voyez mes dessins de têtes (1). Dans plusieurs cas, j'ai été appelé pour un accouchement empêché, dans lequel la tête était arrêtée au détroit supérieur par un léger rétrécissement du diamètre conjugué. La nature avait échoué; la *vis à tergo* était insuffisante. J'essayais le long forceps à double courbure, pour voir ce que pourraient une compression modérée, et une traction forte et soutenue, pour faire passer la tête; j'échouais, je faisais la version; et la tête, venant base première, sortait *aisément*. Dans ces cas, il n'y a pas de méprise possible; et je crois que cette facilité relative s'explique aisément. Simpson (2) a fait des dessins qui montrent comment la tête, saisie par le diamètre conjugué, au-dessous de son diamètre bipariétal, est comprimée transversalement quand elle est tirée en bas, et comment les pariétaux s'aplatissent et chevauchent au niveau de la suture sagitale. Personne ne contestera que la traction, et, par suite, la compression soient infiniment plus grandes quand on peut tirer sur les jambes et le tronc, que celles qu'on obtient avec le plus puissant forceps. Mais il y a un autre fait, dans les accouchements *tête dernière*, lorsque le bassin est rétréci, qui éclaire cette proposition. *La tête est rarement; peut-être jamais, saisie suivant son plus long diamètre transversal; elle est saisie par le diamètre conjugué en un point antérieur à sa plus grande largeur, suivant son diamètre bitemporal;* car le bipariétal et l'occiput ont beaucoup de place pour se mouler sur les côtés du bassin, à droite et à gauche du promontoire; la tête prend la figure réniforme du détroit. J'ai développé ce point dans le mémoire dont je viens de parler (3). Je crois donc qu'on

(1) *Obstetrical Transactions*, 1866.
(2) *Obstetric Memoirs*, t, I, p. 506-620. (*Traducteur.*)
(3) *Obstetrical Transactions*, 1866.

peut regarder comme démontré que la tête, quand elle se présente par la base, passe plus facilement que lorsqu'elle présente le sommet; et, si elle passe plus aisément, on peut supposer que les chances de vie de l'enfant sont plus nombreuses.

Pouvons-nous déterminer avec quelque précision quels sont les degrés de rétrécissement qui permettent d'amener un enfant vivant? Il n'est pas facile de répondre à cette question; il n'est pas non plus important d'y donner une réponse bien précise. Le grand fait sur

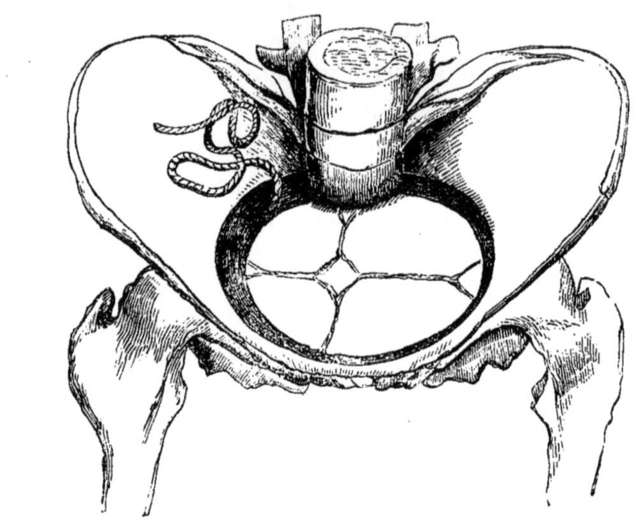

Fig. 89. — La tête entrant par la base dans un détroit supérieur rétréci (*).

lequel repose la justification de l'opération est celui-ci : Un grand nombre d'enfants lui ont dû la vie, et elle n'a pas exposé la mère. Un seul élément du problème nous est connu, le degré du rétrécissement ; nous n'avons qu'une estimation de l'autre élément, la grosseur et la dureté relative du crâne. *Dans la plupart des cas, nous devons calculer sur une tête moyenne.* La question pratique se réduit donc à ceci : *Quel est le dernier degré de rétrécissement qui permette la version*? en d'autres termes ; quel est le bassin le plus étroit qui permette le passage d'une tête normale? C'est l'expérience qui

(*) La tête est saisie par son petit diamètre transversal; le bipariétal, qui est plus grand, et l'occiput ayant de la place sur les côtés du bassin. Le cordon est sur le côté du pelvis vers lequel est dirigée la face, et protégé par le promontoire.

répond à cette question, et non des *à priori*, comme ceux qu'on trouve même dans la dernière édition de Fleetwood Churchill (1). « Le diamètre bimastoïdien, dit-il, (mesuré par Simpson), varie entre 69mm 75 et 82mm 25, et un enfant vivant peut traverser, spontanément ou à l'aide du forceps, un bassin dont le diamètre antéro-postérieur est de 82mm 25. Lorsque le bassin a cette dimension, l'opération est inutile ; si le diamètre conjugué a moins de 69mm 75, elle est impraticable. Telles sont donc les limites de l'opération ; nous ne pourrions être justifiés d'essayer d'extraire un enfant à travers un bassin plus étroit. »

A cette règle on peut faire de sérieuses objections. On ne peut accepter sans restriction la loi, qu'un fœtus vivant ne peut pas traverser un bassin dont le diamètre conjugué est de 82 millim. Une expérience étendue me permet d'affirmer que la tête d'un enfant vivant, de volume et de fermeté ordinaires, peut à peine traverser un détroit supérieur réduit à 82 millim., sans le forceps ; elle ne le peut que très-rarement, aidée par le forceps. Je pourrais dire de même d'un bassin de 88 millim. ; la compression exercée par le forceps, si elle n'est pas soutenue longtemps, n'est pas très-efficace, et ne peut guère réduire le diamètre bi-pariétal de 102 millim. à 88, sans tuer l'enfant. Mon opinion est donc qu'une tête normale, *surtout celle d'une fille*, qui est plus compressible que celle d'un garçon, *peut être* extraite à travers un diamètre conjugué de 76 millim., mais il n'y a pas grand espoir pour la vie de l'enfant ; et que la version s'applique bien aux détroits de 82 à 90 millim. ; à 82 millim., elle peut entrer en lice avec le forceps. Personne, je pense, ne parle de version, au-dessous de 76 millim.

Comme corrélatif à ce qui précède : *La compression de l'un des diamètres transversaux de la tête est beaucoup moins dangereuse que celle du diamètre longitudinal.* La vérité de cette proposition est affirmée par la plupart des auteurs qui se sont occupés de la question. Radford, Ramsbotham, Simpson insistent là-dessus. Ce fait est encore confirmé par l'observation de la forme que prend la tête dans un travail naturel, et qui résulte de l'allongement du diamètre

(1) *Theory and Practice of Midwifery*, 1866.

occipito-frontal et de l'accourcissement des diamètres transversaux (1).

Il s'ensuit presque nécessairement que la tête, arrêtée au détroit, est saisie par le forceps suivant son diamètre occipito-frontal, et que la compression longitudinale, en augmentant les diamètres latéraux, ajoute à la difficulté du passage.

Indications de l'opération.

Supposons une tête dont la base, incompressible, ait 76 millim.; cette dimension fixe la limite du rétrécissement, au delà de laquelle l'opération sera inutile ; car, quoique la tête soit saisie par son diamètre bipariétal, un peu en avant du plus grand des diamètres transversaux, le bitemporal, la base ne présente pas moins toute sa largeur au détroit étréci. Si même le promontoire marque une fosse dans le côté de la tête, on ne peut compter sur aucun degré appréciable d'obliquité de la base. Si, par bonheur, la tête est d'un volume au-dessous de la moyenne, ou si elle est extraordinairement plastique, on peut raisonnablement espérer d'extraire un fœtus vivant à travers un diamètre conjugué de 76 millim. En général, des bassins de 82 à 88 millim., ou un peu au-dessus, sont ceux où l'on a l'occasion de retourner un enfant à terme. La plupart de ceux qui se font les avocats de l'opération fixent des limites semblables. Il importe d'avoir un diamètre oblique ou sacro-cotyloïdien assez long d'un côté ; car si la crête ilio-pectinée s'incline rapidement en arrière, l'occiput n'aura pas de place.

L'opération est aussi indiquée quand, dans un bassin de 88 millim., le forceps a échoué. Velpeau (1835), Chailly (1842), Edouard Martin et d'autres conseillent la version dans les bassins asymétriques, lorsqu'il y a plus de place d'un côté que de l'autre, si l'occiput, qui est l'extrémité la plus large de la tête, n'est pas déjà engagé dans le côté le plus spacieux.

J'ai déjà montré que la tête est toujours saisie par son diamètre bitemporo-frontal, qui est le plus petit, qui mesure environ 76 millim.

(1) *Obstetrical Transactions*, vol. VII, 1866, et *Medical Times and Gazette*, vol. VII. 1867.

et est plus compressible que le bipariétal. L*a marque du promontoire est toujours visible à l'une des extrémités de ce diamètre, quand il y a eu un obstacle à l'accouchement.* Il faut donc, pour que l'opération réussisse, qu'il y ait assez de place d'un côté du bassin, pour l'occiput, qui est la plus grosse extrémité de la tête.

Selon moi, une des plus utiles applications de la version est la terminaison par cette opération de l'accouchement prématuré, quand le diamètre conjugué mesure de 69 à 88 millim.

Il faut, de plus, avoir quelque présomption de la vie de l'enfant.

Le col doit être assez dilaté pour admettre les doigts réunis en cône, et assez dilatable pour céder sans peine au tronc qui le traverse. Là, comme dans la plupart des cas où la tête ne presse pas directement sur le col, on ne peut pas attendre une dilatation spontanée complète. Les membranes doivent être entières ; au moins faut-il qu'il y ait assez d'eaux pour permettre le retournement facile de l'enfant.

Les contre-indications sont : 1° Un diamètre conjugué inférieur à 76 millim.

2° Une application exacte de l'utérus sur l'enfant, qui se rapproche ainsi de la forme globulaire.

3° L'engagement de la tête, fixée au détroit supérieur.

4° L'épuisement marqué ou un état de prostration de la mère.

5° La mort du fœtus.

Comme Hohl l'a remarqué, quand une femme est dans un état de prostration avancée, l'évacuation soudaine de l'utérus produit un nouveau choc,qui peut augmenter le *collapsus post partum.*

Opération : Les préparatifs sont les mêmes que pour toutes les versions. Comme les conditions que nous avons supposées permettent de faire la version bipolaire, il ne faut pas nous priver d'une méthode, qui diminue autant la force à déployer, et qui met le chirurgien à même d'amener une jambe et le siége, à travers un orifice qui n'admet pas sa main. Le chloroforme sera surtout employé pendant l'extraction.

Si l'examen manuel nous assure que le bassin est symétrique, c'est-à-dire qu'il y a, pour l'occiput, autant de place d'un côté que de l'autre, nous ferons la version suivant les règles ordinaires. Si nous trouvons la tête en première position, nous pousserons le siége vers la fosse iliaque droite, avec la main extérieure ; avec les doigts de la main gauche, à travers l'orifice, nous rejetterons la tête vers la fosse iliaque gauche, et nous saisirons le genou le plus éloigné. Il faut extraire d'abord lentement, pour laisser la moitié du siége dilater l'orifice ; c'est à ce moment surtout que la précipitation est déplacée ; tant que le tronc passe, il faut aller lentement. Aussitôt qu'on peut sentir le cordon, on en tire une anse, et on l'amène vers la paroi postérieure du bassin ; tant qu'il bat fort, ne vous pressez pas ; mais, si les pulsations languissent, ne perdez pas de temps, dégagez les bras ; le rétrécissement rend cette manœuvre un peu plus difficile (pour les détails, voyez Leçon XIII). Aussitôt les bras dégagés, commence la vraie difficulté, l'extraction de la tête ; quelquefois elle est arrêtée par l'orifice incomplétement dilaté, qui serre le cou ; c'est une complication fâcheuse, car la compression dans ce point va probablement arrêter la circulation du cordon ; pour éviter ce danger, il ne faut pas se presser dans l'extraction du tronc. Il est par dessus tout nécessaire de tirer d'abord autant que possible en arrière, pour faire tourner la tête autour du promontoire, jusqu'à ce qu'elle ait franchi le détroit ; elle entre alors dans son orbite naturelle, la courbe de Carus. La traction sera alors dirigée dans l'axe du détroit inférieur ; on tire en tenant les jambes avec une main et la nuque avec l'autre. En général, on a assez de force ; quelquefois, il en faut davantage. On croise, dans ce cas, une fine serviette ou un foulard sur le cou ; les extrémités sont remenées en avant, comme dans la figure 90.

On facilite beaucoup l'extraction, on économise beaucoup de force de traction, en ayant un aide qui presse sur le sommet, travers les parois abdominales. Pugh et Wigand ont indiqué cette manœuvre, et, tout récemment, Strassmann (1) a insisté sur son utilité ; il faut y penser dans tous les cas où la tête passe la dernière.

Quand le bassin est asymétrique, il faut tâcher de faire tourner l'occiput vers le côté le plus large. E. Martin décrit trois procédés pour y arriver :

(1) *Monatsschrift für Geburtskunde.* Juin 1838.

I. *Position de la femme.* — Faites coucher la patiente du côté vers lequel le front est dirigé; le fond de l'utérus s'abaisse graduellement, avec le siége, de ce côté; le rachis entraîne l'occiput du côté opposé, et le front descend davantage vers le détroit supérieur. Martin rapporte un cas dans lequel il réussit ainsi; le bassin n'avait que 78 millimètres.

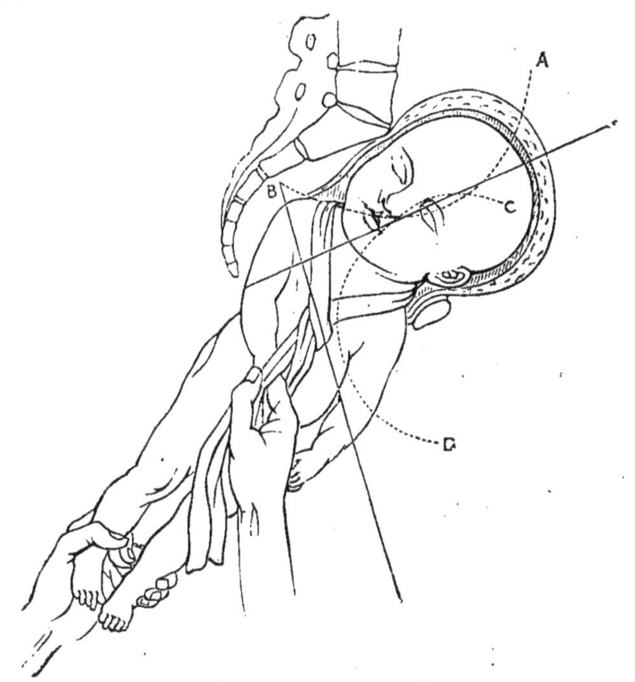

Fig. 90. — **Mode d'extraction après la version, quand la tête est serrée par le diamètre conjugué (*).**

II. Le *forceps* est un moyen de dégager le diamètre transversal postérieur de la tête, quand il est pris par le diamètre conjugué. C'est ce qui explique la facilité de l'extraction, dans quelques cas où l'on n'a fait que des tractions modérées. Martin engage à ne pas trop se fier à cette méthode; il faut, dit-il, nous tenir prêts à perforer, s'il se montre des signes d'épuisement chez la femme. Les

(*) Le côté droit du front, fixé contre la saillie du promontoire, est le centre de la révolution. Le côté gauche de la tête, appuyé contre le pubis, glisse dans l'orbite du faux promontoire AB. Pour favoriser ce mouvement, la traction est dirigée fort en arrière. Aussitôt que l'équateur de la tête a franchi le détroit supérieur, la tête entre dans l'orbite normale, CD, et tourne autour du pubis.

résultats de mon expérience sont absolument opposés à l'emploi du forceps, pour peu que le rétrécissement soit marqué.

III. *Version podalique.* — Suivant la loi bien connue, que, dans les présentations des pieds, c'est le pied qu'on amène au dehors qui vient se placer derrière le pubis, quand le fœtus n'est pas extraordinairement petit, ou le bassin très-large, si nous amenons le pied droit, le dos du fœtus et l'occiput occuperont la moitié droite de l'utérus, et *vice versâ*. Tirez donc le pied homologue au côté le plus large du bassin. Hohl et Strassmann doutent qu'on puisse assurer ce résultat; c'est par hasard, disent-ils, qu'il se produit. Je crois cependant la loi juste, et la méthode praticable. Mais l'issue de l'opération n'est pas nécessairement un danger, si l'occiput vient à occuper le côté le plus étroit du bassin. J'ai sauvé des enfants dans des cas où cela est arrivé, et Strassmann (1) rapporte quelques cas frappants qui prouvent que c'est possible.

Nous avons les moyens suivants, pour nous aider à déterminer quel est le côté le plus rétréci du bassin :

1° Si la femme marche droit, et que les jambes soient de longueur égale, le défaut de symétrie est petit, mais on peut présumer que le côté droit est le plus large;

2° Si la femme a une hanche malade, ou une jambe plus courte que l'autre, le côté correspondant à la jambe la plus courte ou à la hanche affectée est le plus étroit;

3° On peut mesurer et comparer les deux moitiés de la circonférence du bassin extérieurement, de l'épine du sacrum à la symphyse pubienne;

4° La main, introduite dans le bassin, peut se rendre un compte assez exact des dimensions relatives des deux côtés.

(1) *Monatsschrift für Geburtskunde.* Juin 1868.

LEÇON XVII

Complications mécaniques de la grossesse et de l'accouchement. — Dystocie causée par une rétroversion. —Historique de la rétroversion et de la rétroflexion pendant la grossesse. — Rétroversion et rétroflexion complète et incomplète, dans les premiers mois de la gestation. — Rétroflexion incomplète à la fin de la gestation. — Prolapsus utérin, allongement hypertrophique du col. — La grossesse compliquée par des tumeurs fibroïdes ou myômes. — Polypes. — Tumeur ovarienne. — Kyste de la grossesse extra-utérine. — Condylômes. — Hématocèle rétro-utérine. — Historique, diagnostic, traitement de cescomplications. — Déformités du squelette : rachitisme, ostéomalacie, scrofule, traumatisme ; spondylolisthèse, cyphose pelvienne.

Avant de nous occuper du choix de l'opération dans chaque cas particulier, il est utile d'étudier certaines complications qui peuvent gêner le travail, qui amènent des difficultés très-variées, et demandent divers traitements. L'utérus lui-même peut être anomalement développé ; il peut se trouver des tumeurs, soit dans les parois utérines, soit dans les organes voisins, lesquelles empiètent sur le canal générateur. Ces complications peuvent se faire sentir avant le terme de la grossesse, et le chirurgien peut avoir à agiter la question de traiter la complication, ou de mettre un terme à la grossesse. Au terme naturel de la grossesse, il faut souvent trouver, sans avoir le temps de la réflexion, le plus sûr et le meilleur moyen de délivrer la femme. Ces cas étant assez rares, aucun médecin ne peut s'attendre à avoir, à lui seul, assez d'expérience pour formuler, d'après ce qu'il a vu personnellement, des règles pour se diriger. Le danger, qui n'a souvent été annoncé par aucun prodrome, arrive rapidement à son summum. Nous ne pouvons espérer d'en triompher qu'en étudiant soigneusement des groupes de cas analogues, et en examinant minutieusement en quoi consiste le danger, et quel est le succès du traitement qu'on lui oppose. Nous arriverons ainsi, je l'espère, à quelques principes précis, qui nous guideront dans chaque cas.

Le *premier* ordre de cas dont je vais parler comprend certaines conditions anomales de l'utérus : 1° *rétroversion et rétroflexion de l'utérus gravide; 2° hypertrophie du col ; 3° prolapsus de la matrice gravide; 4° grossesse dans l'une des cornes d'un utérus double.*

Le *deuxième* ordre comprend les obstacles mécaniques au développement de l'utérus gravide, ou à la marche du travail, qui se trouvent dans les parois utérines ou dans le voisinage de cet organe. Nous pouvons les classer ainsi : 1° *tumeurs des parois utérines*, parmi lesquelles sont compris les polypes qui font saillie dans la cavité de la matrice ; 2° *descente de la vessie au-devant de la tête ;* 3° *tumeurs vaginales*, parmi lesquelles se trouvent les hématocèles du canal ; 4° *tumeurs abdominales*, comprenant la grossesse extra-utérine, les tumeurs ovariennes, l'hématocèle rétro-utérine, les tumeurs hydatiques du foie, les kystes des reins ; 5° *tumeurs pelviennes*, comprenant les productions osseuses, cartilagineuses et sarcomateuses des parois du bassin, et les tumeurs ovariennes qui empiètent sur le petit bassin.

L'histoire de la *rétroversion utérine*, dans ses rapports avec la grossesse et le travail, est très-imparfaitement traitée dans nos livres classiques ; les points les plus importants y sont à peine indiqués, ou sont tout à fait mal compris. Je ne fais que passer sur la doctrine de Denman, qui attribue la rétroversion dans la grossesse, à la distension de la vessie ; c'est une erreur, un exemple de τὸ ὕστερον πρότερον. Sans doute, la rétention d'urine, les douleurs vives, les épreintes, le ténesme, se produisent plus ou moins soudainement, mais il ne s'ensuit pas que le déplacement utérin se soit produit tout à coup. Tant que la matrice rétroversée est petite, elle ne presse pas assez sur le rectum et la vessie pour arrêter leurs fonctions ; ce n'est que par son accroissement graduel qu'elle arrive à comprimer les organes voisins contre les parois dures du bassin. Alors se produisent les symptômes que j'ai mentionnés, la vessie est pressée contre le pubis, et la rétention arrive, qui est un épiphénomène, une conséquence, et non une cause de la rétroversion. La compression subie par le plexus sacré a quelquefois amené la paraplégie. (Radford.)

La rétroversion et la rétroflexion sont très-communes hors l'état de grossesse ; elles sont fréquentes chez les célibataires, plus fréquentes encore après un accouchement. Dans un grand nombre de cas, ces déplacements ne s'opposent pas à la fécondation; la grossesse, commencée dans cette condition, suit sa marche. J'ai observé la rétroflexion et la rétroversion d'un utérus gravide dans les circonstances suivantes : 1° *rétroflexion primitive* continuant pendant la grossesse; 2° rétroversion antérieure à la grossesse, suite d'un accouchement précédent; Tyler Smith en a parlé dans les *Obstetrical transactions*, vol. II; 3° la rétroflexion peut être due à une tumeur de la paroi postérieure de la matrice, ou à une adhésion qui attire le fond en arrière ; 4° comme je l'ai souvent observé, la rétroversion dans la grossesse est la suite d'un *prolapsus de l'utérus, antérieur à la gestation*. Dans ce cas, le fond de l'utérus est graduellement repoussé en bas par l'intestin, et retenu par le promontoire, pendant que le col remonte et se dirige en avant. Dans ces quatre cas, la grossesse, pendant les premiers mois, peut être nommée grossesse pelvienne. L'utérus se développe dans l'excavation, et se trouve arrêté, quand il aurait dû remonter dans la cavité abdominale. Il ne faut cependant pas croire que la rétroversion se produise toujours graduellement, elle peut se produire 5° *tout à coup*, quand, par exemple, une femme fait un effort brusque et violent, étant enceinte de trois ou quatre mois, si elle soulève un pesant fardeau, à un moment où la vessie est pleine, et repousse le fond utérin en arrière, les intestins passent sur la face antérieure de l'utérus; le fond est refoulé en arrière, et peut rester accroché sous le promontoire. Dans cette position, il donne lieu à du ténesme; les efforts de la défécation agissent directement sur la face utérine antérieure, et tendent à maintenir et à augmenter la rétroversion. Dans ce cas, il n'y avait peut-être aucune flexion originale; ce déplacement accidentel est le type de la rétroversion décrite par Hunter et Denman, la seule forme connue dans leur temps. Il faut faire ici une distinction de toute importance : la rétroversion ou la rétroflexion peut être *complète* ou *incomplète*. Cette distinction n'est guère comprise. On a souvent observé que la rétroversion dans la grossesse tend à se guérir spontanément, ce que l'on attribue généralement à ce que l'utérus, par son développement, se dégage peu à peu ou brusquement hors du petit bassin. C'est exact dans quelques cas, mais pas dans tous, je le crois. Voici ce qui se passe dans un grand nombre de cas : jusqu'à trois ou quatre mois, la grossesse, *pelvienne*, s'accompagne de rétroflexion ou de rétroversion ; à ce moment, les effets de la pression de l'utérus sur les organes voisins se font souvent sentir ; ils peuvent diminuer graduellement ; mais le toucher révèle l'existence de la rétroflexion. D'où vient ce soulagement ? L'œuf, continuant à s'accroître, repousse la portion des parois utérines

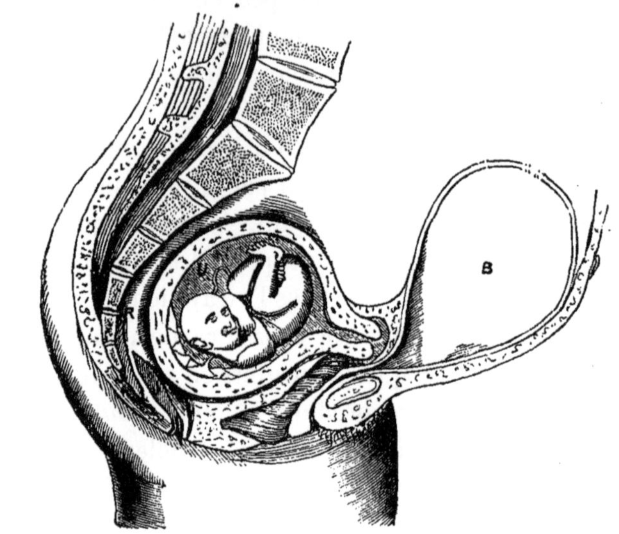

Fig. 91. — Rétroversion de l'utérus gravide (*).

qui regarde en haut et en avant, vers la cavité abdominale ; de ce côté, il est libre de s'étendre ; il s'étend en effet, et forme un sac accessoire, qui renferme la partie fœtale la plus volumineuse, jusqu'à la fin de la gestation. Cette poche secondaire se développe dans l'abdomen, exactement comme le fait tout l'utérus dans la grossesse normale ; le fond et la partie postérieure restent en arrière, dans le bassin. Vers la fin de la grossesse, le diverticulum abdominal se développant davantage que l'autre portion, attire partiellement cette

(*) U, utérus comprimant R, le rectum, dans la concavité du sacrum, et B la vessie contre la symphyse pubienne. Le vagin est tiré en haut et en avant par le col.

dernière hors de sa place, et il se produit une rectification incomplète de la forme et des rapports de l'utérus; le col se rapproche du centre du bassin, et il ne paraît pas y avoir d'obstacle à l'accouchement. J'ai suivi cette évolution, et je l'ai indiquée fréquemment; je la regarde comme la plus ordinaire par laquelle la nature échappe au danger d'un utérus rétrofléchi accroché par le promontoire. Quelquefois, cependant, les choses ne se passent pas aussi bien : le développement se fait, comme je l'ai dit, entre les deux sacs, l'un pelvien, l'autre abdominal; mais le sac pelvien reste si volumineux que l'orifice cervical demeure en arrière et au-dessus de la symphyse pubienne, de sorte que, lorsque le travail commence, on trouve le petit bassin occupé par la poche utérine, remplie peut-être par la tête du fœtus, mais il est presque impossible de ramener le col et l'orifice en rapport avec l'axe du détroit supérieur, pour donner passage à l'enfant (*fig.* 92). Merriman rapporte deux cas, qui paraissent être de ce genre; l'un de ces cas a été observé aussi par Denman; ces deux praticiens sentirent le col descendre à chaque douleur, comme si l'utérus *roulait* vers sa position normale. Merriman croyait que la rétroversion peut continuer jusqu'à la fin de la gestation ; il n'avait pas compris qu'une rétroversion qui continue ainsi ne peut être qu'incomplète.

Hecker (1) rapporte un cas remarquable : une multipare, enceinte de six mois, avait été, à plusieurs reprises, atteinte de dysurie, et menacée d'avortement; enfin elle s'alita, avec des douleurs et des crampes. On sentait le fond au niveau du nombril; l'utérus se contractait; le col était au-dessus de la symphyse, presque hors d'atteinte ; la concavité du sacrum était occupée par une tumeur molle élastique, qui repoussait le vagin en avant; elle faisait saillie en bas à chaque douleur, de sorte qu'on pouvait craindre une rupture. Il ne fut d'abord pas possible de repousser cette tumeur hors du bassin ; mais elle s'éleva ensuite, et, en même temps une autre tumeur ronde et élastique — la poche des eaux — se forma derrière la symphyse ; l'enfant vint alors. Oldham (2) rapporte un cas encore plus frappant. La parturiente, une primipare, était à terme ; la tête

(1) *Monatssch. f. Geburtsk.*, 1858.
(2) *Obstetrical Transactions*, 1860.

était dans le bassin, le tronc et le siége étaient dans la partie de l'utérus contenue dans l'abdomen ; l'orifice utérin regardait en bas et se trouvait fort élevé, derrière la symphyse, contre laquelle le vagin était serré. Oldham essaya de délivrer la femme en attirant le col en bas, en repoussant le siége en bas avec la main extérieure, et la partie pelvienne en haut ; il se produisit une sorte de rotation. Oldham amena un pied, et termina ainsi l'accouchement. Oldham avait vu cette cette femme trois ans auparavant, avant son mariage; elle souffrait alors de dysurie et de rétroflexion.

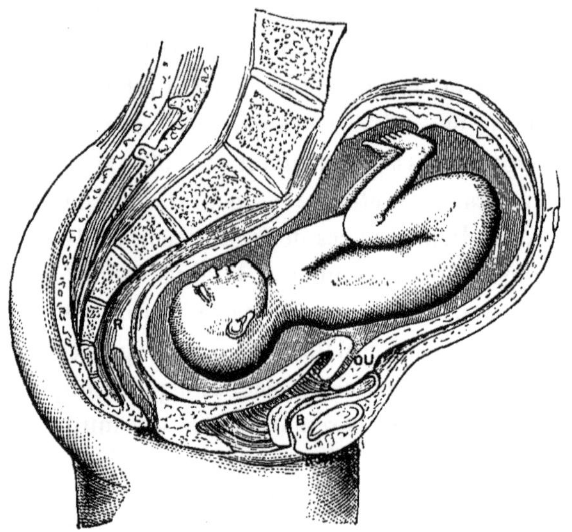

Fig. 92. — Rétroflexion incomplète d'un utérus gravide, (*)

Ces déplacements utérins se *terminent :* 1° par la mort, par rupture de la vessie ; 2° par la mort, par gangrène de l'utérus, ou des autres parties comprimées; deux terminaisons fort rares; 3° Arthur Farre (1) dit : « Les conséquences de cette affection, quand on ne peut « pas réduire l'utérus déplacé, sont ordinairement l'expulsion pré- « maturée de l'œuf, ou des eschares des parois utérines, et une

(1) Article *Utérus* (*Cyclopedia of Anatomy*), de Todd.

(*) OU, col utérin fléchi en bas, au-dessus de la symphyse ; B, vessie ; R, rectum. Une partie de l'utérus, retenue en arrière, contient la tête ; l'autre partie, qui se développe dans l'abdomen, contient le corps.

« sortie lente du contenu de l'utérus, par des fistules vaginales, « rectales ou vésicales. » L'*avortement*, sans doute, n'est pas rare dans ces cas, que l'on réduise ou non ; mais je suis disposé à croire que quelques-uns des cas rares où des parties de l'embryon sont sorties par des fistules étaient des cas, non de rétroversion, mais de grossesse extra-utérine (1) ; 4° mort par *empoisonnement du sang*, les produits qui devraient être éliminés par les reins restant dans l'organisme ; c'est, je crois, la cause la plus fréquente d'une terminaison fatale ; ce fut la cause principale de la mort dans quatre cas que j'ai observés moi-même. C. Braun (2) rapporte un cas qui se termina par la mort, avec accès éclamptiques, sous l'influence d'une maladie de Bright, et d'urémie consécutive. Dans nombre de cas, concurremment avec la maladie de Bright, il y a quelque maladie vésicale, telle que congestion intense, inflammation, même eschare de la muqueuse (3). Schatz rapporte un cas très-clair (4), dans lequel il y avait eschare, non-seulement de la muqueuse, mais de la tunique musculeuse, qui se détachèrent complétement ; 5° *péritonite* qui peut être fatale, ou se terminer par des adhérences. Dans aucun des cas de mort que j'ai observés, il n'y a eu péritonite. La mort par urinémie et par choc arrive ordinairement avant que la péritonite se déclare ; celle-ci ne se développe que plus tard. Mister Misley rapporte un cas (5) dans lequel, vingt jours après la réduction, la malade mourut de péritonite ; on trouva des adhérences intestinales, et les uretères étaient quadruples de leur diamètre normal. Sans doute, dans quelques-uns des cas où l'on n'a pas fait l'autopsie, les douleurs de la malade ont fait croire à la péritonite ; mais ce signe est trompeur, puisque dans des cas où l'on avait diagnostiqué la péritonite d'après ce seul symptôme, la nécropsie a montré une erreur ; 6° *le rétablissement par réduction*, spontanée ou artificielle, est peut-être la terminaison la plus commune ; 7° *le rétablissement* est sans doute quelquefois amené par *le développement*

(1) Voir Matthews Duncan, *Cases of extra uterine gestation, and uterine Hematocele*. Édimbourg, 1868 (*Trad.*), et un cas par Guichard, *Rev. thérap. du Midi*, 1857.

(2) *Klinik der Geburtshülfe*.

(3) Haussmann, *Monatssch. f. Geburtsk.*, 1868.

(4) *Archiv f. Gynäkol.*, 1870.

(5) *Medical Times and Gazette*, 1855.

partiel de l'utérus dans la cavité abdominale, ce qui fait une vraie *soupape de sûreté.*

Si l'avortement ne se produit pas pendant la période des symptômes aigus, il peut se présenter quelques jours ou quelques semaines plus tard, après la réduction ; mais dans un grand nombre de cas, après la réduction, la grossesse poursuit son cours. Après l'accouchement, l'utérus est disposé à tomber en arrière, soit immédiatement ou au bout de peu de jours, ce qui expose les malades à des hémorrhagies primitives ou secondaires. Parmi les effets éloignés, on peut observer des fistules vésico-vaginales, le catarrhe chronique de la vessie, des maladies rénales et la métrite chronique.

Diagnostic. Les affections les plus faciles à confondre avec celle qui nous occupe, sont : l'*hématocèle rétro-utérine;* la *pelvicellulite*, ou la *péritonite;* les *fibroïdes de la paroi utérine postérieure;* les *petites tumeurs ovariennes* engagées dans l'espace de Douglas (1), et quelques formes de *grossesse extra-utérine.* Je connais plusieurs cas d'hématocèles retro-utérines qu'on a prises pour des rétroversions. L'histoire de la maladie et les signes physiques concourent à égarer le diagnostic; dans les deux cas, il y a soupçon de grossesse, une douleur pelvienne et de la rétention d'urine survenant plus ou moins brusquement, le col est élevé et se trouve immédiatement derrière la symphyse; et, dans la concavité du sacrum, se trouve une tumeur sphérique sans bosselures, qui repousse en avant la paroi postérieure du vagin. On arrive au diagnostic en passant d'abord la sonde vésicale, puis en introduisant l'index de la main gauche sur le col, ou derrière lui, et en déprimant l'utérus avec la main droite, vers le petit bassin. A trois mois de grossesse, on doit sentir facilement le fond utérin, au-dessus de la symphyse. Si on ne le sent pas à sa place, il est fort probable que la tumeur qu'on sent par le toucher vaginal et rectal est l'utérus déplacé. La partie qu'on sent par le vagin est fort douloureuse. Le diagnostic d'une rétroversion partielle, dans laquelle une partie de l'utérus se développe hors du bassin, est fort difficile; mais, dans ces cas, la grossesse est assez avancée; et on peut sentir, par le palper abdominal, les parties fœ-

(1) Cette expression, peu employée par les auteurs français, désigne le cul-de-sac péritonéal qui existe entre le rectum et l'utérus. (*Trad.*)

tales ou les battements du cœur. Si l'on a affaire à une hématocèle rétro-utérine, un corps solide, — l'utérus, — pourra être saisi entre les deux mains qui examinent, et la sonde utérine pénétrera derrière la symphyse, dans la direction de l'ombilic. Dans ces cas, qu'il y ait eu ou non grossesse, l'utérus est en général développé, de sorte que la sonde pénètre à plus de 76 millim., ce qui prouve que l'utérus est poussé en avant par quelque chose qui est placé derrière lui; il reste à déterminer ce qu'est cette tumeur. Une hématocèle est rarement limitée strictement dans le bassin; plus rarement encore elle remplit la concavité sacrée aussi complétement que l'utérus rétroversé; une portion s'élève dans la cavité abdominale; le col regarde en bas; il est bas et facile à atteindre.

La tumeur de l'inflammation pelvienne se distingue en général à ce qu'elle est plutôt dans les côtés, fixe l'utérus au centre et en haut du bassin, et ne repousse pas la paroi postérieure du vagin. Les fibroïdes et les autres tumeurs se reconnaissent par leur histoire; leur développement a été lent; elles remplissent rarement la concavité sacrée aussi complétement que l'utérus rétroversé. Le diagnostic de la grossesse extra-utérine, cas fort rare et auquel on ne pense par conséquent pas souvent, est fort difficile; dans un cas que j'ai observé, et que le médecin de la malade ne reconnut pas, la gestation avait dépassé le terme normal; il se produisit de la péritonite, de la distension abdominale, qui gênaient le palper; la concavité sacrée était remplie par une masse semi-fluctuante, qui repoussait la paroi vaginale postérieure et le col contre le pubis; la sonde utérine pénétrait à 100 millim. derrière la paroi abdominale; je ponctionnai la tumeur, il en sortit du liquide; la malade mourut de péritonite.

Il faut considérer la question du *traitement*, d'abord dans ses rapports avec la production des symptômes d'urgence au début de la grossesse. Il faut tout d'abord s'occuper du soulagement des phénomènes pressants, la rétention d'urine et la douleur. Le cathétérisme, pratiqué dans un but diagnostique, remplit la première indication, et, jusqu'à un certain point, la seconde. Il faut ensuite déterminer s'il est possible de réduire l'utérus. Deux genres de difficultés peuvent s'opposer à la réduction; d'abord des adhérences qui retiennent en bas le fond de la matrice; elles ne sont pas communes; mais, si elles existent, des tentatives de réduction peuvent être mortelles. Blundell (1) rapporte un cas remarquable; c'est celui d'une jeune femme qui avait un kyste ovarien, lequel creva sous l'influence d'une chute; elle fut atteinte de péritonite; après sa guérison, elle se maria; devenue enceinte, elle mourut avec une rétroversion irréductible; des adhérences inflammatoires avaient fixé l'utérus dans le bassin. Meigs relate un cas dans lequel l'utérus rétroversé était fixé en bas par des adhérences, accompagnant une grossesse tubaire. Deuxièmement, la réduction peut être gênée par la congestion, la tuméfaction des organes; l'utérus est ainsi enfermé par son volume dans le bassin. Dans des cas pareils, et dans tous les cas où la réduction présente de grandes difficultés, le meilleur traitement, selon moi, est de provoquer l'avortement. Il suffit de réduire le volume de l'utérus pour amener du soulagement, les organes ne sont plus comprimés; l'utérus, n'étant plus soumis au stimulus qui le faisait se développer, se contracte et subit l'involution; la réduction est alors en général aisée; sinon, la diminution du volume utérin a écarté le danger; mais l'*induction* de l'avortement n'est pas toujours facile; le col peut, non-seulement être élevé au-dessus de la symphyse, mais encore dirigé en avant et en haut, de telle sorte qu'il est malaisé de l'atteindre; il peut être difficile, impossible même, d'y faire passer un instrument pour pénétrer dans l'utérus; c'est ce qu'on trouve en particulier dans la rétroversion simple; dans la rétroflexion, le col est dirigé en bas, et plus facile à atteindre. Dans les deux déplacements, on peut essayer de passer une sonde courbe ou une bougie élastique dans la cavité utérine, pour crever les membranes, ou au moins détacher l'œuf. Cela fait, la patiente restera couchée sur le ventre; la vessie sera vidée toutes les six heures avec la sonde. S'il est impossible de passer un instrument à travers le col, si la réduction est impossible aussi, et que les symptômes soient graves, on est justifié de ponctionner l'utérus par le vagin ou le rectum. On risque, il est vrai, de traverser le placenta, qui est probablement fixé à la paroi postérieure de l'utérus (*fig.* 91). Mais ce danger est un des moindres qui puissent se présenter. Le meilleur

(1) *Obstetric Surgery.*

instrument est un trocart de la grosseur d'une plume de corbeau, ou, mieux encore, le trocart aspirateur de Dieulafoy, qui est sans aucun danger. L'indicateur gauche, introduit dans le vagin ou dans le rectum, détermine la partie la plus saillante de la tumeur utérine, et sert de conducteur au trocart, qu'on a soin de faire pénétrer perpendiculairement à la paroi utérine. Il vaut mieux faire la ponction par le rectum ; car on est plus certain ainsi de tomber sur le corps de l'utérus et d'éviter le col. Quand on retire le trocart, l'eau amniotique sort par la canule ; ce qui diminue aussitôt le volume de l'utérus, et l'avortement se fait dans l'espace de quelques heures.

Quand il est impossible de passer une sonde vésicale et que la réduction est aussi impossible, il faut choisir entre la ponction de la vessie au-dessus du pubis, et la ponction de l'utérus par le rectum. Head, au London Hospital, s'est trouvé en présence d'un cas de ce genre (1), il ponctionna l'utérus, il lui fut ensuite possible de vider la vessie ; la femme accoucha d'un fœtus de cinq mois, tout ratatiné, et se remit après une grave maladie. Head fit bien de ponctionner d'abord l'utérus, car il aurait pu être nécessaire de le faire, après la ponction de la vessie. D'un autre côté, Münchmeyer (2) rapporte un cas où il ponctionna la vessie ; l'utérus fut ensuite réduit, et la malade se rétablit. Schatz (3), relate un cas dans lequel il ponctionna avec succès l'utérus et la vessie. L'emploi du trocart aspirateur diminue de beaucoup le danger de la ponction de ces organes ; l'urine, avec cet instrument, peut être extraite sans aucune crainte ; il faut faire la ponction à 76 mill. au-dessus de la symphyse, pour permettre à la vessie de descendre, à mesure qu'elle se vide.

On peut tenter la *réduction*, soit sans toucher à l'œuf, soit après l'avortement. Dans un bon nombre de cas, il suffit, pourvu qu'on agisse de bonne heure, de maintenir la vessie et le rectum vides, et de faire coucher la malade sur le ventre ; et, à moins de symptômes très-urgents, il faut laisser du temps pour cette cure spontanée. Quand vous avez décidé de tenter la réduction, voici comment vous devez procéder : videz la vessie et le rectum ; donnez le chlo-

(1) Voir *London-Hospital Report*, 1867.
(2) *Mon. f. Geburtsk.*, 1860.
(3) *Archiv. f. Gynäkol.*, 1870.

roforme jusqu'au degré chirurgical; couchez la malade sur le ventre, les fesses un peu relevées; passez deux ou trois doigts, la main entière, s'il le faut, dans le rectum; appuyez l'extrémité de vos doigts sur les côtés et au-dessous du globe utérin, poussez-le en avant et de l'un des côtés du promontoire, pour éviter cet angle. Il est fort important de donner à la réduction cette direction oblique; Skinner (1) a insisté sur ce point. Appliquez la méthode bipolaire à la réduction; avec un doigt placé dans le vagin, tirez le col en arrière, vers la cavité cotyloïde droite, pour amener l'axe de l'utérus à coïn-

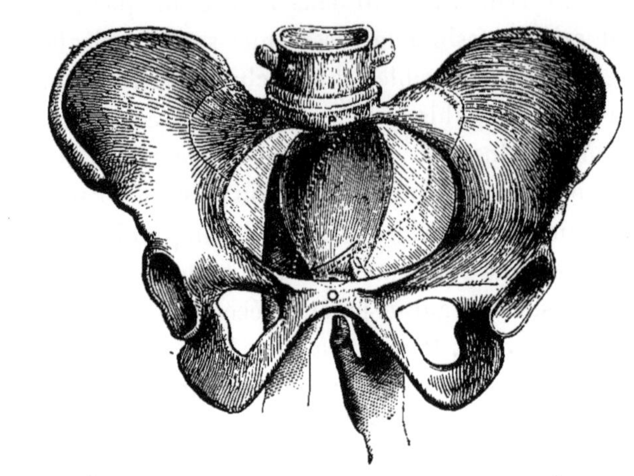

Fig. 93. — Réduction de l'utérus gravide par la taxis bipolaire (*).

cider avec le diamètre oblique gauche du bassin; puis les doigts qui sont dans le rectum poussent le fond vers l'articulation sacro-iliaque gauche (fig. 93). Si la patiente n'est pas chloroformée, il ne faut presser que pendant l'expiration; j'ai ainsi réduit assez facilement un utérus gravide rétroversé, qui avait résisté à des efforts répétés.

On a proposé et essayé un grand nombre de méthodes pour faciliter la réduction. Halpin employait une vessie de mouton, pleine d'eau ou d'air, dans le but de relever l'utérus. Desgranges a repris

(1) *British medical Journal*, 1860.

(*) P, promontoire qui fixe E, le fond utérin; O, orifice utérin, derrière la symphyse. L'arc indique la direction de la force employée par les doigts pour amener l'utérus dans une position oblique représentée par la ligne ponctuée, qui lui permet d'éviter le promontoire; la matrice peut alors sortir du bassin.

cette idée. Playfair rapporte un cas dans lequel la pression d'un liquide renfermé dans une poche, placée dans le vagin, et laissée en place vingt-quatre heures, réduisit l'utérus. J'ai essayé une fois ce procédé, mais sans succès. La vessie manque de point d'appui en bas, et le périnée ne peut en fournir de bon ; et, dans la plupart des cas, il est malaisé d'introduire une vessie dans le vagin; l'extensibilité du plancher pelvien laisse la vessie se développer en bas. Comme on ne peut pas diriger exactement la force que développe la distension de la vessie, celle-ci, en se développant, presse le fond de l'utérus directement en haut sous le promontoire, ce qui exige plus de force que la main — un instrument sentant et intelligent — n'eût été obligée d'en employer, dans le procédé que j'ai décrit. On a aussi beaucoup insisté sur la position qu'on doit faire prendre à la patiente. Blundell recommandait la position sur les coudes et les genoux. Godefroid (1) plaçait sa patiente sur le bord du lit, la tête et la poitrine pendantes, les jambes et le bassin seuls étant sur le lit ; dans cette position les parois abdominales n'opposent aucune résistance ; les doigts placés dans le rectum peuvent agir aisément. Négrier, d'Angers, indroduisait toute la main dans le vagin, la mettait en supination, et pressait fortement avec la surface plate que présentent les premières phalanges et le pouce, mis de niveau avec elles ; il appelle cela « la réduction à poing fermé » ; ce procédé lui a réussi quatre fois. E. Rigby et Dewees saignent, pour faciliter la réduction; quand les organes du bassin sont fort congestionnés, cette pratique est utile. Il est bon, pendant qu'on repousse l'utérus par en bas, d'exercer une pression en sens contraire avec la main placée au-dessus de la symphyse. Halbertsma rapporte un cas dans lequel une femme mourut; l'utérus était rétrofléchi et rétroversé; il n'y avait pas de péritonite. Quand on pressa sur le fond, l'utérus sauta, comme un ressort, à sa place. Cette démonstration *post mortem* est pleine d'instruction.

Le traitement après la réduction est fort important. Richter, Baudelocque, Simpson recommandent de placer un pessaire pour prévenir la rechute de l'utérus. Le meilleur pessaire est un large pessaire de Hodge. Quand on considère l'histoire de la rétroflexion et

(1) *Gazette des Hôpitaux*, 1859.

de la rétroversion, quand on voit qu'elles existent avant la grossesse, et continuent avec elle, on est disposé à donner beaucoup d'attention au *traitement prophylactique*. J'ai fréquemment employé un pessaire de Hodge, pour soutenir l'utérus rétrofléchi, pendant les trois premiers mois de la gestation, afin de l'empêcher de *s'incarcérer* derrière le promontoire. C'est une précaution qu'il ne faut jamais omettre chez les femmes qui ont souffert une fois de rétroversion ou de rétroflexion, surtout si elles ont déjà fait des fausses couches. Les autres points sont : un repos absolu, l'opium ; l'évacuation de la vessie, qui peut rester paralysée lorsqu'elle n'est plus pressée ; et les acides minéraux. La vessie demande une surveillance fort active ; il ne faut pas oublier que la muqueuse peut se nécroser, des débris muqueux ou fibrineux peuvent se détacher et boucher l'urèthre.

Le traitement de la rétroflexion incomplète, c'est-à-dire des cas où la gestation est en partie abdominale, est l'expectation. Quand le travail commence, si la réduction ne se fait pas spontanément, il faut tâcher, au moyen des doigts placés dans le rectum, de repousser la partie rétrofléchie ; pour cette manœuvre, la malade doit être à quatre pattes.

Si vous ne pouvez pas réduire, imitez ce que fit Oldham, dans le cas que j'ai cité : attirez en bas le col, poussez en bas la masse abdominale, en haut la masse pelvienne, pour produire une rotation de l'utérus en avant.

Le *prolapsus de l'utérus gravide* est la question qui se présente maintenant à notre examen. Comme la rétroversion, ce déplacement peut être primitif, ou se produire brusquement pendant la grossesse. La conception peut se faire dans un utérus *prolabé* et même *procident ;* dans son accroissement, il peut conserver sa position vicieuse. Le prolapsus simple amène une gestation pelvienne, l'utérus restant dans le petit bassin. Dans ce cas, à moins qu'il ne se rétroverse, il remonte dans l'abdomen vers le quatrième ou le cinquième mois ; il est alors trop volumineux pour redescendre à travers le détroit supérieur. Mais, quand l'utérus est procident, il peut parfaitement se faire qu'il se développe hors de la vulve ; dans ce cas, l'utérus gravide, recouvert par le vagin retourné, forme une énorme masse entre les cuisses. On a dit que l'utérus entier, renfermant le fœtus, était sorti quelquefois par la vulve, au moment du travail. Je suis certain que, dans quelques-uns des cas de ce genre, on a mal observé, et que l'on n'a eu à faire qu'à une protrusion du segment utérin inférieur renfermant la tête, ou du col hypertrophié, comme dans le cas que je rapporte plus loin.

Traitement. Le travail, dans le cas de prolapsus simple, est en général lent (1), l'utérus n'étant pas soutenu et aidé par les muscles abdominaux. Si la dilatation est lente, et la force expulsive insuffisante, il faut dilater l'orifice avec les sacs hydrostatiques et appliquer le forceps sur la tête, en ayant soin de soutenir le périnée et la vulve, pour éviter la sortie du segment inférieur. Dans la procidence, la difficulté est plus grande, l'utérus étant hors de la portée de toutes les forces auxiliaires. Cependant, peut-être aura-t-il assez de force pour se vider spontanément. Il faut d'abord essayer de replacer l'utérus dans le bassin; si les tentatives échouent, il faut achever l'accouchement à l'extérieur. Que l'utérus agisse seul, ou que vous croyiez nécessaire d'extraire avec le forceps, ou par la version, il est bon de soutenir le segment utérin inférieur au moyen d'un linge carré, percé d'un trou assez large pour le passage de l'enfant; on place ce trou sur le col et on relève les quatre coins pour maintenir l'utérus en place, pendant les tractions. Scanzoni dit qu'une pression supportée longtemps par l'utérus contre les parois du bassin peut amener de la métrite et une eschare.

Je n'ai jamais vu de procidence complète de l'utérus à terme; mais j'ai été souvent appelé pour le voir. Voici ce que j'ai vu : une énorme masse charneuse, sortant de la vulve, de couleur livide, présentant une ouverture — l'orifice utérin — à son centre. Par le palper abdominal, j'ai toujours pu sentir une partie de l'utérus, et une partie du fœtus dedans; quoique l'orifice utérin et le col fussent tout entiers hors de la vulve, le corps utérin était en partie dans le bassin. Dans un cas où la sage-femme me dit que les douleurs poussaient tout le corps au dehors, je trouvai l'orifice externe

(1) L'expression anglaise signifie *ennuyeux;* c'est un mot que nous pourrions adopter, il me semble, pour indiquer un travail lent, languissant, réellement *ennuyeux* pour l'accoucheur, qui sait qu'il n'y a rien à faire qu'à attendre. (*Traducteur.*)

hors de la vulve ; en touchant, mon doigt remonta le long du col jusqu'à 76 millim. ; là, il fut arrêté par l'orifice interne, au-dessus duquel était la tête du fœtus. C'est ce cas qui est représenté dans la figure 94.

C'est simplement un cas d'allongement hypertrophique du col. L'un de mes collègues à la Royal Maternity Charity, mister Roper, a revu cette femme à un accouchement suivant ; il trouva le même état de choses ; l'allongement du col était donc persistant. Mister Roper a cité ce cas cas dans le volume VII des *Obstetrical Transactions*. Dans un autre cas, je trouvai que la tête avait traversé le col hypertrophié et sortait par l'orifice externe, hors de la vulve. Dans un autre cas, le col hypertrophié était énormément distendu par une extravasation sanguine — un thrombus cervical — à laquelle le col hypertrophié est particulièrement exposé.

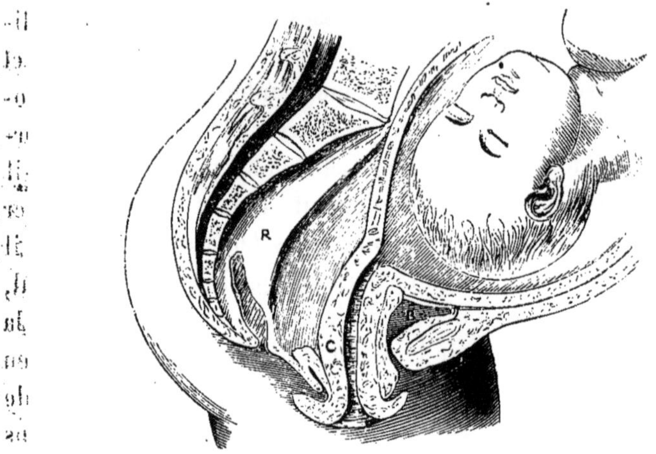

Fig. 94. — Accouchement arrêté par un allongement hypertrophique du col (*).

Dans ces cas, il peut être nécessaire de dilater le col au moyen des poches hydrostatiques, et d'appliquer le forceps, ou de faire la version.

On rapporte maintenant un grand nombre de cas où *l'hymen a arrêté le travail*. Qand cela se rencontre, le remède est l'incision de cette membrane.

(*) R, rectum ; C, col allongé, sortant de la vulve, près de laquelle il s'élargit, et simulant une procidence utérine.

La grossesse dans l'un des compartiments d'un utérus bicorne est une complication rare, et par suite embarrassante. Je fus appelé pour un cas de convulsions graves, avec albuminurie, dans lequel on croyait utile d'accélérer la délivrance. La patiente avait de fortes douleurs, mais elles n'avançaient pas; mister Garlick, qui lui donnait ses soins, pouvait toucher la tête qui se présentait; quand j'essayai de faire comme lui, je trouvai une cloison épaisse, char-

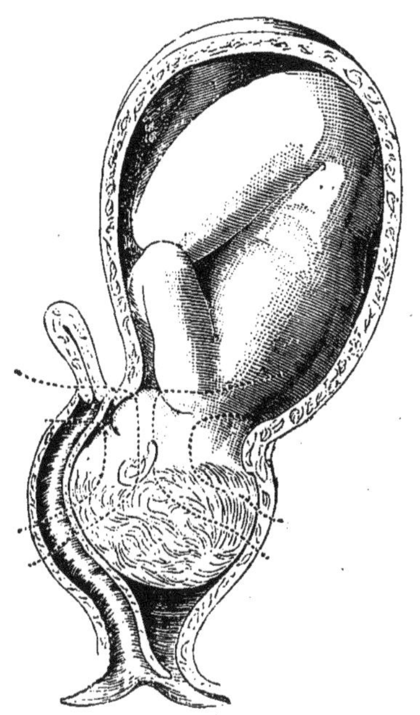

Fig. 95. — D'après Oldham. Grossesse dans un utérus, à côté d'un second utérus non gravide.

neuse, entre mon doigt et la tête, cependant mon doigt était dans l'orifice. Enfin, dirigé par mister Garlick, j'arrivai à la tête, et je m'assurai qu'il y avait deux orifices, chacun conduisant à une cavité utérine; l'une était vide, l'autre contenait le fœtus. Il fallut faire la craniotomie. Oldham (1) décrit un fait semblable. La figure 95 est dessinée d'après sa description. Lefort (2) cite un cas d'après

(1) *Guy's Hospital Reports.*
(2) *Journ. complém. du Diction.*, t. IV.

Tiedmann, qui dit avoir vu au musée d'Heidelberg un utérus double, pourvu d'un vagin double, ayant appartenu à une femme qui mourut après avoir accouché. Deux médecins distingués lui donnèrent leurs soins : l'un déclara qu'elle n'était point enceinte, l'autre que la tête était dans l'orifice ; l'un avait passé son doigt dans le vagin gauche, l'autre dans le droit. La même chose arriva à deux sages-femmes, à la Maternité, en 1825. Mon cas n'est donc pas sans précédent.

Dans quelques cas, la cloison continue tout le long du vagin, il y a un double vagin, comme un double utérus; un seul vagin en général sert au coït. Si l'accouchement était gêné par une cloison ainsi placée, il ne faudrait pas hésiter à la diviser longitudinalement, avec un bistouri herniaire.

Grossesse et accouchement compliqués par la présence de tumeurs. Il y a peu de complications qui amènent plus de danger et de difficultés que les tumeurs. Elles présentent une grande variété de forme, de volume, de consistance, de position, d'origine, de rapports, qui produisent des obstacles correspondants à la marche normale de la grossesse et de l'accouchement. « Occupons-nous d'abord *des tumeurs développées dans les parois utérines;* parmi lesquelles sont les *polypes* qui font saillie dans la cavité.

Les fibroïdes ou les myômes des parois utérines ont souvent des conséquences désastreuses sur la grossesse; elles gênent le développement normal de l'utérus, et, par suite, amènent des hémorrhagies et l'avortement; c'est peut-être heureux; car l'accouchement, dans les derniers mois de la grossesse, est encore plus dangereux. On peut arrêter l'hémorrhagie de l'avortement au moyen du perchlorure de fer en injection ou en badigeonnage. La tumeur n'est pas souvent lésée de façon à amener une inflammation; mais, à cause des dangers qui pourraient survenir, nous devons engager fortement la malade à ne pas s'exposer de nouveau à être enceinte; je crois que tout accoucheur doit engager une fille qui souffre de fibroïdes utérins, à ne pas se marier.

La compression de la vessie et du rectum peut résulter du développement combiné de l'utérus et de la tumeur, et produire des symptômes semblables à ceux de la rétroversion dans la grossesse.

Ces symptômes se montrent quelquefois au début de la grossesse ; dans quelques cas, ces tumeurs ont amené une rétroversion.

Quand la grossesse a dépassé le sixième mois, il y a moins de danger de compression des organes pelviens, car l'utérus est sorti du bassin. Il y a alors le danger de l'hémorrhagie ; mais en général il n'existe pas avant le début du travail.

Un myôme qui se développe dans les parois utérines a sur l'utérus des effets analogues à ceux de la grossesse ; il est une cause de développement, il attire le sang dans l'organe ; on peut dire que *la malade est enceinte de sa tumeur.* S'il vient s'y ajouter une vraie grossesse embryonnaire, la vascularité et le développement utérins sont énormément augmentés. La tumeur, ou le tissu cellulaire qui l'enveloppe, peut subir l'inflammation, ou une sorte de ramollissement dégénératif, qui amène de la douleur et même de la suppuration ; j'en ai vu des cas. R. Lee (1) rapporte un cas dans lequel l'inflammation et la suppuration de la tumeur, s'accompagnant de péritonite, amenèrent la mort, à cinq mois de grossesse.

Les dangers, au moment de l'accouchement, sont fort sérieux : 1° la tumeur peut constituer à l'accouchement un obstacle qui demande des opérations graves ; 2° l'utérus peut être déchiré par un effort inégal dans la contraction des tissus musculaires, ou par la traction que la marche du corps de l'enfant exerce sur la tumeur ; 3° si la tumeur est dans la paroi utérine antérieure, de sorte qu'elle soit comprimée entre la tête et la symphyse, il peut se produire une rupture de la vessie ou une fistule vésico-vaginale ; 4° la masse solide constituée par la tumeur s'oppose à la contraction régulière de l'utérus, pendant et après l'accouchement, et cause des hémorrhagies dangereuses, que les moyens ordinaires ne peuvent guère arrêter ; 5° le placenta peut être inséré sur la tumeur, ce qui peut amener une inversion utérine. L'inversion s'est même produite dans des cas où le placenta n'occupait pas cette place ; 6° l'écrasement que subissent la tumeur et la paroi utérine entre la tête et le bassin y produit communément une inflammation de mauvaise nature, qui a de la tendance à la nécrose, et qui mène à la péritonite, à la fièvre puerpérale et à la septicémie. Il me paraît peu douteux que

(1) *Clinical Midwifery*, 1842.

le myôme, formé d'un tissu analogue à celui de l'utérus normal, se développe avec lui pendant la grossesse ; ainsi au moment où le travail commence, la tumeur est extrêmement vasculaire et plus exposée à souffrir de la contusion. Après l'accouchement, il s'involue, comme le tissu utérin propre.

On sait que les myômes se développent quelquefois en dehors, et pendent librement dans l'abdomen, fixés par un petit pédicule à la surface externe de l'utérus. Dans cette situation, ils ne subissent pas l'influence des changements qui se passent dans l'utérus, et ne constituent pas, en général, d'obstacle mécanique. J'ai soigné, dans plusieurs de ses couches, une dame qui avait une tumeur que je pouvais saisir à travers les parois abdominales ; elle n'a jamais été incommodée par cette tumeur. On a vu ces tumeurs se détacher complétement, et rouler librement dans l'abdomen ; dans ce cas, elles peuvent descendre dans le cul-de-sac rétro-utérin, où elles peuvent gêner l'accouchement. Le point de l'utérus sur lequel ces tumeurs sont fixées influe sur le pronostic. Celles de la région inférieure, qui sont les plus exposées à être écrasées pendant le travail, sont les plus dangereuses ; celles qui sont au fond, au-dessus du fœtus, courent moins de risque d'être froissées ; elles peuvent cependant s'enflammer et risquent de causer une hémorrhagie.

Dans un assez grand nombre de cas, un myôme a été spontanément expulsé quelques jours ou quelques semaines après l'accouchement. J'ai présenté à la Société obstétricale une tumeur expulsée ainsi quelques semaines après l'accouchement. Il semble qu'il se produise, pendant le travail, un relâchement des attaches de la tumeur, lequel favorise l'énucléation. Danyau et M. Duncan rapportent chacun un cas dans lequel une énucléation spontanée incomplète fut facilement achevée par une opération. La diminution du volume utérin, après la délivrance, et la rétraction tendent à détacher la tumeur.

Quelquefois la tumeur se désagrége, se morcelle, ou s'atrophie et disparaît, tout ou partie, après l'accouchement, ou du moins devient-elle assez petite pour ne plus être perceptible. Pagan rapporte un cas remarquable, dans lequel on prit une tumeur de ce genre pour un deuxième enfant; la femme se remit, la tumeur diminua rapidement, et disparut au-dessous du pubis. La malade avait présenté les mêmes phénomènes pendant ses autres grossesses. Léonard Sedgwick rapporte (1) deux cas où des tumeurs utérines disparurent entièrement après l'accouchement; cela prouve que la grossesse peut guérir les myômes utérins (2).

Une tumeur qui a de grandes analogies avec le myôme utérin est le *polype musculaire*, pédiculé, qui, libre dans la cavité utérine, peut se présenter dans le vagin. Ces polypes peuvent gêner l'accouchement, en sortant de l'utérus devant la tête et en remplissant le vagin. Un cas de ce genre s'est présenté à la Maternité de l'hôpital Saint-Thomas, en 1868. Un polype solide, aussi gros qu'une noix de coco, bloquait le vagin; il adhérait à l'orifice et à tout le pourtour du col. Mon collègue le docteur Gervis, qu'on alla chercher, trouva la surface du polype un peu déchirée; la tumeur devenait dure et élastique à chaque contraction. Gervis fit la craniotomie; un second enfant fut extrait par la version. Après l'accouchement, la tumeur sortait de la vulve; elle fut enlevée au moyen de l'écraseur, cinq jours plus tard. La femme mourut le treizième jour, avec des symptômes de péritonite. L'autopsie montra les lésions de la péritonite. La tumeur, qui est conservée au musée de Saint-Thomas, et dessinée dans les *Obstetrical Transactions* (1869) était un myôme enfermé dans une capsule de tissu utérin normal. Une inflammation de nature nécrotique l'avait envahie.

Le polype peut se trouver au-dessus de la tête du fœtus, et ne paraître qu'après la naissance de l'enfant, comme cela est arrivé dans un cas remarquable rapporté par Crisp. Le placenta ne venant pas spontanément, Crisp introduisit sa main, et le détacha. Il crut sentir un autre enfant, mais c'était un gros polype qui excitait de violentes contractions, et épuisait la patiente. La contraction utérine poussait le polype si bas dans le vagin, qu'il gênait le passage de la sonde; la malade mourut dans le collapsus, épuisée par ses efforts, mais n'ayant eu aucune hémorrhagie. Cette action

(1) *St. Thomas Hospital Reports*, 1870.

(2) Simpson, *Obstetric. Memoirs*, t. I, p. 116, indique des cas de guérison de fibroïde par le bromure de potassium, voir aussi, *loc. cit.*, t. I, p. 833. (*Traducteur.*)

expulsive, qui continue après la naissance de l'enfant, explique pourquoi il y a danger à ne pas sectionner le pédicule du polype; elle a suffi, dans le cas de Crisp, pour amener la mort. Ingleby rapporte aussi un cas de mort. Les cas que rapportent mister Freemann (1) et Priestley (2) présentèrent beaucoup de danger.

Le danger, dans les cas de polypes, a les mêmes causes que dans les cas de tumeurs abdominales. Dans les deux cas, la tumeur est froissée et subit une inflammation nécrotique qui peut amener la métro-péritonite et la septicémie ; l'obstacle qu'elle oppose à la contraction peut produire une hémorrhagie ; le ténesme ou le tétanos utérin peuvent causer l'épuisement et le collapsus.

Je discuterai le traitement de ces affections quand j'aurai parcouru l'histoire des complications apportées à l'accouchement par des tumeurs d'autre nature.

Nous avons maintenant à examiner les cas de tumeurs extérieures à l'utérus : d'abord, *les tumeurs ovariennes ;* elles sont mobiles ou immobiles, solides ou liquides, dans le bassin, au-dessous de l'utérus, au-dessus ou sur un des côtés ; la terminaison dépend de ces conditions.

L'*influence des tumeurs ovariennes sur la marche de la grossesse* fera d'abord l'objet de notre étude. En général, la tumeur ovarienne est antérieure à la grossesse et elle a déjà acquis un certain volume, quand la gestation commence; comme les tumeurs de l'ovaire s'elèvent communément hors du bassin, l'utérus gravide rencontre dans son accroissement et son ascension la tumeur placée au-dessus de lui, et un peu sur l'un des côtés. La tumeur étant mobile est soulevée et rejetée sur le côté ; si elle n'est pas fort grosse, *la grossesse peut atteindre son terme*, et l'accouchement peut se faire sans difficulté. Ces cas ne sont pas rares, j'en ai vu plusieurs; dans quelques-uns, une femme affectée de tumeur ovarienne a accouché deux ou trois fois. Mais nous ne sommes pas toujours aussi heureux; quelquefois, la terminaison est l'*avortement*, ou l'*accouche-*

(1) *Obstetrical Transactions*, vol. V.
(2) *Ibid.*, vol. I.

ment avant terme. Tantôt plus tôt, tantôt plus tard, la tumeur comprime l'utérus qui se développe, ou bien l'accroissement simultané de ces deux tumeurs fatigue l'organisme, et l'utérus se vide. Après cet accident, le danger est passé, pour le moment du moins. Si le danger n'est pas écarté par la réduction artificielle ou spontanée du volume de l'utérus, il n'est que trop probable que la tumeur céderait. Il y a une limite à la distensibilité de l'abdomen, à la tolérance des organes et des vaisseaux à la pression.

Dans la grossesse normale, tout est préparé pour l'accroissement de l'utérus ; mais l'organisme ne supporte qu'à regret le développement simultané de deux tumeurs abdominales ; pour qu'il n'y ait pas danger, la distension et l'accommodation doivent marcher de pair ; quand une tumeur ovarienne s'ajoute à la grossesse, la distension est rapide et démesurée ; la tumeur s'accroît, tout comme l'utérus ; non-seulement elle gêne par son volume, mais elle attire à elle une partie des matériaux dont l'économie aurait besoin pour la santé de l'utérus et de son contenu. La malade donc, vers la fin de la grossesse, se trouve dans un état d'épuisement et de souffrance tel, *qu'elle succombe avant ou peu après sa délivrance*.

Il peut se produire un fait remarquable : l'utérus, se développant au-dessous de la tumeur, non-seulement la soulève, mais *la roule autour de son axe, en allongeant et en tordant son pédicule ;* ce qui étrangle les vaisseaux nourriciers de la tumeur ; ils crèvent et versent le sang dans les kystes de la tumeur ou dans le péritoine ; la mort arrive rapidement, amenée par le choc, l'hémorrhagie ou la péritonite. J'ai rapporté un cas de ce genre dans *Saint-Thomas Hospital Reports*, 1870 ; St John Edwards, de Malte, en a rapporté un autre (1). Cette torsion de l'axe de la tumeur peut aussi être produite par les efforts expulsifs du travail.

La *simple rupture du kyste* est plus commune ; elle peut arriver à toute époque de la grossesse, mais elle est surtout fréquente après le sixième mois ; elle n'amène pas toujours la mort. Le fluide épanché peut se résorber, la grossesse peut même continuer ; plus souvent, le choc est suivi d'un collapsus fatal, ou, si la malade vit assez pour que la réaction s'opère, elle succombe à la péritonite. Dans quel-

(1) *Lancet*, 1861.

ques-uns des cas de cette nature que j'ai vus, la mort fut produite par le choc, et, quoique la malade se fût plainte d'une vive douleur, la dissection ne fit voir aucun signe de péritonite.

Si la malade traverse la période périlleuse de la grossesse, il lui reste à courir des dangers plus grands, *pendant et après l'accouchement;* la tumeur peut crever, ou s'étrangler dans les efforts du travail ; elle peut subir une autre lésion, qui amène promptement la mort, qui peut arriver lors même que la tumeur n'a offert aucun obstacle matériel au passage du fœtus. Mais, quand elle est située en entier ou en partie dans le bassin, à moins qu'elle ne soit mobile, elle ne peut guère éviter d'être blessée, et, en occupant une place dans le bassin, elle gêne la sortie de l'enfant ; elle risque de se rompre, le tiraillement des tissus sur lesquels elle est implantée peut les enflammer, et le froissement de son tissu propre peut aussi être fatal.

J'ai rappelé le fait bien connu, qu'un grand nombre de femmes ont accouché plusieurs fois sans accident, malgré des tumeurs ovariennes; je dois ajouter, de crainte qu'on ne soit trop tranquille dans ces malheureuses complications : nombre de femmes, après avoir échappé ainsi une ou plusieurs fois, ont fini par succomber à l'un des accidents que j'ai cités. Mister Berry, de Buckingham, rapporte (1) un cas extraordinaire, qui montre combien il s'en faut peu souvent que les accouchées ne succombent à ces complications. Une femme avait eu un accouchement compliqué par la présence d'une tumeur ovarienne; l'enfant avait dû être extrait avec le forceps, au moyen de fortes tractions; le jour suivant, après un accès de toux, la malade sentit quelque chose sortir. Mister Berry, appelé, trouva une tumeur ovarienne dont le pédicule passait à travers une fente, à la partie supérieure du vagin ; il sépara la tumeur au moyen d'une ligature du pédicule ; la femme se rétablit.

Parmi les tumeurs les plus remarquables et les plus dangereuses qui puissent compliquer la grossesse, est la grossesse extra-utérine, dont le diagnostic est fort difficile pendant la grossesse utérine. Le kyste extra-utérin est en grand danger de se rompre pendant la gestation ; s'il résiste jusqu'au moment de l'accouchement, il peut

(1) *Obstetrical Transactions*, vol. VIII.

crever sous l'influence de la force des contractions ou devenir le centre d'une inflammation qui peut se terminer par la mort. Perfect raconte un cas de guérison; ce cas a été communiqué par mister John Bard, de New York, au docteur John Fothergill. Une femme de 28 ans avait eu déjà un enfant, et se voyait enceinte de nouveau ; à la fin de son neuvième mois, elle eut quelques douleurs qui cessèrent, et son ventre diminua ; une tumeur dure et indolore restait dans le côté droit. La menstruation se rétablit; la femme conçut; à la fin des neuf mois, elle accoucha d'un enfant bien portant; la tumeur n'avait pas disparu. Cinq jours après, la malade eut une fièvre violente, de la diarrhée, de la douleur dans la tumeur, et des sueurs profuses et fétides. Après neuf semaines, la tumeur était manifestement fluctuante, on l'ouvrit; il en sortit beaucoup de matière fétide, et un fœtus de grosseur ordinaire, qui fut extrait par l'ouverture. On crut que le placenta s'était fondu en pus. La femme se remit et allaita son enfant.

Greenhalgh (1) rapporte deux cas; l'un des deux a été rapporté aussi par mister Cook (2). Une femme était en travail, on trouva dans le bassin une tumeur qui gênait l'accouchement, on la repoussa avec quelque force hors du bassin, on fit la version, l'enfant vint mort; la femme mourut deux jours après. On trouva dans le péritoine un fœtus à terme, contenu dans ses membranes, qui étaient intactes; au-dessous de la tumeur, était l'utérus incomplétement rétracté, et *sans rupture;* le placenta du fœtus extra-utérin était attaché au pavillon de la trompe droite. Voici en quelques mots le deuxième cas de Greenhalgh : Une grossesse extra-utérine gémellaire arrêtait le travail; on appliqua le forceps sur le fœtus utérin; la femme se rétablit; les os des fœtus extra-utérins sortirent plus tard.

On rencontre quelquefois des tumeurs hydatiques du foie et des kystes rénaux qui gênent l'accouchement. Il vaut mieux ponctionner ces kystes avant l'accouchement, que de courir le risque de leur rupture dans l'abdomen.

Quelquefois la vessie distendue descend au-devant de la tête, et forme une tumeur fluctuante et élastique à la vulve ; le diagnostic

(1) *Bartholomew's Reports*, 1861.

(2) *Obstetrical Transactions*, vol. V.

et le traitement n'offriront aucune difficulté, si nous avons suivi l'excellente règle de sonder toute femme qui a un accouchement languissant.

Les *tumeurs du vagin et de la vulve* peuvent être un obstacle à l'accouchement ; mais ces cas sont moins sérieux que les précédents ; car ces tumeurs sont accessibles, et on peut les enlever. Des fibroïdes peuvent sortir des parois vaginales. Des condylômes et des cancers peuvent former de grosses tumeurs faisant saillie à la vulve ; si on les laisse jusqu'à ce que le travail commence, elles peuvent subir de graves déchirures, et amener des ruptures du vagin. Une jeune femme, assez avancée dans sa grossesse, était au London Hospital, et avait un énorme paquet de condylomes syphilitiques autour de la vulve ; mister Curling, sur mon conseil, les enleva ; on n'eut pas de peine à arrêter l'hémorrhagie, et la grossesse continua sans être troublée.

Une autre tumeur que j'ai vue coexister avec la grossesse, est l'*hématocèle rétro-utérine ;* dans mon cas elle se vida par le rectum. Quand on soupçonne une tumeur de ce genre, on peut la ponctionner par le rectum. Il peut aussi se former des tumeurs sanguines sur un point quelconque du vagin, et à la vulve ; si elles gênent l'accouchement, il est bon de les ouvrir avant le passage de la tête, qui pourrait les déchirer et amener une hémorrhagie.

Avant de discuter le traitement, il faut étudier le *diagnostic.* Dans quelques cas, on sait l'existence d'une tumeur ovarienne, avant le début de la grossesse ; mais il est remarquable que, dans un nombre considérable de cas, on ne soupçonne rien, jusqu'à ce que les symptômes d'incommodité se déclarent, ce qui n'arrive qu'à une période avancée de la gestation. Alors seulement on examine ; les symptômes sont principalement ceux d'une compression mécanique : la dyspnée, un pouls rapide, la fièvre hectique accompagnent toute tension abdominale excessive. Cette tension peut être due à de l'hydrammios, à une grossesse gémellaire, à de l'ascite ; on peut en général, par un examen soigneux, distinguer les deux tumeurs, l'une ovarienne, l'autre utérine.

A travers la paroi abdominale, on peut sentir un vide entre les deux tumeurs (V. *fig.* 96, dans laquelle les deux masses sont esquissées), il donne la sensation d'une tumeur bilobée ; l'abdomen est plus distendu en travers, dans les flancs, que dans une grossesse normale ; le cœur fœtal se fait entendre beaucoup plus sur un côté, et plus bas que d'ordinaire ; j'ai observé que le maximum du bruit change de place à mesure que la gestation avance, et que l'utérus est repoussé de plus en plus sur un côté. Le col est déplacé ou non, et il se peut qu'on sente une portion de la tumeur au détroit supérieur.

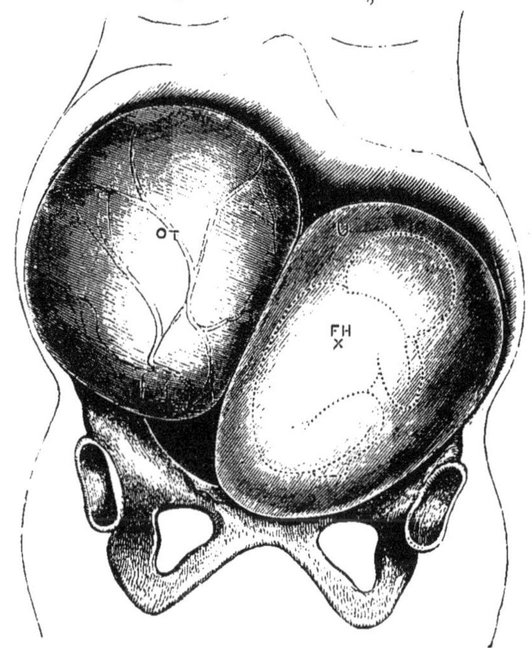

Fig. 96. — Grossesse compliquée par une tumeur ovarienne (*).

Une petite tumeur ovarienne, ou une gestation tubaire récente peut être reconnue à la sensation qu'elle donne, d'une grosseur tendue, élastique, en haut du bassin, qui tiraille et repousse la paroi postérieure du vagin, le col en avant, et le fond sur un côté. Le diagnostic est éclairé, et une bonne indication thérapeutique est remplie, par une ponction avec un trocart aspirateur.

L'utérus déformé par un myôme a été pris pour un utérus bi-

(*) OT, la tumeur soulevée hors du bassin par l'utérus, U, qui est repoussé sur le côté et au-dessus du détroit supérieur ; FH, point où le bruit du cœur fœtal peut être entendu.

corne. Le diagnostic n'est point aisé, même après l'expulsion de l'embryon et du délivre.

Un placenta adhérent à un polype peut simuler l'inversion utérine ; il faut donc être fort prudent. (V. l'article Inversion, Leçon XXIII.)

Le *traitement* de la grossesse et de l'accouchement compliqués par des tumeurs est indiqué par l'histoire rapide que j'ai faite de ce qu'on a observé dans ces cas. Notre règle de conduite doit être de donner plus d'importance à la vie de la mère qu'à celle de l'enfant. Un examen attentif nous montrera que, dans nombre de cas, le meilleur moyen de sauver l'enfant est de sauver la mère.

Le fait prédominant est que la principale source de danger se trouve dans le traumatisme que subit la tumeur, surtout pendant le travail. Pendant la grossesse, ce danger existe dans les cas de tumeurs ovariennes. Les risques de rupture, d'étranglement de la tumeur, de choc consécutif, d'hémorrhagie et de péritonite, sont si sérieux, et les accidents arrivent tellement à l'improviste, qu'on doit se demander sérieusement s'il est prudent de laisser l'utérus gravide et la tumeur se développer ensemble, et s'il ne faut pas intervenir. Ne rien faire, parce que la grossesse s'est souvent terminée heureusement, c'est simplement s'en remettre au hasard, c'est une passivité qui n'a que trop de chance de causer des regrets superflus ; nous n'avons aucun signe qui nous indique qu'une tumeur crèvera, ou s'étranglera dans le cours de la grossesse ou du travail : les tumeurs liquides ont plus de chance de crever ; mais les tumeurs solides peuvent se tordre et s'étrangler ; les deux espèces peuvent amener un obstacle imprévu à l'accouchement, et subir un traumatisme fatal pendant le travail ; l'organisme peut n'avoir pas la force de supporter ce double fardeau, tandis qu'une intervention judicieuse n'entraîne aucun danger sérieux.

L'observation d'un nombre considérable de cas de maladies graves, constitutionnelles ou organiques, compliquant la grossesse et de tumeurs ovariennes pendant la gestation m'a amené à cette conclusion générale, qu'il vaut mieux mettre d'abord un terme à la grossesse, puis se laisser guider par les indications pour traiter la maladie ou la tumeur. Cette conclusion est le résultat de trois ordres différents d'observations, concourant toutes au même point : 1° dans un grand nombre de cas, la nature résout le problème, elle *prend le cas en main*, et se débarrasse par l'accouchement prématuré ; 2° dans une autre série de cas, dans lesquels l'accouchement a été provoqué artificiellement, on a obtenu un soulagement immédiat et le salut de la malade ; 3° dans une autre série de cas, où l'accouchement ne s'est pas effectué spontanément, et n'a pas été provoqué, il s'est produit des catastrophes formidables, la mort même souvent est arrivée. Nous arrivons donc à conclure qu'il faut réduire le cas à sa plus simple expression, en éliminant l'une ou l'autre des complications. Laquelle faut-il éliminer ? On ne peut sérieusement penser à enlever la tumeur par la gastrotomie et, sans cette opération, l'élimination n'est que partielle. On peut ponctionner le kyste et réduire le volume de la tumeur assez pour qu'elle soit tolérée ; si l'accouchement n'est pas amené par la ponction — et il y a grand risque qu'il se produise — ce qui reste de la tumeur pourra gêner l'accouchement à terme.

Il y a des considérations qui plaident fortement en faveur de l'élimination de la grossesse : 1° la tumeur peut être en grande partie solide ; 2° si même elle est évidemment en grande partie liquide, nous ne pouvons pas savoir, avant la ponction, ce qui en restera de solide, pour rendre l'accouchement dangereux ; 3° la ponction du kyste peut être dangereuse par elle-même, le kyste peut se remplir de nouveau, l'accouchement prématuré peut se produire dans des circonstances défavorables. Il nous faut donc commencer par provoquer l'accouchement, puis traiter la maladie, dégagée de la complication, dans les meilleures conditions ; voilà la règle ; l'exception doit être de ponctionner.

Il faut considérer une autre question. Quand vous êtes surpris par la rupture de la tumeur, ou qu'elle s'étrangle, et que la mort par choc, par hémorrhagie, ou par inflammation est imminente, si vous ne faites rien, ou si vous vous bornez à employer les moyens usuels, la femme va mourir. M. Spencer Wells paraît avoir sauvé, par une opération courageuse et décisive, une femme qui se trouvait dans un cas pareil ; il fit la gastrotomie, enleva la tumeur qui avait crevé, et enleva le liquide épanché (1). La femme se rétablit parfaitement et elle alla à terme.

Je suis disposé à croire que, lorsqu'une péritonite grave se déclare brusquement pendant la grossesse, elle est fréquemment causée par la rupture d'un kyste ovarien. Dans ces conditions, la guérison n'est guère probable. Le cas de Wells prouve qu'on augmente les chances de rétablissement en enlevant la tumeur, nous ne devons donc pas hésiter à suivre son exemple.

Le trocart aspirateur sera probablement fort utile dans les cas de petits kystes ovariens, et de grossesse extra-utérine récente. On peut ponctionner les kystes par le vagin, et leur contenu se vide aisément et sans danger avec cet instrument.

Nous avons maintenant à discuter la conduite à tenir, quand l'accouchement est gêné par une tumeur. Les règles sont en grande partie les mêmes, que la tumeur soit ovarienne ou fibroïde. Il ne faut pas oublier que nous devons *d'abord* délivrer la femme, sans la mettre en danger; *secondement*, assurer la vie de l'enfant, si possible. La première question est : *peut-on écarter la tumeur qui bouche le passage?*

Un grand nombre de tumeurs ovariennes et quelques fibroïdes sont mobiles, et peuvent être repoussées jusqu'au-dessus du détroit supérieur; de sorte que l'enfant a la place de passer. La main suffit pour cette opération, qui est rendue plus facile si la femme est à quatre pattes. Quelquefois la tumeur s'élève et sort du bassin pendant le travail, repoussée par la descente de l'enfant. Beatty et Depaul rapportent des cas où ce fait s'est produit. Dans un cas, Kidd écarta la tumeur au moyen d'un de mes dilatateurs, qu'il plaça et gonfla dans le rectum (2). Aussitôt que la tête est engagée, tâchez de la saisir avec le forceps, ce qui est utile pour trois raisons : 1° une fois la tête fixée dans le bassin, la tumeur ne peut plus descendre; 2° on économise les forces de la mère, en faisant l'ouvrage de la matrice; — on diminue le risque d'une rupture de l'utérus ou de la tumeur; 3° on augmente les chances d'avoir un enfant vivant.

Voici la seconde question qu'il faut se poser quand on a résolu

(1) *Obsetrical Transactions*, vol. XI.

(2) *Dublin, Quaterly, Journal of Medecine*, 1870.

négativement la première : Peut-on diminuer assez le volume de la tumeur pour que l'enfant ait la place de passer? On peut simplifier beaucoup cette difficile question, en décidant qu'il ne faut pas ponctionner les tumeurs solides ; la ponction n'en diminue que peu — ou pas du tout — le volume, et elle expose à la nécrose et à la mort. Charles West a discuté ce point et l'a fort éclairé (1). Dans un cas, il attribue la mort de la malade à une tentative de ponction, faite avant d'essayer de relever la tumeur au-dessus du détroit abdominal. On ne trouva pas de péritonite généralisée; mais les lèvres de la plaie faite par l'opération « étaient largement béantes, les tissus voisins étaient noirs, jusqu'au centre de la tumeur ». Je propose ceci comme règle générale dans les cas de tumeurs solides : si vous ne pouvez pas les rejeter en haut et de côté, ne les ponctionnez pas, à moins que vous ne voyez clairement le moyen de *les enlever entièrement.* L'énucléation d'un fibroïde de l'utérus, pendant le travail, est une entreprise hasardeuse ; mais les circonstances peuvent être favorables. Ainsi Hicks (2) rapporte un cas dans lequel la tête était arrêtée par une tumeur qui remplissait si complétement le vagin que l'accouchement par le forceps, la version ou l'embryotomie, ne paraissait guère possible ; il fit une petite incision à la partie inférieure de la tumeur, qui permit son énucléation et son enlèvement, il ne se produisit pas d'hémorrhagie. Il est plus facile de se décider, quand la tumeur est polypoïde. Si un polype fait saillie dans le vagin au-devant du fœtus, je vous engage fortement à l'enlever, avant que l'enfant passe sur la tumeur. Pour cela, l'écraseur seul suffit, ou bien vous passerez une ficelle de fouet autour du pédicule, puis vous couperez la tumeur au-dessous de la ligature ; ce dernier procédé garantit mieux contre l'hémorrhagie.

Dans les cas de tumeurs liquides, comme les kystes de l'ovaire, il est reconnu que la ponction est utile. Comment faut-il la faire? Il faut commencer par rompre les membranes ovulaires, et laisser sortir les eaux; le volume utérin diminue aussitôt, et la tension diminue. Puis ponctionnez le kyste ; la meilleure place, ***si le kyste fait saillie dans le bassin et qu'il y ait de la fluctuation en ce point***, est

(1) *Diseases of Women*, édition de 1856.
(2) *Obstetrical Transactions*, 1870.

la partie la plus proéminente derrière l'orifice utérin, au haut du vagin ; on peut aussi ponctionner par le rectum. Si vous ne sentez pas de fluctuation dans le vagin, il vaut mieux ponctionner le point le plus saillant des parois abdominales, en déterminant avec soin la position de l'utérus, au moyen de la palpation et de l'auscultation ; servez-vous d'un trocart de moyenne grosseur ; le kyste s'affaissera plus complétement et vous aurez ainsi plus de chance d'éviter la base solide qui se rencontre si souvent à la partie inférieure des tumeurs ovariennes.

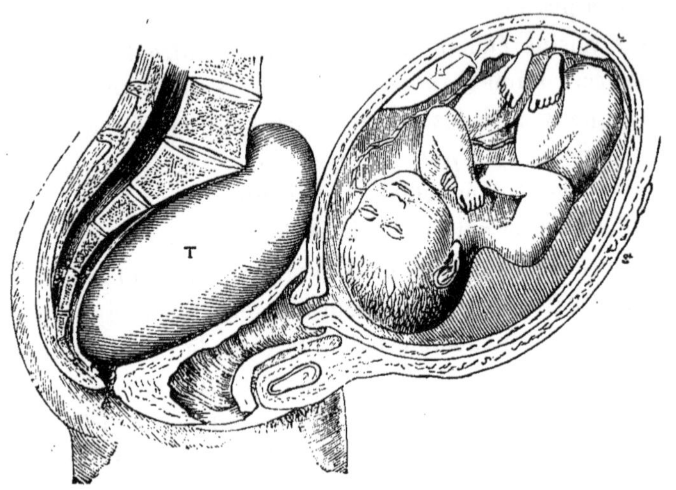

Fig. 97. — Accouchement gêné par une tumeur ovarienne liquide fixée dans la concavité du sacrum, et repoussant l'utérus en haut et en avant.

Je croirais volontiers qu'il faut ponctionner un kyste ovarien, lors même qu'il ne gêne pas mécaniquement l'accouchement. Il est remarquable que, dans nombre de cas, le kyste a crevé, — ou du moins il y a eu des signes positifs de rupture — quelques jours après l'accouchement, et que la malade a succombé. Clay rapporte un cas de ce genre (1). Dans un cas comme celui qui est représenté dans la figure 97, la ponction de la tumeur, par le vagin ou le rectum, permettrait aussitôt la descente de l'utérus et de l'enfant.

La troisième question se présente quand la tumeur est immobile,

(1) *Obstetrical Transactions*, vol. I.

et son volume irréductible ; le danger est grand : l'accouchement est empêché, il est presque impossible d'éviter que la tumeur ne soit froissée. Des tumeurs cystiques malignes de l'ovaire peuvent être attachées fortement aux parois pelviennes, des sarcômes et des ostéômes peuvent faire saillie dans le bassin, et des fibroïdes peuvent y être fixés. Notre traitement doit être fondé sur un examen attentif des symptômes et des signes dans chaque cas. Nous supposons que nous ne pouvons pas agir sur la tumeur ; il faut agir sur l'enfant. Notre conduite sera déterminée par les dimensions auxquelles est réduit le bassin, sur l'estimation que nous ferons de la nature de la tumeur, et du risque qu'elle court d'être froissée par le passage du fœtus. S'il reste 76 mill., ou peut-être un peu moins, d'espace libre au détroit supérieur, si la tumeur est d'une nature à *prêter* un peu, nous pourrons peut-être délivrer au moyen du forceps ; mais la version est en général préférable ; si l'espace libre est fort petit, s'il reste moins de 51 mill., si la tumeur court le risque d'être fort écrasée, il nous faudra perforer pour diminuer le volume et la dureté de la tête, que nous ayons appliqué le forceps ou fait la version. Une tête perforée s'affaissera et s'aplatira au passage, ce qui diminuera la compression subie par la tumeur. Dans le cas d'une tumeur solide, ou au moins ferme, qui ne laisse que 25 mill. environ, il peut être malaisé d'atteindre la tête pour perforer, ou, si l'on y parvient, il peut être impossible d'écraser la tête avec le céphalotribe, d'enlever des morceaux de la voûte crânienne, et de saisir la face avec le cranioclaste. On verra cependant, dans ma leçon sur la craniotomie, que cette opération peut réussir dans un espace beaucoup plus étroit qu'on ne le croit communément. Dans un cas où l'accouchement était arrêté par une large tumeur solide fixée dans le bassin, on m'appela expressément pour faire l'opération césarienne, car on n'avait pu extraire, après avoir craniotomisé ; je réussis facilement, en enlevant des morceaux de la voûte crânienne, et en amenant la face, au moyen de ma pince à craniotomie. La femme se rétablit parfaitement.

C'est spécialement dans des cas de ce genre que ma nouvelle opération pour réduire la tête en la sectionnant avec l'écraseur à fil métallique, trouvera son application. Il faut épuiser tous nos moyens d'action sur l'enfant, avant de nous décider à faire l'hystérotomotocie; il faut étudier le cas dans tous ses détails. Si nous sommes certains qu'aucune mutilation ne peut le faire passer, sans danger pour la mère, il faut épargner le fœtus, et l'extraire par l'opération césarienne. Quelque grand que soit le danger auquel cette opération expose la mère, il y a des cas où elle constitue sa meilleure chance; et, pour lui donner toutes les chances de salut, il faut nous efforcer d'opérer de bonne heure, à un moment choisi, avant d'avoir mployé d'autres moyens qui aient diminué nos chances. Si la tumeur est extra-utérine osseuse ou demi-solide, et occupe beaucoup de place dans le bassin, l'opération césarienne est indiquée; si la tumeur est un fibroïde utérin, l'hystérotomotocie n'offre qu'un espoir fragile. E.-J. Lambert, dans son excellente « Étude sur les grossesses compliquées de myômes utérins, 1870,» a recueilli quinze cas d'opération césarienne; deux opérées se rétablirent; l'une d'elles avait été opérée par Mayor, de Genève, l'autre par Duclos; Tarnier cite son cas.

Dans les *cas de complication causée par une grossesse extra-utérine*, il me semble que nous devons tout d'abord déterminer si la tumeur extra-utérine peut être écartée, de façon à éviter qu'elle ne soit contusionnée; ce n'est guère probable, car ces kystes contractent presque toujours des adhérences avec les viscères du bas-ventre. Nous n'avons alors à choisir qu'entre la mutilation du fœtus et la gastrotomie. Si la première opération nous assure la sortie du fœtus utérin, sans violenter le kyste extra-utérin, nous pouvons l'adopter; mais je serais moins disposé que dans tout autre cas à faire la gastrotomie. Dans ce cas il faudrait extraire d'abord le fœtus extra-utérin, et n'ouvrir l'utérus que si le passage du fœtus utérin restait impossible.

Quelle est la meilleure conduite à tenir dans le cas d'un myôme *dans l'utérus*, après l'accouchement? Cette tumeur a sans doute été contusionnée, et elle va probablement subir une inflammation de mauvaise nature, qui amènera une métro-péritonite et de l'infection générale; l'utérus qui a encore son développement musculaire, et on irritabilité réflexe, ressent la présence de ce corps étranger; les douleurs expulsives qu'excite la tumeur sont assez fortes et assez épuisantes pour être par elles-mêmes une source de dangers. J'ai vu dernièrement ces conditions annexées d'une manière remarquable dans un cas où je fus consulté par M. Corner. Les cas où l'énucléation a été spontanée ou faite par une opération peu après l'accouchement, se sont terminés heureusement. L'indication est donc claire, en général ; il faut se débarrasser au plus tôt de la tumeur. Le procédé opératoire varie suivant les particularités du cas ; il faut dilater largement le col, au moyen d'un fagot de laminaria, afin de donner de l'espace pour l'examen et les manœuvres ; puis un bistouri herniaire, ou tout autre, introduit dans l'utérus, servira à ouvrir largement la capsule de la tumeur. Si la tumeur fait une grosse saillie dans la cavité utérine, on peut alors l'énucléer en la tirant avec les doigts et avec une pince de Museux ; si elle n'est que peu saillante et que l'énucléation immédiate soit trop difficile, on peut attendre pour faire davantage ; les contractions utérines continuant peuvent chasser la tumeur davantage dans la cavité, et, au bout d'un jour ou deux, l'extraction sera plus facile. S'il se produit une hémorrhagie, on l'arrêtera au moyen de tampons de *lint* imbibés de perchlorure de fer ; on combattra la fétidité des pertes avec du *lint* trempé dans l'huile phéniquée (1).

Nous pouvons maintenant résumer ce chapitre dans les propositions suivantes : en commençant par le cas le plus simple pour arriver au plus difficile.

A. Dans les cas de *tumeurs compliquant la grossesse :*

1° Provoquer l'accouchement prématuré ;

2° Si la tumeur est liquide et ovarienne, et donne lieu à une grande gêne, ponctionner ;

3° Si la tumeur ovarienne crève, ou s'étrangle pendant la grossesse, l'enlever par la gastrotomie.

B. Dans les cas de *tumeurs gênant l'accouchement :*

1° Rejeter, si possible, la tumeur de côté ;

2° Si la tumeur est liquide, la diminuer par la ponction ;

3° Si la tumeur est en avant de l'enfant, l'enlever complétement ;

4° Si l'on ne peut pas agir avantageusement sur la tumeur, réduire le volume de l'enfant. Faire la version, perforer, écraser la

(1) Lister emploie de l'huile phéniquée au vingtième, pour ses plaies, et il en obtient les plus beaux résultats. (*Traducteur.*)

tête avec le céphalotribe, morceler la voûte crânienne, la sectionner au moyen de l'écraseur à fil métallique, et l'extraire;

5° Si l'on ne peut agir avantageusement ni sur la tumeur ni sur l'enfant, avoir recours à l'opération césarienne.

Les principales anomalies du squelette, qui apportent des empêchements à l'accouchement sont :

1° Les déformations *rachitiques;* elles affectent le plus fréquemment le bassin, mais souvent la colonne vertébrale est aussi assez contournée pour gêner l'accouchement;

2° Les déformations *ostéomalaciques;* elles affectent communément le bassin et le rachis;

3° Les déformations provenant de maladies ou de traumatisme des vertèbres ou des articulations vertébrales. Quand ces lésions amènent un déplacement des vertèbres lombaires, elles produisent la *spondylolisthèse;*

4° Les déformations *scrofuleuses, syphilitiques, ou dues à d'autres maladies moins connues*, qui causent des *ostéophytes*, qui font saillie sur les os pelviens.

Stein le jeune a posé cette loi importante que la même maladie produit toujours la même forme de bassin; ainsi il y a un bassin rachitique, un bassin ostéomalacique, et ainsi du reste.

Cela m'entraînerait hors des bornes d'un ouvrage essentiellement pratique, d'essayer de décrire en détail toutes les variétés et tous les degrés de déformations osseuses, sous le rapport obstétrical. Je me contenterai d'une description concise, et de la description des formes typiques principales, qui ont l'influence la plus marquée sur la grossesse et l'accouchement, et qui déterminent notre intervention.

La figure 98 représente le bassin normal étalon. Les figures 98, 99, 100, 101, 102, 103 sont des réductions à un tiers de nature, ce qui permet de les comparer exactement les unes aux autres.

1° *Rachitisme.* Cette maladie, qui se déclare avant le développement complet de l'individu, influe, non-seulement sur la forme, mais sur le développement du squelette. Un bassin rachitique est communément déformé, et ses dimensions sont plus petites que celles d'un bassin normal. Ces deux anomalies ajoutent leurs effets pour rendre les fonctions difficiles ou dangereuses.

A. La déformation la plus commune porte particulièrement sur le détroit supérieur, qui est aplati d'avant en arrière, le promontoire s'avance beaucoup, la symphyse pubienne est aplatie ; le diamètre conjugué est raccourci absolument, et relativement aux autres diamètres. Au lieu d'être cordiforme, le détroit supérieur devient ovale ou réniforme. La lordose, ou courbure antérieure de la colonne lombaire, accompagne souvent la déformation pelvienne.

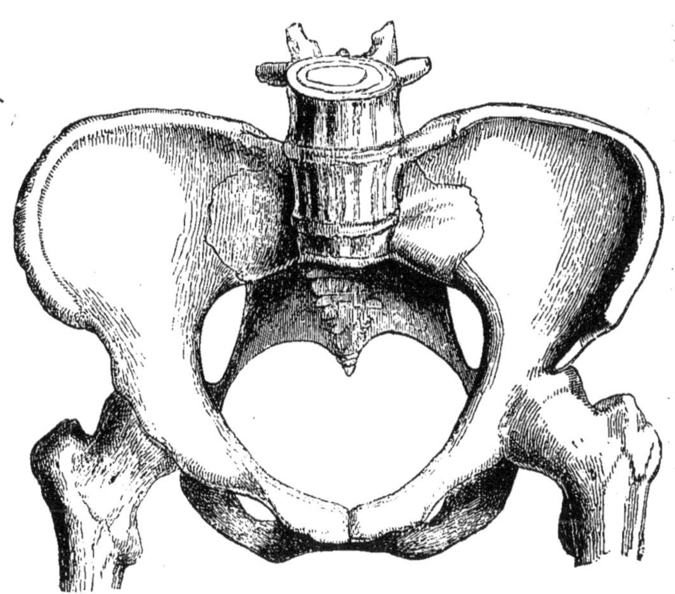

Fig. 98. — Bassin normal étalon: $\frac{1}{4}$ de nature.

La courbure rachidienne est quelquefois telle que les vertèbres lombaires sont comme suspendues au-dessus du détroit supérieur, et bouchent l'entrée du bassin. Dans ces cas, l'utérus, rejeté en avant, cause une extrême proéminence de l'abdomen. Il y a un exemple remarquable de cette difformité dans le musée de l'hôpital Saint-Georges. On fit la crâniotomie, et la femme succomba. Quelquefois la colonne est courbée latéralement, c'est la scoliose, qui s'accompagne souvent d'une distorsion oblique et d'un aplatissement du bassin ; une ligne perpendiculaire au plan latéral, et passant par la symphyse passerait à côté du promontoire.

Le petit bassin et le détroit inférieur sont en général élargis, non d'une manière absolue, mais leurs dimensions sont plus grandes, comparées à celles du détroit supérieur. Il y a fréquemment rétrécissement de l'arche pubienne, rapprochement des tubérosités des ischions, et quelquefois incurvation de la partie inférieure du sacrum et du coccyx. Mais, dans les bassins rachitiques, les os s'écartent en général du détroit inférieur, on peut introduire la main, et manipuler.

B. Si le rachitisme a débuté dans la première enfance, avant

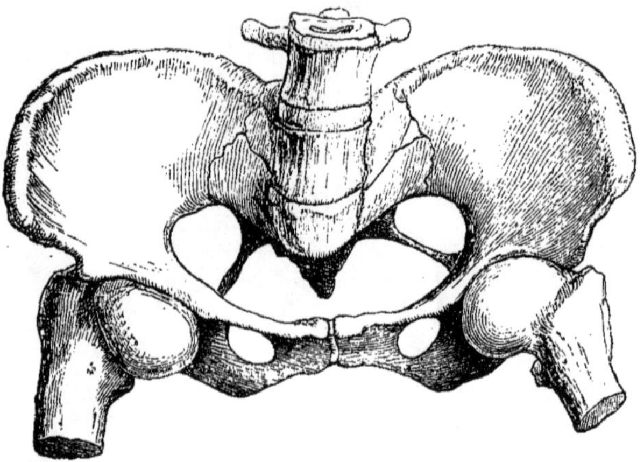

Fig. 99. — Bassin rachitique extrêmement vicié ; $\frac{1}{2}$ de nature.

que les os qui forment l'os innominé se soient soudés, le bassin a la forme triangulaire qu'il présente chez l'adulte, dans l'ostéomalacie. Hohl prétend que le radichitisme et l'ostéomalacie ne sont qu'une seule maladie. A mesure que le développement progresse, le bassin a une tendance à se rapprocher de l'état normal ; il est donc rare de trouver un bassin qui présente une forme triangulaire marquée.

La figure 99 représente un bassin rachitique très-déformé, celui d'une naine sur laquelle j'ai fait l'opération césarienne, après qu'on avait fait des tentatives inutiles d'embryotomie, et fait subir à la femme un traumatisme fatal. Ce bassin est déposé dans le musée de Saint-Thomas.

Ce spécimen montre la tendance qu'a cette déformation à diviser le détroit supérieur en deux compartiments, placés de chaque côté du promontoire qui fait saillie, de sorte que l'espace libre est réduit à l'une des moitiés du chiffre ∞.

Les déformations et les rétrécissements rachitiques peuvent varier beaucoup. Le «bassin plat rachitique simple» de Litzmann, la forme la plus commune, passe pour avoir son diamètre transverse plus long que le bassin normal ; dans quelques spécimens, la base du sacrum est en effet plus large; cependant, si je puis tirer une conclusion de mes observations personnelles dans le quartier de Londres où les difformités sont les plus communes, je dirai que cet allongement du diamètre transverse est fort rare. Le bassin rachitique est petit dans toutes ses dimensions; mais le raccourcissement porte surtout sur le diamètre conjugué. Hicks a formulé la même opinion; il a eu l'obligeance de faire mesurer dix bassins rachitiques du musée de Guy; sur ce nombre, deux seulement ont un diamètre transverse long de 127 mm, dimension normale; quatre ont 119 mm, trois ont 113 mm, et un 107 mm dans ce diamètre.

Il est fort probable que les espèces et les degrés de déformations ne sont pas les mêmes dans tous les pays, de même qu'elles ne sont pas de la même fréquence partout. En Angleterre, les classes pauvres sont mieux nourries, mieux vêtues, et mieux logées que dans la plupart des pays continentaux (1). Dans quelques districts des bords du Rhin, et des environs de Milan, l'ostéomalacie est un résultat commun des conditions misérables dans lesquelles vivent les classes laborieuses; tandis qu'en Angleterre, elle est si rare que nombre de praticiens très-répandus n'en ont jamais vu un exemple. Sur le continent, le rachitisme paraît aussi beaucoup plus fréquent que chez nous. Il peut donc se faire que ce que nous regardons comme une exception soit assez commun, à l'étranger, pour occuper une place importante dans une classification.

Le rétrécissement de l'arcade pubienne n'est point rare à Londres.

(1) Il n'en est pas moins vrai que la misère est incomparablement pire à Londres, à Édimbourg et à Dublin, — les seules grandes villes que je connaisse dans les îles Britanniques, — que partout ailleurs chez nous. Il faudrait donc peut-être chercher ailleurs la cause du fait que signale l'auteur, si même le fait est fondé sur un assez grand nombre de cas pour être admis. (*Traducteur.*)

En repoussant la tête en arrière, il peut causer une déchirure du périnée. Je l'ai vu souvent gêner la descente de la tête, et nécessiter l'emploi du forceps.

La *cyphose spinale* amène une déformation particulière du bassin; Breisky (1) et Hugenberger (2) ont donné à ce bassin le nom de bassin cyphotique rétréci transversalement. Michaelis l'appelle bassin rétréci transversalement; « das querverengte Becken. » Le premier exemple de cette déformation a été rapporté par Robert, de Coblentz; aussi l'appelle-t-on souvent le «bassin de Robert». Litzmann

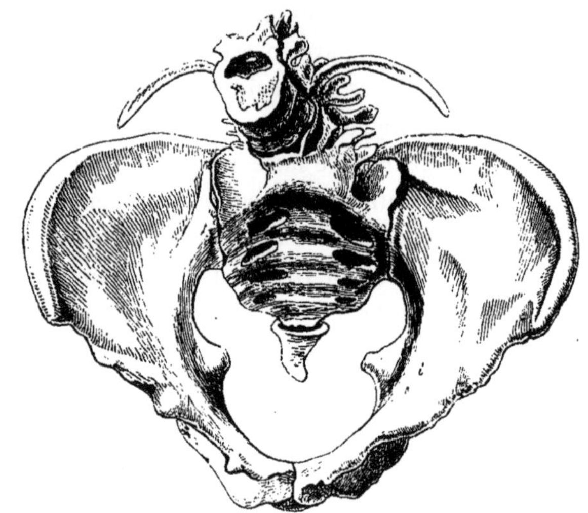

Fig. 100. — Bassin cyphotique rétréci transversalement, d'après Hugenberger; $\frac{1}{4}$ de nature.

aussi en rapporte un exemple dans son ouvrage (3). J'ai pris mon dessin dans Hugenberger. Le cas de Robert et les autres paraissent être dus à un développement défectueux des ailes du sacrum. Ce bassin ressemble à celui des mammifères inférieurs, à celui de l'enfant, et à celui des Bushmans, et des Malais de Java. Les dimensions du détroit abdominal sont renversées, les diamètres antéro-postérieurs sont allongés, et les transverses raccourcis. Ce renversement

(1) *Med. Jahrb. Wien*, 1865.
(2) *St-Petersb. Med. Zeitschrift*, 1868.
(3) *Die Formen des Becken*. Berlin, 1861.

aurait pour effet, dans l'accouchement, de renverser la position ordinaire de la tête; elle entrerait plus aisément avec son long diamètre dans le diamètre conjugué.

Le *bassin infundibuliforme*, qui présente une convergence des ischions et du sacrum, et dans lequel le détroit supérieur et l'excavation sont peu déformés, ne se rencontre pas fréquemment à Londres, d'après mon observation personnelle. J'en ai cependant vu des exemples à la « Royal Maternity Charity, » parmi les tisserands de Bethnal Green, et d'autres ouvrières qui, dès l'enfance, passent une grande partie de leur vie assises. L'école de Dublin en parle souvent, aussi suis-je disposé à l'appeler « le bassin irlandais. » Le cas le plus caractéristique que je connaisse est celui d'une dame qui paraît d'ailleurs dans un état de santé parfaite. Deux de ses enfants ont été craniotomisés; dans la troisième grossesse, je provoquai l'accouchement au huitième mois, j'appliquai le forceps et amenai la tête aisément jusqu'au détroit inférieur; je vis que je ne pourrais pas l'extraire ainsi; je fis la version, et j'eus un enfant qui vit encore. Dans quelques cas, l'articulation sacro-coccygienne est ankylosée; le résultat de cette soudure est de faire, au point de vue du mécanisme de l'accouchement, un bassin analogue au bassin infundibuliforme. Nous avons alors à choisir entre la perforation et la rupture violente de l'ankylose, qui permettra au coccyx de s'écarter en arrière.

L'*ostéomalacie*, qui survient dans l'âge adulte, ne produit pas de diminution générale dans le volume des os; elle porte spécialement sur le rachis et le bassin; les os longs en sont peu modifiés. Les os, privés de leur partie inorganique, se ramollissent et cèdent aux pressions intérieures; le bassin et la colonne, formant une tige de transmission du poids du corps aux jambes, cède; tous les os s'affaissent en dedans, et se rapprochent les uns des autres, le rachis s'infléchit en bas et en avant, et s'écrase; la malade perd de sa stature. Dans bien des cas, la dernière vertèbre lombaire plonge dans le bassin, le musée de Saint-Bartholomé en possède un spécimen remarquable. Les têtes fémorales s'enfoncent dans les cavités cotyloïdes; il y a un affaissement général vers le centre; les pubis se touchent par leur face postérieure, formant un éperon si distinct qu'on peut le saisir entre deux doigts sur le vivant. Le détroit supérieur prend la forme d'un cœur; quelquefois il ressemble à un Y (fig. 101). L'excavation et le détroit inférieur participent à cette compression concentrique; il n'y a plus d'arcade pubienne, les tubérosités sont proches l'une de l'autre; le sacrum est incurvé en avant; le détroit inférieur est presque fermé. Il en résulte que, dans les cas extrêmes, on peut à peine introduire deux doigts, il n'y a que peu de place pour les manipulations ou le maniement des instruments;

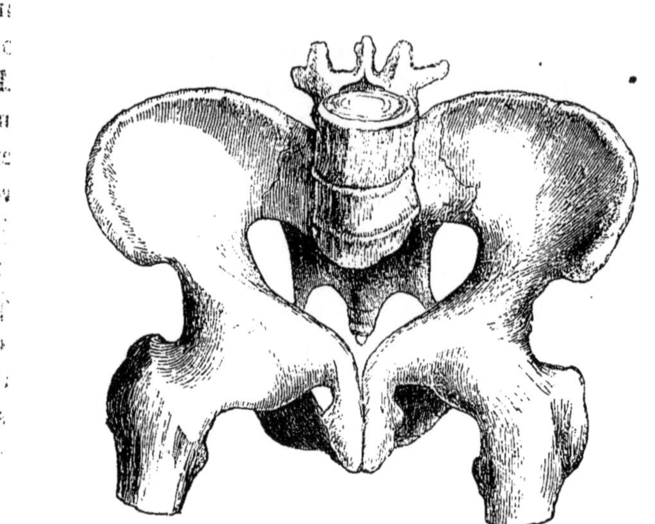

Fig. 101. — Bassin ostéomalacique : ½ de nature.

il faut atteindre l'enfant depuis en haut, à travers les parois abdominales. Il ne faut cependant pas oublier, que les os étant plastiques, on peut quelquefois les écarter; et que, si nous provoquons l'accouchement au huitième mois, l'embryotomie nous permettra d'avoir un fœtus assez petit et assez malléable pour passer, même dans les bassins les plus déformés.

La figure 101 est prise sur un bassin déposé au musée de St-Thomas.

3° *Maladies des vertèbres.* Sous l'influence de diverses maladies, comme la scrofule, ou de traumatismes suivis de carie ou de ramollissement, les articulations cèdent, et, les vertèbres lombaires glissant en avant, il se produit une dislocation, une « spondylolisthèse ».

Ce glissement rejette les vertèbres lombaires dans l'excavation, et donne un nouveau promontoire, en avant et au-dessus du vrai promontoire, lequel non-seulement diminue le diamètre conjugué, mais, en remplissant une partie du bassin, empêche l'utérus et l'enfant d'y entrer. Quelques-uns des cas connus paraissent da-

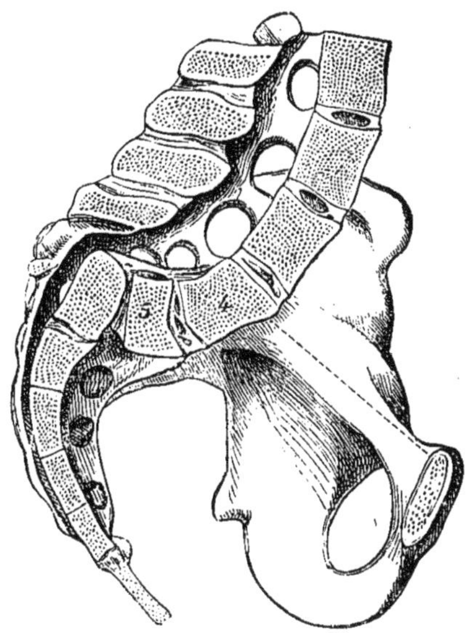

Fig. 102. — Bassin spondylolisthésique, d'après Kilian ; $\frac{1}{4}$ de nature (*).

ter de la naissance ; mais, dans les autres, le déplacement s'est produit à l'âge adulte. Kilian est le premier qui ait décrit cette maladie. J'ai parlé de ce sujet avec quelque détail dans les « Obstetrical transactions », vol. VI. Les conséquences, pour l'accouchement, sont semblables à celles qu'amènerait un large ostéosarcôme du bassin. La plupart des cas connus ont exigé l'opération césarienne.

J'ai pris la figure 102 dans Kilian ; on appelle ce bassin « le bassin

(*) 4. Quatrième vertèbre lombaire ; 5, cinquième vertèbre lombaire ; le diamètre conjugué *virtuel* est représenté par la ligne ponctuée.

de Prague». La pièce est au musée de Prague(1). Dans un autre bassin décrit par Kilian, le diamètre conjugué *virtuel* partait de la *seconde* vertèbre lombaire, la troisième, la quatrième et la cinquième ayant glissé dans le bassin.

Maladies des articulations pelviennes.

L'inflammation et le ramollissement, la carie, surtout dans l'articulation sacro-iliaque, amènent une distorsion oblique du bassin. Nægelé l'a décrite sous le nom de « schrägverengte Becken » et de « pelvis oblique ovata ». La maladie affectant l'une des articulations, la nutrition du côté correspondant est modifiée, l'action des muscles des deux côtés n'est plus équilibrée, et, la pression portant sur les deux côtés, le bassin se tord. Souvent aussi l'un des côtés du sacrum a subi un développement défectueux. La symphyse pubienne est rejetée vers le côté sain, et le côté malade perd de ses dimensions. Cet accident peut être dû à des causes congénitales ; mais il se produit aussi dans l'enfance et dans l'âge adulte.

L'incurvation latérale de la colonne, le raccourcissement d'une jambe, surtout s'ils se produisent avant l'âge adulte, peuvent produire une obliquité moins prononcée, mais perceptible.

Cette distorsion empêchera la tête fœtale de se bien placer, et de desendre dans le bassin. Dans les cas d'obliquité modérée, le forceps sera suffisant ; dans les cas plus sérieux, il suffira de faire la version, et d'amener l'occiput du côté le plus large du bassin ; dans les cas extrêmes, l'embryotomie et la céphalotripsie seront nécessaires. Ce n'est que très-rarement qu'on sera obligé de recourir à l'opération césarienne.

Lafigure 103 est prise dans l'ouvrage de Nægelé.

Il est d'usage de décrire un *pelvis æquabiliter justo major* et un *pelvis æquabiliter justo minor*. Le premier ne demande aucune description. C'est simplement un bassin large. On peut douter de l'existence du second, comme résultat d'une maladie. La maladie amènera presque invariablement une déformation plus ou moins accusée ; on peut donc rejeter ce terme. Un bassin parfaitement proportionné réduit uniformément dans toutes ses dimensions, doit

(1) *De Spondylolisthesi gravissimæ pelvangustiæ, causa nuper detecta.* Bonn, 1853.

être regardé *comme un bassin infantile ou non développé* ou comme le résultat ordinaire d'une petite taille. Les fractures du bassin

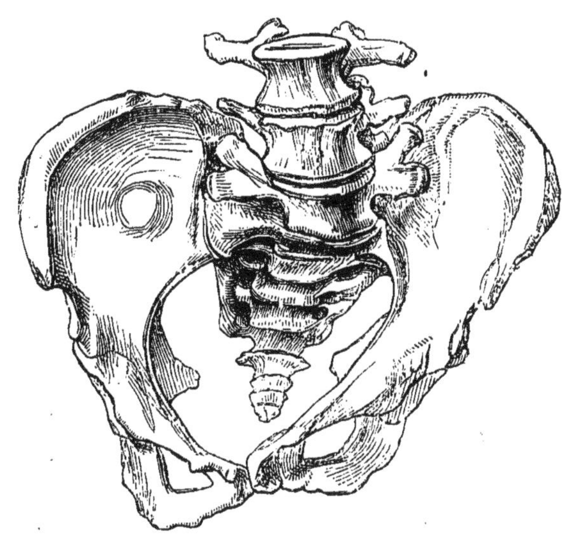

Fig. 103. — Bassin oblique ovolaire, d'après Nægelé : ¼ de nature.

peuvent laisser des distorsions de formes variées. Les cas de ce genre sont extrêmement rares, et on ne peut guère les décrire mé-

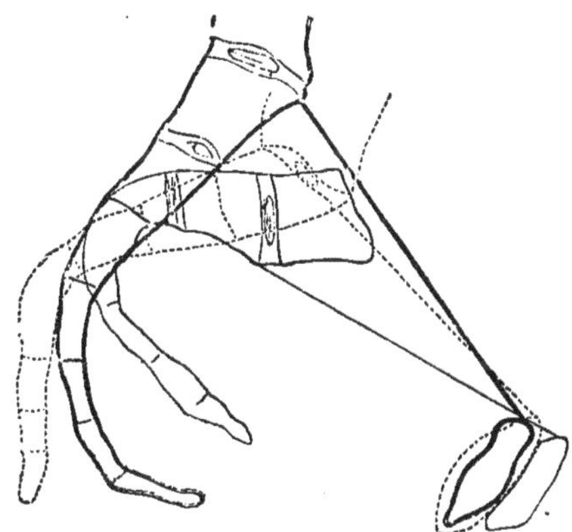

Fig. 104. — Sections comparatives du bassin normal (grosse ligne pleine), du bassin rachitique (ligne ponctuée), et du bassin ostéomalacique (ligne mince pleine).

thodiquement. Quelques maladies du tissu osseux peuvent produire des crêtes tranchantes, des projections aiguës. Si elles se trouvent sur la ligne ilio-pectinée, elles exposent les parois de l'utérus à être coupées ou percées. Kilian décrit cette forme de bassin sous le nom de « Acanthopelys », ou « das Stachelbecken, » en français « bassin épineux. » Il ressort de la comparaison des diverses sortes de déformations pelviennes qu'on ne peut déduire, du simple élément dimensions, aucune règle universelle et précise; il faut aussi considérer la forme. Cependant, dans un bassin rachitique, dont l'espèce embrasse le plus grand nombre de déformations qui peuvent gêner l'accouchement, la longueur du diamètre antéro-postérieur déterminera généralement notre conduite. On trouvera, à la page 69 de ce livre, une esquisse des relations des opérations avec les degrés de rétrécissement pelvien.

Le *diagnostic* de l'espèce et du degré de la déformation est aisé en proportion de sa gravité. On peut soupçonner un bassin rachitique, chez une femme de petite taille, et à démarche disgracieuse. Cette déformation accompagne souvent un développement imparfait, et une déviation spinale; dans les degrés les plus avancés, les traits du visage ont quelque chose de spécial; quand la grossesse est ancienne, l'abdomen pend au-devant du pubis; la face externe du sacrum est remarquablement plate; au toucher on peut ne rien noter d'anomal, mais, en enfonçant le doigt en arrière, on touche sans peine le promontoire; ce qu'on ne peut faire dans un bassin normal. Un praticien expérimenté se fera, par cet examen, une idée très-approchée de la longueur du diamètre conjugué, et du mode d'accouchement qu'il faut choisir. On a dépensé beaucoup d'esprit inventif pour construire des instruments destinés à mesurer mathématiquement le bassin; le meilleur est le pelvimètre de Van Huevel, dont l'application a une réelle valeur scientifique. Mais je crois que peu d'accoucheurs expérimentés se fieront à un instrument quelconque, plutôt qu'à leur main, qui leur donne des renseignements qu'elle seule peut leur fournir. Quand il y a une obstruction, ou que l'accouchement se ralentit, ou qu'on a quelque raison de soupçonner une déformation pelvienne, le mieux est de donner du chloroforme à la parturiente, et d'introduire la main dans le vagin; on peut ainsi explorer tout le bassin, noter ses dimensions, et se renseigner sur la position du fœtus.

On peut reconnaître de même le bassin oblique, et contrôler son observation par des mensurations extérieures, prises de l'apophyse épineuse de la première vertèbre sacrée à la symphyse du pubis, de chaque côté du bassin.

On soupçonnera un bassin ostéomalacique, si le détroit inférieur est fort étroit, et si les doigts ont peine à le traverser; la présence de l'éperon pubien servira de vérification.

On croyait autrefois qu'il existe une relation fixe entre les diamètres conjugués interne et externe, et que la mesure de l'externe donnait l'interne, par une simple soustraction. Personne n'oserait prendre une décision sur une aussi peu exacte donnée. Supposons que le diamètre antéro-postérieur étalon, pris à l'extérieur, soit 177^{mm}, il ne s'ensuit pas que nous puissions compter sur un diamètre conjugué interne de 101^{mm}. Si nous prenons deux bassins dont les dimensions externes soient 152^{mm}, nous pourrons trouver que l'un a un diamètre antéro-postérieur long de 76^{mm}, et que l'autre a 89^{mm}. Bref, rien ne remplace l'examen manuel interne, et nous pouvons nous passer des autres moyens d'exploration.

LEÇON XVIII

Craniotomie. — Indications. — Opération. — Deux ordres de cas. — Perforation simple ou suivie de l'écrasement de la tête, et extraction. — Exploration. — Perforation. — Extraction avec le crochet, par la version. — Extraction avec la pince à craniotomie. — Ses usages comme extracteur, comme écraseur, dans les cas de rétrécissement extrême. — Accouchement avec le céphalotribe. — Aptitudes du céphalotribe. — Comparaison avec la pince à craniotomie. — Opération. — Ostéotome de Davis. — Forceps-scie de Van Huevel. — Accouchement par la nouvelle méthode de l'auteur, avec l'écraseur à fil métallique. — Blessures qui peuvent résulter de la craniotomie.

Nous nous sommes arrêtés longtemps sur les limites de l'obstétrique *conservatrice* et de l'obstétrique *sacrificatrice*, ne voulant pas abandonner l'espoir de sauver et la mère et l'enfant, nous efforçant de renvoyer aussi loin que notre art nous le permet les opérations qui compromettent la vie de l'enfant ou celle de la mère. Il nous faut maintenant passer la frontière, mettre de côté le levier, le forceps, la version, et prendre le perforateur, le crochet, la pince à craniotomie, le céphalotribe — tous les instruments dont l'usage est incompatible avec la conservation de la vie du fœtus. Une loi acceptée par toute créature humaine, obéie par toutes les écoles, nous dit que, lorsqu'il nous faut choisir entre la mère et l'enfant, notre premier, notre principal devoir est de conserver la mère, dût l'enfant être sacrifié. De même que nous avons mis tous nos efforts à perfectionner le plus possible le forceps et la version, pour sauver mère et enfant, ainsi nous faut-il maintenant nous efforcer de perfectionner les moyens d'extraire un enfant mort, afin d'épargner à la mère l'opération césarienne, que Davis a si exactement nommée : « la dernière extrémité de notre art, l'*espoir désespéré* de la patiente. »

Indications.

1° Une étroitesse du bassin ou des parties molles, telle qu'un enfant vivant ne puisse pas les traverser, quand le forceps et la version ne sont d'aucun secours. Cette étroitesse peut venir d'un rétrécissement ou d'une distorsion du bassin, qui se rencontrent le plus souvent au détroit supérieur, de tumeurs osseuses, malignes, ovariennes, empiétant sur le bassin ; de productions fibroïdes ou malignes du col ou du vagin, d'un spasme de l'utérus, qui s'opposent absolument à l'emploi du forceps ou de la version. La craniotomie et la céphalotripsie sont des moyens de délivrer dans un accouchement à terme, lorsqu'il y a disproportion, depuis 82^{mm} jusqu'à 38^{mm}. Si l'accouchement se fait à sept mois, ces moyens s'appliquent même au-dessous de 38^{mm}. Nous ne devons pas nous hâter de conclure, de ce qu'une femme a été une fois délivrée naturellement ou avec le forceps, qu'il n'y a pas à recourir à la craniotomie. C'est, au contraire, une raison pour réfléchir et pour examiner. C'est un fait d'expérience, que quelques femmes accouchent de plus en plus difficilement dans leurs couches successives. Cela peut tenir à deux causes : 1° augmentation du rétrécissement ; 2° augmentation de la grosseur des enfants. Des observations multipliées me permettent d'affirmer l'existence de la première cause. Je pourrais rapporter l'histoire de plusieurs femmes dont les premiers accouchements ont été naturels, et dont les suivants ont été d'une difficulté croissante, depuis l'application du forceps jusqu'à la craniotomie. La seconde cause peut s'ajouter à la première, ou se rencontrer seule. D'Outrepond dit avoir constamment observé que, chez les femmes fertiles qui ont eu d'abord des enfants petits, les enfants suivants ont été de plus en plus gros. D'un autre côté, Matthews Duncan dit que le maximum du poids des enfants se rencontre chez les femmes âgées de 25 à 29 ans, et que leur poids diminue depuis ce dernier âge. Mais j'ai vu de nombreuses exceptions à cette règle.

Le professeur Elliot remarque que « le même degré de déformation produit des résultats variables dans les grossesses successives. »

Par exemple, l'enfant peut avoir, au moment de l'accouchement, atteint un développement plus ou moins complet ; il peut se présenter différemment ; la tête peut s'engager convenablement une fois, et défavorablement dans les autres accouchements.

2° *Certains cas où la position de l'enfant est un obstacle à la délivrance*, comme quelques cas de présentations de la face ; quelques cas où des jumeaux sont accrochés l'un à l'autre, et où il faut diminuer le volume d'une tête pour dégager l'autre ; un volume excessif de la tête, chez les hydrocéphales ; des cas où, l'enfant étant mort, et présentant la tête, l'accouchement ne se fait pas.

3° *Un danger que court la femme, rendant nécessaire un accouchement rapide*, et dans lequel la craniotomie est le moyen le plus court, et demande le moins de violence. Ainsi *quelques* cas de convulsions ; *quelques* cas d'hémorrhagie, un grand épuisement, quelques cas de rupture utérine ; et en général, quand, la délivrance étant urgente, l'orifice n'est pas assez dilaté pour permettre d'autres opérations. Une question importante se présente : à quel moment du travail devons-nous agir? Comme la plupart des dangers viennent de l'épuisement, il faut agir aussitôt que l'indication est nette. Sur le continent on prétend encore qu'il faut attendre la mort de l'enfant. Si l'on admet cette règle, et que les conditions suivantes existent : — 1° l'enfant ne peut pas venir vivant ; 2° l'opération a pour but de sauver la mère, — attendre serait faire acte de folie et d'inhumanité. C'est de la casuistique que de faire une distinction entre tuer un enfant, et le laisser exposé à des circonstances qui le feront nécessairement succomber ; et c'est exposer le but de notre art que d'attendre cette mort, jusqu'à ce que la mère soit aussi en danger. Si nous nous sommes parfaitement assurés que l'enfant ne peut venir, ni spontanément, ni avec l'aide du forceps, ni par la version, c'est notre devoir d'adopter immédiatement le meilleur moyen pour sauver la mère. Il n'y a aucune nécessité à attendre que le travail soit très-avancé ; il faut attendre peu, après la rupture des membranes, et, il est dans la majorité des cas, inutile d'attendre la dilatation complète, qui, par suite du rétrécissement, sera lente et imparfaite ; car la tête, arrêtée par deux de ses points au-dessus du détroit abdominal, ne peut porter sur l'orifice. Il suffit que l'orifice soit assez large pour permettre l'introduction des deux ou trois doigts qui guideront le perforateur; quand la tête s'aplatit et vient à presser sur l'orifice, il cède graduellement.

Quoique ce soit une bonne règle, en général, de faire toute opération aussitôt que l'indication en est claire, il ne faut cependant pas, dans les rétrécissements peu marqués, arriver tout de suite à la conclusion que la perforation est nécessaire; il faut donner un peu de temps à la nature : la tête peut être petite et plastique, et quelquefois une tête de dimensions ordinaires, sous l'influence de contractions continues, se moulera assez pour que l'accouchement se termine naturellement, ou avec l'aide du forceps.

On doit commencer par la *perforation* toute opération qui a pour but la diminution du volume de la tête. Pour que les os et la tête s'aplatissent complétement, il faut qu'ils ne soient plus supportés par le cerveau, et qu'il y ait une solution de continuité dans la voûte crânienne. Jusqu'à ce que vous l'ayez faite, vous pourrez obtenir, avec beaucoup de temps et de force, un peu de moulage et d'altération dans la forme; mais aucune diminution de volume. On est surpris de voir la résistance qu'oppose à la compression une tête entière; les forceps les plus puissants, les céphalotribes même, pourront se fléchir, sans l'écraser, tandis qu'une simple ouverture à la voûte crânienne, en livrant un passage au contenu, permettra à une compression très-modérée de l'aplatir. De plus il faut beaucoup d'espace pour appliquer l'instrument sur la tête entière. Il est remarquable que plusieurs accoucheurs du continent font la céphalotripsie, sans perforer (1). Les cas de craniotomie, comprenant tous les procédés dont le but est de réduire le volume de la tête, peuvent être divisés en trois ordres principaux.

Le *premier* comprend les cas de disproportion peu marquée, où la perforation suffit pour que la tête, s'affaissant un peu, puisse être expulsée par les seules forces de la nature.

Le *deuxième* comprend les cas de disproportion plus grande, où

(1) Cela tient 1° à l'énorme puissance de notre céphalotribe ; 2° à ce que nous ne faisons pour ainsi dire jamais l'opération césarienne, ce qui donne au céphalotribe des cas que les Anglais termineraient par l'hystérotomotocie. (*Traducteur*.)

il faut briser la tête, enlever des morceaux du crâne, et terminer ou non par l'extraction.

Le *troisième* comprend les cas d'extrême disproportion, où il faut arracher la tête par fragments, comme par une nouvelle méthode d'embryotomie.

Les *préparatifs* sont les mêmes que pour les autres opérations.

Position : La patiente est couchée sur le côté gauche, les genoux fortement relevés, près du bord du lit, la tête sur un oreiller *bas*, dirigée vers le milieu du lit. Si le lit est assez élevé, on peut la faire coucher sur le dos, les jambes tenues par des aides.

Exploration : L'opérateur introduit sa main gauche, tout entière, s'il le faut, dans le bassin, pour déterminer exactement la forme et les dimensions du détroit supérieur et la position de la tête. Il doit examiner surtout trois choses : 1° la saillie du promontoire, qui a été prise quelquefois pour la tête; 2° la tête; 3° l'orifice. Le doigt, passé dans le col, doit être promené tout autour de la tête.

Perforation : Le lieu d'élection est le point qui occupe le centre de l'orifice; c'est le plus facile à atteindre; il offre le plus de fixité à la pointe de l'instrument; l'ouverture faite en ce point offre un libre passage au contenu du crâne, et une plus grande facilité pour l'introduction du crochet ou de la pince à craniotomie, qu'il faudra appliquer ensuite. Il y a deux choses très-importantes pendant la perforation : 1° un assistant doit appuyer sur l'utérus et l'enfant extérieurement, afin de fixer la tête sur le détroit, et d'éviter qu'elle échappe à la pointe de l'instrument; 2° l'instrument doit rencontrer la tête suivant le prolongement d'un rayon; s'il la rencontre obliquement, la pointe glissera suivant une tangente, et risquera de blesser la mère.

J'ai vu tant de misérables perforateurs, et je les sais si peu capables de remplir leur but, et si dangereux, que je crois devoir figurer ici le meilleur et le plus utile que j'aie jamais tenu. Ceux qu'on vend sous les noms de Nægele, Holmes, Smellie, etc., sont presque tous mauvais. La courbure de leur pointe est une erreur; ils sont trompeurs et inutiles dans les cas de réelle difficulté.

Quelquefois, dans les déformations extrêmes, la matrice est si fort déplacée, qu'il faut la réduire, afin de ramener l'orifice assez près du centre du détroit pour que la perforation puisse se faire sans danger.

L'opérateur passe alors deux doigts de la main gauche jusqu'à la tête, qu'ils touchent par leur pulpe, l'instrument est glissé dans la coulisse qui se trouve entre eux; lorsque la pointe a touché le point où l'on veut perforer, la perforation se fait par un mouvement

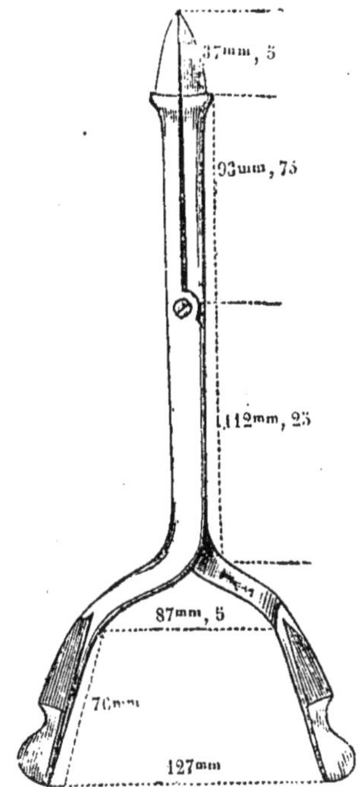

Fig. 105. — Perforateur d'Oldham.

de rotation et de pression. Quand le crâne est percé, on pousse les branches jusqu'aux épaules (1); on ouvre les branches pour élargir l'ouverture; on tourne les manches d'un quart de cercle, on écarte de nouveau les branches pour faire une ouverture cruciale; on fait ainsi une solution de continuité qui permet au crâne de s'affaisser, au cerveau de sortir facilement, et on a de la place pour l'introduction du crochet ou de la pince à craniotomie.

(1) On voit dans la figure 105 les saillies qu'on appelle *épaules*, au point où finit la lame. — Le perforateur de Simpson présente tous les avantages de celui d'Oldham; il a un perfectionnement qui permet de savoir la largeur de l'ouverture qu'on fait au crâne. (*Traducteur.*)

Vous pouvez maintenant attendre un peu, pour permettre un affaissement spontané, ou introduire immédiatement le crochet; il faut le faire pénétrer aussi avant que possible, et le mouvoir dans tous les sens, pour déchirer les méninges et le cerveau; ce qui facilite la sortie de l'encéphale et l'affaissement du crâne. Si la disproportion n'est pas considérable, et si les forces de la parturiente sont bonnes, il arrive souvent que l'utérus entre en contraction aussitôt que le volume de la tête est un peu réduit, et qu'il expulse spontanément l'enfant; il faut laisser faire la nature, si elle paraît disposée à agir. Si la tête n'avance pas, le cas rentre dans le deuxième ordre, et nous devons procéder à l'extraction, ou à la compression instrumentale du crâne. Quelques opérateurs recommandent d'introduire un tube dans l'ouverture, pour injecter de l'eau et enlever les débris du cerveau (1). Ce lavage est inutile si l'on emploie le céphalotribe, qui réduit rapidement le volume de la tête, la rend plastique, et facilite ainsi son extraction.

L'*extraction* peut se faire de différentes manières :

I. Avec le *crochet*. L'école de Dublin a longtemps préféré cet instrument à tout autre. On s'en servait de préférence à une mauvaise pince à craniotomie, et des praticiens de grande expérience, qui ont acquis une grande habileté dans son maniement, extraient avec cet instrument dans les cas d'extrême disproportion. Tant que je n'ai pas eu une bonne pince, je ne me servais que du crochet; mais j'ai vu que, pour la sécurité et la rapidité de l'extraction, il ne vaut pas la pince ou le céphalotribe. Voici comment on s'en sert : Deux doigts de la main gauche servent de guide à l'extrémité du crochet jusque dans la perforation; les doigts sont alors placés sur le crâne, pour servir de garde à la pointe du crochet, qui est fixée dans le dedans du crâne. La place où le crochet est fixé n'a pas d'importance, car, s'il éprouve une grande résistance, le crâne cédera, et il faudra le replacer; il faudra peut-être le fixer à diverses reprises, s'il arrache des débris du frontal, du pariétal ou de l'occipital. Toutes les fois qu'un morceau est détaché, il est bon de l'extraire, ce qu'on fait en général avec les doigts. Au bout de quelque temps, quand la voûte cranienne est ainsi déchirée, si l'on a une prise dans l'occipital ou

(1) Braun, de Vienne, le fait toujours. (*Traducteur.*)

dans le trou occipital, le crâne s'affaisse et l'extraction s'opère. Dans les cas très-difficiles, quand la voûte est bien morcelée, il vaut mieux accrocher la région orbitaire, et fixer la pointe du crochet dans le crâne, sur le sphénoïde, sur un des côtés de la selle turcique, ou dans l'œil. La base est ainsi amenée par une de ses extrémités.

Dans le siècle dernier, on avait l'habitude de perforer, puis de laisser l'évacuation du cerveau et l'écrasement du crâne à l'action utérine ; c'était ordinairement fort lent, il se produisait communément un peu de décomposition, avant que les os pussent s'affaisser suffisamment, et l'épuisement, l'inflammation de l'utérus, et une prostration mortelle se produisaient quelquefois. Davis raconte que, de son temps, telle était encore la méthode suivie par une école de Londres, et qu'il était souvent appelé à en constater les désastreuses conséquences. En vérité, lorsqu'on pense que la craniotomie ne se fait guère qu'à une époque avancée du travail, et après de longues douleurs, il paraît peu rationnel de charger un organisme déjà affaibli, d'une tache qui va le fatiguer encore, et sous laquelle il pourra succomber. Notre devoir est d'aider la nature et non de la laisser s'épuiser en efforts, sans la soulager.

Cette méthode, d'attendre l'aide de la Providence, était sans doute imposée par les misérables instruments qu'on avait alors ; ce temps est passé maintenant. Les opérations qui prenaient autrefois douze heures ou davantage, exigeaient plusieurs séances, et fatiguaient autant l'opérateur que la patiente, se font maintenant aisément, en une heure au plus.

II. *Version*. Quand l'arcade crânienne est brisée, les os s'affaissent facilement, si l'on engage le crâne par la base. Dans certains cas, la version est un excellent moyen d'achever l'accouchement ; le cuir chevelu, déchiré et détaché, est amené, pendant l'extraction, sur les bords de la perforation, et sert de gaîne aux aiguilles osseuses. L'enfant, qui est mort, ne se prête pas à la version ; il peut être nécessaire d'introduire la main dans l'utérus, qui s'est moulé sur le fœtus, et à travers un détroit assez étréci pour constituer un réel obstacle. La version est cependant une ressource bien précieuse, dans quelques cas exceptionnels.

III. *Pince à craniotomie.* Cet instrument a deux usages : il saisit et extrait la tête, et il sert aussi à prendre et à enlever les débris du crâne.

Par où convient-il de saisir la tête? Si la tête s'affaisse bien, et si la disproportion n'est pas considérable, il suffit de saisir le front, qui, étant en général dirigé à droite, est facile à prendre; mais, s'il y a quelque difficulté, il vaut mieux saisir l'occiput. La tête ne

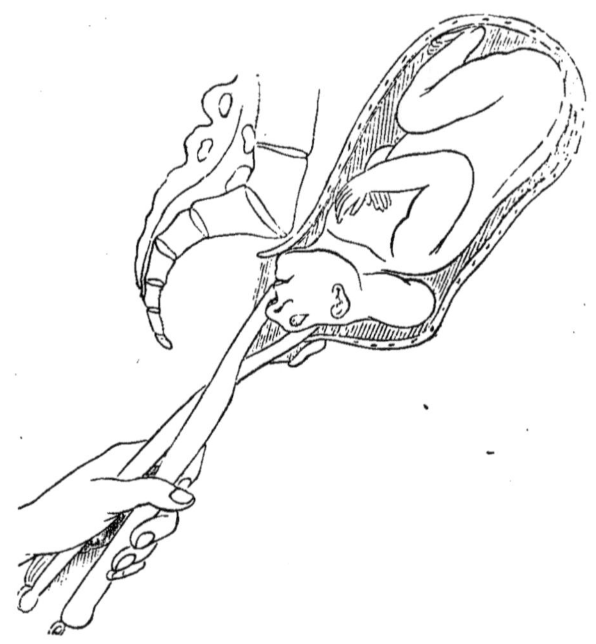

Fig. 106. — Les os de la voûte crânienne étant enlevés, la base du crâne, saisie par la pince, est tirée à travers le détroit rétréci, par une de ses extrémités, la face la première.

descend pas bien, la face la première, si la voûte et l'occiput ne peuvent pas être écrasés contre la base. La compression du crâne se fait dans le passage même ; la tête doit donc être assez ductile pour subir l'aplatissement et l'élongation nécessaires ; si le crâne est trop ferme, nous devons agir tout différemment ; il faut enlever des morceaux de la voûte et la tâche devient infiniment plus facile. Osborn prétendait qu'en faisant basculer la base du crâne, de façon à l'amener par une de ses extrémités au détroit, on peut délivrer un fœtus complétement développé, à travers un détroit mesurant seulement 38 millim. Hull le contesta chaudement. Burns arriva à la même conclusion qu'Osborn, et montra que l'enlèvement de la voûte réduit le crâne à sa base, et que, si on amène la tête comme dans une présentation de la face, rien ne se présente au détroit que que le diamètre compris entre l'orbite et le menton, qui n'a guère plus de 25 millim. Il suffit donc que le bassin ait un diamètre con-

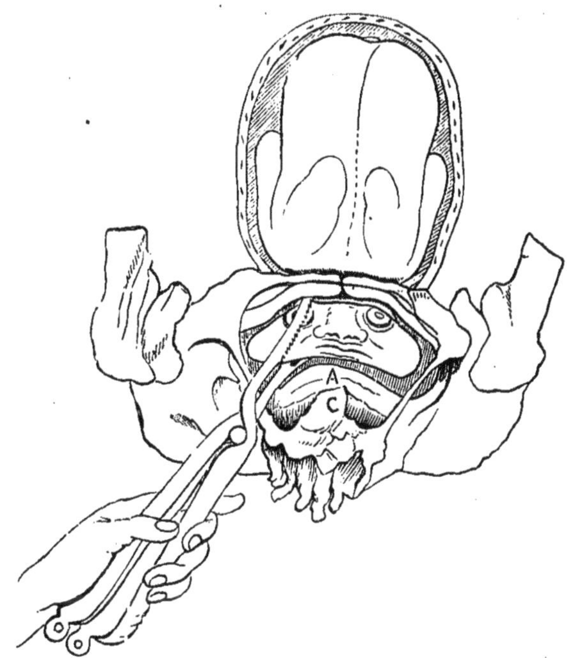

Fig. 107. — Les restes du crâne, aplati comme un gâteau, amenés à travers le détroit supérieur (*).

jugué de 38 à 44 millim. et un diamètre transversal de 76 millim.; il y a peu de rétrécissements au-dessous de ces dimensions ; si l'on avait affaire à un bassin plus étroit, il faudrait recourir à l'opération césarienne. Braxton Hicks (1) a fait de nouvelles recherches qui éclairent cette question. Il décrit en détail ce qui se passe dans ce

(1) *Obstetrical Transactions*, vol. VI, 1865.

(*) La calotte étant enlevée, la tête ressemble à celle d'un fœtus anencéphale. A, promontoire ; C, coccyx.

cas. Ayant enlevé la calotte cranienne, il saisit l'orbite avec un petit crochet mousse dont le manche est flexible, ce qui en facilite l'application; puis il tire doucement la face en bas, tournant le menton en avant, comme cela se produit dans les présentations de la face. Il saisit de nouveau la tête par la bouche, au-dessous de la joue, pour la tirer. Hicks prouve que cette méthode est fort utile; je préfère cependant la pince, que j'emploie ainsi : j'introduis la petite branche dans le crâne, et l'autre entre l'os que je veux enlever et la peau; ayant ainsi saisi un morceau du pariétal ou de l'occipital, je le tords brusquement, ce qui le sépare, puis je l'arrache avec précaution, le guidant avec la main gauche, qui protége le vagin. Si le bassin n'est pas extrêmement déformé, il peut suffire d'enlever ainsi deux ou trois morceaux, par exemple, un angle du pariétal et un de l'occipital. L'arcade cranienne est ainsi brisée, de sorte que ce qui en reste s'aplatit aisément sur la base, et forme comme un gâteau plat, lorsque la tête arrive au détroit; quand j'ai arraché assez pour permettre cet aplatissement, je saisis le front et la face; la vis qui est à l'extrémité des manches assurant la prise sur le frontal. La pince agit comme un céphalotribe et en tient lieu. Puis je tire, d'abord fort en arrière, pour faire décrire à la tête un cercle autour du faux promontoire. A mesure que la tête descend, elle tend à tourner le menton en avant; pour faciliter ce mouvement, qui n'est pas nécessaire, puisque le cas est tout différent de celui d'une tête normale, on peut tourner les manches de la pince. Il n'y a plus d'occiput, qui puisse se renverser sur le dos. La tête vient de champ, comme un disque. Si la déformation est considérable, — de 63 à 51 millim., ou au-dessous, — il sera bon d'enlever la plus grande partie du frontal, du pariétal, du temporal et de l'occipital, avant que de tirer.

Par cette méthode, je reconnais, avec Osborn, Burns et Hicks, qu'une tête de volume ordinaire peut passer, sans danger pour la mère, à travers un diamètre conjugué de moins de 51 millim., pourvu que le diamètre transversal ait 76 millim. Je vais plus loin, et je déclare qu'on n'est pas justifié à ne pas opérer ainsi, et à jouer la vie de la femme sur la faible chance qu'offre l'opération césarienne.

Davis, confiant dans sa méthode d'embryotomie, dit : « Il y a peu de bassins qui aient moins de 25 à 38 millim. au diamètre conjugué, ou au moins à quelqu'un des diamètres antéro-postérieurs du détroit abdominal. Dans des cas pareils, le praticien *devra* se servir de l'ostéotome, et essayer l'accouchement par les voies naturelles. On pourra ainsi n'avoir presque jamais recours à l'*opération césarienne.* »

IV. *Céphalotripsie.* Quelle est la valeur relative de la céphalotripsie et de la craniotomie, telle que je viens de la décrire? Je doute beaucoup que la céphalotripsie puisse faire mieux que la craniotomie. La pince à craniotomie tient moins de place que le céphalotribe, et arrive au même but, par un autre moyen, il est vrai ; en amenant la base du crâne aplatie, par un de ses bords. La céphalotripsie a cependant des avantages spéciaux dans un grand nombre de circonstances, et peut rendre de grands services dans certains cas.

Aptitudes du céphalotribe. Sa propriété essentielle est d'écraser la base du crâne et de l'amener, aplatie, au détroit supérieur ; il tient ferme pendant l'extraction. Il n'est pas nécessaire, pour obtenir assez de force compressive, de construire des instruments aussi formidablement massifs que la plupart des céphalotribes employés sur le continent. En Angleterre on y a fait trois bonnes modifications. Celui de Simpson est le meilleur qu'on connaisse ; Simpson insiste sur ce fait que des branches qui ont une courbure pelvienne sont moins exposées à glisser, que des branches droites. Celui de Kidd, de Dublin (1), est le meilleur modèle d'un céphalotribe à branches droites. Kidd trouve trois avantages à des branches longues et droites :

1° Elles permettent un mouvement de rotation à la tête quand elles l'ont saisie ; 2° leur introduction est plus facile ; 3° elles tiennent mieux. Braxton Hicks a modifié le céphalotribe de Sir James Simpson, et en a fait un instrument excellent et commode ; il a conservé la courbure pelvienne, qu'il a faite très-modérée, et adapté aux manches une vis de compression très-commode. Je crois que, pour saisir une tête au-dessus du détroit supérieur, comme c'est

(1) *V. British medical Journal,* octobre 1867.

toujours le cas lorsqu'il faut l'écraser, il faut avoir des branches courbées; mais la courbure doit être peu prononcée, pour éviter la difficulté que signale Kidd, dans la rotation. Matthews Duncan, (*Transactions of the Edinburgh Obstetrical Society*, vol. I), a voulu nous ramener au modèle français; mais la pratique prouve la supériorité positive du céphalotribe anglais.

Quand l'instrument est appliqué sur la tête perforée, on peut écraser complétement la base, d'un côté à l'autre, ou d'avant en arrière; ou, en glissant l'une des branches un peu en dedans, on aplatit le crâne en écrasant la base des pariétaux et des temporaux. Goyon commence par perforer, pour faciliter l'écrasement. De cette façon, la tête est si écrasée que les cuillers de l'instrument se touchent, et, comme elles ne sont éloignées l'une de l'autre que de 37 ^{mm},5, la tête est réduite à cette dimension. Il est en général utile de répéter l'application dans un autre sens; en général deux applications suffisent.

Conditions de l'opération : I. Dans quelles limites peut-on appliquer le céphalotribe? Quel est le minimum d'espace qu'il faut pour son application? Cela dépend de la forme et du volume du modèle qu'on emploie. Dans une réunion tenue à Berlin, la plupart des orateurs étaient d'avis que le minimum d'espace est un diamètre conjugué de 54 millim. Ed. Lauth (1) dit que l'indication de la céphalotripsie commence à 80 millim., point où le forceps et la version en sont plus applicables, et finit à 50 millim. Mais Pajot va plus loin, et prétend qu'il faut l'appliquer, dans un diamètre conjugué de 32 millim. Crédé pense qu'il suffit, pour qu'on l'applique, qu'il y ait assez d'espace pour qu'on puisse le placer. B. Hicks l'a appliqué à 45 millim. J'ai réussi parfaitement, dans un cas de rachitisme très-prononcé, à Saint-Luke's Workhouse, aidé par MM. Harris, Rogers et Sison; le diamètre conjugué ne dépassait certainement pas 38 millim. Dans ce cas, après la première application, j'enlevai, avec ma pince à craniotomie, quelques morceaux de la voûte crânienne, qui faisaient saillie. L'accouchement fut terminé, sans hâte, dans l'espace d'une heure. Mon opinion positive, maintenant, est que la céphalotripsie est parfaitement faisable, dans un bassin

(1) *De la céphalotripsie*. Strasbourg, 1863.

dont le diamètre conjugué a 38 millim.; et que le risque auquel elle expose la mère n'est pas comparable à celui qu'elle court dans l'opération césarienne.

II. L'orifice doit être dilaté suffisamment pour l'introduction de l'instrument; les dilatateurs hydrostatiques donneront une dilatation suffisante.

III. La tête doit être perforée auparavant. A l'étranger, on place quelquefois le forceps ou le céphalotribe, pour maintenir la tête pendant la perforation, mais il n'y a pas toujours assez d'espace pour le faire, et ce n'est jamais nécessaire.

Position. La patiente peut être couchée sur le côté gauche, comme pour toutes les opérations obstétricales.

Opération. Les règles de l'application du céphalotribe sont les mêmes que celles que j'ai indiquées pour le long forceps, et il est aussi superflu d'avoir un aide ou *une troisième main.* On introduit d'abord la branche inférieure ou postérieure, guidée par la main gauche, introduite elle-même aussi haut que possible, on glisse cette cuiller suivant la courbure du sacrum, jusqu'à ce que son extrémité soit proche du détroit supérieur, et touche la tête; on élève alors le manche, et l'extrémité, tournant vers l'os iliaque gauche ou la symphyse sacro-iliaque gauche, glisse sur la tête; il faut l'introduire très-haut, car l'extrémité de la cuiller doit dépasser le niveau de la base du crâne. Cette branche étant en place, l'autre est introduite de même, d'abord suivant la courbure du sacrum, dans une direction qui croise la première; quand l'extrémité est proche du détroit abdominal, on abaisse le manche, et on l'amène en arrière; l'extrémité, glissant sur la tête, se place contre l'os iliaque droit, en face de la cavité cotyloïde droite, et vient en opposition avec la première branche. On articule, et on tourne la vis lentement et sans interruption, la main qui est dans le vagin surveillant ce qui se passe. Si les esquilles font saillie, il faut les enlever avec les doigts ou la pince; si l'on enlève ainsi une partie de la voûte crânienne, le passage de la tête est beaucoup plus facile. Quand la base est écrasée, l'instrument peut servir aux tractions. Si l'on éprouve une résistance marquée, il vaut mieux enlever l'instrument, et le réappliquer dans l'autre diamètre oblique, et écraser de nouveau; puis tourner la tête avec l'instrument d'un quart de cercle, afin d'amener la tête aplatie en relation avec le diamètre transversal du détroit, avant d'extraire, de façon à amener la tête, aplatie comme un disque, à correspondre à l'ouverture du bassin. Il n'est cependant pas toujours nécessaire de donner ce mouvement de rotation. Dans le rétrécissement extrême dont j'ai parlé, l'adaptation nécessaire s'est faite spontanément. On peut faire l'extraction avec le

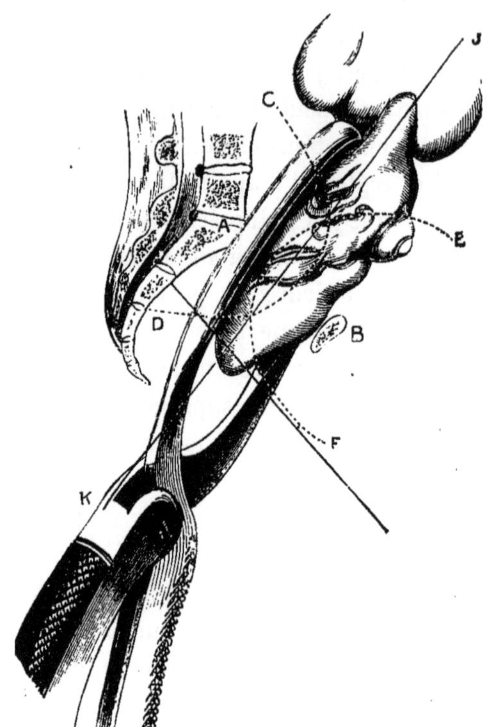

Fig. 108. — La tête perforée, saisie par le céphalotribe (*).

céphalotribe, en laissant le temps nécessaire à la dilatation du col et de la vulve.

Davis ne se servait pas du céphalotribe; il coupait la tête en

(*) La tête est saisie à peu près suivant le diamètre oblique du bassin. Elle est écrasée en partie ; la base est placée pour traverser le détroit supérieur rétréci. A, promontoire qui fait saillie, centre de CD, courbe du faux promontoire, que la tête doit suivre ; B symphyse, centre de la courbe de Carus, EF, que la tête doit suivre à la sortie ; JK, axe du détroit inférieur.
(Le manche de l'instrument a été dessiné trop gros).

morceaux avec son ostéotome, dans les rétrécissements extrêmes, et extrayait le tronc avec un double crochet aigu (1).

Pajot (2) a indiqué une méthode analogue à celle employée autrefois ici dans la craniotomie. Il fait ce qu'il appelle « la céphalotripsie répétée sans traction ; » il écrase la base par une application du céphalotribe; puis il essaie doucement d'imprimer à la tête un mouvement de rotation, pour amener le côté aplati de la tête en rapport avec le diamètre raccourci s'il éprouve quelque résistance, il laisse deux ou trois heures à la nature pour mouler la tête sur le détroit abdominal; puis il répète l'écrasement, et attend de nouveau deux ou trois heures. Une ou deux applications suffisent pour le tronc. (Voy. aussi *Osservazioni di Cefalotrissia*, par Chiara; Turin 1867, où se trouve un exemple de succès.) Pajot place sa méthode en rivale de l'opération césarienne. Les observations qu'il rapporte sont fort à l'appui de sa méthode; cependant je ne puis m'empêcher de penser qu'il faudrait terminer en une fois. Ceux qui veulent qu'on enlève les branches avant d'extraire, ou qui laissent à la nature le soin d'expulser la tête écrasée et le tronc, ne tiennent pas assez compte de l'expansion que va prendre la tête quand on cesse de la comprimer; elle a conservé beaucoup d'élasticité. Une tête écrasée par le céphalotribe peut être réduite à 39 millim.; quand on enlève les branches, elle reviendra à plus de 51 millim. Pourquoi donc ne pas laisser les branches en place (3)?

Quand la tête est sortie, on peut avoir un peu de peine pour les épaules et le tronc. Les épaules sont en général obliques par rapport au bassin, l'une est plus en avant que l'autre. Si l'on tire la tête en arrière, l'épaule antérieure sera amenée un peu en bas, de sorte qu'on pourra placer un doigt ou un crochet dans l'aisselle pour tirer. Cela fait, on tire la tête en avant, pour faire de même au bras

(1) M. Félix Guyon a proposé pour effectuer le broiement de la base du crâne une méthode qu'il appelle « céphalotripsie intra-crânienne. » Après avoir perforé, il introduit un instrument convenable par le trou ainsi fait jusqu'à la base qu'il perce et brise de dedans en dehors. Ensuite quand la base a perdu sa solidité et est en condition de s'affaisser, il applique le forceps. Cette méthode a l'avantage que l'instrument fonctionne loin des parties molles de la femme, qui sont ainsi à l'abri de tout accident et de toute compression. (*Auteur.*)

(2) *Archives gén. de Médecine*, 1868. V. aussi *Gazette de Joulin*, 1er déc. 1872. (*Trad.*)

(3) Le mémoire de Pajot répond à cette question. (*Traducteur.*)

postérieur. Si cette manœuvre présente quelque difficulté, on peut écraser le thorax avec le céphalotribe. Davis tirait le tronc avec son double crochet. Si l'on fait la version après la perforation, les bras, relevés sur les côtés de la tête écrasée, ne gênent pas. Pour éviter aux assistants la vue désagréable de la tête mutilée, entourez-la d'un linge, aussitôt qu'elle est sortie; s'il faut tirer pour extraire le tronc, on a plus de prise qu'à nu.

V. *Forceps-scie*. Cet instrument, présenté par Van Huevel en 1842, peut être considéré comme caractéristique de l'école belge. Il est figuré dans le catalogue de la Société obstétricale, 1867. Hyernaux, qui a été interne de Van Huevel à la Maternité de Bruxelles, dans son Manuel pratique de l'art des accouchements (Bruxelles 1857), rejette en faveur de cet instrument tous les crochets et tous les céphalotribes, comme étant comparativement dangereux ou inutiles. Il l'emploie donc toutes les fois que l'embryotomie est indiquée. C'est un forceps puissant à deux courbures, dont les cuillers présentent à la partie interne un sillon destiné à loger une scie à chaîne. Quand une partie du corps est saisie par le forceps, on fait mouvoir la scie à chaîne au moyen de manches attachés aux deux extrémités; la chaîne ainsi manœuvrée coupe le crâne qu'elle touche, par le point où les cuillers font suite aux manches. Pour l'extraction, Van Huevel se sert d'une pince dont une des cuillers a des dents, qui saisit la partie qui se présente. Malgré le volume et la complexité du forceps-scie, son emploi parait s'être répandu. Le professeur Faye, de Christiania, homme de jugement et d'habileté, dit que c'est le seul instrument qui puisse trancher une partie quelconque du fœtus; mais il ne paraît pas connaître la valeur de l'écraseur à fil métalique. Il a simplifié beaucoup le forceps-scie, et le proclame commode, utile et sans danger. On s'en sert aussi en Allemagne; en Italie, Billi l'a modifié et mis en usage. Nous ne pouvons pas refuser un mot d'éloge à un instrument si bien recommandé; il renferme une idée nouvelle, et il demande à être mis de niveau avec les autres méthodes d'embryotomie, peut-être à les remplacer; la pratique décidera. Il me semble cependant, quoique je ne l'aie pas essayé, qu'il ne s'applique qu'à des rétrécissements modérés, dans lesquels la perforation et la pince à craniotomie suffisent ; et que, dans les angusties extrêmes, lorsque le diamètre conjugué a 51 millim., ou même moins, dans lesquelles la pince peut encore servir, et dans lesquelles le céphalotribe est si précieux, le forceps-scie ne peut guère s'employer, à cause de la longueur de ses cuillers, et de la nécessité qu'il y a de l'articuler exactement, pour pouvoir manœuvrer la chaîne. Il sera très-utile pour trancher le cou, ou tout autre partie du corps, dans les présentations transversales, lorsque l'épaule est engagée profondément.

VI. *Nouvelle méthode d'embryotomie de l'auteur*, J'ai maintenant à décrire une méthode de mon invention pour l'embryotomie, dans les angusties extrêmes. Depuis longtemps, il me semblait qu'un ingénieur adroit trouverait un moyen de diviser et d'extraire un corps comme celui d'un fœtus à terme, à travers une fente de 25 millim. de large et de 76 à 102 millim. de long ; la principale difficulté me paraissait de trouver un instrument qui tint peu de place ; l'écraseur à fil métallique me parut remplir le but. Je n'avais pas éprouvé de grande difficulté à saisir et à sectionner un gros polype intra-utérin, au moyen d'une anse de fil métallique, à travers un col dont l'ouverture était beaucoup plus petite que la tumeur. Pourquoi la tête fœtale ne pourrait-elle pas être saisie de même et divisée? J'ai fait quelques expériences avec un bassin rachitique fort petit, dont le diamètre sacro-pubien n'a que 25 millim., et le diamètre sacro-cotyloïde, guère plus, et je vais répéter l'expérience devant vous (1).

Le meilleur instrument est celui de Mayer et Meltzer (2). Comme pour la céphalotripsie, il est utile de perforer ; mais ce n'est pas aussi nécessaire. L'opération est aussi rendue plus facile par l'enlèvement d'un morceau du pariétal, avec la pince à craniotomie, ce qui détruit la sphéricité de la tête ; l'anse métallique s'enfonce ainsi plus aisément dans le crâne, on a besoin d'une anse plus petite, et le fil coupe plus facilement la base du crâne. Si l'on ne commence pas par détruire la sphéricité de la tête, le fil peut glisser, et n'entamer que le cuir chevelu, quand on tourne la vis de l'instrument.

(1) J'ai aussi exécuté cette opération devant la Société Obstétricale, le 2 juin 1869.

(2) C'est un serre-nœud. (*Traducteur.*)

On passe dans la perforation un crochet qu'on fait tenir par un aide pour immobiliser la tête. On prend une anse de fil d'acier solide, assez longue pour en saisir la tête; la flexibilité de l'acier permet d'étrécir l'anse, assez pour la faire passer à travers l'orifice et

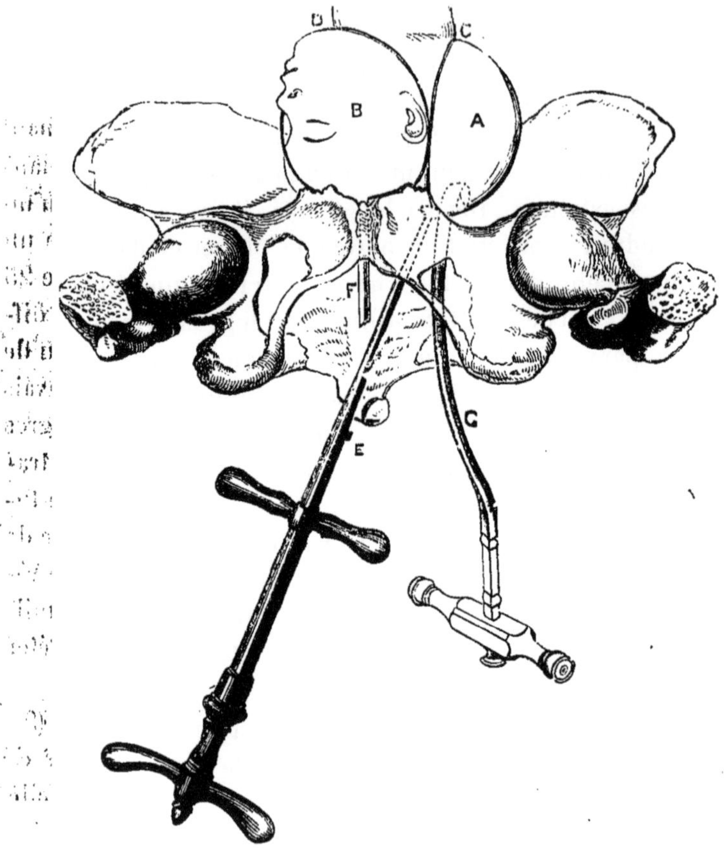

Fig. 109 (*).

le détroit supérieur; on guide ainsi le fil par-dessus le crochet jusqu'au côté gauche de l'utérus, où se trouve l'occiput; le fil étant lâché, son élasticité lui rend sa forme circulaire; cet anneau est

(*) E, tige qui porte un fil sur l'occiput; F, tige qui porte un fil sur un des côtés de la tête; G, crochet dont l'extrémité est introduite dans la perforation, et qui est tenu par un aide, pour fixer la tête, pendant que l'opérateur applique un fil sur le crâne; A, segment occipital de la tête, saisi en C par l'anse de fil qui entre dans le crâne; B, autre segment de la tête, saisi en D, par une autre anse.

guidé sur l'occiput, et l'enferme (V. fig. 109); on donne quelques tours à la vis; le fil entre immédiatement dans le cuir chevelu; là est un avantage spécial à cette opération, toute la force employée s'exerce sur le fœtus. Dans l'embryotomie ordinaire, spécialement avec le crochet, un peu moins avec la pince et le céphalotribe, les parties maternelles sont comprimées et contusionnées, la tête, imparfaitement réduite en volume, est tirée avec force à travers le bassin étréci, et les parties molles sont exposées à être écrasées et même perforées. Ce danger, qui augmente en raison du rétrécissement et du volume des instruments qu'on emploie, prive la mère, dans tous les cas d'angustie extrême, du bénéfice de l'embryotomie, et ne lui laisse que l'opération césarienne pour tout espoir. Quand le segment postérieur de la tête est saisi par le fil, il est détaché au bout de quelques minutes, au moyen d'un mouvement du cabestan, il n'y a plus qu'à l'extraire avec la pince. Dans les rétrécissements moyens, la séparation du segment occipital suffit pour permettre d'extraire le reste de la tête avec la pince. Mais, dans les rétrécissements extrêmes, où cette opération rend les plus grands services, il faut diminuer encore le volume de la tête, en en détachant un autre segment; on le fait, en appliquant le fil sur le devant de la tête, comme en B, fig. 109. Le fil saisit la tête derrière l'oreille. Quand on tourne la vis, le fil doit couper la base du crâne et traverser le sphénoïde, le segment ainsi détaché est extrait avec la pince.

La tranche de la tête qui reste attachée au tronc n'oppose aucune difficulté à l'extraction, elle fournit même à la pince un point solide pour l'extraction du tronc. Si l'enfant est très-développé, le temps de l'opération demande de la patience et de l'adresse. Un aide tire fortement sur la pince qu'il dirige d'un côté pour amener une épaule dans le détroit supérieur, l'opérateur fixe le crochet dans l'aisselle, l'amène au-dessus et désarticule le bras, avec de forts ciseaux, il fait de même pour l'autre épaule, ce qui donne de la place pour manœuvrer sur le thorax. Perforez la poitrine; introduisez une des branches de forts ciseaux dans l'ouverture, et coupez les côtes; puis, avec le crochet, éviscérez le thorax et l'abdomen, jusqu'à ce que le tronc puisse s'affaisser complétement; des tractions modérées termineront l'accouchement. J'ai imaginé une méthode pour amputer facilement les bras : un tube recourbé, de la forme du crochet de Ramsbotham, peut porter un fil métallique solide sous l'aisselle, l'extrémité étant ramenée au dehors, et le tube enlevé, le fil est attaché à l'écraseur qui coupe facilement le membre. On peut décapiter de la même façon.

Cette opération est particulièrement applicable aux cas de rachitisme, dans lesquels il y a peu de place pour les manœuvres dans l'excavation. Je crois qu'il y a peu de cas de rachitisme qui puissent contraindre d'avoir recours à l'opération césarienne. Sans doute, mon opération est plus difficile, demande plus d'adresse que l'opération césarienne, qui tranche le nœud gordien, mais qui met la mère en grand danger.

Je dois admettre que l'opération est peu praticable dans les déformations ostéomalaciques. Là, le bassin est plus profond que dans le rachitisme, et il y a peu de place pour les manœuvres au détroit inférieur qui est la partie la plus rétrécie. Quand deux doigts ne peuvent passer qu'avec peine entre les deux tubérosités ischiatiques, il n'est guère possible de conduire l'écraseur, à travers le bassin, jusqu'à la tête ; mais, dans ces cas, comme je l'ai déjà établi, les os s'écartent souvent, sous l'influence d'une pression de dedans en dehors. Le professeur Lazzati m'a dit qu'il compte sur cette dilatabilité dans tous les cas d'ostéomalacie, et qu'il n'a presque jamais recours à l'opération césarienne, sauf dans les cas les plus graves de déformation rachitique.

La craniotomie présente quelques dangers pour la mère. Quels sont-ils ?

1° Le perforateur a quelquefois touché le promontoire, ou déchiré l'orifice.

2° Des esquilles peuvent égratigner ou déchirer les parties molles.

3° Le crochet peut glisser, et déchirer la mère ; ces dangers peuvent être évités par de l'attention.

4° Mais il y a un danger positif à trop différer l'opération, à attendre l'épuisement, et à faire durer trop lontemps l'opération. Une traction trop soutenue qui presse une tête sur un détroit qu'elle ne peut pas traverser surtout sur deux points, le promontoire et la symphyse, finit par y arrêter la circulation et broie les parties molles. Ainsi, après des opérations difficiles, on a vu une large perforation de la partie postérieure du col; une plaie de ce genre, surtout accompagnée d'épuisement, peut être fatale. Dans des cas comme celui qui nous occupe, j'ai remarqué que les parties molles, la vulve et le périnée, ont perdu leur élasticité, et ne peuvent résister à la distension ; elles sont brun-foncé, congestionnées, et se déchirent comme du papier buvard mouillé. Quand les tissus en sont là, je doute que la patiente puisse se relever. Cet état est causé par des opérations qui, forçant le fœtus contre les parties molles maternelles, y arrêtent la circulation. Des opérations appropriées aux cas, comme l'enlèvement de la voûte crânienne, la céphalotripsie, et l'emploi de l'écraseur à fil métallique, qui agissent sur le fœtus seul, faites à temps, évitent le danger que je signale en ce moment.

5° S'il n'y a pas lacération immédiate, la pression, trop prolongée, peut amener la mortification d'une partie du col ; et, au bout de quelques jours, on a une fistule vésico-vaginale.

La craniotomie diffère essentiellement de l'application du forceps, car elle expose la mère à quelques dangers, le forceps, au contraire, adroitement conduit dans des cas appropriés, est inoffensif. Des statistiques qui veulent montrer que la mortalité résultant du forceps est de 1 sur 20 sont des exemples évidents du sophisme : *post hoc, ergo propter hoc*. A parler exactement, la mortalité résultant du forceps est *zéro*. Les femmes meurent parce qu'on emploie l'instrument trop tard.

LEÇON XIX

Opération césarienne. — Indications. — Discussion aux points de vue de la morale et de l'intérêt de la mère et de l'enfant. — Conditions qui la rendent nécessaire. — Comparaison de l'opération césarienne avec la version, sur une femme morte ou mourante, pour sauver l'enfant. — Moment propice. — Préparatifs. — Opération. — Dangers, pronostic. — Déchirures de l'utérus, du vagin, de la vulve et du périnée. — Mode de production ; causes, variétés, pronostic, traitement.

Opération césarienne.

Elle occupe une place douteuse entre l'obstétrique conservatrice et l'obstétrique sacrificatrice; elle est conservatrice dans son but, mais elle est trop souvent mortelle. On y a recours quand on désespère de la mère, et qu'on n'a qu'un bien petit espoir de sauver l'enfant. La plupart des accoucheurs la regardent comme une ressource désespérée, comme un exemple de ces opérations que John Hunter regarde comme l'opprobre de la chirurgie, puisqu'elles sont un aveu d'impuissance. D'un autre côté, quelques praticiens enthousiastes, éblouis par son faux éclat, la regardent comme une opération digne d'être l'émule de la version, de la craniotomie ou de la céphalotripsie. A différentes époques et dans quelques pays, on l'a honorée, parce qu'elle promet le salut de l'enfant. La vie de l'enfant pèse plus dans la décision que celle de la mère, et on fait taire sa conscience, en se faisant croire qu'il est juste de chercher un salut possible ou probable de l'enfant, dans une opération qui expose la mère au plus grand danger. On prétend que cette opération, qui donne plus de chances de vie à l'enfant qu'à la mère, doit être préférée à celle qui sacrifie l'enfant, pour donner plus de chances à la mère. La situation est pénible et peut rendre perplexes ceux qui ne s'attachent pas aux lois qui doivent gouverner toutes les professions, et qui ne reconnaissent aucune exception même dans ces cas. Aucun de nous, je l'espère, ne demandera à secouer le joug de ces lois, mais on peut les interpréter différemment. Là encore, il faut tenir compte d'une loi d'importance moindre, dont j'ai déjà parlé, c'est que l'habileté d'un opérateur dans une opération peut déterminer son choix, l'opération favorite est cultivée toujours plus, et sa rivale toujours plus négligée. Ainsi, pour appliquer cette loi à la discussion actuelle, l'opérateur qui a confiance dans son adresse à extraire un enfant mort par les voies naturelles sans danger pour la mère, restreindra le plus possible le champ de l'opération césarienne, et, d'un autre côté, celui qui n'a pas cette confiance en lui sera disposé à préférer l'hystérotomotocie, opération facile.

L'opération doit être considérée sous deux aspects différents : 1° comme opération *nécessaire*, comme étant le *seul* moyen d'accoucher ; 2° comme opération d'*élection*, choisie comme le *meilleur* moyen d'accoucher. Cette distinction est fort importante ; car, sous l'influence de la fascination fatale qui semble s'être emparée de l'esprit des statisticiens, ils tirent des conclusions de chiffres représentant les faits les plus dissemblables, et les présentent comme des déductions expérimentales. Avec les données expérimentales que nous possédons, je crois que c'est perdre son temps et son intelligence que de vouloir tirer des règles pratiques de chiffres statistiques. Il me semble impossible, dans la plupart des cas, de distinguer ou d'estimer la part relative qu'ont les différentes causes de mort, qui agissent pendant ou après l'accouchement, ou qui dérivent de l'opération même. Il faut donc mettre de côté et examiner à part tous les cas qui n'ont pas été choisis, c'est-à-dire les cas où l'opération n'a pas été pratiquée dans des conditions simples, surtout en l'absence de maladie grave, ou d'accouchement prolongé. Combien avons-vous de cas de ce genre ? Douze, vingt ? Peut-être un peu plus, mais certainement pas assez pour en déduire la loi de la mortalité à la suite de l'opération césarienne. Pihan-Dufeillay (1) déclare que l'opération, faite dans des circonstances favorables,

(1) *Archives gén. de Méd.*, 1861.

aussitôt qu'on a reconnu l'impossibilité de l'accouchement par les voies naturelles, donne près de 75 p. 100 de survie. Mais qui nous prouve qu'on n'a pas caché les cas malheureux, ce qui élève la proportion des succès?

Si cet élément de comparaison, le danger de l'opération elle-même, est si vague et si incertain, nous ne pouvons pas peser et comparer le mérite relatif des opérations, même en supposant déterminé l'autre élément, le danger de la craniotomie. Mais nous ne connaissons guères plus du second élément, le danger des autres méthodes d'accouchement dans les déformations exactement semblables. Je ne connais aucun essai fait pour établir l'étendue de ce danger, qui ne soit entaché de parti pris évident. Nous ne pouvons évidemment attribuer à la craniotomie la mort de la mère dans les déformations extrêmes, de 51 à 34^{mm}, que si l'opération a été faite dans des circonstances choisies, avant l'épuisement des forces, et exécutée avec toute l'adresse désirable, d'après la méthode la plus parfaite. Nous devons rejeter tous les cas de mort où la craniotomie a été faite avec de mauvais instruments, où le crâne n'a pas été écrasé avec le céphalotribe, où la calotte crânienne enlevée, de façon à ne laisser que la base au détroit supérieur, où la tête et le tronc n'ont pas été segmentés. Le point à déterminer est : quelle est la limite de rétrécissement qui permet de faire cette opération, ou quelque autre meilleure, avec une présomption raisonnable de salut? Ceci déterminé, il suit nécessairement qu'il faudra accepter cette opération dans les cas qui rentrent dans cette limite. Disputer cette proposition, et on l'a disputée, les opposants ne voyant pas le dilemme qui se présentait à eux-mêmes, c'est disputer l'opportunité de la craniotomie dans tous les cas. Car, pourquoi faisons nous la craniotomie ou la céphalotripsie dans des bassins de 76 ou de 88^{mm}? N'est-ce pas parce que, possédant un moyen d'extraire un fœtus mort, avec quelque espoir de sauver la mère, nous reconnaissons que nous ne pouvons faire mieux? Supposons maintenant que nous ayons un moyen d'extraire un fœtus mort, dans des bassins de 51 à 38^{mm}, avec espoir de conserver la mère, qui osera disputer, au point de vue logique ou moral, que nous devions refuser à la mère le bénéfice de cette opération?

La question, en ce qui concerne le rétrécissement, est toujours celle qui se présentait aux anciens ; on peut l'indiquer ainsi : d'abord l'embryotomie, qu'il faut adopter, toutes les fois qu'on peut la faire sans danger pour la mère. L'hystérotomotocie vient en dernier lieu, et il faut y avoir recours, lorsque l'embryotomie est impraticable, ou bien exposerait la mère. La route est donc tracée, la loi est claire ; l'opération césarienne est notre dernier refuge, une dure nécessité. Les partisans de l'hystérotomotocie dans des bassins de 58^{mm} peuvent nier la possibilité de l'extraction d'un enfant mort par les voies naturelles, avec un espoir suffisant de sauver la mère. Mais cette négation vient de leur inexpérience personnelle ; pour ce qui concerne la céphalotripsie, je m'en rapporte au témoignage de Pajot et d'autres autres auteurs du continent ; pour la craniotomie, je renvoie au témoignage de Kelly, Osborn, D. Davis, Braxton Hicks, et à ma propre expérience. (V. leçon XVIII.) Il faut cependant dire que Scanzoni (1) déclare que la limite adoptée en Allemagne est 68^{mm}. Je répète, avec toute l'assurance donnée par l'expérience, que l'accouchement par les voies naturelles, soit avec le céphalotribe, la pince à craniotomie, ou ma nouvelle méthode d'embryotomie, est praticable dans un bassin de 38^{mm}, avec un espoir de conserver la mère, beaucoup plus grand que celui laissé pour l'opération césarienne. Je suis certain qu'on peut dire de même, pour un bassin dont le diamètre conjugué est réduit à 31^{mm} et même 25^{mm}.

Mortalité des enfants, à la suite de l'opération césarienne.

Les probabilités de sauver l'enfant varient naturellement avec les circonstances. Quelquefois on se détermine à opérer uniquement pour délivrer la femme, sans s'occuper de l'enfant ; on peut même faire l'opération en le sachant mort. La question réellement pratique est : quelle chance y a-t-il de sauver l'enfant, quand l'opération est faite dans les circonstances les plus favorables? Les statistiques, sur ce point, ne sont point concluantes ; mais on peut affirmer que les chances de survie de l'enfant sont moindres que dans un accouchement normal. Les registres de la maternité royale (*Royal Maternity*

(1) *Lehrbuch der Geburtshülfe*, 1867.

Charity) indiquent un peu plus de 3 0/0 d'enfants mort-nés. Radford dit que le risque que court l'enfant n'est pas beaucoup plus grand que dans un travail naturel. Scanzoni (1) s'est assuré du sort de 81 enfants, venus au monde, sur 120 opérations césariennes faites entre 1841 et 1853, 53, ou 60 0/0, survécurent. Plusieurs ont sans doute succombé dans la première semaine, la mortalité est donc plus élevée que dans un accouchement normal. Supposons cependant qu'elle ne le soit pas davantage, sommes-nous autorisés par la loi, ou par la religion, fondement de la loi, à soumettre de propos délibéré la vie de la mère à un hasard aussi dangereux, dans l'espoir de sauver probablement son enfant? On a prétendu que, la femme ayant la perspective d'une vie misérable qui ne peut durer que quelques semaines ou quelques mois, pendant que l'enfant peut être sauvé et vivre jusqu'à la maturité, la vie du fœtus est plus précieuse, et doit être préférée. Ou, prenant le cas d'une femme qui ne peut donner le jour à un enfant vivant par les voies naturelles, et qui appelle à chaque fois l'accoucheur pour la délivrer par la craniotomie, on demande : ne devrions-nous pas à la fin refuser la crâniotomie, et proposer l'opération césarienne? Denman établit ainsi la question : « Je ne peux pas, dit-il (2), abandonner ce sujet, sans considérer un côté de la question qui s'est souvent présenté à mon esprit, surtout lorsque le fait se présentait à moi. Supposez une femme mariée, si malheureusement bâtie qu'elle ne puisse pas avoir un enfant vivant. A son premier accouchement, on ne peut hésiter à la soulager aux dépens de son enfant; un deuxième et un troisième essai peuvent être justifiés, pour s'assurer de l'impossibilité. Mais, au point de vue moral, on peut se demander si elle doit s'exposer à avoir des enfants, ou si, étant assurée qu'elle ne peut avoir un enfant vivant, une femme a le droit de laisser détruire plusieurs enfants pour sauver sa vie (j'en ai vu plus de dix sacrifiés ainsi); ou si, après plusieurs essais, elle ne doit pas se soumettre à l'opération césarienne, qui pourrait sauver son enfant aux dépens de sa vie à elle. *Cela mérite considération.* »

La question est réellement embarrassante. Nous risquons de nous

(1) *Lehrbuch der Geburtshülfe*, 1867.
(2) *Introduction to Midwifery*.

perdre dans le labyrinthe de la casuistique, si nous ne trouvons pas le fil conducteur, qui est la loi morale. Je pense qu'on ne contestera pas, en droit, que *qui accélère la mort, est coupable de l'avoir causée*. Nous n'avons pas le droit de regarder la vie de nos malades comme moins sacrée, parce que nous croyons qu'elle ne peut pas durer longtemps. Nous ne sommes donc pas justifiés à préférer l'hystérotomotocie à la craniotomie, quand celle-ci présente des garanties de sécurité, parce que la mère est atteinte d'ostéomalacie, qui a en général, mais pas toujours, une marche progressive et fatale. Nous n'avons aucun droit à diminuer la chance de vie d'une femme, parce que cette chance est petite, notre prognose peut être erronée. J'ai vu des femmes vivre des années avec l'ostéomalacie, et même s'en guérir.

Examinons le cas posé par Denman. La conduite de la femme est supposée coupable, et on suppose que nous sommes ses complices par la complaisance que nous mettons à la sauver par la craniotomie. Mais sommes-nous des juges? Sommes-nous des ministres de justice? La vengeance, la punition ne nous appartiennent pas. Quand la médecine a-t-elle refusé une main secourable au dégradé, au pécheur, au criminel? Oserons-nous mettre dans la balance une vie végétative comme celle d'un enfant non encore né, avec celle d'un être comme nous, responsable devant le Tout-Puissant. Pouvons-nous prendre sur nous de décider que cette malheureuse était coupable, criminelle, en devenant mère? Elle est soumise à son mari. S'il faut punir, le châtiment doit-il tomber sur elle? est-ce à nous qu'il appartient de l'infliger? Je ne puis hésiter à exprimer ma conviction que nous serions traîtres à notre mandat, si nous faisions l'opération césarienne, quand la craniotomie est moins dangereuse, sous le prétexte que la femme a été coupable en devenant mère. La vie de la mère n'est pas la seule qu'il faille considérer. Elle est épouse et mère d'enfants déjà vivants, dont le sort est intimement lié au sien.

Conditions qui nécessitent l'hystérotomotocie.

La plus fréquente est la *déformation avec rétrécissement*. L'opération est justifiée, toutes les fois qu'il est impossible d'extraire un enfant mort par les voies naturelles, c'est-à-dire depuis 38^{mm}, même je crois qu'on peut mettre le minimum à 25^{mm} ; au-dessus, on peut songer à la craniotomie. Il y a des cas où un diamètre conjugué de 51^{mm} peut demander l'opération césarienne, c'est lorsque le bassin est comme tordu, et que les diamètres obliques et transversaux n'offrent pas une compensation suffisante. C'est surtout le cas, quand, comme dans l'ostéomalacie, le détroit inférieur est assez rétréci pour rendre la manipulation et l'introduction des instruments impossibles. La déformation ostéomalacique est celle qui demande le plus souvent l'opération césarienne ; les côtés du triangle formé par le détroit supérieur sont rentrants, et plus ou moins convexes ; il en résulte que le détroit supérieur est divisé en deux parties, dont aucune n'est suffisante pour le passage de la tête. Le rachitisme aussi peut donner un bassin qui ne laisse pas d'autre alternative ; de même la chute des vertèbres lombaires, ou *spondylolisthèse* (1). Des tumeurs de diverses natures, osseuses, malignes, des tumeurs de l'ovaire qui viennent se fixer dans l'excavation, mènent au même résultat. Sadler, de Barnsley, rapporte un cas (2) où un énorme kyste hydatique du foie rendit l'hystérotomotocie nécessaire. D'autres causes, remarquables surtout par leur rareté, ont été observées ; l'atrésie du col et du vagin peut être si complète et le tissu si dur que l'opération césarienne soit moins hasardeuse qu'une tentative d'ouvrir un passage à travers les tissus cicatriciels indurés.

Nous sommes quelquefois obligés de faire l'opération césarienne, après avoir épuisé tous les autres moyens ; par exemple, quand la craniotomie a échoué.

L'hystérotomotocie, ou plutôt la gastrotomie simple, est indiquée dans certains cas de rupture utérine, lorsqu'il n'y a pas avantage à extraire le fœtus par les voies naturelles, et dans quelques cas de grossesse extra-utérine.

On y a recours quand la mère est morte sans accoucher, dans l'espoir de sauver l'enfant. On a sauvé beaucoup d'enfants ainsi. Il faut, cela va sans dire, ouvrir l'utérus très-peu de temps après

(1) Voyez un mémoire sur ce sujet *Obstetrical Transactions*, 1865, par R. Barnes.
(2) *Medical Times and Gazette*, 1864.

la mort de la mère; mais il est difficile de préciser au bout de combien de temps on peut considérer la vie de l'enfant comme éteinte. Harvey dit : « On a extrait souvent des fœtus vivants hors de la matrice, des heures après la mort de la mère. » Je ne connais pas d'exemples de ce genre. Mais Burns dit : « l'utérus peut vivre plus longtemps que le corps; et, après la mort de la mère, le fœtus continue ses fonctions. » Le fœtus des animaux inférieurs peut survivre quelque temps à sa mère, si l'œuf n'est pas ouvert. Il ne semble pas improbable qu'un certain degré de circulation placentaire puisse continuer quelque temps après l'arrêt de la circulation générale; il est de plus probable que l'enfant peut vivre quelque temps dans un état d'asphyxie dont il peut revenir quand on l'amène à l'air. Des enfants ont été amenés vivants dix minutes après la mort de la mère. D'un autre côté, des enfants ont été extraits morts, quinze minutes après; cela m'est arrivé deux fois. Dans la leçon IV, j'ai cité quelques exemples de ce genre. La chance de conserver l'enfant, par l'opération césarienne *post mortem*, est beaucoup influencée par les circonstances de la mort de la mère; si elle meurt subitement, le fœtus peut survivre assez longtemps; si elle meurt d'hémorrhagie ou de rupture utérine, la mort de l'enfant doit avoir précédé celle de la mère; si elle meurt de phthisie ou d'une autre maladie lente, le fœtus peut survivre quelques minutes.

L'opération césarienne, après la mort, se présente comme rivale de l'accouchement forcé par les voies naturelles. Si l'orifice est dilaté, la version amènera quelquefois l'enfant, aussi vite que l'hystérotomotocie; et elle a l'avantage de moins choquer les assistants, de pouvoir, pour cela, être faite quand l'opération césarienne serait repoussée, ou ne serait acceptée que trop tard.

L'école italienne a récemment accepté cette méthode ; le professeur Rizzoli proposait de faire l'accouchement forcé, aussitôt après la mort de la femme. Esterlé (1) rapporte un cas dans lequel il eut un succès sur une femme, morte d'apoplexie cérébrale. Il énonçait un argument, en faveur de cette méthode ; c'est que, dans ces cas, l'enfant survit si peu à la mère qu'il faut l'accoucher pendant

(1) *Annali Universali di Medicina*, 1861.

qu'elle vit encore, si l'on veut conserver le fœtus. Il dit qu'à son avis, c'est ainsi qu'il faut faire, qu'il faut naturellemant agir avec toute la douceur possible, et se servir, en cas de nécessité, du tampon et de la douche vaginale.

Belluzzi (1), Ferratini, et d'autres rapportent des cas à l'appui de leur opinion; Belluzzi a sauvé deux enfants sur trois, Ferratini (2) a sauvé l'enfant d'une femme mourante de phthisie, Il propose les conclusions suivantes : 1° l'opération césarienne doit être absolument exclue de la pratique ordinaire, et réservée pour les cas de défectuosités organiques, qui ne permettent pas les opérations par les voies naturelles; 2° chaque fois que l'accoucheur est appelé près d'une femme morte enceinte, il doit avoir recours à l'accouchement forcé, les cas de mort apparente n'étant pas rares ; 3° cette opération est absolument nécessaire depuis le 180e jour de la grossesse ; 4° elle n'aggrave pas l'état de la mère et donne les meilleures chances à l'enfant ; 5° elle ne laisse aucune trace sur le cadavre, n'exige l'emploi d'aucun instrument, et risque moins de provoquer des objections de la part des amis (3).

Un état pathologique, surtout *une tumeur maligne* du *segment inférieur de l'utérus*, en s'opposant à la dilatation, a souvent exigé l'opération césarienne. Dans ces cas, on peut souvent penser à l'accouchement prématuré ou à l'avortement provoqué. Le choix est embarrassant; si l'on provoque le travail avant sept mois, on a peu de chance d'avoir un enfant viable, mais le col peut-être se dilatera suffisamment sans danger; la vie de la mère, d'autre part, sera probablement abrégée par le progrès de la maladie, même un simple accouchement prématuré peut avancer sa mort; n'est-il donc pas meilleur, dans son intérêt et celui de l'enfant, de laisser aller les choses jusqu'au terme naturel de la gestation? Elle peut vivre ainsi deux ou trois mois de plus, et son enfant aura certainement plus de chance de vie.

(1) *Nuovi fatti in appoggio dell'estrazione del feto col parto forzato durante l'agonia delle donne incinte, onde salvare più facilmente il fœto stesso in sostituzione a tale operazione, o al taglio cesareo post mortem*. Bologne, 1867.

(2) *Un nuovo fatto in appoggio*. Genova, 1868.

(3) Hyernaux, de Bruxelles, parle aussi de cette question, dans la seconde édition de son traité d'Obstétrique.

Quel est le moment opportun pour l'opération?

I. Nous n'en avons pas toujours le choix, et il faut quelquefois opérer tout de suite. Si nous sommes en présence d'une femme à terme, dans les conditions que j'ai supposées, il faut opérer sans délai. Ici, encore plus que dans les autres opérations moins dangereuses, il faut agir avant l'épuisement et les désordres locaux qui suivent un travail prolongé. C'est un malheur, une circonstance qui peut nuire au succès, que d'être obligé d'opérer quand l'économie est dans un état de prostration avancée, quand les tissus qu'il va falloir entamer sont fatigués et ont perdu de leur force réactive et réparatrice; et quand le sang est appauvri par l'épuisement nerveux et musculaire. Il faut donc opérer de bonne heure.

II. Si la femme vient nous consulter au début de sa grossesse, nous avons à choisir entre l'accouchement prématuré, provoqué dans le but d'éviter l'opération césarienne, et l'opération elle-même; si elle est inévitable, il faudra encore décider à quel moment nous devrons la faire. Y a-t-il avantage à opérer pendant le travail? C'est-à-dire le travail rend-il l'opération moins dangereuse? Sur le continent, et chez nous, l'opération césarienne étant considérée comme un mode d'accouchement, on croit devoir respecter les lois de la parturition, et appeler le plus possible à son aide les forces naturelles.

On a donc presque universellement regardé comme utile, lorsqu'il faut faire l'opération césarienne, de la remettre jusqu'à ce que le travail commence. On croit que l'époque fixée par la nature est celle où tout a été disposé pour le rétablissement; tout l'organisme a été mieux préparé; les muscles utérins sont complétement développés et entrés en contraction, il semble raisonnable d'espérer que la blessure de l'utérus se fermera mieux, et que les modifications qui suivent l'accouchement se produiront avec moins de danger.

Ludwig Winckel (1), qui a une très-grande expérience de cette opération, dit que le moment le plus propice est la deuxième période du travail, le moment où les membranes vont se rompre; il ne conseille pas de les déchirer; l'écoulement des eaux dans l'abdomen ne

(1) *Monatsschrift für Geburtskunde.* 1863.

fait aucun mal, et l'extraction est plus facile, si on laisse les membranes entières jusqu'au moment où l'on saisit l'enfant.

Mais, si le travail spontané, à terme, est une condition favorable, l'accouchement provoqué, avant terme, ne le serait-il pas aussi ? Ce qu'on en a dit mérite attention. Braxton Hicks a provoqué l'accouchement, une quinzaine avant terme, pour préparer l'opération césarienne, dans la pensée que l'utérus pris avant la dégénération complète de ses fibres musculaires guérirait mieux. Je ne crois pas que la dégénérescence graisseuse qu'on observe dans l'utérus à terme puisse empêcher sa réparation. Il y a du moins assez d'exemples de sa cicatrisation complète, après l'hystérotomotocie, et même après des ruptures, pour qu'on puisse douter que l'utérus à terme puisse se réparer ; il est certain aussi que l'utérus à sept ou huit mois de gestation peut parfaitement réparer ses blessures. Nous pouvons donc nous demander, puisque l'époque de la grossesse n'est pas d'une grande importance en ce qui concerne la cicatrisation, s'il n'y a pas d'autres conditions qui puissent faire pencher la balance en faveur de l'accouchement provoqué avant terme ; et je crois qu'il y en a. Par exemple, si nous attendons que le travail spontané commence, nous pouvons être appelés à opérer au milieu de la nuit, entourés de mille difficultés, qui auront toutes pour effet de diminuer nos chances de succès. En choisissant notre moment, nous pouvons opérer en plein jour, avoir l'aide de nos confrères, et tous les secours dont nous aurons besoin. Le moment propice est donc le moment le plus rapproché du terme naturel de la grossesse, et nous en serons assez près, en choisissant un jour dans la dernière quinzaine de la gestation. Provoquerons-nous le travail, avant d'opérer, ou commencerons-nous l'opération sans exciter aucune contraction ? Je crois qu'il vaut mieux opérer sur un utérus déjà en action. Il faut d'abord passer une bougie élastique dans la matrice, le soir ; cette introduction produira quelques contractions ; le lendemain matin, l'heure de l'opération étant fixée, mettons à une heure après midi, nous pouvons voir comment va le travail ; si l'orifice ne permet que l'introduction d'un doigt, il sera bon de le dilater avec le dilatateur hydrostatique n° 2, qui augmentera les contractions et assurera un passage suffisant pour les eaux et les lochies. Le travail étant en train, nous sommes prêts à opérer. Ici se présente la question de savoir si nous emploierons l'anesthésie locale ou l'anesthésie générale. Dans toutes les opérations pratiquées sur l'abdomen, les vomissements qu'amène quelquefois le chloroforme sont fort gênants. M. Keith (1), qui a eu tant de succès dans ses ovariotomies, a fait le procès du chloroforme. « Si l'on n'avait jamais entendu parler du chloroforme, dit-il, je doute que l'humanité eût souffert de son absence. » Il emploie l'éther sulfurique anhydre, fait avec l'alcool méthylique, et administré avec l'appareil de Richardson. Il l'a donné dans 53 cas d'ovariotomie et a eu 46 guérisons. Les raisons sont les mêmes pour le préférer au chloroforme, dans l'hystérotomotocie, qui est analogue à l'ovariotomie. Les efforts violents qu'ils produisent peuvent rouvrir la plaie utérine, violenter la plaie des parois abdominales, et, en nuisant à la tranquillité, qui est si nécessaire à la réparation, compromettre le succès de l'opération. L'éther, pulvérisé sur place, ne présente du moins pas cet inconvénient; et peut-être l'expérience prouvera-t-elle qu'il est préférable.

Instruments et aides.

Les *instruments* nécessaires sont : 1° un bistouri pointu; 2° un bistouri boutonné; 3° une sonde cannelée comme celle qui sert dans l'ovariotomie; 4° une grosse sonde œsophagienne munie d'une éponge ; 5° des pinces à ligatures ; 6° des éponges neuves; 7° de la glace ; 8° deux appareils pour l'anesthésie locale par la congélation et deux inhalateurs; 9° du fil métallique ou du fil de soie; 10° du lint; 11° un bandage à plusieurs chefs et du sparadrap ; 12° des aiguilles; 13° de l'huile phéniquée.

Aides. Des aides adroits et habitués, de chaque côté de la patiente, un aide pour tendre les instruments et éponger, etc. Une garde-malade ou deux compléteront le nombre *nécessaire.*

Mesures préparatoires. Vider les intestins le matin, par un lavement, ou un peu d'huile de ricin.

(1) Je ne sais de quel M. Keith il est ici question. Le docteur Th. Keith, qui, quand j'ai quitté Edimbourg (1870), avait fait 98 ou 99 ovariatomies, *sans choisir les cas*, n'a perdu que dix-huit opérées. Il employait l'éther sulfurique pur. (*Traducteur.*)

Opération.

Position. La patiente est couchée sur le dos, sur une table, la tête et les épaules légèrement élevées, l'opérateur se tient debout au côté droit de la patiente, ou en face d'elle; un assistant se tient debout de chaque côté. Vous videz alors la vessie. Si vous avez affaire à un cas d'ostéomalacie, explorez avec soin, pour vous assurer si le bassin peut être élargi avec la main, l'opération a été ainsi évitée plusieurs fois. On raconte qu'un jeune chirurgien, désireux de faire l'hystérotomotocie, invita ses confrères à l'aider. Tout était prêt, quand Osiander demanda la permission d'examiner ; il dilata le bassin, fit la version, et amena un enfant vivant : « J'ai ainsi, dit-il, sauvé une femme de l'opération césarienne, et de la mort. » Tyler Smith rapporte aussi un cas dans lequel il put élargir le bassin avec la main, et délivrer, après la craniotomie. Lazzati, directeur de la maternité de Milan, dont j'ai déjà invoqué le témoignage, me dit que, quoique l'ostéomalacie soit fréquente à Milan, il est rare qu'il ait à faire l'opération césarienne, même lorsque le bassin est fort déformé. Il fait ordinairement la version et les os cèdent assez pour donner passage à l'enfant, mutilé ou non ; quand il a passé, les os reprennent leur forme. Les déformations rachitiques extrêmes l'ont plus souvent obligé de recourir à l'hystérotomotocie.

Dans les cas d'extrême distorsion, l'utérus est souvent fort déplacé. Quand le promontoire fait une saillie prononcée, et que le thorax est aplati, l'utérus est nécessairement repoussé en avant, et dépasse la symphyse. De plus, il y a quelquefois une obliquité latérale marquée; et, ce qui est moins commun, l'utérus est tordu sur un axe, et un de ses côtés regarde plus ou moins en avant.

Il est aussi désirable, par l'auscultation, de s'assurer de l'endroit où le placenta est inséré, on peut aussi mettre la main à plat sur l'utérus et, si les parois sont minces, on sent une vibration particulière qui indique où se trouve le placenta; à cette place, on découvre une légère saillie, semblable à celle que ferait un segment d'une petite boule sur une large sphère. Pfeiffer a noté ce fait (1).

(1) *Monatsschrift für Geburtskunde.* 1868.

On amène alors l'utérus dans un rapport convenable avec la ligne blanche, pour que l'incision des téguments corresponde avec celle de l'utérus, à moins qu'on ne voie qu'il faut couper sur l'un des côtés de la ligne médiane pour éviter le placenta. Il vaut mieux faire l'incision sur la ligne blanche, depuis l'ombilic, jusqu'à 75 mill. environ de la symphyse. Lorsqu'on a à peu près traversé les parois, il est bon de passer un doigt à travers une petite ouverture, et de s'en servir comme d'une sonde cannelée, pour couper de dedans en dehors, afin d'éviter d'égratigner l'utérus. Les aides appuient de chaque côté sur les parois abdominales, et s'opposent à la sortie des intestins. L'incision de l'utérus se fait sur la ligne médiane, en évitant le plus possible le fond et le segment inférieur, qui se cicatrisent difficilement ; les fibres circulaires qui dominent vers le col tendent à faire bâiller la plaie. Winckel a décrit une manœuvre qui mérite notre considération, et qu'il a inventée pour les cas où il n'avait pas assez d'aides. Un aide accroche avec son doigt l'angle supérieur et l'angle inférieur de la plaie utérine, et, en les relevant, les amène en contact avec les angles correspondants de l'incision abdominale ; on s'oppose ainsi à la sortie des intestins, et on tend à empêcher le sang de couler dans l'abdomen. Si le placenta se trouve juste sous l'incision, l'opérateur insinue la main entre cet organe et la paroi utérine, le détache jusqu'au bord, où il perce les membranes, et il saisit les pieds de l'enfant. J'ai vu un chirurgien tirer sur le bras et échouer dans l'extraction ; quelquefois le cou est serré par la plaie utérine. Si la constriction tarde à céder, il vaut mieux, dit Scanzoni, étendre l'incision que de trop tirer, de crainte de déchirer la matrice.

Quand on a extrait l'enfant et le placenta, il faut prendre garde à l'hémorrhagie, qui a plus souvent sa source dans les sinus utérins qu'on a ouverts, que dans la surface de séparation du placenta. Le meilleur moyen de l'arrêter est de comprimer directement l'utérus avec la main ; si la matrice se contracte bien, l'hémorrhagie cesse ; on peut mettre de la glace sur la plaie et dans la cavité utérine. Si l'hémorrhagie continue, au niveau de l'insertion placentaire, il sera nécessaire de badigeonner ce point avec du perchlorure de fer. L'hémorrhagie des lèvres de la plaie est en général arrêtée par la rétraction utérine. Avant de fermer la plaie, *il faut passer la sonde œsophagienne dans l'orifice et le vagin*, pour assurer le passage des lochies.

Occlusion de la blessure. Quand l'écoulement de sang a cessé, et qu'on a enlevé tout le sang qui a pu pénétrer dans la cavité abdominale, il faut s'occuper d'appliquer des sutures à la blessure utérine. C'est un fait d'observation, que dans un grand nombre de cas, qui se sont terminés par la mort, les lèvres de la plaie ont été trouvées flasques et béantes; mais dans le plus grand nombre de cas, si ce n'est même dans tous, l'opération avait été faite sur des femmes épuisées par un travail prolongé, et, quand on choisit son moment, quand les forces sont encore dans leur intégrité, l'utérus se contracte en général bien. Winckel dit qu'il n'a jamais vu d'hémorrhagie mortelle, et n'a jamais suturé l'incision utérine. Mister Spener Wells a réussi, dans un cas où il a fait une suture en surjet avec un long fil de soie, laissant un bout passer à travers le col et le vagin; après quelques jours, il enleva la suture, en tirant sur le bout du fil.

On obtient une plus grande sécurité, contre une effusion de liquides dans le péritoine, en unissant l'utérus par ses sutures, à la paroi abdominale; cette précaution favorise la formation d'adhérences. Hicks et Tarnier ont tous les deux suturé de cette façon, et il n'y a pas eu d'effusion. En agissant ainsi, il ne faut pas oublier la rétraction utérine, qui, durant plusieurs jours, fait descendre la matrice dans le bassin, et l'éloigne graduellement de la plaie abdominale. Si donc on unissait la plaie utérine à la plaie abdominale par une suture serrée, il y aurait une traction sur l'utérus, qui gênerait son involution et pourrait l'enflammer. Cependant, je crois qu'on peut éviter cette difficulté.

La suture utérine doit remplir les conditions suivantes : 1° arrêter le sang que donnent les lèvres de la plaie; 2° réunir profondément ces lèvres ; 3° maintenir la face utérine antérieure en opposition exacte avec la paroi abdominale, pour favoriser leur union, et cela sans tiraillement; 4° permettre l'enlèvement des fils quand la suture a rempli son but. J'ai proposé une suture qui répond, je le crois, à toutes ces indications. Un fil d'argent mince est le meilleur pour cette suture. L'aiguille, munie de son fil, est portée perpendiculairement à travers la paroi utérine, à 12 millimètres a peu près du bord de la plaie, dans la direction de la commissure supérieure de l'ouverture, afin d'entrer au-dessus des sinus qui donnent du sang. Puis on passe le fil en arrière, à travers la paroi utérine, de dedans en dehors, au-dessus des sinus. On a ainsi une anse sur la partie interne de la plaie. Quand on tire sur les deux extrémités du fil, on comprime les sinus, un peu comme le fait l'acupressure de Simpson. Puis on fait de même sur l'autre côté de la plaie, en faisant passer l'anse de ce point de suture dans l'anse du premier. On a ainsi deux anses qui s'embrassent l'une l'autre, et dont les quatre bouts sont prêts à être passés dans les parois abdominales; avant d'en venir là, il faut passer un fil sur l'entre-croisement de ces deux anses, et le faire sortir par le col et le vagin, pour l'amener au dehors; cela se fait facilement, au moyen d'un stylet aiguillé. Ce fil extérieur servira à l'enlèvement de la suture, quand le temps en sera venu. On peut maintenant unir la plaie abdominale à la plaie utérine. Les quatre bouts des sutures utérines sont passés à travers la paroi abdominale, en croix; c'est-à-dire que les deux bouts de droite sont passés à gauche et *vice versâ;* il en résulte que, quand on tire les fils et qu'on les fixe à l'extérieur, non-seulement l'utérus demeure au contact de la paroi abdominale, mais que la plaie utérine est fermée. Pour éviter un tiraillement qu'amènerait la diminution de volume de l'utérus, il est bon de passer les fils à un niveau plus bas, dans les parois abdominales, que celui où ils sont dans les parois utérines.

Il ne faut pas serrer les sutures utéro-abdominales, avant que les sutures abdominales proprement dites soient en place. Quand on est prêt à fermer la plaie abdominale, on peut fixer les sutures utéro-abdominales. Si, au deuxième ou au troisième jour, il se produit un peu de tiraillement, on peut relâcher les sutures utéro-abdominales, qu'on a eu la précaution de laisser plus longues que les autres pour les reconnaître. Pour enlever les sutures utéro-abdominales, ce qui peut se faire le septième ou le huitième jour, faites tirer doucement par un aide sur le fil-guide qui sort du vagin, pendant qu'un doigt de la main gauche le suit jusqu'à son entre-croisement avec les fils utérins, que l'on coupe avec les ciseaux, manœuvrés de la main droite. On retire alors les fils, en tirant doucement sur les bouts qui sont sur la paroi abdominale.

Traitement consécutif. Il faut donner une bonne dose d'opium, immédiatement, en pilules ou en suppositoires. La malade devra avoir une nourriture légère, et un repos parfait. Il ne faut pas enlever le pansement avant cinq ou six jours. Pour remédier à l'odeur, s'il y en a, on emploiera l'acide phénique ou le fluide de Condy (1).

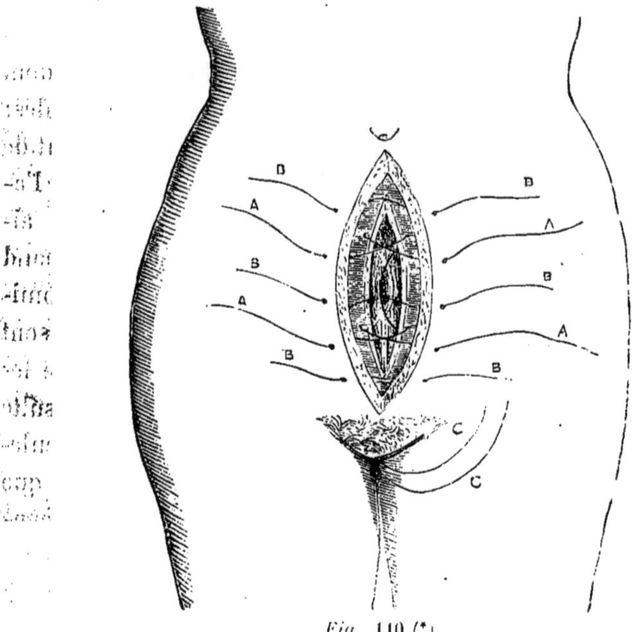

Fig. 110 (*).

On peut enlever les sutures le septième ou le huitième jour. Il faut donner un lavement le quatrième ou le cinquième jour, pour vider l'intestin.

Quel est en chiffres le danger de mort auquel expose l'opération césarienne ? J'ai déjà dit quelques mots sur la statistique, et je crois qu'on ne peut pas donner de réponse satisfaisante. Peut-on tirer quelque induction de l'analogie qui existe entre l'ovariotomie et l'opération césarienne ? Une mort pour deux ou trois succès (2),

(1) Solution de permanganate de potasse. (*Traducteur.*)

(2) Spencer Wells a 25 0/0 de mort, sur 300 cas ; M. Keith d'Edimbourg a 18 morts sur 99 cas, dont 3 au moins sont mortes de phthisie. (*Traducteur.*)

(*) A, A, sutures utéro-abdominales qui se croisent dans l'utérus. B, B, sutures abdominales. CC, fil-guide, qui passe sur l'entre-croisement des sutures utéro-abdominales, et sort par le vagin.

peut-on espérer aussi peu de l'opération césarienne, lorsqu'on choisit son moment? On ne pourrait raisonnablement compter sur des résultats aussi heureux ; et il y a une considération que les statisticiens ont négligée, c'est que nous ne devons pas considérer chaque patiente comme une unité, comme un chiffre. Son sort ne dépend pas de ce qu'on appelle les lois statistiques, qui ne sont, en fait, trop souvent que le résultat de groupements aveugles. Nous devons étudier chaque cas à part, comparer, analyser cliniquement. « *Non numerandæ, sed perpendendæ sunt observationes.* » Il faut peser soigneusement les conditions où se trouve la malade qui nous occupe.

Dangers de l'opération. Pronostic.

Les risques principaux sont :

1° Si l'opération est faite en dernier ressort, après des essais répétés pour délivrer par d'autres moyens, la femme peut succomber à l'ébranlement nerveux et à l'épuisement, après quelques heures ; si elle vit quelques heures, il y a le danger de l'hémorrhagie, de la métrite, de la péritonite, de la fièvre puerpérale. On peut dire que, dans ces circonstances, il y a peu d'espoir ;

2° Si l'on choisit son moment pour opérer, la femme échappe au choc produit par un travail prolongé, et aborde le choc de l'opération avec une force encore entière. Cette secousse est cependant très-grande, et souvent fatale par elle-même ; elle constitue le premier et le plus grand danger ; si l'on pouvait la modifier ou la dompter, on pourrait aborder l'opération avec plus de confiance. Mais toutes les blessures graves de l'abdomen produisent cette secousse, qui affecte plus ou moins les malades ; nous ne saurions prévoir si la malade que nous avons sous les yeux la supportera bien ou mal. Le résultat de l'opération césarienne déjoue tous les calculs dans chaque cas donné ;

3° Puis vient l'*hémorrhagie*, qui s'associe à la prostration qui en est à la fois la cause et l'effet, et constitue un danger sérieux. Elle peut venir dans l'espace de peu d'heures. On croirait que la source de l'hémorrhagie est dans la surface utérine interne, comme dans l'accouchement naturel ; mais il paraît que c'est le plus souvent des sinus divisés par le bistouri que vient le sang; il peut en couler assez pour que la malade meure exsangue. Le danger le plus fréquent vient de l'irritation causée par le sang qui se ramasse dans la cavité abdominale. On a grande chance d'éviter cet accident en suturant la plaie uterine, et en fixant exactement l'utérus à la paroi abdominale. Éviter ce danger est éviter une cause de mort;

4° *Choc secondaire* et *péritonite*. Je ne doute pas que le choc secondaire ne précède la péritonite. Une douleur vive, spontanée ou à la pression, un pouls petit et rapide, une respiration empêchée (1), fait penser à la péritonite. J'ai décrit cet accident sous le nom de choc abdominal. Si la malade meurt et est autopsiée à ce moment, on ne trouvera sans doute aucune trace de péritonite, aucune rougeur et aucune effusion. La péritonite peut survenir le jour immédiatement après l'opération; on peut la traiter par des fomentations sur l'abdomen, des suppositoires opiacés : quand la prostration se produit, on la combat avec du vin, du cognac, du thé de bœuf, du bouillon de poulet. Les purgatifs salins sont souvent utiles, surtout au début;

5° Si la malade échappe aux dangers précédents, elle court encore le risque de l'infection septique, de la *fièvre puerpérale septicémique;* elle est due à l'absorption des matières septiques par les lèvres de la plaie ou par la surface interne de l'utérus; ou bien elle est causée par une dyscrasie sanguine, résultant de l'accumulation dans le sang des matériaux de désassimilation que les organes excréteurs ne suffisent pas à éliminer;

6° De plus, la maladie qui a rendu l'opération nécessaire, peut être aggravée par l'opération et se terminer fatalement. Winckel dit que l'opération césarienne, faite sur une femme ostéomalacique, donne des résultats moins favorables que sur une femme rachitique; cependant, les ostéomalaciques supportent bien les blessures, et ont souvent une grande force de réparation.

L'utérus, en se cicatrisant, contracte souvent des adhérences avec la paroi abdominale. Ces adhérences ne paraissent avoir aucun in-

(1) C'est le type costal de la respiration que l'on observe le plus souvent, dans ces cas. (*Traducteur.*)

convénient grave, et si la grossesse se reproduit, et rend l'hystérotomotocie de nouveau nécessaire, elle est moins dangereuse ; elles ferment la cavité péritonéale, l'incision des parois abdominales tombe juste dans ces adhérences. Ainsi les dangers de l'hémorrhagie et des effusions dans l'abdomen sont moindres, et c'est probable que le choc est moindre. On obtient ce résultat en suturant l'utérus à la paroi abdominale. D'un autre côté, il peut n'y avoir aucune adhérence, et la blessure utérine peut guerir si complétement, qu'on n'y trouve quelquefois aucune cicatrice, après quelques années. (Radford.)

On connaît des femmes sur lesquelles l'opération césarienne a été faite deux, trois et même quatre fois. Ces cas de succès répétés sembleraient indiquer une tolérance individuelle pour les blessures graves, plutôt que donner une preuve statistique de l'innocuité de l'opération. Voici un cas qui le montre. Freerichs (1) fit l'opération césarienne pour un rétrécissement du bassin ; l'enfant et la mère survécurent. Cette femme devint enceinte de nouveau ; on provoqua l'accouchement à 8 mois de grossesse environ ; quand le travail eut commencé, l'utérus se rompit ; on fit la gastrotomie pour extraire l'enfant ; les vomissements amenèrent les intestins au dehors ; pour les réduire, on y fit de nombreuses piqûres qui laissèrent échapper des gaz ; mais on ne put les replacer qu'après y avoir fait une incision, qui fit sortir une abondance de matières. Les intestins furent réduits et la blessure fut fermée. La femme se rétablit parfaitement. Combien de femmes seraient aussi tolérantes !

C'est ici la place de parler de la

Rupture de l'utérus.

Cet accident a beaucoup d'analogie avec l'opération césarienne. Elle est communément produite par des conditions semblables à celles qui nous déterminent à faire l'opération césarienne, qu'on pratique en grande partie pour éviter une rupture. Quand l'utérus s'est rompu, on est souvent obligé d'ouvrir l'abdomen pour en tirer

(1) *Nederl. Tidschr. v. Geneeskunde.* 1858.

le fœtus. Il y a des cas de dystocie dans lesquels la nature, ne pouvant se délivrer par les voies naturelles, semble, en crevant l'utérus et en enfermant le fœtus dans la cavité abdominale, s'efforcer de faire ce que le chirurgien fait en ouvrant la matrice après la gastrotomie. Dans ces cas, le chirurgien va rencontrer la nature à moitié chemin, en ouvrant l'abdomen, pour atteindre le fœtus qui s'y trouve exilé.

Peu de sujets, dans la pratique obstétricale, sont plusinté ressants et ont plus de relations attachantes, que la rupture de l'utérus. En médecine, surtout en médecine légale, il est de la plus grande importance de connaître entièrement les conditions dans lesquelles se produit cet accident, ses symptômes et son issue; il est rare que, dans un cas de rupture utérine, il ne tombe pas sur l'accoucheur quelque soupçon de maladresse. Il est dans la nature de cet accident d'arriver soudainement, sans préparation, ce qui ne permet pas au médecin de l'éviter. C'est pour des ruptures utérines que mon témoignage a été le plus souvent requis, dans des accusations criminelles ; et presque toujours il a été démontré que l'accident était dû à des causes qu'on ne pouvait écarter.

On peut poser les propositions générales suivantes :

1° L'utérus peut crever à toute époque de la grossesse, et en dehors de l'influence du travail ;

2° Pendant le travail, toutes les parties du canal recto-utérin peuvent se rompre ;

3° Le plus grand nombre, et de beaucoup, de ruptures de ce genre, a lieu pendant l'accouchement à terme ;

4° L'utérus ne crève que s'il est dans un état de tension, s'il contient quelque chose.

Il est utile de définir certains termes ; de cette façon, nous ferons tout de suite une classification naturelle des différents cas, laquelle simplifiera beaucoup nos recherches :

1° La *fente* ou *lacération* se produit quand une déchirure commence au col utérin, et s'étend sous l'influence du travail, ou quand les tissus sont déchirés par la main ou les instruments ;

2° La *rupture* ou *éclatement* se produit dans le corps de l'utérus. Elle est généralement le résultat de l'action utérine spontanée ;

elle peut arriver à toute époque de la grossesse ou du travail;

3° La *perforation* se produit quand les tissus, altérés par une maladie ou par une compression longtemps subie, ou par une attrition ou un frottement longtemps supporté, se rompent.

On explique ordinairement la rupture utérine, en disant qu'elle est amenée par un obstacle à l'accouchement; l'histoire de la plupart des cas connus montre que l'obstacle à l'accouchement a précédé immédiatement l'accident, mais cette explication ne peut guère s'appliquer aux cas où l'utérus a crevé brusquement pendant la grossesse, sans que le travail eût commencé. La proposition suivante établit plus complétement quelle est la cause immédiate de la rupture : *l'utérus se rompt parce qu'il n'y a pas équilibre entre la force expulsive du corps utérin et la force de résistance du canal génital, cette dernière force étant en excès.* Ordinairement, quand la résistance est excessive, l'utérus épuisé cesse le combat; il ne crève pas. Nous pourrions donc, quand nous assistons à cette lutte inégale, éviter la rupture par l'un de ces deux moyens : ou en diminuant la résistance, ou en calmant l'action violente de l'utérus.

Parlons d'abord de la seconde alternative. Pouvons-nous rendre l'utérus passif pour un moment? Si nous pouvons lui imposer un repos momentané, nous gagnons du temps pour diminuer ou supprimer la résistance. L'ergot est un grand, un dangereux excitateur de la force utérine; par sa surstimulation, il a souvent amené des ruptures de l'utérus. Nous avons besoin d'un agent doué de l'effet opposé, qui soumette et supprime la contraction utérine. Un agent digne de confiance sous ce rapport étendrait — et, ajouté à ceux que nous possédons pour presser l'accouchement, le dilatateur utérin, le forceps, la version, l'ergot, — compléterait notre empire sur la marche de la grossesse et de l'accouchement. Richardson, que j'ai consulté sur ce sujet, me dit que la force désirée se trouve dans le nitrite d'amyle; six gouttes de ce médicament, avec 4 gr. d'éther en inhalations, sont la quantité qu'il recommande. Cet agent n'amène pas la perte de connaissance, mais il est anesthésique et sédatif de la contraction musculaire; il représente le pouvoir antagoniste de l'ergot; il est « l'agent épéchontocique ».

Depuis longtemps, on donne l'opium, dans le but de calmer l'action musculaire et de retarder l'accouchement; il est fort utile et fait gagner du temps.

Depuis quelques années, on emploie le chloroforme dans le même but; mais il a l'inconvénient sérieux, qui vient du chlore qu'il renferme en combinaison, de produire des vomissements et du spasme musculaire. Ce n'est qu'au dernier degré de l'anesthésie qu'il amène la résolution musculaire. Je crois donc que le nitrite d'amyle mérite d'être essayé.

Quand la contraction utérine est tempétueuse, tétanique ou spasmodique, quand il y a à craindre une rupture ou l'épuisement, la *première* indication est de calmer cette activité dangereuse; la *seconde* est d'enlever l'obstacle contre lequel combat l'utérus.

Examinons d'abord l'histoire *des ruptures utérines pendant la grossesse*, accident rare, mais dont l'existence est affirmée par de bonnes autorités. Elle n'est pas plus surprenante que la rupture spontanée du cœur. Elle s'est produite dans le troisième mois. H. Cooper (1) a vu une femme multipare de trente ans, qui tomba dans le collapsus après avoir dansé, et mourut le lendemain. On trouva une déchirure au côté gauche du fond utérin, et un fœtus de trois mois qui sortait par l'ouverture. Le tissu utérin, en ce point, était mince, pulpeux, caséeux. D'autres organes étaient dans un état de dégénérescence tuberculeuse. Elle s'est produite au quatrième mois de la grossesse; Mac Kinlay en rapporte un cas (2): une femme mourut, sans cause connue, après une maladie qui ne dura qu'une nuit. Le fond de l'utérus fut trouvé déchiré; le tissu paraissait sain. Harrison (3) rapporte le cas d'une multipare, qui, dans le cinquième mois de sa grossesse, après une longue marche, sentit une douleur vive et soudaine, « comme si quelque chose s'était rompu en elle »; elle mourut peu d'heures après. On trouva du sang et un fœtus enveloppé de ses membranes, dans le péritoine; une fente traversait l'utérus d'une des trompes à l'autre; il n'y

(1) *British medical Journal*. 1850.
(2) *Glasgow medical Journal*. 1861.
(3) *American Journal of Medical Science*, vol. VIII.

avait aucun amincissement des parois, et aucune apparence de maladie.

M. Mitchell rapporte (1) le cas d'une femme enceinte de six mois, qui mourut après avoir ressenti une douleur soudaine dans l'abdomen, amenée par la frayeur que lui causa un éclair. L'utérus paraissait avoir crevé en se contractant contre le genou du fœtus qui faisait une saillie.

M. Scott, de Bromley, relate (2) le cas d'une femme enceinte de cinq mois, qui fut éveillée par une douleur subite aux environs du nombril. On trouva une rupture au fond de l'utérus, laquelle avait donné passage au fœtus, enveloppé de ses membranes.

Dans le huitième et le neuveuvième mois, les ruptures sont moins rares. Des cas rapportés ci-dessus, et de quelques autres cas connus, découlent les conclusions suivantes : la rupture spontanée de l'utérus peut être causée : 1° par un affaiblissement du tissu, suite d'amincissement, dégénération tuberculeuse, fibreuse ou graisseuse; 2° par une émotion, qui fait contracter brusquement l'organe, et lors même qu'il paraît sain. Chacun sait qu'une émotion peut déterminer la contraction utérine et l'hémorrhagie ; 3° par une fatigue ou un exercice violent, ou par des coups, par une chute, ou des vomissements pénibles; 4° il y a toute une classe de cas, celle des anomalies. Par exemple, Canestrini relate un cas d'utérus double ; l'un d'eux creva, au quatrième mois, après quelques douleurs ; l'œuf fut trouvé entier dans l'abdomen. Goupil cite, d'après Payan, le cas d'une femme qui mourut, avec les symptômes d'un choc nerveux, qui firent soupçonner un avortement provoqué. Au-dessus de la cavité propre de l'utérus, était une poche taillée dans l'épaisseur de la paroi; cette cavité s'était amincie sous l'influence du développement de l'œuf et s'était rompue. Goupil cite un cas semblable, d'après Duverney, et d'autres cas sont connus. Les gestations interstitielles finissent en général par une rupture mortelle, qui arrive avant le quatrième mois; la déchirure est presque toujours proche de l'entrée de l'une des trompes.

Ces derniers cas nous font entrer dans un autre ordre de cas, qui

(1) *Medical Repository*, vol. VIII.
(2) *Obstetrical Transactions*. 1870.

peuvent donner lieu à des erreurs, et qui l'ont sans nul doute fait quelquefois. Les symptômes ne peuvent être différenciés de ceux de la rupture d'un kyste tubaire, et, sauf la dissection, on peut n'avoir aucun moyen de savoir quelle est la partie qui a crevé. La supposition qu'il s'agit d'une grossesse extra-utérine est fortifiée dans tous les cas où des morceaux du fœtus s'échappent par des abcès et des fistules.

La rupture spontanée de l'utérus dans les premiers temps de la grossesse est si rare, que, quand on la rencontre, on a quelque droit de soupçonner qu'elle est le résultat de manœuvres criminelles. Le vagin et l'utérus, personne n'en doute, ont été fréquemment blessés par des instruments employés pour amener l'avortement. Les lésions diffèrent de celles de la rupture spontanée, qui se rencontre le plus fréquemment au fond de l'utérus, tandis que les blessures criminelles se trouvent en général sur le col, et sur le segment inférieur; elles portent les traces d'un instrument tranchant, piquant ou contondant, suivant l'outil qu'on a employé.

Rupture ou éclatement de l'utérus à terme, ou au début du travail. Dans cet ordre de cas, le renversement de l'équilibre normal entre la force active de l'utérus et la résistance passive du canal est facile à saisir: dans un grand nombre de cas, il y a un obstacle mécanique à l'expulsion du fœtus; mais il est remarquable que l'éclatement s'est le plus souvent produit bien avant que la résistance pût se faire sentir. Le mode de production de ces cas est semblable à celui des cas qu'on rencontre au début de la grossesse; ils ont entre eux un point frappant de ressemblance, la fréquence avec laquelle l'œuf entier est chassé de l'utérus dans l'abdomen; ils diffèrent en cela des déchirures qui surviennent dans un accouchement gêné, dans lequel le fœtus, ou tout au moins le placenta, est le plus communément retenu dans l'utérus. Dans les ruptures qui ont lieu de bonne heure, l'utérus se contracte brusquement, la résistance est celle d'un liquide, et le contenu de l'utérus est incompressible; le col n'étant point ouvert, le contenu ne peut diminuer de volume par la sortie des eaux. Dans ces conditions, une contraction modérée peut aboutir à une rupture. On ne peut douter que l'accident ne soit, dans bien des cas, évité par la facilité avec laquelle les membranes éclatent; d'un autre côté, l'utérus s'étend souvent un peu, ce qui évite aussi la rupture. Mais cette extension utérine demande du temps, condition qu'on ne rencontre pas dans une contraction *soudaine*, comme celle causée par une émotion, et les tissus cèdent. Dans cette classe rentrent les cas de sur-distension due à l'hydramnios, ou à une grossesse double ou triple. Dans l'une quelconque de ces conditions, quoique l'utérus s'élargisse en proportion de son contenu, la force de distension peut dépasser le rapport d'accommodation, l'utérus subit une *hypertrophie excentrique*, si j'ose dire ainsi, et un tiraillement; par conséquent il s'affaiblit. Si une contraction brusque survient, les parois cèdent. Cet accident est d'autant plus probable, que le tiraillement de la fibre musculaire utérine dispose au vomissement, qui est une des causes de rupture.

Lacération causée par un obstacle à l'accouchement. Il suffit de rappeler les obstacles bien connus à l'accouchement, rétrécissement et distorsion du bassin, tumeurs qui bouchent le canal, rigidité et maladies du vagin et du col, obliquité utérine, énormité du fœtus, hydrocéphalie, monstruosité, accrochement de jumeaux l'un à l'autre, malposition du fœtus qui constitue un coin dont la base est trop large pour entrer dans le bassin.

Mécanisme de la déchirure utérine quand il y a un obstacle à l'accouchement.

Nous admettrons, d'abord, que *l'utérus, comme le cœur, peut se rompre spontanément.* J'ai fait voir comment il se rompt pendant la grossesse, et en dehors du travail; les conditions sont différentes, quand il y a un obstacle à l'accouchement; les eaux se sont presque toujours déjà écoulées, l'utérus est contracté sur le fœtus, la pression n'est plus également répartie par le liquide. La condition nécessaire, dans ce cas, est qu'un point de l'utérus soit fixé, pendant que le reste de l'organe tire longitudinalement sur ce point fixe, qui cède en général. Un muscle en contraction ne rompt pas ses fibres, il se déchire à son point d'attache, ou il arrache le point sur lequel il tire. Si un muscle n'est pas assez fort pour accomplir le travail qu'il entreprend, il se fatigue et se relâche, et ce n'est que lorsqu'il subit soudainement un accroissement de tension ou un traumatisme au moment de la contraction, que la fibre se déchire.

L'utérus ne fait pas exception à cette loi. Observez comment il se conduit dans l'accouchement ordinaire : il se contracte dans la direction de son axe longitudinal, tendant à le raccourcir, et tire l'orifice vers le fond. L'orifice est ainsi à la fois tiré en haut, et dilaté par la pression de la poche des eaux, ou par la partie fœtale qui se présente. L'effet de la pression hydrostatique sur la dilatation de l'orifice se voit dans le travail normal. Si l'écoulement des eaux est prématuré, et qu'il y ait un obstacle, de sorte que le fœtus s'engage lentement dans l'orifice et descende lentement dans l'excavation, la dilatation est lente, et se fait principalement par la traction que subit le col de la part des fibres longitudinales. En tout cas, tant que le col, qui est ainsi attiré en haut, cède, il n'y a pas à craindre de déchirure, mais, si le col ne veut pas céder et si l'utérus continue à se contracter, comme il le fera sous l'influence d'un stimulus excito-moteur, le fœtus étant poussé violemment sur le segment inférieur, l'utérus se déchirera en ce point. En pareil cas, la déchirure commence au bord du col, et s'étend en haut, longitudinalement. Ou bien, si le fœtus est mort, ou mal placé, de sorte qu'il ne puisse pas traverser l'orifice, un membre, un genou, ou un coude, formant une saillie angulaire appuyée sur un point du corps de l'utérus, fait de ce point le point fixe sur lequel tirent les muscles ; ce point, se ramollissant et s'affaiblissant peu à peu, finit par céder ; dans ce cas, la déchirure peut affecter une direction quelconque, et se trouver en un point quelconque de la paroi utérine ; mais la direction est en général déterminée par le sens de la traction des fibres; si donc la fente est sur le côté, elle est longitudinale; elle est transversale, si elle se trouve au fond. Je connais cependant un cas où l'utérus se fendit dans toute sa longueur, au milieu de la paroi postérieure.

Quand la rupture est due à un rétrécissement, elle s'explique de même.

Le danger de rupture n'est pas en proportion du degré du rétrécissement. Si le rétrécissement du détroit supérieur est assez prononcé pour que le fœtus et le segment inférieur n'y puissent pas entrer, il y a moins de risque de déchirure, que lorsque le rétrécissement est juste assez accusé pour permettre à la tête de descendre dans la cavité, et en retarder la marche. Radford (1) et d'autres ont bien reconnu ce point. Sur 18 cas de rupture que cite Radford, 9 présentaient un léger rétrécissement du détroit supérieur; dans ces cas, lorsque la tête est poussée en bas, le col et le vanig sont fixés entre les parois osseuses du bassin et la tête; les muscles utérins, continuant à se contracter, et ne pouvant expulser le fœtus, tirent sur le tissu qui constitue l'anneau immobile, qui est directement déchiré ou, ayant été contus et ramolli, finit par céder. C'est pourquoi, dans ces cas, la déchirure est transversale ou circulaire. Dans quelques cas, lors même qu'il n'y avait pas de rétrécissement pelvien, mais l'orifice étant rigide, le pourtour du col a été déchiré ou s'est escharifié, et est sorti comme un anneau. Sans mentionner d'autres cas que l'on cite ordinairement, je veux en rappeler un rapporté par Herbert Barker sous le titre : « Déchirure annulaire du col. » Dans ces cas, le péritoine n'est pas intéressé, il n'y a pas grand danger. Mais, quand l'utérus est pincé dans l'anneau du détroit supérieur, la déchirure comprend en général tous les tissus, au moins en quelque point de sa circonférence ; il y a une ouverture donnant directement dans le péritoine, à travers laquelle le fœtus peut sortir de la matrice. Dans un autre ordre de cas, très analogues aux précédents, la tête fœtale a déjà traversé l'orifice et est entrée dans le bassin, quand une partie du vagin se trouve pincée ; l'utérus s'efforce toujours d'expulser le fœtus, et tire sur cet anneau fixe; il se produit une déchirure transversale ou annulaire; ce cas est fréquent. Je fus appelé comme témoin dans un cas où la déchirure occupait tout le pourtour du vagin, de sorte que l'utérus entier, avec le placenta, sortait du corps ; on accusait le médecin de maladresse ; mais le cas semblait devoir faire rejeter l'accusation. L'utérus n'était pas retourné. Il eût été impossible au médecin de saisir l'utérus de façon à l'arracher ; le cas présentait les conditions d'une déchirure spontanée. Ingleby (2) dit : « La déchirure est en général

(1) *Obstetrical Transactions*. 1867.
(2) *Obstetric med.*

« plus ou moins oblique ; quelquefois, elle affecte presque toute la « circonférence du vagin, et le sépare entièrement de l'utérus. » Collins cite un cas où l'utérus était presque entièrement arraché; Moulin et Elkington rapportent des cas semblables ; j'en ai connu moi-même aussi un ; Roberton relate un cas où le col ne tenait plus au vagin que par un lambeau filiforme. Dans l'accusation dont je parlais tout à l'heure, on m'objecta que l'utérus ne pouvait avoir déchiré ses ligaments, et qu'ils avaient dû être arrachés avec force par une main coupable ou maladroite ; il n'est pas douteux que les ligaments longs et larges puissent se rompre dans l'inversion utérine (Casper) ; chez les femmes qui ont eu beaucoup d'enfants, tous les tissus des organes générateurs sont dégradés, et les ligaments, au moment de l'accouchement, ne font pas une grande résistance ; quand le vagin a cédé, ce sont eux qui supportent toute la traction ; une petite force, comme celle qu'il faut pour introduire la main et extraire le placenta, pour introduire le forceps, ou les efforts du vomissement, peuvent parfaitement achever le détachement de l'utérus.

Tels sont en résumé les arguments que Hicks et moi nous fîmes valoir en faveur d'une lacération spontanée, et qui amenèrent l'acquittement de l'accusé. Peu de temps après ils obtinrent une singulière confirmation, dans un cas, remarquablement pareil, rapporté par M. Paget, de Leicester (1). Une femme multipare avait eu un accouchement, point laborieux, qui avait duré trois heures. Le placenta fut extrait, avec une force modérée, vingt minutes après la sortie du fœtus; avec le placenta vint une large masse fibreuse, qu'on reconnut pour être l'utérus, avec les trompes et les ovaires ; la portion vaginale pendait libre, et était déchiquetée et déchirée, l'utérus n'était pas renversé; la femme mourut au bout de 45 minutes. M. Paget ne douta point de la spontanéité de l'accident. Il dit : « L'utérus, pour chasser son contenu, n'a aucun point d'appui, sauf « les faibles *amarres* que constituent les ligaments ronds et les « attaches vaginales, minces comme du papier. Qui pourrait être « surpris qu'ils cèdent quelquefois ? »

Je dois ajouter que j'ai eu connaissance d'un cas dans lequel il

(1) *British medical Journal*. 1861.

semble que l'utérus entier, avec le placenta, ait été arraché par une sage-femme qui introduisit ses doigts dans le col (1). L'hémorrhagie ne fut pas considérable, et la femme se rétablit. Dans un autre ordre de cas, le mécanisme de la rupture est différent ; le col n'est pas fixé, mais il s'y produit une déchirure qui part du bord de l'orifice. Cette déchirure se produit presque toujours au premier accouchement ; elle laisse une cicatrice qui prouve que la femme a enfanté. Si le col est peu disposé à la dilatation, si la tête est grosse, si le col coiffe la tête jusqu'au bas de l'excavation, et que les contractions soient violentes, — surtout si elles sont excitées par l'ergot, — cette déchirure, peu étendue d'abord, peut être le point de départ d'une large fente de l'utérus et du vagin. Dans ces cas, la direction de la fente est longitudinale, et n'occupe ordinairement qu'un côté. L'inclinaison de l'utérus détermine le côté où elle se trouve ; Dubois dit que le col utérin est habituellement incliné à gauche, et la position occipito-gauche de la tête explique la fréquence relative des déchirures de ce côté.

En dehors de toute condition anomale du bassin et de tout obstacle à l'accouchement, l'utérus a quelquefois crevé, sous l'influence d'*un accroissement brusque de la contraction*, *produit par une excitation quelconque*. Tyler Smith insiste sur le fait que l'irritation causée par le toucher est suffisante pour amener une rupture. Plusieurs cas semblent confirmer cette idée. J'ai rapporté un cas (2) dont voici le résumé : « A l'examen, l'utérus fut senti en contrac-« tion, on ne toucha même pas l'orifice, on se contenta de sentir « la tête. Pendant l'examen, les douleurs s'arrêtèrent ; la femme dit « qu'elle avait senti quelque chose céder. Elle se promena encore « dans la chambre; puis, cinq minutes après, elle tomba dans le « collapsus. » Nous pouvons donc admettre que la rupture peut être sous la dépendance de la force excito-motrice de la moelle. Mais la stimulation *centrifuge*, qui amène une action utérine désordonnée, est plus fréquente ; dans un grand nombre de cas, l'ergot est le coupable. Il faut remarquer que, dans cet ordre de cas, l'action utérine est *excessive, et évoquée soudainement,* et probablement désordon-

(1) Miller, *On Inversion of the Uterus*.
(2) *Saint-Thomas's Hospital Reports*. 1870.

née; elle ressemble en cela à celle qui se produit avant le travail, alors qu'il n'y a pas la soupape de sûreté de la dilatation cervicale, pour céder à la contraction soudaine du corps de l'utérus sur son contenu incompressible. La rupture s'est fréquemment produite ou agrandie, pendant les efforts d'une garde-robe ; c'est ce qui est arrivé dans un de mes cas.

Les déchirures de la portion vaginale n'intéressent pas toujours le péritoine. Sur le segment inférieur, le péritoine est attaché lâchement. Une fente qui commence sur la muqueuse peut se terminer dans le tissu connectif qu'elle tiraille ; de sorte que le péritoine est séparé de la surface utéro-vaginale. Une autre condition qui permet au péritoine d'échapper à ces accidents, est sa grande distensibilité. Pendant le travail, le tissu connectif est toujours tiraillé autour du col ; quelquefois il s'y épanche un peu de sang, toujours de la sérosité. Quand le col a subi une large déchirure, ce tissu lâche est le siége d'une hémorrhagie qui forme une hématocèle péri-utérine, laquelle, à l'autopsie, se présente comme une tumeur bleuâtre, composée de sang liquide et coagulé, entourée de la tunique péritonéale et des ligaments larges ; le péritoine est comme *hydrotomisé* par le sang épanché, qui peut remonter jusqu'aux vertèbres lombaires, et descendre jusqu'à la vulve.

Une autre forme de rupture incomplète est celle dans laquelle la *tunique péritonéale seule est déchirée.* Cette déchirure est produite par une distension subite de l'utérus, comme celle qui est causée par un épanchement de sang, à la suite du détachement du placenta, quand l'œuf est intact. Le point où le sang est épanché forme une proéminence sur la face abdominale de l'utérus, et le péritoine peut se déchirer en cet endroit. Simpson a vu cet accident succéder à une injection d'eau, faite dans le but de provoquer l'accouchement. Sur le corps de l'utérus, l'accollement de la séreuse à la paroi est si exact, que le péritoine ne peut guère se rompre sans que l'utérus soit intéressé. Quand cet accident arrive, il s'écoule un peu de sang dans le péritoine, qui s'enflamme.

Jacquemier a décrit des fissures et des cicatrices, dans le voisinage des trompes et des ligaments ronds, venues à la suite d'une distension mécanique de l'utérus ; elles ne paraissent, disent Dubois et

Pajot, produire aucun symptôme perceptible ; on peut les comparer aux vergetures de l'abdomen.

On appelle quelquefois cette variété « rupture partielle » ; quand la déchirure est petite, l'ébranlement et le danger sont beaucoup moindres que dans les ruptures complètes ; il y a souvent hémorrhagie externe. Le collapsus et l'expression inquiétante de la malade, la sensation que quelque chose s'est rompu, ne se produisent pas toujours.

Hecker (1) a attiré l'attention sur un signe du thrombus extra-péritonéal : « Le pouls, dit-il, tombe toujours, dès le début de la rup- « ture ; il devient petit et rapide. Puis, il se forme une hématocèle « dans le tissu cellulaire, entre l'utérus et la vessie ; la tumeur ainsi « formée *est sans aspérités*, *élastique*, *et s'accroît rapidement.* » Ces déchirures diffèrent de celles du corps de l'utérus en ce qu'elles ne se ferment pas, elles restent ouvertes, à cause de l'absence de fibres musculaires dans le segment inférieur. Il n'est pas rare que les malades se rétablissent.

Il y a au musée de « Middlesex Hospital » une préparation offerte par Hall Davis. Une femme tomba lourdement sur le dos, vers la fin de sa grossesse ; la face inférieure du foie et la face opposée de l'utérus furent déchirées ; on trouva dans l'abdomen une large effusion de sang. Il ne paraît pas que l'utérus lui-même ait subi une violence directe.

La rupture peut être due à *un obstacle venant du fœtus*, à son volume, et à son défaut d'élasticité ; ce qui explique le fait que les ruptures sont plus fréquentes dans les accouchements qui donnent naissance à des garçons, que dans ceux qui se terminent par la naissance de filles (Collins, Simpson) ; à l'hydrocéphalie, qui en fut la cause dans un de mes cas ; à une malposition, l'enfant formant un coin, dont la base ne peut pas traverser le détroit supérieur, ni même y entrer ; à la mort du fœtus, comme dans deux cas que j'ai observés moi-même. Je suis disposé à croire que cette cause, inconnue ou négligée jusqu'ici, n'est pas rare. Quand le fœtus est mort depuis quelques heures, il a perdu toute son élasticité ; la force qui presse sur le siége ne se propage pas le long de son échine, de façon

(1) *Monatsschrift für Geburtskunde*. 1868.

à faire avancer la tête comme chez un enfant vivant; le tronc se ploie, *se double*, la tête se fléchit sur le thorax, tout le corps tend à devenir une boule, et offre autant de résistance que s'il présentait l'épaule. Les *déchirures du vagin* ont été soigneusement décrites par Mc. Clintock (1) et de Scanzoni. Il y en a d'*incomplètes*. Il y a des ruptures qui intéressent la muqueuse et le tissu connectif sous-muqueux. Si la muqueuse est déchirée, il se produit une hémorrhagie; il se forme un thrombus, si le tissu connectif seul est rompu, la muqueuse restant intacte.

On a décrit la rupture circulaire de la zone vaginale supérieure produite par la contraction utérine. Les déchirures de la partie supérieure du vagin sont communément le résultat de l'extension d'une déchirure du segment utérin inférieur; le péritoine en arrière, ou la vessie en avant, peuvent être intéressés.

Les ruptures de la partie moyenne du vagin sont rares; elles ne peuvent guère être le résultat de la contraction du vagin, qui a peu de contractilité, quand il est distendu pendant l'accouchement. Elles se produisent le plus souvent quand la tête est dans le bassin, elles sont probablement causées par les contractions utérines, qui tirent en haut le canal, ou poussent la tête au travers de ses parois distendues. La mort de l'enfant, et la flaccidité qu'elle amène, favorisent la production de cet accident, comme le font une présentation de la face, ou une position occipito-postérieure, dont le résultat est de ralentir l'accouchement et de produire l'extension de la tête; ce qui tiraille et meurtrit immodérément la paroi postérieure du vagin.

Les déchirures du vagin affectent le plus souvent la forme circulaire, elles restent béantes; et, si la paroi postérieure est déchirée, le fœtus pénètre fréquemment dans le péritoine; les intestins s'échappent aussi fréquemment.

La *déchirure du tiers inférieur du vagin* se trouve presque toujours dans la paroi postérieure et se continue par une déchirure du périnée, qui peut être centrale ou vulvo-périnéale. Dans un grand nombre de cas, je crois que la fente commence par être une perforation du périnée, puis s'étend en arrière et en haut dans la cloison recto-vaginale, et en avant dans la commissure. Quelquefois la rup-

(1) *Dublin Quarterly Journal of Medecine*. 1866.

ture n'est qu'une perforation centrale. Duparcque a mesuré le périnée pendant qu'il bombe ; il a de 89 mill. à 102 mill. de longueur, 152 mill. de largeur, plus du double de ses dimensions ordinaires ; il est, de plus, fort aminci. Si la tête est un peu grosse, le périnée un peu dur, ou peu disposé à céder, comme il l'est chez les primipares ; surtout si le coccyx recule, ou si l'arcade pubienne est assez étroite pour refouler la tête en arrière, le centre du périnée est énormément distendu et risque fort d'être perforé. Quelquefois l'enfant passe à travers une perforation centrale ; mais, le plus souvent, cette perforation est convertie en une fente qui continue la vulve. Ce sont les positions occipito-postérieures et celles de la face qui produisent le plus grand nombre de lacérations périnéales. Les tissus peuvent aussi céder devant des contractions tempétueuses et tétaniques de l'utérus (1). J'ai vu quelquefois l'ouverture centrale se produire, comme je l'ai dit, puis la tête passer par la vulve. Dans un cas, il resta une ouverture fistuleuse dans le périnée. Souvent ce sont les instruments qui déchirent le périnée. J'ai parlé de cet accident, dans mes leçons sur le forceps. Les tissus se déchirent aussi après avoir subi une compression, une contusion, une gêne circulatoire, sous l'influence d'un travail prolongé, qui amène leur mortification ; ils sont comme pourris, et deviennent aussi lacérables que du papier brouillard mouillé. Quelquefois la fente commence au bord de la vulve, quand cet anneau est fort rigide ; on peut la prévenir en faisant, en temps utile, de petites incisions sur les lèvres vulvaires (2).

Quand on connaît le mode de production des déchirures périnéales, il paraît facile de les prévenir. Le *périnée a besoin d'être soutenu*. Il est nécessaire de s'opposer à la tendance à la perforation centrale, en faisant avec la paume de la main un plancher artificiel, qui, s'appuyant sur la pointe du sacrum, prolonge le plancher pelvien et aide à l'extension de la tête en avant. Il faut aussi bien

(1) L'auteur ne veut pas parler d'un *vrai tétanos utérin;* mais, en Angleterre et en Allemagne, on appelle tétanos utérin une contraction sans intermission, comme celles qui se produisent dans les présentations défavorables ou sous l'influence de l'ergot. (*Traducteur.*)

(2) Dans son Manuel d'accouchements Tyler Smith cite une observation, dont je lui ai fait part, de déchirure de la *fourchette antérieure*, c'est-à-dire entre le clitoris et le méat urinaire. Cet accident, jusqu'alors je le crois, non décrit, a dernièrement fait le sujet d'un mémoire spécial par P. Müller, de Wurzbourg (*Scanzoni's Beiträge*, 1870). Dans un des cas rapportés par Müller, l'hémorrhagie fut mortelle. (*Auteur.*)

graisser le périnée (1). Souvent, le long forceps à deux courbures, en amenant la tête bien en avant, peut préserver le périnée; le forceps court et droit risque beaucoup plus de le déchirer (2).

Quand le périnée se déchire, il est bon de le recoudre immédiatement, pendant que les bords de la plaie sont encore à vif; on peut attendre jusqu'au lendemain; mais il vaut mieux le faire tout de suite. A l'étranger, on se sert habituellement de serres-fines pour rapprocher les lèvres de la plaie; quelques points de suture valent mieux; si l'on n'a pas pu les placer tout de suite, il faut tâcher d'obtenir la réunion par seconde intention, qui se fait quelquefois seule; mais elle est beaucoup facilitée par un morceau de *lint* imprégné d'une solution d'acide phénique ou de chlorure de chaux, qu'on place entre les bords de l'ouverture, en ayant soin de la bien pousser jusqu'à l'extrémité de la blessure; il faut changer ce petit tampon deux fois par jour; il maintient la plaie parfaitement propre et stimule les granulations de bonne nature.

Lacérations traumatiques. Elles peuvent provenir de blessures venues à travers les parois abdominales, ou à travers le vagin. Les blessures venant de l'extérieur sont variées à l'infini.

Les blessures venant du dedans ont un grand intérêt obstétrical; elles sont produites par la main ou par les instruments. Pendant la grossesse, les blessures du vagin et de l'utérus sont presque toutes la conséquence de tentatives d'avortement; on s'est servi de toutes sortes de stylets et d'instruments pointus, pour cela. Maniés par des mains inhabiles, ce qui est presque toujours le cas, ils produisent des piqûres ou des déchirures du vagin et du col; on a vu de ces ponctions pénétrer le col, l'utérus et s'ouvrir dans le péritoine; il se produit alors un épanchement dans la séreuse, et des lésions qui peuvent amener la mort; dans les cas moins graves, la périmétrite et la pelvi-péritonite aiguë sont très-communes, et peuvent aussi être mortelles; à cela s'ajoute l'avortement.

(1) Swayne, Graily Hewitt et Joulin (V. *Gazette de Joulin*, 15 déc. 1872) conseillent, non de soutenir le périnée, mais de retenir la tête. (*Traducteur.*)

(2) Les déchirures du périnée sont beaucoup plus fréquentes en Angleterre que chez nous, à cause que les médecins anglais font coucher les parturientes sur le côté gauche; dans cette position, incommode à tous égards, et souvent réellement dangereuse, le périnée ne peut pas bien s'étendre, et il crève. Dans ma pratique hospitalière et civile, je n'ai jamais eu de déchirures du périnée, que lorsque ma parturiente était sur le côté. (*Traducteur.*)

Les blessures produites pendant l'accouchement peuvent être ou n'être pas le résultat de manœuvres maladroites. Il est fréquemment fort difficile de déterminer, même en présence des lésions les plus graves et les plus extraordinaires, si elles ont été produites par un accident évitable ou inévitable, ou par une violence directe. Il faut la plus grande prudence pour ne pas émettre une opinion que les débats judiciaires peuvent démontrer erronée. Il est réellement quelquefois impossible de trouver dans une blessure des signes positifs de son origine.

Commençons par le périnée : une grave blessure de cette partie, si on la trouve avant la descente de la tête, est le résultat d'une violence extérieure; si l'on sait qu'elle a été produite pendant l'accouchement, il sera fort difficile de prouver qu'elle est due à des manœuvres criminelles, quelque fondé que puisse être le soupçon qu'elle provient d'une maladresse. Les lésions du vagin se rencontrent le plus souvent en haut ; elles peuvent être produites par une main malhabile maniant le forceps ou le perforateur. La branche du forceps peut avoir traversé un cul-de-sac, pénétré dans le péritoine, et ainsi détaché en partie l'utérus. Ces sortes de blessures sont toujours transversales; mais les ruptures spontanées le sont aussi; peut-être les bords de la plaie porteront-ils les marques de la contusion faite par le forceps. On a vu le haut du vagin percé par le perforateur, et cet accident n'est pas aussi absolument inexcusable qu'il paraît. Un promontoire fort saillant, qui occupe tout juste la place que devrait occuper la tête, et qui présente au toucher les mêmes caractères que la tête fœtale, peut facilement tromper un débutant. En observant exactement les règles de la craniotomie que j'ai posées, on évitera cette erreur; je crois aussi que de mauvais perforateurs sont souvent la cause de cette lésion. Il faut, en vérité, être beaucoup plus adroit que ne l'est la moyenne des opérateurs, pour se servir, dans les cas difficiles, des affreux instruments qu'on a encore maintenant, sans les laisser glisser et faire du mal.

La main peut blesser, dans les tentatives de version, faites lorsque l'utérus est vivement contracté sur le fœtus, ou que l'enfant est enclavé dans le bassin, ou dans les cas de décollement d'un placenta adhérent.

Les efforts que l'on fait pour passer la main au delà de la partie qui se présente, constituent le premier danger qu'on rencontre dans la version; si l'on agit brusquement, on risque de détacher l'utérus du vagin. Ce danger écarté, le corps de l'utérus peut être déchiré par les articulations métatarso-phalangiennes, ou par des mouvements brusques des doigts. Je renvoie mes lecteurs aux instructions minutieuses que j'ai données dans la leçon XV, sur la version dans les cas difficiles, pour éviter les déchirures de l'utérus. J'insiste spécialement sur l'importance de la décapitation, quand l'enfant est mort, comme étant le meilleur moyen d'épargner à la mère des souffrances et un danger inutiles.

Quand le placenta est adhérent, il y a quelquefois une maladie utérine qui rend le détachement complet du placenta impossible sans blesser la paroi de la matrice; cette opération demande la plus grande douceur. Il vaut mieux laisser quelques débris adhérents que de trop persister à les arracher. J'ai traité le sujet à l'article « Hémorrhagie ». Dunn (1) rapporte un cas de rupture, dans lequel le placenta était adhérent. Le crochet peut aussi glisser, et déchirer la paroi utérine, surtout près du col. Des morceaux d'os brisés, détachés par le crochet, peuvent aussi déchirer l'utérus. Le moyen le plus simple d'éviter ces accidents, est de ne pas se servir du crochet, et de lui substituer la pince à craniotomie ou le céphalotribe. Les lésions de ce genre ne sont pas nécessairement fatales.

A côté des lacérations faites par des mains plus ou moins inhabiles, il convient de placer les plus effrayants désordres produits par l'influence combinée de l'ignorance, et de la folie ou de l'ivresse. L'utérus renversé a été saisi à deux mains, et littéralement arraché du corps. Un spécimen de ce genre est déposé au musée de Birmingham (Ingleby). La femme a survécu. On a extrait plusieurs mètres d'intestins, et on les a coupés. Dans un cas de ce genre, où je fus appelé à témoigner, on supposa pour la défense de l'accusé qu'il pouvait avoir pris l'intestin pour le cordon; on a si peu l'idée de trouver l'intestin dans le vagin, que l'erreur est concevable; cependant, *la différence au toucher*, entre l'intestin et le cordon est aussi marquée qu'à l'œil, et l'*intestin forme une anse*, qu'on ne peut en-

(1) *Obstetrical Transactions*. 1868.

lever qu'en coupant en *deux* points, tandis que le cordon ne demande qu'une section; de plus, il est contraire aux lois obstétricales de couper le bout du cordon qui tient au placenta; car il sert de guide pour conduire le doigt jusqu'à cet organe. En suivant l'intestin, on arrive à la déchirure, et tout homme tant soit peu instruit ne peut manquer de voir à quoi il a affaire.

En raisonnant sur l'observation de quelques cas dans lesquels l'utérus avait subi une dégénération morbide, et sur les ruptures cardiaques, on a conclu dans ces derniers temps que l'*utérus doit être malade* pour se rompre; on dit qu'un utérus sain ne se déchire pas. Il est à peine nécessaire d'indiquer que l'analogie prétendue entre l'utérus et le cœur est trompeuse. L'utérus se déchire lui-même, lorsqu'il tire sur un point fixe, comme lorsque la tête fixe le segment utérin contre l'anneau pelvien; il n'y a aucune condition semblable dans le cœur. Sans doute, il est des cas où le tissu utérin, affaibli par une maladie, se déchire comme celui du cœur; mais affirmer qu'il y a une maladie dans tous les cas de rupture, c'est sacrifier les faits sur l'autel de la théorie. C'est Murphy qui le premier indiqua clairement que l'altération d'un tissu prédispose à sa rupture; il décrivit un *ramollissement*, suite d'inflammation pendant la grossesse,et qui est indiqué par une douleur répétée à un point fixe. Une autre condition fréquemment observée, est une *extrême minceur* de la paroi utérine, générale, ou limitée à une partie; si elle se trouve dans le segment inférieur, la rupture est fort à craindre. Cette minceur peut être le résultat de la distension produite par la grossesse dans les grossesses multiples, par l'hydramnios, ou bien elle peut se produire pendant le travail; dans ce dernier cas, l'amincissement se trouvera au point d'application de la résistance aux muscles; il peut être le résultat d'une maladie, comme dans le cas de E. Whittle (1), dans lequel l'enfant passa à travers une fente située en avant, près de la jonction du col avec le corps. Au pourtour de la fente, jusqu'à 75^{mm} environ, l'utérus était mince et ramolli; les bords de la déchirure n'avaient que 6^{mm} d'épaisseur. La femme avait la syphilis, et Whittle attribue à cette maladie la dégénérescence et l'atrophie du tissu utérin.

(1) *Liverpool medical and surgical Reports.*

La *dégénérescence graisseuse* est celle qui est le plus fréquemment décrite. A la fin de la grossesse, les fibres musculaires subissent une régression moléculaire et granulaire, qui commence l'involution normale. On prétend que cette régression est assez marquée, même dans les cas ordinaires, pour diminuer la force de la fibre musculaire, au point de causer sa rupture; mais il doit suffire d'indiquer combien il est improbable que la nature soit assez maladroite pour affaiblir le tissu utérin, tout juste au moment où il a besoin de son maximum de force et de résistance. Si l'on m'oppose que cette condition physiologique peut devenir un excès, et devenir pathologique, l'argument est plus difficile à réfuter; car l'observation des faits démontre que parfois il existe une excessive dégénérescence graisseuse; mais prouver qu'un état morbide se rencontre quelquefois, n'est pas démontrer qu'il est la règle universelle; et les cas ne manquent pas, qui prouvent que cet excès n'existe pas toujours. D'abord, il y a nombre de ruptures qui se sont produites pendant la grossesse, à un moment où cette régression physiologique est rare; dans quelques-uns de ces cas, des observateurs compétents ont affirmé la perfection du tissu utérin. Secondement, un grand nombre des ruptures qui se sont produites pendant l'accouchement à terme se sont rencontrées chez des primipares, chez lesquels il est peu probable que le tissu ait subi des modifications morbides. Troisiemement, dans nombre de cas de ruptures d'un utérus à terme, chez des primipares, le tissu a été trouvé sain; c'est ce que j'ai constaté dans quatre cas qui me sont personnels, et dans l'un de ces quatre cas, Bristowe et Montgomery ont vérifié mon observation. Cinquièmement, dans quelques cas, la plaie utérine s'est parfaitement guérie, et la malade s'est remise. D'un autre côté, la fréquence des ruptures chez les multipares, chez les femmes d'environ quarante ans, qui ont eu une vie rude, dont l'organisme est affaibli, permet de penser que l'utérus participe à la faiblesse et à la dégradation générale des tissus. Dans deux des cas que je citais tout à l'heure, les fibres du cœur avaient subi une dégénérescence granulaire. J'ai retrouvé la même altération dans le cœur d'une femme morte d'hémorrhagie accidentelle; elle était multipare, âgée de quarante ans environ et épuisée par le travail et la pauvreté. L'hémorrhagie et les ruptures affectent la même classe d'individus. Dans un autre cas, qui fit le sujet d'une accusation criminelle, il fut établi par les médecins chargés de l'accusation, que le cœur et d'autres organes étaient en état de dégénérescence graisseuse. Dans un autre cas dont j'ai eu connaissance, la femme, une multipare, avait eu de l'albuminurie à la fin de sa grossesse ; on trouva les reins affectés d'une maladie de Bright fort avancée.

Klob (1) dit positivement qu'il a fréquemment, dans des cas de rupture spontanée de l'utérus, observé la dégénérescence graisseuse au point où la déchirure s'était produite.

E. L. Ormerod (2), qui a examiné minutieusement un cas de ce genre, dit : « Dans aucun des cas que j'ai observés, l'utérus « n'a cédé par la rupture de fibres ayant subi la *dégénération* « graisseuse ; je ne sais même pas si cette maladie existe dans l'u- « térus gravide ; les bords de la déchirure montraient des fibres « fortes, et non dégénérées. » Le sujet avait eu quatorze grossesses ; la fente allait du col au fond. Ormerod trouva une maladie des follicules tout autour du col, et une dégénération fibreuse des fibres musculaires voisines (3).

C. Braun décrit une hyperplasie spéciale de l'utérus, dans laquelle le col et le corps perdent tout rapport l'un avec l'autre.

Dans un cas rapporté par H. Cooper (4), une multipare, âgée de 30 ans, au troisième mois de sa grossesse, mourut dans le collapsus, le lendemain d'un bal. On trouva l'utérus déchiré sur le côté gauche du fond, et un fœtus de trois mois qui sortait par l'ouverture. La paroi utérine du fond était amincie, son tissu était pulpeux, caséeux, mou. C'est probablement un exemple de dégénérescence tuberculeuse.

L'altération des tissus qui se produit pendant le travail est une cause de rupture dont on ne peut nier l'existence fréquente. Quand le segment utérin inférieur est longtemps comprimé entre la tête fœtale et le bassin, la circulation s'y arrête, les parties placées au-dessus se congestionnent fortement, la partie comprimée devient

(1) Pathol. Anat. d. Weibl. sexual Organe.

(2) Bartholomew's Reports, 1868.

(3) Dubreuilh relate un cas où l'utérus se déchira du haut en bas dans toute l'étendue de sa surface antérieure, par suite de dégénérescence encéphaloïde de ses parois. (*Auteur*.

(4) *British medical Journal*, 1850.

peu résistante, molle, et peut céder. Si l'accouchement se termine avant la déchirure, l'effet se montrera plus tard, par une eschare, qui, en se détachant, laissera une fistule vésico-vaginale, peut-être même de la gangrène. Les points où cet écrasement de l'utérus peut se rencontrer sont surtout ceux qui touchent le promontoire et la symphyse pubienne, dans les bassins rachitiques; le rebord pectiné peut être assez tranchant pour diviser l'utérus ; quelquefois la portion pubienne de ce rebord, repliée en arrière, comme dans l'ostéomalacie, présente des points de résistance contre lesquels la tête peut se fixer. Dans les bassins déformés, il y a souvent, au niveau des articulations, des *excroissances osseuses formant saillie en dedans*, de sorte que, lorsque le fœtus presse contre l'anneau pelvien, il se produit facilement une déchirure ; j'ai souvent observé cette condition. C'est pour cela que, quand nous examinons un bassin rétréci, nous devons promener avec soin le doigt tout autour du détroit supérieur, pour prendre note de toutes les anomalies. Ces excroissances osseuses se rencontrent fréquemment derrière la symphyse où elles sont particulièrement dangereuses ; mais on en trouve aussi sur l'articulation sacro-iliaque. La direction de la déchirure, dans ces cas, est ordinairement transversale, et passe par le plan du détroit supérieur.

Une *tumeur fibreuse* située dans la paroi utérine peut causer une rupture. Dans une expertise médico-légale, je trouvai dans la paroi antérieure une tumeur qui avait été comprimée entre la tête et le bassin, et avait amené une perforation vésicale et rectale. Il eût sans doute été impossible d'éviter cet accident.

L'accusé fut acquitté.

Un *calcul vésical* peut aussi causer une rupture; Guillemeau en rapporte un cas, qui se termina par une fistule vésico-vaginale.

L'utérus s'est quelquefois déchiré chez des femmes qui avaient subi l'opération césarienne ; et quelquefois la rupture s'est faite dans la cicatrice même.

Les *symptômes* et la *marche* de l'accident varient naturellement avec la cause, l'étendue et le siége de la rupture. Les symptômes sont ceux du « choc abdominal» et indiquent une lésion interne grave et soudaine.

La rupture utérine dans les premiers temps de la grossesse peut à peine être distinguée de la rupture du kyste d'une grossesse tubaire ; les symptômes subjectifs sont presque identiques dans les deux cas. On peut arriver au diagnostic après l'accident, au moyen de la sonde utérine, surtout si l'on a soin de dilater le col avec la laminaire ; si l'on trouve l'utérus intact, et si son volume n'est pas fort augmenté, on a une raison de plus de croire que la grossesse n'était pas utérine. Les deux cas peuvent amener une hémorrhagie externe, mais la rupture utérine donne en général plus de sang.

Les symptômes d'une rupture spontanée ou d'une déchirure, au début du travail, tels qu'on les décrit ordinairement, et tels qu'ils se présentent dans la plupart des cas, sont : une douleur vive et soudaine, avec la sensation de quelque chose qui se rompt dans l'abdomen, quelquefois, dit-on, un bruit perceptible ; un collapsus subit, une pâleur extrême, une syncope, un pouls presque insensible ; des vomissements ; un peu d'hémorrhagie à l'extérieur, et les signes d'une anémie aiguë, venant d'une hémorrhagie interne ; cessation des contractions, recul de la partie qui se présente ; quelquefois, prolapsus de l'intestin ; vive douleur, augmentée par la pression sur l'abdomen, où l'on sent des bosselures, dures et irrégulières, qu'on peut reconnaître pour les membres du fœtus, quand il est sorti de l'utérus. Si l'épanchement sanguin est abondant, il y a une tension considérable et pénible des parois abdominales ; puis viennent des douleurs spasmodiques, semblables à des crampes. La face, qui était injectée, devient subitement d'une pâleur cadavéreuse, les yeux perdent leur éclat, toute la peau est couverte d'une sueur visqueuse ; un tremblement général ou des syncopes répétées annoncent une abondante hémorrhagie interne. Puis, quand la réaction se produit, la malade accuse la sensation d'un liquide chaud qui coule dans le voisinage des aines et des reins ; elle sent quelquefois les mouvements du fœtus, quand il est entré dans l'abdomen ; mais en général, il meurt bientôt. Les symptômes ne sont pourtant pas toujours aussi marqués ; quelquefois, la douleur, au moment de la rupture, n'est pas vive, le collapsus vient lentement, et la malade est capable de se promener un moment, mais, tôt ou tard, presque toujours dans l'espace de deux ou trois heures, le collapsus s'accuse, et la douleur est vive. Je crois que le développement graduel des symptômes suit la marche graduelle du mal ; la fente n'atteint pas d'un seul coup son maximum d'étendue. Il se fait d'abord une petite fente, qui même n'intéresse peut-être pas le péritoine ; elle s'accompagne de peu d'épanchement sanguin dans l'abdomen, puis la fente s'agrandit, et du sang, le fœtus même peut-être, sortent de l'utérus.

Les symptômes d'une *rupture partielle*, quand le péritoine est demeuré intact, ont déjà été décrits.

Le diagnostic d'une déchirure au début du travail est en général assez facile, si le fœtus a pénétré dans l'abdomen ; on le sent à travers les parois ; la palpation éveille une vive douleur ; l'abdomen présente des saillies irrégulières ; on peut sentir l'utérus rétracté, et descendu, près de la symphyse, mais le signe le plus certain est donné par l'introduction de la main dans l'utérus où elle peut rencontrer l'intestin, descendu même jusque dans le vagin, et elle sent la fente. Dans un cas où la fente était en avant, j'ai pu sentir un doigt, qui passait à travers, avec l'autre main, placée sur l'abdomen.

Quand le fœtus est encore dans l'utérus, le diagnostic est moins aisé ; mais la partie qui se présente se retire en général plus ou moins. *Les symptômes d'une perforation* produite par une pression et par un frottement, longtemps continués, se distinguent à peine de ceux de de l'épuisement et de la fièvre qu'amène un travail très-prolongé. La perforation est le dernier échelon de la série des accidents ; les symptômes sont sans rémission ; la malade meurt d'un ébranlement prolongé, d'épuisement et d'infection du sang.

Les symptômes varient aussi suivant le siége et le degré de la lésion ; la déchirure du col, et limitée au col, peut ne donner aucun symptôme marqué. Elle est une cause d'hémorrhagie secondaire.

Les symptômes des *déchirures du vagin* sont beaucoup moins graves que ceux des ruptures utérines. Les symptômes prémonitoires se montrent rarement, l'ébranlement est modéré, le vomissement se produit quelquefois ; la sortie du fœtus et du placenta dans l'abdomen (Mc Clintock) est plus fréquente que dans les ruptures de l'utérus, le prolapsus de l'intestin n'est pas rare.

Il est superflu de dire que le *pronostic* est fort grave. Il est cependant rare que la mort arrive avant la fin des douze heures. Voici les dangers successifs que la malade aura à courir, avec une rupture utérine : 1° choc ou ébranlement ; 2° hémorrhagie ; ces deux périls se réunissent souvent et leur action est prompte ; 3° métrite, périmétrite, péritonite, suppuration diffuse, qui amène des thromboses et de l'infection générale ; 4° dans les perforations, il peut y avoir escharification ou gangrène, surtout si la vessie est intéressée. Rokitansky dit qu'une artère utérine a été ouverte par la chute d'une eschare du col, et a amené une hémorrhagie mortelle.

Les cas les plus effrayants ne sont pas pourtant sans espoir. On a rapporté de nombreux exemples de rétablissement, même après que l'enfant, déjà dans l'abdomen, avait été extrait par la version. On connaît quelques cas de rétablissement, dans lesquels on a laissé le fœtus dans l'abdomen ; on peut se demander si ce n'était pas des cas de gestation extra-utérine. D'un autre côté, il se peut que le fœtus ait été enkysté, et se soit ensuite décomposé, puis ait été absorbé. Le rétablissement est moins rare, quand l'enfant n'a pas passé dans l'abdomen. Une petite quantité de sang dans le péritoine peut former une hématocèle, et la plaie utérine peut guérir. Dans ce cas, la périmétrite est une bonne condition, l'utérus peut contracter des adhésions avec les parois abdominales ; en se rétractant, il rentre dans le bassin ; la plaie se cicatrice, ou bien elle reste ouverte, mais elle demeure séparée de la cavité péritonéale par son adhérence à la paroi abdominale.

Y a-t-il des *symptômes prémonitoires?* Malheureusement, dans un grand nombre de cas, la catastrophe était déjà arrivée, quand la femme a eu les secours d'un médecin. Dans nombre de cas, il n'y a aucun symptôme positif qui puisse avertir de l'accident qui va se produire. C'est une raison sérieuse de veiller attentivement sur les signes qui indiquent un obstacle, et pour l'écarter, quand on l'a trouvé ; si on le laisse subsister, la malade s'épuisera ou bien il se produira une rupture. Dans un cas d'occlusion du col, le pouls monta à 140, les contractions étaient douloureuses, et semblables à des crampes, la rupture semblait imminente. L'incision du col, en permettant l'expulsion du fœtus, amena un soulagement presque instantané. Cette règle doit surtout être observée chez les sujets faibles et épuisés ; Ewing Whittle pose fort bien le cas (1). Quand nous donnons nos soins à une parturiente dont les antécédents et la constitution, et la lenteur du travail nous font craindre qu'elle n'ait un utérus faible et mou, il faut d'abord la calmer, et la faire tenir tranquille, jusqu'à la dilatation complète : les opiacés sont précieux dans ces cas. Il ne faut pas pourtant se confier trop longtemps à ce traitement sédatif ; il faut avoir recours aux dilatateurs hydrostatiques ; il faut rejeter l'ergot, dans ces cas, car il est dangereux de forcer un organisme à développer une force qui l'épuiserait. Quand le col est dilaté, rompez les membranes, et, si le travail ne marche pas bien, appliquez le long forceps. Dans ces cas, évitez le chloroforme, sauf pour la version.

Si la version est indiquée, il faut la faire fort prudemment ; si le fœtus est mort, et s'il est quelque peu enclavé, il vaut mieux encore le décapiter et le morceler.

Traitement. J'ai déjà indiqué le traitement *prophylactique.* Le traitement *curatif* sera dicté par la nature du cas. Dans les cas de rupture spontanée pendant la grossesse, ou au début du travail, avant que l'orifice soit dilaté, il faut d'abord l'élargir, puis explorer la cavité utérine, quelquefois les incisions sont utiles ; mais toujours les dilatateurs hydrostatiques sont nécessaires. Vous pourrez ainsi extraire le fœtus par les voies naturelles, s'il n'est pas déjà dans l'abdomen, et, en tout cas, vous préparez un passage pour l'écoulement du sang et des eaux.

Si la tête est accessible, appliquez le forceps, dans le cas où vous croyez que l'enfant est vivant ; mais, si l'accident date de plus de trente minutes, si la prostration est profonde, l'enfant est très-probablement mort. Si la perforation vous semble devoir être moins pénible pour la mère, perforez. Si la tête ne se présente pas, ou si elle n'est pas accessible, faites la version.

Si l'intestin sort, il faut en réduire l'anse à travers la fente ; peut-être l'utérus se contractera-t-il, et s'opposera-t-il au renouvellement du prolapsus. Cependant, l'intestin ne serait pas nécessairement étranglé dans la plaie utérine, il peut se faire que l'action péristal-

(1) *Liverpool Hospital Reports.*

tique suffise à le réduire. Dans un cas que j'ai vu, une longue anse intestinale sortait par la vulve; il ne fut pas possible de la réduire, la femme se rétablit.

Si le fœtus est dans l'abdomen, il semble indiqué de faire la gastrotomie pour l'extraire. Si l'utérus s'affaisse un peu, il peut être difficile de sortir l'enfant par la plaie; s'il y reste fixé, on peut augmenter le mal en cherchant à l'extraire, et il faudrait laisser le sang épanché dans l'abdomen. Cependant, on connaît des cas nombreux de rétablissement, après cette opération; ce sont, je crois, pour la plupart, des cas de rupture du vagin, qui n'est pas contractile. Danyau (1) rapporte un cas semblable, et Bell, de Bradford, en cite un autre.

Dans les cas où j'ai extrait le fœtus par la gastrotomie, il n'a pas semblé que cette opération ajoutât beaucoup au choc dont la malade souffrait déjà, mais elle fut fort soulagée, et parut avoir plus de chance de se rétablir. La gastotromie, simple comme elle l'est dans ce cas, ne peut guère être considérée comme plus sérieuse que les incisions exploratrices, qu'on a faites si souvent, sans de graves conséquences, pour des tumeurs ovariennes.

J'ai déjà décrit l'opération.

Pendant le collapsus, un repos complet est de toute importance. Donnez de temps en temps des stimulants, du cognac, de l'éther, de l'ammoniaque; quand la réaction s'établit, ou même avant, donnez de fortes doses d'opium, par la bouche, associées aux alcalins, ou par le rectum; dans ce cas, comme pour toutes les blessures de l'abdomen, la malade doit être maintenue pendant trois jours au moins sous l'influence de l'opium. L'opium peut être administré par la bouche, ou en suppositoires placés dans le rectum ou le vagin, ou sous la forme d'injections sous-cutanées.

On a obtenu un bon nombre de succès, en extrayant le fœtus par la gastrotomie, et, dans quelques cas, l'enfant a été sauvé aussi.

(1) *Mém. de la Société de Chir.*, 1851.

LEÇON XX

Accouchement prématuré artificiel. — Importance morale de la question. — Le système et les organes se prêtent à l'accouchement prématuré. — Insuffisance des moyens simplement provocatifs. — Deux stages : — Stage provocateur, stage accélérateur. — Comparaison des différents agents provocatifs. — Danger de la douche. — Action des divers dilatateurs. — Procédé opératoire. Commencement le soir. — Accélération et achèvement le jour suivant. — Description des cas qui demandent l'*induction* du travail. — Détermination de l'époque de la grossesse. — Comment on agit dans un bassin rétréci, ou dans les cas d'obstruction mécanique. — Dans les cas de grand danger pour la mère.

Nous sommes arrivés maintenant à une opération qui nous ramène dans le domaine de l'obstétrique conservatrice. L'accouchement prématuré artificiel a pour but de sauver la mère et l'enfant, ou du moins la mère, des dangers que l'un ou l'autre, ou tous les deux auraient couru au terme naturel de la grossesse, ou auparavant. Dans bien des cas, ces périls croissent avec l'avancement de la grossesse. En devançant l'époque ordinaire de la délivrance, en choisissant un moment où ces dangers n'existent pas encore ou sont relativement petits, nous pouvons rendre l'accouchement favorable, naturel en tout sauf dans son moment. Dans beaucoup d'autres cas, nous pouvons obtenir un résultat également favorable, en gouvernant toute la marche du travail, et en surmontant certaines difficultés, par des manœuvres appropriées. Je prouverai que nous avons trop l'habitude de croire nos ressources limitées au premier ordre de cas, que nous laissons trop à l'imprévu, et que, en prenant en mains toute la direction du travail, nous pouvons étendre beaucoup l'application de cette opération si bienfaisante, épargner beaucoup de souffrances, et ajouter beaucoup aux chances de vie de la mère et de l'enfant.

Nous avons ainsi trois grands moyens conservateurs. L'école de Londres en a fourni deux, le forceps et la provocation de l'accouchement prématuré. Denman nous dit avoir appris de C. Kelly « que, environ l'an 1756, il y eut une consultation entre les méde« cins les plus éminents de Londres pour examiner la portée mo« rale de cette opération et les avantages qu'on peut en attendre». Elle obtint l'approbation générale, et on y eut recours avec succès, dans un grand nombre de cas. Il n'est heureusement plus nécessaire de prouver la moralité de cette opération. Sa justification repose sur le même fondement que l'autorité de toute la médecine. Son but et son résultat sont de conserver une vie, souvent même deux vies, et, quand elle ne peut pas sauver l'enfant, elle augmente au moins les chances de salut de la mère. L'aspect moral de la question est maintenant retourné ; l'accusateur et l'avocat ont changé de place ; ceux qui négligent une opération qui sauvera une mère et son enfant d'un danger qui les menace, et les laissent tous les deux exposés à la mort, ont à justifier leur négligence.

Nous pouvons donc dès maintenant examiner les avantages que nous peut donner l'opération. Une question préliminaire se présente, dont la solution est nécessaire à la juste appréciation de ce que peut nous donner l'*induction* de l'accouchement prématuré ; cette question, à peu près complétement négligée jusqu'ici est : l'utérus et l'organisme entier sont-ils aptes à entreprendre le travail prématurément?

Premièrement, aptitude de l'économie à entrer dans l'état puerpéral. Il y a peu à dire là-dessus, puisque nous devons nous contenter des conditions qui existent, au moment que nous choisissons pour opérer. Nous ne pouvons pas y changer grand'chose. L'expérience a prouvé que l'organisme est parfaitement capable de remplir la tâche que nous allons lui imposer, après la fin du septième mois. Comme Tyler Smith l'a si bien dit dans sa magnifique formule du cycle génésique, nous voyons, quand nous mettons un terme à la grossesse, les mamelles entrer en travail, faire du lait pour nourrir l'enfant, et l'utérus, déchargé de son fardeau, subir l'involution. Ces fonctions s'exécutent presque aussi bien après l'accouchement prématuré, qu'à l'état normal. Presque toutes les suites du travail à terme peuvent se présenter après l'accouchement prématuré et après l'avortement ; la mastite, les abcès du sein ; la péritonite, la pelvi-péritonite et la cellulite pelvienne ; la thrombose, la phlegmatia dolens, et toutes les formes de la fièvre puerpérale. Mais l'expérience ne montre pas qu'elles soient plus fréquentes après l'accouchement prématuré.

Deuxièmement, aptitude des organes générateurs. Ici le cas est tout autre, l'art doit, en effet, s'il y a lieu, suppléer à leur défaut. *Quand le travail survient prématurément, l'utérus est pris dans un état de développement incomplet.* Il est surpris, son pouvoir contractile est imparfait, et le col est plus résistant. Il est vrai que le corps à expulser, le fœtus est plus petit, et qu'ainsi la balance est jusqu'à un certain point rétablie entre la force et la résistance. Il n'en est pourtant pas toujours ainsi, l'utérus est souvent lent à répondre à l'appel imprévu qu'on lui adresse ; on peut donc prévoir qu'il faudra souvent de l'aide. On peut donner du secours, soit en dilatant l'orifice, soit en suppléant au défaut d'énergie contractile.

L'opportunité de ce secours, et les moyens de le donner, ont été trop négligés. On s'est borné à essayer de faire entrer l'utérus en contraction, laissant le reste au hasard. Il en est résulté trop souvent que l'enfant est né dans un moment imprévu, inopportun, avant qu'on pût apporter du secours, et a succombé à un de ces accidents, tels qu'une présentation défavorable, ou la procidence du cordon, qui sont si fréquents dans l'accouchement prématuré. Ainsi, supposons qu'on ait décidé de provoquer l'accouchement au huitième mois, on ponctionne les membranes, on les détache, ou bien on introduit une bougie dans l'utérus ; puis on croit n'avoir plus rien à faire que d'attendre patiemment le commencement du travail; alors on envoie chercher le médecin. Il peut se passer douze heures, vingt-quatre heures, deux, trois, quatre jours, et même davantage, avant que le travail soit bien en train. Quand les contractions s'établissent, l'enfant est expulsé presque soudainement, et, avant que le médecin ait pu arriver, l'enfant a couru tous les dangers qui se rencontrent dans l'accouchement prématuré. Ne faut-il donc pas surveiller la marche de l'accouchement, veiller à ce que rien de fâcheux n'arrive à la mère ou à l'enfant pendant notre absence, en un mot, substituer l'adresse et la prévoyance au hasard? Sans doute, il y a peu de médecins qui ne reconnaissent la vérité de ce que je dis; mais pouvons-nous diriger un accouchement provoqué, estimer le temps qu'il prendra, assez exactement pour augmenter les chances de survie de la mère et de l'enfant? Je puis faire à cette question une réponse affirmative. Des expériences multipliées me permettent de répéter ce que je disais en 1862 : « Il est « aussi possible de prendre un engagement, à quelque distance que « ce soit de chez soi, pour achever en une séance un accouchement « provoqué, que de faire l'opération de la pierre. » L'opération est entièrement dans les mains du chirurgien; au lieu d'être l'esclave des circonstances, et d'attendre la réponse de la nature à ses appels, il doit être le maître de la position. Admettant donc qu'il est à la fois désirable et possible de contrôler et de conduire la marche du travail, je vais indiquer la méthode qu'il faut suivre.

L'accouchement artificiel peut être divisé en deux actes : le premier acte consiste dans la provocation et la préparation, il comprend la dilatation du col, et demande quelques contractions utérines et la lubrifaction du col et du vagin.

Le second acte consiste dans l'accélération et l'achèvement; il comprend l'expulsion et l'extraction du fœtus et du placenta.

Dans les méthodes ordinaires d'accouchement prématuré, on néglige presque absolument le deuxième acte, ou les moyens d'accélérer la délivrance.

Nous avons divisé les moyens dont nous disposons en *provocatifs* et *accélérateurs.* Nous allons examiner d'abord les moyens provocatifs, qui sont nombreux. Dans un cours pratique plutôt qu'historique, il n'est pas utile de les détailler. Je l'ai fait dans un mémoire intitulé : « Sur les indications de l'accouchement préma- « turé, son exécution, et son accélération (1). » On peut dire, en général, que tous les moyens employés agissent par l'excitation du centre spinal. Quelques-uns de ces moyens agissent directement sur la moelle, où ils sont amenés par le sang; tels sont l'ergot, le borax, la cannelle, et d'autres; d'autres stimulent les nerfs périphériques; telles sont les injections rectales, la douche vaginale, le colpeu-

(1) *Obstetrical Transactions*, 1862.

rynter (1), la douche d'acide carbonique, probablement l'irritation des seins par les sinapismes et la pompe, le tampon cervical, le détachement des membranes, l'introduction d'une bougie flexible dans l'utérus, les injections intra-utérines, la ponction des membranes, et le galvanisme (2).

La dilatation artificielle du col, la ponction des membranes et les injections intra-utérines ont une action plus compliquée, et n'agissent pas seulement en mettant en jeu la propriété réflexe de la moelle. Quelques uns des agents cités ci-dessus sont infidèles; quelques-uns sont fort dangereux; quelques-uns sont actifs et sans danger. L'ergot, le borax, la cannelle et tous les autres médicaments peuvent être rejetés, comme étant infidèles ou inertes. L'ergot n'est pas seulement incertain, mais il peut être fatal à l'enfant. Les injections rectales peuvent être innocentes, mais on ne peut pas s'y fier. L'irritation des seins échoue souvent, et peut être suivie d'inflammation et d'abcès. La douche vaginale de Kiwisch, qui consiste en un filet d'eau dirigé sur le col, est souvent lente, et n'est pas sans danger; il faut la répéter par intervalles, pendant un ou deux jours, ou davantage. Elle peut causer de la congestion dans le segment inférieur de l'utérus; elle a été suivie de choc grave, de métrite et de mort.

La douche intra-utérine, attribuée à Kiwisch, a réellement été indiquée par Schweighaüser, en 1825, et par Cohen, en 1846 (3). On la connaît en Allemagne sous le nom de méthode de Cohen. Schweighaüser l'a indiquée comme un moyen de détacher les membranes, meilleur que l'introduction du doigt ou d'une sonde, indiquée par Hamilton. Cohen croyait que le fluide injecté agissait, non en détachant les membranes, mais en étant absorbé par la surface interne de l'utérus. Simpson (4) dit qu'il a employé d'abord la

(1) De κολπος, vagin, et ευρυνω, dilater; c'est la vessie de Gariel, à laquelle Braun, de Vienne, a donné ce beau nom avec le sien. (*Traducteur.*)

(2) D'après les observations de Fordyce Barker, A. Sayre, Angelo Monteverdi et autres praticiens distingués, il paraîtrait que la quinine jouit d'une action provocatrice sur les contractions utérines encore plus marquée que le seigle ergoté. Cette action est bien connue dans les Indes orientales, où les médecins évitent l'usage de la quinine pour les femmes enceintes, à cause du risque de provoquer l'avortement. (*Auteur.*)

(3) *Neue Zeitschrift für Geburstkunde*, vol. XXI.

(4) *Obstetric Memoirs and Contributions*, vol. I. 1855.

douche vaginale de Kiwisch, mais bientôt il vit : « qu'il était plus « simple d'introduire directement la canule dans l'orifice. » Il acquit la conviction que la douche pouvait échouer, à moins que le liquide ne s'accumulât dans le vagin, ne le distendît, et n'entrât dans le col, et que son effet était proportionnel à la surface sur laquelle elle détachait les membranes. La douche intra-utérine, quoique plus sûre, est encore plus dangereuse que la douche vaginale; Lazzati rapporte deux cas de mort. Taurin, en 1860, vit à la clinique de Dubois, des symptômes si graves y succéder que l'on craignit de voir la femme succomber. Salmon, de Chartres, a rapporté, en juillet 1862, à l'Académie de médecine, un cas de mort. Depaul a communiqué, en 1860, à la Société chirurgicale de Paris, un cas de mort subite, à la suite d'une douche utérine. Blot a eu un accident semblable à la clinique d'accouchements; Tarnier en rapporte deux pareils. Esterlé (1) rapporte un cas dans lequel il se produisit une obstruction grave dans la circulation cardiaque, et qui se termina fatalement. Deux médecins distingués m'ont rapporté un cas de mort qui s'est produit dans les environs de Londres. On peut se demander comment un filet d'eau, injecté dans le vagin ou dans l'utérus, peut amener la mort. Les exemples que j'ai cités, et ce ne sont pas tous ceux qui sont connus, ne laissent aucun doute quant au fait. Le danger me parait dû à trois causes. D'abord le *choc ;* si l'on injecte de l'eau dans l'utérus gravide, pour trouver de la place, il faut qu'elle tiraille les tissus ; cette tension brusque est la cause du choc. On a supposé qu'une partie du liquide peut passer dans les trompes, tomber dans le péritoine, et causer le choc. Le cas suivant, raconté par Ulrich (2), suggère une autre hypothèse : « H. W., âgée de 29 ans, était à la fin de sa « deuxième grossesse, qui était gémellaire. Pour accélérer le travail, « on fit trois douches vaginales avec un clysopompe ; la dernière fut « faite par une sage-femme; la température de l'eau était 38° *c.* « Huit heures après la première injection, la patiente se leva sur « son séant, puis aussitôt retomba sans connaissance, et mourut « en moins d'une minute avec une respiration convulsive, et de la

(1) *Annali Universali di Medicina ;* mars 1858.
(2) *Monatsschrift für Geburtskunde*, 1858.

« distorsion du visage. Cinq minutes après, on sentait de la crépi-« tation sur tout le corps. On ouvrit la veine médiane, et on n'ob-« tint que quelques gouttes de sang. A l'autopsie, on trouva les « sinus crâniens pleins d'un sang fluide et noir; les méninges n'é-« taient point hypérémiées, le cerveau était normal. Le cœur était « en travers de la poitrine, le ventricule gauche fortement contracté, « le droit tout à fait flasque, les vaisseaux coronaires contenaient « un grand nombre de globules d'air; le cœur gauche ne contenait « presque pas de sang ; le cœur droit en renfermait un peu, qui « était écumeux. » Il est donc probable que l'air peut pénétrer dans les sinus utérins.

Simpson (1) rapporte les faits suivants. Il fut fort alarmé de voir une patiente prise de syncope pendant une injection; sans doute quelques gouttes du liquide avaient pénétré dans la circulation. Il a vu deux patientes mourir à la suite d'injections; dans ces deux cas, quelques onces seulement avaient été injectées, cependant l'utérus était déchiré; ce qui est dû à ce que la matrice, déjà complétement distendue, ne pouvait pas admettre le liquide de l'injection, sans être un peu fissurée; ces petites fissures, pendant l'accouchement, se sont converties en ruptures fatales. Dans un cas, la patiente mourut avant la terminaison du travail, l'autre, douze heures après. Simpson voit à la douche une autre objection, c'est que nous ne pouvons pas diriger l'eau dans la cavité intra-utérine, et qu'ainsi le placenta peut être détaché. Les cas de Cohen prouvent que cet accident est possible. L'injection intra-utérine peut aussi déplacer la tête et amener une présentation transversale.

Quelle que soit l'efficacité d'une méthode, on n'est pas autorisé à l'employer, si elle présente un danger si terrible; mais la douche n'est pas même un procédé fidèle ; on a dû souvent la répéter plusieurs fois pendant quelques jours avant d'amener le travail. Lazzati, qui l'a essayée dans 36 cas, a trouvé que le nombre d'injections nécessaires variait entre 1 et 12; la quantité d'eau était de 20 litres, environ; la durée des injections a varié de 10 à 15 minutes; la température de l'eau était entre 35° et 38° C. Le temps qu'il lui a fallu pour amener le travail a varié de 1 à 14 jours, la moyenne

(1) *Edinburgh medical Journal*, 1862.

a été de 4 jours. Il a observé aussi qu'un grand nombre des enfants sont morts.

La douche, vaginale ou intra-utérine, doit être absolument condamnée, comme moyen d'amener le travail. Je crois nécessaire de le répéter énergiquement, car, malgré les avertissements donnés par de nombreux malheurs, cette méthode est encore enseignée et pratiquée. Mister James, ancien chirurgien à la maternité de Londres (*City of London Lying-in hospital*), a décrit (1) une méthode d'injection intra-utérine qu'il emploie depuis 1848. Il introduit une sonde d'homme élastique à travers l'orifice, jusqu'à 100 ou 125 mill. de profondeur entre les membranes et la paroi utérine, et injecte environ 250 gram. d'eau froide. Sur huit enfants, deux seulement sont nés morts. Plus récemment (2), Lazarewitch, de Charkoff, a expliqué, modifié, et précisé cette méthode. Il prouve par des observations et des expériences : que, plus l'irritation agit près du fond de l'utérus, plus le résultat est sûr et rapide, et *vice versâ*. Il soutient que l'insuccès fréquent de la douche vient de ce que le filet n'est pas lancé beaucoup plus loin que l'orifice ; si l'injection est portée jusqu'au fond de l'utérus, il n'est pas nécessaire de la répéter. Il introduit donc un tube jusqu'aussi près que possible du fond, et y injecte plusieurs onces d'eau. Les douze cas qu'il rapporte établissent que cette méthode est plus fidèle que les autres; mais ils ne sont pas assez nombreux pour montrer qu'elle est moins dangereuse. Je crois que, si elle est généralement adoptée, elle produira des malheurs. On peut de plus se demander si, dans les cas traités par les méthodes de James et de Lazarewitch, l'injection n'était pas superflue. L'introduction d'une sonde jusqu'à 100 ou 125 mill. dans l'utérus détache les membranes sur cette longueur, et cela suffit souvent pour amener le travail. Pourquoi donc ne pas se contenter de cette partie innocente et effective du procédé, et ne pas rejeter celle qui est superflue et dangereuse?

Il est instructif de comparer les histoires de quelques cas d'injection utérine avec ceux d'hémorrhagie accidentelle, suite du détachement du placenta. Une douleur vive et subite, au point où se

(1 *Lancet*, 1861.
(2) V. *Obstetrical Transactions*, 1868.

fait l'effusion, un frisson, des vomissements, du collapsus, s'observent dans les deux cas. Dans les cas d'hémorrhagie, ces symptômes ne sont pas en proportion de la perte sanguine, ni dus à cette seule perte; ils semblent être l'effet direct d'une fissure utérine, produite par une distension soudaine des fibres de la matrice. L'utérus *s'accroît* tranquillement au fur et à mesure de l'accroissement d'un corps dont le développement progressif le stimule ; mais il ne se laisse pas distendre brusquement, pour loger plusieurs onces de liquide qu'on force dans sa cavité ; c'est pourtant ce qu'on lui demande, en y injectant de l'eau. Si l'eau s'échappe aussi vite qu'elle entre, on peut éviter le choc, mais le but de l'opération peut être manqué.

L'injection d'acide carbonique, ou même d'air, est aussi dangereuse que l'injection de liquide. Scanzoni a rapporté deux cas de mort due à l'injection d'acide carbonique, et Simpson relate un cas où la patiente mourut peu de minutes après une injection d'air.

Un autre agent est le *galvanisme*. Herder le conseilla en 1803 comme un stimulant direct, qui ferait contracter l'utérus. En 1844, Hörninger et Jacoby provoquèrent ainsi un accouchement. Radford a montré son utilité dans l'accouchement, et dans les hémorrhagies. En 1853, j'ai publié (1) un mémoire sur ce sujet, j'ai réussi, dans trois cas, à provoquer l'accouchement par ce moyen. Mais son action est lente et pénible pour la patiente ; j'ai dû renoncer à l'employer.

Un autre agent excitateur est l'introduction dans l'orifice *d'un tampon ou d'un corps qui se dilate.* On en a proposé et essayé un grand nombre de modèles. La plupart ne méritent pas une description spéciale. Les plus employés sont l'éponge, la laminaire, et les dilatateurs à air et à eau. Sans doute, ils peuvent provoquer l'accouchement; mais il me semble que leur emploi n'est pas fondé sur une observation physiologique et clinique de la marche du travail. Je partage l'opinion de Lazarewitch, que les excitants, appliqués sur le col, ont une action lente et incertaine, et je crois que, dans la plupart des cas, il faudra ensuite avoir recours à un autre moyen, tel que la rupture des membranes. La laminaire

(1) *Lancet et Union médicale.*

est cependant fort utile pour hâter la dilatation et l'évacuation de l'utérus dans quelques cas d'avortement.

La méthode connue sur le nom de méthode d'Hamilton qui consiste à *détacher*, avec une sonde ou avec un doigt, *les membranes* sur le segment inférieur de l'utérus, a le mérite d'être exempte de danger; mais son action est incertaine.

Le succès qui suit ordinairement *l'introduction d'une bougie dans l'utérus*, entre l'œuf et les parois utérines, est peut-être une preuve de l'exactitude de l'assertion de Lazarewitch, que l'irritation doit être appliquée sur le fond. J'ai trouvé que, pour obtenir un résultat assuré, il faut que la sonde pénètre à 150 millimètres ou 175 millimètres au moins, au-dessus de l'orifice. En introduisant doucement la bougie, en la laissant, pour ainsi dire, faire son chemin comme un ver, elle passera entre les membranes et l'œuf, là où il y a le moins de résistance, et elle contournera la place où est inséré le placenta. Simpson dit qu'on peut toujours éviter le placenta, en s'assurant, par l'auscultation, de la place qu'il occupe.

Quelques opérateurs se servent d'une sonde avec son mandrin, et retirent le mandrin après l'introduction; le mandrin convertit la sonde en un instrument rigide, qui a des inconvénients; une bougie remplit parfaitement le but. Si l'on se sert d'un instrument rigide, on court grand risque de rompre les membranes, et, quoique cet accident puisse n'arriver qu'au-dessus de l'orifice, les eaux peuvent s'écouler trop tôt. La bougie doit une partie de son efficacité au détachement des membranes, mais ce n'est pas là toute son action, puisque le travail commence plus sûrement, si on la laisse quelques heures en place. Je crois que cette méthode est la plus généralement adoptée; aucune autre ne réunit aussi complétement la certitude et la sécurité.

La ponction des membranes, pour provoquer l'accouchement, se fait de deux manières. La ponction sur l'orifice est la plus ancienne méthode, c'est aussi une des plus sûres. L'effet immédiat de l'écoulement des eaux est de produire un affaissement concentrique des parois de l'utérus, qui les adapte au volume diminué de son contenu; cet affaissement amène probablement quelque trouble dans la circulation placentaire; le corps du fœtus devient en contact immédiat avec les parois utérines. La contraction est produite par l'excitation réflexe, et par l'affaissement concentrique de l'utérus.

Dans certains cas, la ponction des membranes est le moyen le plus commode, lorsqu'on a pour objet de diminuer le volume de l'action, et d'assurer un travail rapide. Mais elle présente un inconvénient, elle est une inversion dans l'ordre naturel des phénomènes de l'accouchement. L'évacuation des eaux doit être procédée de quelques contractions, de lubrifaction et d'expansion de l'orifice. Si cet ordre n'est pas suivi, l'enfant est pressé sur le col qui ne cède pas, et les contractions peuvent le tuer. Ce malheur a plus de chance de se produire dans les accouchements prématurés, dans lesquels il y a fréquemment présentation de l'épaule et prolapsus du cordon. Hopkins (1) a modifié cette méthode, et a obvié un peu à l'inconvénient de l'écoulement trop rapide des eaux ; il recommande d'introduire la sonde un peu au-dessus de l'orifice, et de percer les membranes, en un point éloigné du col; il voulait ainsi arriver à laisser écouler graduellement les eaux. Cette manœuvre est un compromis entre l'évacuation directe des eaux et la méthode proposée par Hamilton, de décoller les membranes, c'est un grand perfectionnement, et elle est employée avec succès en Allemagne et en Angleterre.

Dilatation vaginale. En 1842 (2), Hüter décrivit une méthode pour provoquer le travail, qui consiste à placer, dans le vagin, une vessie de veau, graissée avec de l'huile de jusquiame, et à la gonfler avec de l'eau tiède. Il répétait cette manœuvre tous les jours, jusqu'à ce que le travail s'établît, c'est-à-dire pendant trois à sept jours. Braun (3) remplaça la vessie de veau par une poche de caoutchouc, auquel il donne le nom de *colpeurynter*. Von Siebold, von Ritgen, Germann, Birnbaum, et d'autres, ont adopté cette modification. Gariel a inventé une autre espèce de dilatateur vaginal, son pessaire à air (4). Les premiers essais faits avec cet instrument ont

(1) *Accoucheur's Vade mecum*, 4e *édition Londres*, 1826.

(2) *Neue Zeitschrift für Geburtskunde*, 1843.

(3) *Zeitschrift für Wiener Aertzte*, 1851.

(4) Le pessaire à air de Gariel est le même instrument que le colpeurynter de Braun. (*Traducteur.*)

été fort malheureux, six femmes sur quatorze ont succombé ; et Breit a vu l'inflammation des parties et la mort causées par son application. Je ne crois pas ces dangers inhérents à la méthode, si l'on agit avec précaution ; mais la dilatation vaginale est certainement infidèle.

Dilatation cervicale directe. On a essayé, depuis cinquante ans, toutes sortes de procédés mécaniques pour la dilatation du col. Brünninghausen a eu l'idée, en 1820, de le dilater au moyen de l'éponge préparée. Scholler, en 1841, rappela cette idée ; depuis lors, on l'a mise constamment à exécution en Angleterre et à l'étranger. Mon expérience personnelle me permet d'affirmer que cette méthode ne donne que des résultats incertains, quant au temps qu'il faut pour produire la dilatation. Elle a été suivie de symptômes analogues à ceux de la pyohémie, causés par l'absorption des produits fétides. On pourrait peut-être prévenir cet accident, en employant des éponges antiseptiques.

Osiander, von Busch, Krause, Jobert, Graham Weir, Rigby ont inventé d'autres dilatateurs plus ou moins semblables à ceux qu'on emploie depuis peu pour l'urèthre. Ces nombreux essais prouvent combien est générale l'opinion qu'il est utile de pouvoir, à volonté, dilater l'orifice. Ce sujet attira l'attention de Keiller dans les premières semaines de l'année 1859, et en mars de cette même année, lui, et Graham Weir, accélérèrent un travail qui avait été provoqué par d'autres moyens, en introduisant dans l'orifice la simple vessie de caoutchouc, et en la gonflant doucement. Le cas de Jardine Murray (1) est le premier cas publié, à ma connaissance, où l'on ait employé la pression d'un liquide, pour dilater le col, et accélérer le travail ; c'était un cas de *placenta prævia*. Murray décolla d'abord le placenta au pourtour de l'orifice d'après ma méthode, puis introduisit un pessaire à air vide, entre la paroi utérine et la surface externe du placenta, et le gonfla avec une seringue. Storer (2), en 1859, publia un cas dans lequel il introduisit le dilatateur utérin dans la cavité de la matrice. Il insiste surtout sur le fait que la dilatation a eu lieu *de haut en bas*. J'ai reconnu dans les sacs élastiques

(1) *Medical Times and Gazette*, 1859.
(2) *American Journal of Medical Science*, juillet 1859.

qui se gonflent dans l'utérus, des inconvénients plus graves encore que dans le colpeurynter de Braun. C'est l'orifice qu'il faut dilater, et un sac qui se gonfle au-dessous, dans le vagin, ou au-dessus, dans l'utérus, n'agit sur le col qu'imparfaitement, indirectement et d'une manière incertaine. De plus, le dilatateur utérin m'a paru dangereux ; pendant son gonflement, il doit distendre et tirailler les parois utérines, au risque de les déchirer et de produire un choc, et il peut déplacer la tête.

J'avais depuis longtemps senti la nécessité de mettre plus complétement la marche du travail sous notre contrôle, dans les cas de placenta prævia, en décollant le placenta sur la zone cervicale. J'avais toujours fortement insisté sur le danger d'une dilatation cervicale violente, faite avec la main, et, après avoir lu l'article de Murray, j'ai eu l'idée de faire un dilatateur élastique, capable, sans danger, d'élargir le col. Le premier modèle que je fis fut un sac élastique, pourvu d'un long tube métallique ouvert dans le sac ; ce tube servait à introduire l'appareil dans l'utérus et à conduire l'eau dans le sac. Tarnier et d'autres ont modifié cette forme et l'ont adoptée, lorsque je l'ai eu abandonnée pour les sacs en forme de violons qui sont généralement préférés. La partie rétrécie est saisie par le col, et les deux extrémités, plus larges, empêchent l'instrument de glisser en haut ou en bas, il imite exactement l'action de la poche des eaux. Avec cet instrument, il est possible, dans bien des cas, de dilater le col assez pour terminer l'accouchement en une heure ; il est cependant préférable, en général, d'agir plus lentement. J'ai terminé des accouchements, cinq heures, quatre heures, et même une heure après le début des manœuvres. Dans nombre de cas de placenta prævia, où il n'y avait presque aucune dilatation, j'ai obtenu la dilatation complète en une demi-heure.

Dans *Edinburgh medical Journal* (1862), j'ai proposé de commencer l'induction du travail par la dilatation complète. J'ai rapporté des cas où j'ai commencé par dilater l'orifice, pour rompre ensuite les membranes, dilater davantage, et faire la version. Maintenant, je suis convaincu que, quoique cette méthode rapide soit très-praticable, même fort utile dans certaines circonstances urgentes, il est en général préférable de préparer l'utérus par une excitation préalable.

Procédé que je recommande. Nous avons discuté les méthodes proposées pour provoquer l'accouchement ; nous sommes maintenant en mesure de choisir la plus sûre, la plus commode, la moins dangereuse. Il a déjà été dit qu'aucune méthode n'est, plus que l'introduction de la bougie dans l'utérus, en harmonie avec le précepte : *cito, tuto et jucunde;* voici la méthode que je pratique avec succès depuis quelques années. Le soir, j'introduis une bougie à 15 ou 18 centimètres de profondeur dans l'utérus, je replie l'extrémité libre de l'instrument dans le vagin ; cela suffit à le maintenir en place ; il faut laisser la sonde à demeure pendant douze, dix-huit ou même vingt-quatre heures ; dès le lendemain matin, il y a quelques contractions ; dans l'après-midi, à un moment fixé, je procède à l'accélération.

Avant de rompre les membranes, je fixe un bandage abdominal très-serré, pour maintenir la tête appuyée sur le col, cela empêche le cordon d'être emporté par le courant des eaux, quand elles s'échappent. Je dilate l'orifice avec le sac de grosseur moyenne ou avec le plus gros, qui donne assez d'ouverture pour permettre l'introduction de deux ou trois doigts ; à ce moment, je romps les membranes, et, quand toutes les eaux se sont écoulées, je réapplique le dilatateur, et je le laisse jusqu'à ce que l'orifice soit assez large pour laisser passer l'enfant. Si la présentation est naturelle, le bassin assez large, si les contractions sont bonnes, je laisse le reste à la nature, et je surveille la marche du travail. En l'absence de ces conditions — et l'une d'elles fait défaut souvent —, je procède à l'accélération, c'est-à-dire à l'application du forceps ou à la version ; quand il n'y a pas place pour le passage d'un enfant vivant, je fais la craniotomie. En suivant cette méthode, on peut prévoir très-exactement le terme de l'accouchement. Vingt-quatre heures, à dater de l'introduction de la bougie, doivent voir l'achèvement de l'accouchement. La présence du médecin pendant deux heures est généralement suffisante. Le mode d'action doit varier avec les conditions du cas. (1)

(1) Pour une série de cas où cette méthode a été exécutée, V. comptes rendus de l'hôpital Saint-George, 1868.

Quelles sont les conditions qui demandent l'induction du travail?

On peut diviser, au point de vue qui nous occupe, la grossesse en deux parties. Durant la première, qui finit à 6 mois et demi ou 7 mois, entre 180 et 200 jours, il n'est guère probable qu'on puisse avoir un enfant viable. Provoquer l'accouchement, pendant cette période, c'est réellement provoquer l'avortement. On ne le fait donc que contraint par des conditions qui ne permettent pas d'attendre que l'enfant soit viable, et pour sauver la mère. Du deux centième au deux cent trentième jour, la viabilité est très-douteuse, et le médecin s'efforcera encore de différer son intervention jusqu'après le deux cent trentième jour, où commence la seconde partie de la gestation; alors, l'enfant étant viable, on peut entreprendre l'opération avec espoir de sauver la mère et l'enfant. Dans un grand nombre de cas, nous pouvons choisir notre temps. Par exemple, quand le rétrécissement permet le passage d'un enfant presque complétement développé, nous pouvons attendre jusqu'à la fin du huitième mois, jusqu'au deux cent cinquantième jour. La difficulté est de déterminer le début de la grossesse. Nous pouvons nous tromper de 15 jours en plus ou en moins. Si nous comptons 15 jours de trop, nous terminerons la grossesse au deux cent trente-cinquième jour, et nous tomberons dans la première partie où la viabilité de l'enfant est douteuse. Mais, si nous comptons 15 jours trop peu, nous courons le risque de nous approcher trop du terme naturel de la gestation, et d'avoir un enfant trop large pour traverser vivant le bassin rétréci. Le meilleur moyen, je crois, d'éviter ces deux écueils, est de compter la grossesse à partir du jour qui a suivi la cessation de la dernière menstruation; c'est le moment le plus probable de la conception. Comptez 230 jours depuis cette époque, et ajoutez 20 jours, cela vous mène 30 jours avant le moment du développement complet du fœtus. Il y a peu de cas où un fœtus de 250 jours ne puisse pas être amené vivant, si l'on emploie toutes les ressources dont on dispose pour accélérer l'accouchement. Mais, si nous tombons sur un enfant de 215 jours ou de moins encore, il a peu de chance de survie. Je crois qu'il y a moins de danger à trop attendre, qu'à agir trop tôt. Cependant, si le bassin est fort rétréci, s'il n'a que 67^{mm}, par exemple, il sera prudent de ne pas attendre au délai de 240 jours ; il vaudra mieux courir le risque d'avoir un enfant non viable.

Je vais énumérer les conditions qui demandent, dans l'intérêt de la mère seule, la terminaison de la grossesse, pendant la première partie. Ce sont :

A. Certains cas de rétrécissement extrême du bassin ou des parties molles, tels que : angustie au-dessous de 51^{mm}, empiétement de grosses tumeurs, surtout si elles sont dures, sur le canal pelvien ; quelques cas de maladies ovariennes à marche progressive ; rétrécissement considérable du col et du vagin par des cicatrices ; rétroversion ou rétroflexion irréductibles ; quelques cas de carcinome utérin ou vaginal, quelques tumeurs de l'utérus ;

B. Quelques cas de maladies graves de la mère, compliquant la grossesse : vomissements opiniâtres, avec émaciation progressive, et un pouls qui se maintient pendant plusieurs jours au-dessus de 120 ; quelques cas de jaunisse grave, avec diarrhée ; quelques cas d'albuminurie, avec convulsions existantes ou seulement probables ; des hémorrhagies qui amènent une anémie marquée, surtout si elles dépendent d'un commencement d'avortement ou d'une insertion vicieuse du placenta ; quelques maladies du cœur ou des poumons, accompagnées de dyspnée extrême, telles qu'anévrysme, hypertrophie grave, maladies des valvules, œdème pulmonaire, pleurésie. Si, malgré les complications, nous avons eu le bonheur de pouvoir amener la grossesse au delà de la première partie, et d'atteindre la période où l'enfant est viable, il se peut cependant que nous soyons encore obligés de provoquer l'accouchement. Les indications qui viennent de maladies commencées dans la première partie, comme les hémorrhagies, les convulsions, les maladies du cœur, peuvent être plus accentuées, ou bien elles peuvent se montrer pendant la seconde partie. Mon expérience m'a amené à conclure que, dans les cas de maladies graves, on a plus souvent à regretter d'avoir trop attendu, que d'avoir agi trop tôt. Quand, par exemple, par suite de vomissements graves, la nutrition est arrêtée depuis longtemps, les tissus affamés se désorganisent, rendent au sang des matériaux dangereux ; l'économie se nourrit d'elle-même, et s'empoisonne ; le sang intoxiqué irrite les centres nerveux ; ceux-ci, extrêmement irritables, répondent à la plus légère excitation périphérique, utérine ou émotionnelle. Toute l'énergie nerveuse est ainsi détournée de son but naturel, et s'épuise dans une action destructive et morbide. La fièvre arrive, le pouls dépasse 140, aucun organe ne peut remplir ses fonctions, car la source du *pabulum vitæ* est tarie. A ce moment, le travail, spontané ou provoqué, arrive trop tard; les tissus sont altérés profondément, les forces diminuées, et ne peuvent se réparer; la mort suit de près la délivrance.

L'indication la plus fréquente est un rétrécissement assez prononcé pour ne pas permettre le passage d'un enfant à terme vivant. Personne, je pense, ne contestera que, quand nous avons le choix, il faille provoquer l'accouchement, dans les cas où il faudrait plus tard recourir à l'opération césarienne; et cela, même quand on n'aurait pas l'espoir de sauver l'enfant par l'induction de l'accouchement prématuré.

Il faut aussi provoquer l'accouchement pour n'avoir pas à faire la craniotomie.

Dans un grand nombre de cas, l'histoire des accouchements précédents nous décide à provoquer l'accouchement. Là où la craniotomie a été faite à cause d'un rétrécissement, on ne peut guère avoir d'hésitation. Mais pourquoi faudrait-il sacrifier un ou plusieurs enfants pour que le médecin sache que le bassin est trop étroit? N'y a-t-il pas d'autre mesure de la capacité d'un bassin, qu'une tête fœtale? On doit admettre qu'une femme enceinte pour la première fois a autant de droit qu'une autre au bénéfice de l'accouchement prématuré, si l'on sait que son bassin est trop étroit. La difficulté est de s'en assurer. Dans notre pays, et en général dans la clientèle privée, on n'a pas souvent l'occasion de mesurer un bassin, avant l'accouchement. Le premier accouchement à terme est donc, en général, la preuve qu'une femme peut ou non avoir des enfants vivants. Mais, sur le continent, où un grand nombre de femmes sont accouchées dans les hôpitaux, où elles sont reçues un mois ou deux avant le terme de leur grossesse, on les examine au moment de leur admission, et elles profitent, elles et leurs enfants, du bénéfice de cette manœuvre. Les modifications qu'il convient d'adopter dans les différents cas sont les suivantes :

1. Dans les cas de déformations qui ne permettent pas la naissance d'un enfant vivant, il y a trois degrés de rétrécissement à considérer :

Premier degré : le diamètre conjugué a 89 millimètres. Un fœtus de sept à huit mois passera probablement sans difficulté. Il suffira de provoquer le travail, et de surveiller sa marche, comme pour un accouchement ordinaire ;

Second degré : le diamètre conjugué a 76 millimètres. A moins que l'enfant ne soit très-petit, et qu'on n'aide en temps utile, la tête peut être retenue au détroit supérieur assez longtemps pour qu'il succombe. C'est le cas de provoquer le travail par l'introduction d'une bougie le soir ; le lendemain on accélérera l'accouchement en rompant les membranes, en dilatant le col, en appliquant le forceps, ou en faisant la version ;

Troisième degré : diamètre conjugué de moins de 76 millimètres. Là aussi il faudra accélérer l'accouchement en faisant la version ; peut-être faudra-t-il faire la craniotomie.

Il y a un double avantage à provoquer l'accouchement prématuré quand le bassin est fort rétréci. On est sûr d'avoir affaire à une tête, non-seulement plus petite, mais aussi plus compressible. Dans le dernier mois de la gestation, l'ossification marche rapidement. De deux têtes de même grosseur, l'une à huit mois, l'autre à neuf mois de grossesse, celle d'un fœtus de huit mois passera plus facilement à travers un bassin rétréci, et même elle pourra passer, sans que l'enfant succombe, à travers un bassin dans lequel il aurait fallu perforer la tête à terme. C'est ce qu'on observe surtout dans les cas où l'on fait la version pour accélérer l'accouchement. Il peut aussi devenir nécessaire de provoquer l'accouchement à cause de l'immobilité de la matrice par suite d'adhérences provenant de péritonite. Quelquefois de telles adhérences s'allongent et s'atrophient sous le tiraillement graduel amené par le développement de la matrice ; mais quelquefois elles sont trop fortes. C'est ce qui arrive surtout lorsque la péritonite vient compliquer un cancer. La conduite à suivre est la suivante : si l'utérus se contracte bien, si le rétrécissement n'est pas assez prononcé pour empêcher le passage de la tête, si le cordon ne procide pas, laissez la nature faire son ouvrage; surveillez-la simplement. Mais, si la tête est retardée, ou si le cordon se présente, il faut intervenir. Il y a deux alternatives: vous pouvez d'abord essayer le forceps; mais, si le diamètre conjugué est réduit à 76 millimètres ou à moins, la version est le vrai moyen d'accélérer l'accouchement. Si je me fiais à mon expérience, je dirais, sans hésiter, que, dans les conditions que nous avons supposées, la version est l'opération qui a le plus de chances d'amener un enfant vivant, plus même qu'au terme naturel de la gestation. Voici l'explication : la tête, petite et plastique, est saisie suivant son plus petit diamètre, le bitemporal, entre le promontoire et la symphyse; il y a, des deux côtés du promontoire, bien assez de place pour que le cordon y soit à l'abri de la compression ; et, si l'on prend garde que le col soit suffisamment dilaté, la tête le traverse si rapidement qu'il n'y a pas grand danger d'asphyxie. Le mode de version demande notre attention ; notre but étant d'assurer la rapidité de l'accouchement, le passage doit être bien préparé. Nous pourrions employer la méthode bipolaire et ne passer que deux doigts dans l'orifice ; mais j'ai trouvé que, quoiqu'il soit toujours utile d'agir plus ou moins par la méthode bipolaire, il est préférable, dans ce cas, d'introduire la main presque tout entière pour prendre le pied le plus éloigné; car l'orifice qui laisse passer la main laissera aussi facilement passer le fœtus. Nous assurons ainsi une dilatation suffisante. Quand la version est faite, il faut extraire. il faut le faire doucement, tirer sur une jambe, jusqu'à ce que le siége ait passé la vulve, l'extraction du tronc doit être lente ; et Il faut tirer une anse du cordon, pour éviter qu'il ne soit tendu. Quand les bras sont dégagés, le cou risque d'être serré par l'orifice ; c'est à ce moment qu'il faut se hâter. On tient les jambes par les chevilles, avec la main gauche, pendant que deux doigts de la main droite sont en fourche sur la nuque. La tête entrera certainement dans le détroit rétréci par son diamètre transversal; elle doit suivre la courbe que j'ai décrite dans la leçon XVII, sous le nom de « courbe du faux promontoire ». Il faut donc d'abord diriger les tractions dans la direction de cet orbite, c'est-à-dire en arrière, pour amener la tête au delà du promontoire ; quand elle a passé le détroit, l'occiput vient en général en avant, et les tractions doivent se faire dans l'axe de l'excavation. Si l'on ne prête pas une attention rigoureuse à cette règle, pour faire franchir le détroit à la tête, on peut perdre beaucoup de temps, aux dépens du succès de l'opération.

Dans les cas d'extrême déformation, dans lesquels il est difficile ou impossible de perforer ou de saisir une jambe, si nous avons provoqué l'accouchement à six mois, le fœtus peut encore passer, pourvu qu'on attende. Après une tentative pour saisir un pied, avec l'écraseur à fil métallique, et aidés par une manipulation extérieure, si vous laissez l'utérus agir pendant douze ou vingt-quatre heures, le fœtus étant mort se moule, et une épaule ou un pied devient accessible. Tirez alors sur cette partie; vous pourrez perforer, et les tractions achèveront ; si le placenta ne vient pas facilement, il faut aussi le laisser pendant deux ou trois heures, avant de le détacher avec la main. J'ai de cette façon amené un fœtus de six mois, à l'hôpital Saint-Thomas, dans un bassin ostéomalacique très-déformé, où je ne pouvais pas introduire deux doigts. En nous laissant ainsi aider par la nature, et en restant dans une inaction volontaire, nous évitons l'opération césarienne, et nous sauvons la femme. Cette méthode s'applique surtout aux cas d'ostéomalacie, dans lesquels on peut généralement obtenir un peu d'élargissement du bassin.

Quand nous avons affaire à des cas où l'induction du travail prématuré est indiquée par un grand danger que court la mère, nous devons nous laisser guider par les circonstances. Il n'y a pas de règle générale.

Parlons d'abord des *convulsions*. On a vu mainte et mainte fois les contractions cesser quand l'utérus a été vidé. Tout se réunit pour nous prouver que les convulsions sont dues à des conditions dépendantes de la grossesse. Quoi donc de plus logique que de terminer au plus tôt la grossesse? Cependant l'expérience recommande de la précaution dans le mode d'agir ; dans bien des cas, la terminaison de l'accouchement n'a pas réussi à faire cesser les convulsions; dans bien des cas, la mort a suivi le travail, spontané ou provoqué. L'issue fatale est-elle la conséquence d'une trop grande lenteur dans l'action ou d'une précipitation exagérée, de manque de précaution dans la méthode employée ? Je crois qu'elle est due tantôt à une cause, tantôt à une autre. La question de provoquer l'accouchement avant un aceès, c'est-à-dire pendant l'état qui le précède, se présente rarement à nous. La question que nous avons à résoudre est donc d'achever le mieux possible un accouchement qu'il faut provoquer. Faut-il agir très-vite ? Faut-il agir lentement et après délibération ? C'est, je crois, le dernier principe qu'il faut suivre. La méthode que nous employons doit exiger le moins possible de manœuvres.

Le *détachement des membranes* ou *l'introduction d'une bougie* est un moyen trop lent à agir, il vaut mieux ponctionner les membranes, ce qui réduit instantanément le volume de l'utérus, et diminue la pression sur les vaisseaux de l'abdomen. Si les convulsions se relâchent, nous pouvons laisser le travail à la nature ; si les symptômes graves persistent, nous pouvons élargir doucement l'orifice avec les dilatateurs cervicaux, et accélérer la terminaison de l'accouchement avec le forceps, la version, et même la craniotomie, suivant les indications individuelles.

Une règle semblable s'applique à presque tous les cas où l'induction de l'accouchement est indiquée par un grand danger de la mère, tel qu'une maladie grave du cœur, ou la chorée. Dans les cas de vomissements graves, au début de la grossesse, il sera bon, *comme mesure préliminaire, de pousser dans l'utérus une tige de* laminaria aussi loin que possible, sans violence ; cela répond à la double indication de détacher l'œuf, et de dilater le col.

Dans les rétroversions irréductibles, accompagnées de symptômes graves, la ponction des membranes est la meilleure méthode. Elle amène un soulagement immédiat, en diminuant le volume de l'utérus.

Enfin, il y a des cas où l'indication est seulement de sauver l'enfant. Il y a des circonstances qui tendent à faire succomber le fœtus, avant le terme naturel de la grossesse. Si nous pouvons l'amener au monde avant qu'il ait succombé à l'action de ces causes, nous pouvons espérer de le sauver en le mettant dans d'autres conditions. Denman raconte l'histoire d'une femme qui sentait mourir ses enfants, aux *environs du huitième mois ; au moment où ils cessaient de vivre*, elle sentait un frisson. Il conseilla l'accouchement prématuré. Il y a plusieurs maladies qui mettent l'enfant en danger par leur marche progressive, telles sont l'hydrocéphalie, la syphilis, la dégénération graisseuse, l'hypertrophie et l'hydropisie du placenta. Dans les cas où l'on n'a pas pu traiter convenablement la mère pendant ou avant sa grossesse, et où les accouchements se terminent par la naissance d'enfants morts, l'induction de l'accouchement est indiquée.

Il y a des cas qui demandent le tact médical et moral le plus délicat. Une femme enceinte de six mois va mourir de phthisie. L'accouchement prématuré prolongera-t-il sa vie, ou améliorera-t-il sa condition, sommes-nous autorisés à sacrifier l'enfant dans ce but? Une femme enceinte de sept mois va mourir phthisique, on suppose que l'enfant est viable ; sa vie tient au fil délié de celle de sa mère, qui peut se rompre avant le terme naturel de la gestation. Avons nous-le droit de provoquer l'accouchement pour sauver l'enfant, sans avoir égard à la vie de la mère ? Cette opération prolongera-t-elle ou abrégera-t-elle sa vie? Il est à la fois difficile et pénible de prendre une décision dans de pareils cas.

L'observation de ce qui se passe quand la grossesse est compliquée de phthisie nous aide beaucoup à prendre une décision. On a cru longtemps, et quelques personnes le croient encore, que la grossesse entrave la marche de la phthisie. Si cette opinion était exacte, il n'y aurait qu'un parti à prendre, laisser la grossesse arriver à son terme. Mais l'expérience, je crois, est contraire à cette idée. J'ai vu de nombreux exemples de phthisie dont la marche a été accélérée par la grossesse ; la femme mourait avant le terme naturel de la gestation, ou succombait rapidement après l'accouchement. C'est une idée, fondée, je crois, plutôt sur l'imagination que sur l'observation des faits, que la nature, dans sa sollicitude à perpétuer l'espèce, s'efforce de soutenir la vie de la mère, jusqu'à ce que son produit soit mûr. La foi dans cette hypothèse nous engagerait à attendre. Si nous mettons de côté la poésie, il y a deux considérations qui nous aident à nous décider. D'abord, la grossesse est généralement moins pénible à une phthisique que le travail de l'accouchement. L'état puerpéral augmente tellement le travail circulatoire, que l'organisme succombe souvent à la tâche. L'intérêt de la mère nous engage donc à différer l'accouchement. Puis, le pronostic porté sur une phthisique, même dans les cas plus désespérés, peut être erroné. Qui de nous n'a pas vu des phthisiques dont les jours, les heures même semblaient comptées, survivre des mois et des années? Dans l'intérêt de la mère et de l'enfant, il est donc sage de ne pas agir.

Je terminerai l'examen de cette question en rappelant la loi posée par Denman, de ne pas provoquer l'accouchement, sans demander une consultation. Quand nous considérons les questions médicales, sociales et morales qui sont engagées dans l'induction artificielle de l'accouchement, nous ne pouvons manquer de voir mille raisons qui nous fassent désirer de chercher un avis, qui puisse nous éviter une erreur, et de partager notre responsabilité avec un confrère. Je n'ai jamais fait cette opération, sans l'avis et l'approbation d'un autre médecin. Si cette règle était universellement acceptée et religieusement suivie par le corps médical, nous pourrions avec autorité condamner les misérables qui, sous le manteau respectable de la médecine, et qui, fuyant le grand jour, font des actions indignes d'êtres humains.

LEÇON XXI

Hémorrhagie utérine. — Variétés. — Classification : — par avortement. — Causes d'avortement : maternelles, ovulaires, fœtales. — Marche et symptômes de l'avortement : traitement. — Polype placentaire. — Polype sanguin. — Tampon. — Perchlorure. — Prophylaxie. — Dégénérescence hydatique de l'œuf.

Les hémorrhagies demandent si souvent des manœuvres opératoires qu'un cours d'opérations obstétricales ne peut être complet, sans un chapitre sur ce sujet. J'ai donc voulu donner une description rapide de l'hémorrhagie utérine, un des accidents qui mettent le plus souvent en danger les femmes enceintes. Elle arrive souvent sans symptôme précurseur, par torrents, et amène la mort par choc ou par épuisement. Quand elle n'est pas immédiatement mortelle, l'organisme, fatigué et affaibli, mal disposé à résister aux influences morbides, peut succomber à quelque forme de fièvre puerpérale, à la thrombose ou à quelque autre complication. Et, même quand la femme à échappé à ces accidents secondaires, elle a encore a en soutenir les effets éloignés, la faiblesse, les troubles de la nutrition qui la prédisposent à de longues maladies. J'ai vu des cécités, des surdités, des hémiplégies presque complètes, et d'autres formes de paralysie, persister à la suite d'une hémorrhagie. Le premier devoir du médecin est de s'efforcer de sauver la vie d'un péril imminent; mais son rôle ne finit pas là, il faut de plus qu'il prenne des mesures pour prévenir le retour de l'hémorrhagie, qu'il restaure les forces de la femme, qu'il la garantisse contre ses conséquences secondaires et éloignées. L'étude clinique des conditions variées dont dépend l'hémorrhagie utérine lui fournira les plus précieuses indications pratiques; quand il a sauvé une patiente d'une mort imminente, il ne doit pas croire que sa tâche est achevée, il doit être convaincu que chaque goutte de sang qu'il pourra conserver sera utile pour écarter un mal subséquent. J'insiste sur ce point, parce que j'ai vu un grand nombre de médecins craindre que l'usage courageux d'un hémostatique puissant ne soit plus dangereux que la continuation de l'hémorrhagie. Cette crainte est sans fondement, je le crois, je le sais, et je supplie ceux dont elle paralyse la main de voir combien les dangers de l'hémorrhagie sont grands et certains, combien est court le temps qu'ils ont pour agir, de ne pas oublier que l'occasion échappée ne revient pas, tandis que les dangers qu'on attribue à l'usage immédiat de l'hémostatique par excellence sont au moins douteux. Pendant qu'ils hésitent, la femme se meurt; la gravité de la circonstance justifie bien quelque audace. Ceux même qui se défient du remède devraient se rappeler la maxime de Celse : *Anceps remedium melius quam nullum*, qui s'applique parfaitement à ce cas. Nous ne devons pas aller échouer contre Scylla, dans la crainte de tomber sur Charybde de l'autre côté. Nous devons éviter Scylla, et nous fier à notre adresse et à l'aide de la Providence pour éviter aussi Charybde. Si donc nous possédons un moyen presque infaillible d'arrêter une hémorrhagie, et si nous pouvons avec son aide éviter le premier écueil, serait-il rationnel de ne pas l'employer, dans la crainte du choc, de la thrombose, de l'introduction de l'air dans les veines, écueils qui nous menacent, sans doute, mais qui ne se trouvent pas nécessairement sur notre route ?

Cette étude sera un examen raisonné du traitement, et fera ressortir le but qu'on doit se proposer dans les cas d'hémorrhagie. Les moyens sont les uns physiologiques, les autres empiriques. Au point de vue clinique, on peut diviser les hémorrhagies en deux classes : celles qui se présentent pendant la grossesse, et celles qui se produisent pendant et après l'accouchement.

La première classe comprend trois formes principales :

1° Hémorrhagies de l'avortement;

2° Hémorrhagies causées par un placenta prævia;

3° Hémorrhagies appelées *accidentelles*, causées par un décollement prématuré du placenta. Les hémorrhagies qui se produisent pendant et après l'accouchement seront exposées dans la leçon suivante.

I. *Hémorrhagies de l'avortement.*

L'hémorrhagie qui se produit au début de la grossesse est à la fois une cause et un symptôme d'avortement. Dans l'état normal, les relations de structure et de fonctions qui existent entre l'œuf et l'utérus sont si harmonieusement balancées, que le sang, appelé en quantité dans les vaisseaux utérins par le développement de l'embryon, y trouve son emploi naturel. *La demande équivaut à l'offre,* et, les tissus étant sains, il n'y a pas d'extravasation, mais, aussitôt que ce rapport est troublé, l'hémorrhagie peut se produire ; tout ce qui produit une hypérémie prédispose à l'hémorrhagie. L'hypérémie existe à un très-haut degré dans la grossesse. Le *nisus formativus* agit comme une *vis à fronte,* et attire le sang avec force vers les vaisseaux utérins. La congestion est telle que le moindre désordre, ici ou là, laissera couler du sang. La cause la plus fréquente est un *état morbide de la muqueuse,* accompagné, ou non, de lésions des tuniques musculaires et souvent de *déchirures de l'épithélium,* qui siégent le plus souvent dans la partie vaginale du col, où l'action morbide est aidée par le stimulus physiologique, et, à chaque période menstruelle, le stimulus de l'ovulation vient s'y ajouter, et, en y faisant affluer le sang, amène la rupture des vaisseaux mal soutenus par les tissus malades; l'hémorrhagie en résulte. Une émotion, ou un coup, agit souvent de même en produisant un afflux brusque de sang dans l'utérus. Tant que le sang vient seulement du col, l'embryon n'en souffre pas, mais l'hémorrhagie peut être dangereuse par elle-même, et il faut y porter un remède. Dans ces cas, une légère cautérisation au nitrate d'argent, une fois par semaine, pendant quelque temps, arrêtera en général l'hémorrhagie. On pourrait craindre que ce traitement local ne produisît l'avortement, au lieu de le prévenir; mais l'expérience prouve ce que le raisonnement avait fait prévoir, que la guérison d'une maladie des organes générateurs contribue à la sécurité de la grossesse. Il n'est pas bon de laisser continuer une maladie, sous prétexte que la femme qui en souffre est enceinte.

Une forme semblable d'hémorrhagie est celle qui se produit dans les six premières semaines de la grossesse, avant que la caduque réfléchiela et caduque vraie, se soient soudées. La muqueuse utérine étant malade, laisse couler le sang qui s'échappe au dehors. Cette hémorrhagie met en danger l'embryon, car l'extravasation sanguine ne se limitera bien probablement pas à la surface libre de la caduque, elle s'étendra aux parties qui touchent le chorion et le jeune placenta. L'embryon succombe, et les fibres utérines, brusquement tendues par le sang qui reste dans le placenta et celui qui se glisse entre la caduque et la paroi utérine, sont irritées et se contractent spasmodiquement, pour chasser l'œuf. Cette contraction, nouvelle cause d'hypérémie, augmente et maintient l'hémorrhagie.

Il y a bien des causes d'avortement, mais, quelle que soit la cause primordiale ou prédisposante, la cause efficiente est une extravasation de sang dans la cavité déciduale, et entre la caduque et la paroi utérine, qui détache partiellement l'œuf. Quand les accidents sont aussi avancés, l'avortement est en général inévitable, l'indication est d'accélérer l'expulsion complète de l'œuf. Je ne puis discuter ici en détail les nombreuses causes, maternelles ou ovulaires, qui produisent l'avortement.

Dans tous les cas d'avortement menaçant ou déjà commencé, quelle qu'en soit la cause, le traitement est presque toujours le même. Mais il est utile d'en connaître les causes diverses, afin de prévenir l'accident, lorsque cela est possible ; il faut en avoir une idée exacte. On peut les classer ainsi :

A. Causes maternelles d'avortement.

I. Poisons qui circulent dans le sang maternel...........	α. Venant du dehors : fièvres, syphilis, gaz délétères, plomb, cuivre, etc. β. Produits d'une action morbide : hémorrhagie, avortement, jaunisse, albuminurie, acide carbonique venant d'asphyxie, mère moribonde.
II. Maladies qui appauvrissent le sang maternel...........	Anémie, vomissements graves ; fatigue produite par un allaitement prolongé ; albuminurie.
III. Maladies qui troublent mécaniquement la circulation : maladies du foie, du cœur, des poumons.	
IV. Causes agissant par l'intermédiaire du système nerveux....................	α. Maladies nerveuses. β. Choc mental. γ. Diversion et épuisement de la force nerveuse : vomissements graves, épilepsie.

V. **Maladies locales**............ α. Maladies utérines : fibroïdes, inflammation, hypertrophie, etc., de la muqueuse. β. Désordres mécaniques : rétroversion, pression exercée par des tumeurs extérieures à l'utérus ; rétroflexion.

VI. Avortement climatérique.
VII. Avortement provoqué.

B. Causes fœtales.

I. Maladies des membranes de l'œuf, primitives, ou dépendant d'altérations dans les tissus ou le sang de la mère :
Dégénérescence graisseuse du chorion ou du placenta.
Dégénérescence hydatique.
Inflammation, congestion.
Apoplexie.
Dépôts fibreux dans le chorion ou le placenta.

II. Maladies de l'embryon :
α. Malformation ;
β. Inflammation des séreuses ;
γ. Maladies nerveuses ;
δ. Maladies des reins, du foie, etc. ;
ε. Désordres mécaniques, comme la torsion du cordon.

En un mot, tout ce qui cause la mort de l'embryon. Les causes sont souvent complexes. venant en partie de la mère, en partie de l'enfant ; il est souvent difficile de les débrouiller et de découvrir la cause efficiente.

Une étude attentive des causes de l'avortement ne sert pas seulement pour la prophylaxie. Dans un cas donné d'avortement, elle fournit d'utiles indications. Par exemple, dans quelques cas, il faut s'efforcer d'éviter l'avortement, ou d'en arrêter la marche ; mais dans certaines maladies, telles que la fièvre, des changements dans la composition du sang, ou des troubles circulatoires, l'avortement est un moyen par lequel l'organisme cherche à se débarrasser d'un double fardeau, qui peut dépasser ses forces.

Par l'élimination de l'un de ses fardeaux, le cas est simplifié, et la patiente, débarrassée de cette complication, peut lutter avec succès contre la maladie. Dans un cas de ce genre, l'indication est de seconder la nature, en accélérant la terminaison de l'avortement.

L'indication est la même dans les cas où une maladie locale, telle que rétroversion, tumeur, rend la continuation de la grossesse hasardeuse ou impossible. De même dans certaines maladies de l'embryon, dans lesquelles l'histoire des antécédents, ou ce que nous savons de l'état de l'utérus ou de son contenu, nous fait croire que l'embryon est mort, ou ne peut vivre.

Cela posé, je vais indiquer la marche et les symptômes habituels de l'avortement, ils varient un peu suivant la cause et l'état de l'œuf et de l'utérus. Les deux symptômes principaux sont la douleur et l'hémorrhagie. L'avortement est à craindre quand, après que les règles ont manqué une ou plusieurs fois, une femme se plaint, à peu près au moment où les règles devraient venir, de douleurs lombaires, suivies de douleurs spasmodiques semblables à des coliques dans le bas-ventre et le bassin ; la probabilité est augmentée, s'il y a une perte sanguine. Cependant ces symptômes peuvent disparaître par le repos, et la grossesse peut continuer. Dans ce cas, nous pouvons croire que le fœtus et ses membranes n'ont pas de maladie qui puisse l'empêcher de vivre, et que les symptômes sont causés par le retour du stimulus menstruel. La congestion produite par le nisus cataménial peut causer une extravasation de sang dans la cavité déciduale et entre les villosités. Ce sang, coagulé et durci par la résorption de sa partie aqueuse, forme une masse solide, qui peut se fixer à l'utérus pour un temps plus ou moins long, être expulsée plus tard sous forme de *môle charnue*, dans laquelle on pourra ne pas trouver de traces d'embryon, mais un examen attentif avec le microscope révélera les éléments constitutifs de l'œuf, surtout les villosités choriales. L'œil nu peut méconnaître un œuf enfermé dans un caillot, et le prendre pour un fibroïde ou un polype, ou un caillot. Je sais un cas dans lequel on a pris un fibroïde expulsé spontanément pour un embryon. Il est inutile de faire remarquer les conséquences sociales de pareilles erreurs.

Si l'avortement doit avoir lieu, l'hémorrhagie continue, peut-être abondamment ; il se produit des douleurs expulsives, jusqu'à ce que, dans la perte, on trouve l'embryon, enfermé ou non dans les membranes et la caduque. Dans les avortements à six semaines ou deux mois, l'embryon sort fréquemment enveloppé du chorion. La caduque peut rester dans l'utérus assez longtemps, et, tant qu'elle n'est pas sortie, l'hémorrhagie, les douleurs, et le danger de la malade persistent. Dans les avortements à trois ou quatre mois, l'embryon est quelquefois expulsé seul au début, l'œuf étant rompu par les contractions ; puis viennent les membranes, la caduque et le placenta. Mais il peut se faire que l'œuf ne crève pas et vienne tout d'un coup. C'est ce qui arrive surtout quand l'embryon est mort depuis un peu temps, et que la régression anatomique des membranes est déjà assez avancée. Les œufs malades sont souvent expulsés ainsi en une seule fois. Si l'avortement est causé par une dégénérescence hydatique du chorion, ce n'est très-probablement qu'une partie des kystes qui viendra d'abord, l'hémorrhagie continuera. Il faut alors examiner soigneusement ce qui est sorti, pour voir s'il n'y a pas une partie déchirée, indiquant qu'il reste quelque chose dans l'utérus. Il faut toujours toucher, pour s'assurer qu'il ne reste rien dans la matrice.

La première question pratique est : *Peut-on éviter l'avortement ?* La grossesse peut-elle continuer ? Si nous avons trouvé une portion de l'embryon ou des membranes dans ce que la femme a perdu, nous devons renoncer à cet espoir. De même, si les douleurs sont expulsives et fortes, si l'hémorrhagie est assez abondante pour diminuer les forces de la patiente, si l'orifice admet facilement un doigt, nous ne pouvons non plus l'espérer, quoiqu'aucune portion de l'œuf ne soit sortie, plus tôt l'œuf ou ses débris seront dehors, et plus tôt la femme sera hors de danger. La première indication est donc de *vider l'utérus ;* quelquefois on sent l'œuf qui se projette à travers l'orifice, et qui donne au doigt la sensation d'un polype ; il est probablement détaché, et il sera facile de le faire sortir de la manière suivante. La patiente étant couchée sur le dos ou sur le côté gauche, les cuisses fléchies, pour relâcher les parois abdominales, pressez le fond de l'utérus de haut en bas, avec une main, de façon à le faire descendre dans l'excavation ; cette manœuvre abaisse le col, et le rend plus accessible au doigt de l'autre main qui est dans le vagin ; cela facilite singulièrement l'introduction, dans l'utérus, du doigt, qui doit en général pénétrer jusqu'au fond pour saisir l'œuf et l'extraire. Dans l'avortement, l'utérus est généralement bas dans le bassin ; et, le vagin étant relâché, il n'est pas difficile d'atteindre l'orifice ; mais souvent il peut être nécessaire de passer la main dans le vagin, l'introduction est très-douloureuse, et il faut employer le chloroforme. C'est surtout le cas si l'œuf est adhérent, car il faut promener le doigt dans la cavité utérine, aller même jusqu'au fond ; on déchire ainsi la caduque, dont les débris sortent peu à peu.

On a fait diverses pinces pour saisir l'œuf et l'extraire. Levret et Hohl, parmi tant d'autres, ont inventé des pinces de cette espèce, et Stark a proposé une sorte de cuiller. J'en ai essayé divers modèles, mais je préfère encore le doigt, qui indique à chaque moment ce qui se passe, et agit en s'insinuant entre l'œuf et l'utérus, et enlève les membranes comme la peau d'un fruit, et non par avulsion, comme les pinces. De plus, les doigts informent de ce qui a été fait, indiquent si une partie de l'œuf est restée, et n'exposent pas au risque de blesser l'utérus.

J'ai dit qu'on n'est pas certain que l'hémorrhagie ne se reproduira pas, tant qu'il reste une partie de l'œuf dans la matrice. Cette règle n'est pas sans exception. J'ai vu fréquemment, quand il n'avait pas été possible d'extraire l'œuf entier, les restes de l'œuf, pourvu qu'ils fussent très-divisés, ne produire aucun symptôme fâcheux, et l'hémorrhagie cesser. Ces débris se désagrégent peu à peu, et l'involution se produit sans obstacle.

Quelquefois un morceau de la caduque et du placenta adhère si fortement à l'utérus, qu'on ne peut l'extraire avec les doigts. Par sa projection dans la cavité utérine, il forme le *polype placentaire*. Si l'hémorrhagie continue, on peut l'extraire avec l'écraseur à fil métallique, qui l'enlèvera doucement en rasant la surface utérine ; c'est, je pense, le meilleur moyen d'extraire ces morceaux. Quelquefois, le sang qui se ramasse dans l'utérus est comprimé, la partie liquide en étant exprimée, la fibrine forme un corps ferme, qui peut adhérer aux parois utérines. C'est le *polype sanguin*. Aussi bien qu'un œuf ou un morceau de caduque, il cause l'hémorrhagie, le spasme et la douleur ; on peut en général le détacher et l'enlever avec le doigt.

Quand l'embryon est sorti, l'utérus se referme souvent sur les membranes, le col se contracte, et la matrice étant incomplétement développée, n'ayant qu'un faible pouvoir expulsif, il y a *rétention des membranes*, la rétention se complique souvent d'*adhérences*. J'ai vu souvent des dépôts fibrineux dans le placenta. Le temps suffit souvent pour triompher de ces deux complications. Le médecin qu'on appelle en consultation dans ces cas, recueille souvent un honneur qui ne lui est guère dû. On l'appelle le troisième jour, ou plus tard, quand l'adhérence de la caduque à l'utérus commence à céder ; il ne fait qu'introduire ses doigts et extraire. S'il avait essayé le jour précédent, il aurait probablement échoué, comme son confrère.

La première difficulté à vaincre est le rétrécissement du col. Pendant que nous employons les moyens de dilater le col, nous pouvons employer aussi les remèdes contre l'hémorrhagie. Quelques médicaments, comme l'ergot, le quinquina, la strychnine, la térébenthine, sont de quelque utilité. On a plus souvent recours au froid, soit sous forme d'eau fraîche, appliquée sur l'abdomen et la vulve, soit sous forme de glace placée dans le vagin. Le remède interne le plus efficace est la térébenthine, mais, comme les autres, il peut échouer, il vaut donc mieux ne pas s'y fier, et tamponner tout de suite.

Le *tampon*. La méthode ordinaire est de tamponner le vagin, mais ce moyen n'est pas scientifique et est illusoire. Bientôt, le vagin se contracte et réduit le tampon à un volume trop petit pour remplir le canal, le sang coule librement au delà ou autour de lui (1). Le vrai tamponnement m'a été indiqué, il y a quelques années, par Henry Bennet, il faut tamponner le col lui-même. On peut le faire à l'aide d'un spéculum, en introduisant, au moyen d'une sonde, de petits morceaux de *lint* (2) ou d'éponge. Il est utile de lier chaque morceau avec un peu de ficelle, pour faciliter l'extraction du tampon. C'est un vrai tampon qui arrête l'hémorrhagie, et aide à la dilatation du col. Mais les tiges de laminaria digitata introduites dans la pratique par Sloan d'Ayr, sont le meilleur moyen que nous possédions. On peut employer ces tiges, soit

(1) Je n'ai jamais vu faire le tamponnement en Angleterre; mais notre tampon, fait avec de la charpie, arrête fort bien l'hémorrhagie, *dans les avortements*, où l'hémorrhagie interne ne peut être considérable; il faut seulement mettre assez de charpie, « plein un chapeau », dit Pajot. (*Traducteur.*)

(2) Le lin est un tissu de coton pelucheux d'un côté, fort lâche et très-doux ; les Anglais s'en servent en place de charpie. (*Traducteur.*)

tubulaires, soit pleines, elles doivent avoir 50 ou 75 mill. de long. A l'ordinaire, surtout hors l'état de grossesse, lorsque le col et l'orifice sont très-petits, la forme tubulaire est la plus commode. Pour introduire ce tampon, on peut l'attacher avec un fil de fer sur une tige pourvue d'une canule. Ainsi fixé, le tampon est introduit dans l'utérus comme une sonde; quand il est placé, on retire le fil métallique, et le tampon reste en place. Les fabricants vendent un instrument de ce genre dont j'ai donné le modèle. Mais une sonde molle, dont le bout est coupé de façon à laisser environ 50 mill. du mandrin à nu, pour y fixer la laminaria, remplit parfaitement ce but. Si cela est nécessaire, on peut introduire un petit fagot de laminaria ; on obtient ainsi une dilatation plus rapide et plus complète. Dans les cas d'avortement, j'ai trouvé préférable de prendre une tige pleine et polie de laminaria, de 100 mill. de long, du calibre d'une bougie n° 8 ou 9, et d'en courber légèrement une extrémité. Cette courbe facilite beaucoup l'introduction, et la longueur de la tige permet de l'introduire comme une sonde. On peut la pousser aussi loin qu'elle ira sans être arrêtée, jusqu'à 75 mill. environ de profondeur; elle dépasse de 25 mill. dans le vagin, elle est ainsi maintenue en place. Elle se gonfle en peu d'heures, de sorte que, si on l'introduit le soir, le lendemain matin l'orifice admettra facilement un doigt. Pendant qu'elle se gonfle, l'hémorrhagie cesse, et généralement, quand on la retire, l'œuf est prêt à être décollé. Il se produit quelquefois des vomissements, pendant que la laminaria dilate le col. Il faut s'y attendre, il y a des vomissements presque toutes les fois qu'une partie de l'utérus est subitement distendue. J'ai entendu dire qu'on employait quelquefois mes dilatateurs en caoutchouc dans ce but, ils ne conviennent guère au début de la grossesse. La laminaria est de beaucoup préférable. Quand le col a été bien dilaté, et que l'utérus a été vidé, il est rare que l'hémorrhagie continue ; la patiente est en général hors de danger. Mais, si la perte revenait, le perchlorure de fer en injection serait très-précieux ; il agit immédiatement, et on peut s'y fier pour arrêter toute hémorrhagie subséquente. Quand le col est largement ouvert, le mode d'application que je préfère est de tremper une éponge, fixée au bout d'une tige de baleine, dans une solution d'une partie de perchlorure dans trois parties d'eau, et de badigeonner l'intérieur de l'utérus. Quelquefois, aussitôt que l'éponge touche le col, il se contracte, et on ne peut pas la pousser plus loin ; dans ce cas, il faut introduire dans l'utérus un tube de la grosseur d'une sonde, et y injecter *lentement* une quinzaine de grammes de cette solution.

Je dois vous engager à ne pas employer localement le perchlorure, avant que l'utérus ne soit vide. Il faut toujours commencer par vider la matrice. Il ne faut pas oublier qu'une femme qui vient d'avorter est exposée aux affections puerpérales, tout comme une femme accouchée à terme. Une perte sanguine prédispose à ces maladies ; il importe donc d'arrêter l'hémorrhagie aussitôt que nous le pouvons.

Le traitement consécutif se divise en : 1° *traitement immédiat*, dont le but est de diminuer les conséquences de l'avortement : l'anémie, le danger d'inflammation et d'autres accidents puerpéraux.

Le traitement est d'abord *restauratif*, et la grande condition du rétablissement est le *repos*.

La femme qui a avorté doit rester dix jours au lit, soumise aux règles qui gouvernent la chambre d'une accouchée. La négligence de cette précaution est une cause de danger immédiat, et de beaucoup d'affections secondaires qui compromettent la santé, pour un temps souvent fort long. Les femmes sont disposées à ne pas attacher d'importance à une fausse couche, et beaucoup de médecins, qui n'ont pas vu de cas graves, les maintiennent dans leur erreur. Ils croient à peine qu'une fausse couche puisse amener la mort. On croit généralement que l'hémorrhagie la plus abondante s'arrêtera à temps, et que la malade ne peut manquer de s'en relever ; ce n'est pas ce qu'ont observé ceux qui sont souvent appelés pour des cas difficiles. J'ai vu fréquemment le choc nerveux et l'hémorrhagie emporter des accouchées ; j'ai vu bien des cas où la malade a succombé à la septicémie, à l'inflammation ; j'ai vu bien des femmes s'en tirer la vie sauve, mais rester anémiques pendant des années, et souffrir des suites d'une fausse couche. *Le traitement curatif et prophylactique*, dirigé contre les causes qui amènent l'avortement, est fort négligé. Chaque cas d'avortement a une cause, et nous ne pouvons espérer de prévenir sa répétition, que si nous arrivons à connaître cette cause. Ne restez pas inactifs, les bras croisés, pénétrés de cette idée ignorante, que quelques femmes ont l'habitude d'avorter, qu'elles ont une diathèse abortive. Autant vaudrait dire qu'elles avortent parce qu'elles avortent, ce qui n'est guère instructif. L'habitude d'avorter existe en ce sens que des imprégnations successives, à peu de distance, trouvent l'utérus et le maintiennent dans un état de subinvolution, qui est la vraie cause de l'avortement.

Le traitement d'une hémorrhagie causée par une dégénérescence hydatique de l'œuf demande à être considéré à part. Comme je l'ai dit, l'hémorrhagie peut alterner avec des pertes aqueuses, et l'œuf peut ne pas venir tout en une fois. Si l'on examine attentivement ce que la femme a perdu, on y verra des morceaux de membranes ayant subi la dégénérescence hydatique. Quelquefois, on ne peut voir ces modifications qu'avec un verre grossissant. Quand on les a reconnues, l'indication est positive : il faut vider l'utérus, il y a peu ou point d'espoir d'avoir un enfant vivant, quand la maladie kystique a une fois commencé. Dans la plupart des cas, l'embryon ne se forme pas, mais c'est une erreur de croire, avec Mikschik et Graily Hewitt que la maladie est toujours postérieure à la mort du fœtus. Perfect, Martin, de Berlin, Villers et Krieger, ont rapporté plusieurs cas de placenta kystique, dans lesquels le fœtus était vivant. Nous avons toute raison de croire que, dans la plupart des cas, c'est la dégénérescence kystique du chorion qui tue l'embryon. Dans bien des cas, la cause des modifications du placenta se trouve dans une maladie antérieure du chorion. Virchow et d'autres auteurs ont décrit l'hypertrophie de la caduque, avec hyperplasie et adhérence intime de la muqueuse à la paroi utérine. Dans cet état, les villosités choriales envoient des prolongements dans la substance de la caduque malade, et pénètrent même profondément dans les parois utérines. Quand cela arrive, il y a une telle continuité de structure, qu'un complet décollement est impossible. Volkmann (*Archives de Virchow*, 1868) raconte un cas de ce genre; et j'en ai vu un exemple remarquable, avec Hassall, de

Richmond. Ces cas, sans doute, sont des exceptions; mais ils font bien voir l'état habituel des choses, où il y a hypertrophie et adhésion plus ou moins complète de la caduque. Voici l'enseignement pratique que nous en devons retirer : quoique nous devions toujours tâcher de décoller l'œuf entier avec les doigts, ou avec la main, s'il le faut, nous ne devons pas mettre trop d'insistance dans cette tentative, de crainte de déchirer l'utérus; enlevez tout ce qui vient sans trop de peine; puis, si l'hémorrhagie se reproduit, injectez le perchlorure. Quelquefois, l'œuf malade viendra en une seule masse, moulée sur la cavité de l'utérus; cependant, dans ces cas, la caduque est hypertrophiée, sa surface est couverte de filaments épais, et vous pouvez distinguer la caduque dans la masse expulsée. Après tous les avortements, je crois important d'appliquer un bandage serré sur l'abdomen. Ce bandage, en appuyant sur le fond de l'utérus, et en excitant la contraction utérine, s'oppose au danger de l'introduction de l'air, et à la septicémie qui pourrait en résulter. Il est utile aussi, quand les pertes sont fétides, d'injecter du fluide de Condy dans le vagin. Mais je désire poser comme règle, que, toutes les fois que les pertes sont fétides, c'est qu'il y a probablement dans l'utérus quelque reste à extraire; pour s'en assurer, il ne faut jamais manquer à explorer minutieusement. Vous pourrez être certain que l'utérus est vide : 1° s'il n'y a pas de perte fétide; 2° si le col est fermé; 3° si la sonde n'indique que 65 mil., ce qui prouve que l'involution est complète.

LEÇON XXII

Placenta prævia. — Historique ; Mauriceau, Portal, Levret, Rigby. — Doctrines modernes ; Denman, Ingleby, Churchill. — L'ancienne explication et celle de l'auteur sur la cause de l'hémorrhagie dans le placenta prævia. — Accouchement forcé, ses dangers. — Théorie qui veut que l'hémorrhagie vienne du placenta, et méthode du détachement complet. — Marches, symptômes et pronostic du placenta prævia. — Théorie de l'auteur sur le placenta prævia, son traitement. — Tampon. — Perforation des membranes. — Détachement du placenta au pourtour de l'orifice (zone cervicale). — Dilatation du col avec les dilatations hydrostatiques. — Accouchement. — Série de propositions physiologiques au sujet du placenta prævia. — Propositions thérapeutiques. — Ce qu'on appelle hémorrhagie accidentelle.

Placenta prævia.

La théorie que j'ai énoncée pour la première fois, en 1847, dans la *Lancet*, développée en 1857, dans mes Leçons *Lettsomiennes*, et soutenue depuis lors, dans diverses publications, a été confirmée par mon expérience personnelle et par le témoignage d'un grand nombre d'observateurs éminents, anglais et étrangers. De cette théorie découlent des règles pratiques. Pour apprécier clairement les principes qui doivent nous guider dans la difficile tâche de la conduite d'un accouchement, dans les cas d'insertion vicieuse du placenta, il est utile de commencer par étudier la physiologie de ces cas. J'en ferai une description la plus courte possible, en n'insistant que sur les points qui ont une utilité pratique.

« Avant Levret et Rigby, il n'y avait aucune théorie quelque peu raisonnée de l'insertion vicieuse du placenta, le traitement était purement empirique, pour employer le mot de Celse. Quoique les accoucheurs, particulièrement Giffard et Portal, sussent que le placenta peut se fixer sur le col, la distinction entre les hémorrhagies qui dépendent de cette situation et celles qui sont produites par d'autres conditions n'était point clairement faite. Dans toutes les hémorrhagies graves de la grossesse, on employait, indistinctement et aveuglément la méthode de Mauriceau, Guillemeau et leurs successeurs. Cette méthode, appelée à juste titre *accouchement forcé*, consiste à introduire de face la main dans l'utérus, à saisir et à extraire l'enfant et l'arrière-faix, aussitôt que possible. Cette pratique était une grossière déduction des faits, qui montrent que généralement l'hémorrhagie s'arrête, quand le délivre est sorti, et que la perte continue jusqu'alors. Levret et Rigby, observant de plus près, saisirent mieux l'importance de l'insertion du placenta sur le col dans la production des hémorrhagies. Ils croyaient que, tant que le travail durait, l'hémorrhagie continuerait, et même irait en augmentant; ils en conclurent logiquement qu'il faut vider l'utérus au plus tôt. Rigby fit la distinction entre la conduite à tenir dans les hémorrhagies qui dépendent d'un placenta prævia, qu'il appelait *inévitables*, et dans celles qui sont produites par le détachement du placenta, fixé à sa place habituelle, qu'il appelle *accidentelles*.

« Dans le premier cas, dit-il, l'extraction manuelle du fœtus par « les pieds est absolument nécessaire, pour sauver la mère; dans « le second cas, il n'y a jamais à la faire ». Plus tard, il admit qu'on « peut avoir à intervenir dans les hémorrhagies accidentelles. » Presque tous les auteurs qui suivirent s'accordent à adopter la théorie et la méthode de Levret et de Rigby.

Voici l'opinion de Denman : « C'est une coutume, établie par « des autorités nombreuses et respectables, consacrée par le succès, « de délivrer artificiellement, dans tous les cas d'hémorrhagie « dangereuse, et de ne pas s'en remettre à la nature. Cette habi- « tude n'est plus suivie par le petit nombre; nous n'avons pas le « *droit* de la discuter; depuis près de deux siècles, elle a obtenu « l'approbation de tous les praticiens en réputation dans notre pays « et à l'étranger. »

La citation suivante d'Ingleby peut être prise comme l'expression de la théorie qui a été universellement acceptée jusqu'à notre temps : « et ainsi le placenta se détachera à mesure que le col se « dilatera, *jusqu'à ce que presque toute sa surface* soit séparée de

« l'utérus. De là, il suit évidemment que, quand le placenta est « fixé sur le col ou sur l'orifice, *totalement ou partiellement*, les « vaisseaux seront ouverts à mesure que le placenta se détachera, « et que le salut de la patiente dépendra de la version podalique ; « excepté peut-être dans deux cas particuliers, dans l'un desquels « la rupture des membranes est la seule chose que nous puissions « faire, et, dans l'autre, le meilleur traitement. Les contractions, « favorables dans les hémorrhagies accidentelles, *ne sont ni à désirer* « *ni à attendre*, à moins qu'elles ne soient assez fortes pour expulser « l'enfant, dans les hémorrhagies inévitables ; elles ne font que « rendre la perte plus abondante ; car, quoiqu'il faille un peu de « relâchement, il faut se rappeler que le développement du col, et « la dilatation de l'orifice interne détacheront, à mesure qu'ils « augmenteront, une plus grande partie du placenta, et que l'hé- « morrhagie sera renouvelée à chaque instant (1) : » Churchill (2) n'est pas moins affirmatif : « l'hémorrhagie, dit-il, est la consé- « quence obligée de la dilatation, qui rompt les attaches du pla- « centa à l'utérus ; et, plus le travail avance, plus le détachement est « grand, et l'hémorrhagie abondante. De ce fait il résulte que le « danger est beaucoup plus grand que dans les hémorrhagies acci- « dentelles, et que ce qui, pour elles, était un mode naturel de dimi- « nution, est ici une aggravation du mal, et ne peut être employé « comme remède. »

Aucune théorie ne pouvait être plus désespérante. La contraction est ce dont nous avons besoin, mais elle apporte avec elle le danger ! La dilatation du col est une condition obligée du travail ; mais l'orifice ne peut se dilater sans augmenter l'hémorrhagie ! La nature est coupable, elle est condamnée sans appel ; l'art doit prendre sa place.

Ceux qui ont adopté la théorie de Levret et de Rigby, conservèrent l'ancienne habitude de délivrer immédiatement à tout hasard ; l'accouchement forcé reçut la sanction de la science moderne. Mais les lois absolues ne subsistent pas longtemps sans être

(1) *Uterine Hemorrhagie*, 1832.
(2) *Theory and Practice of Midwifery*, 1855.

discutées, ou adoucies en pratique. Mauriceau avait déjà depuis longtemps reconnu que, dans quelques cas de présentation placentaire partielle, la rupture des membranes et l'évacuation des eaux suffisaient pour arrêter l'hémorrhagie. Plus tard, Puzos définit plus exactement les cas où la rupture des membranes était suffisante. Wigand et d'Outrepont évitaient le plus possible l'accouchement forcé, et se contentaient du tampon et de la rupture des membranes. Robert Lee (1) dit : « La version, qui est nécessaire dans tous « les cas de présentation complète (du placenta), ne l'est point dans « les cas plus nombreux, où le bord du placenta peut être senti, « sous les membranes, à travers l'orifice. Si le col n'est pas fort « dilaté, ce qu'il y a de mieux à faire c'est de rompre les membranes, « d'exciter vivement l'utérus avec de l'ergot, ou au moyen d'un « bandage, et de laisser le cas à la nature. »

Depuis Levret, dit Cazeaux, l'insertion du placenta sur le col a été considérée comme une cause inévitable d'hémorrhagie, dans les trois derniers mois de la grossesse et pendant le travail. Gardien dit que la perte est l'essence même de la grossesse, et surtout de l'accouchement.

Voici l'explication de l'hémorrhagie pendant la grossesse : Jusqu'au cinquième mois, le corps seul de l'utérus subit des modifications considérables : depuis ce moment, le col y participe ; il s'accourcit et sa base s'élargit ; le placenta, fixé au point où il est inséré, ne peut suivre la partie supérieure du col dans son élargissement ; les liens qui unissent le placenta à l'utérus se déchirent, et l'hémorrhagie est la conséquence de cette rupture. Cette doctrine, transmise traditionnellement, et acceptée sans discussion, est certainement fondée sur une erreur anatomique et physiologique. Stoltz, Rœderer, Weitbrecht, et Matthews Duncan (2), démontrent clairement que le col lui-même ne reçoit point l'œuf. J'ai maintes fois senti le canal cervical tout entier, fermé en haut par l'orifice interne, à la fin de la grossesse ; j'ai constaté ce même fait en disséquant des femmes mortes après l'accouchement. Si l'explication que je viens de rapporter était exacte, l'hé-

(1) *Lectures on the Theory and Practice of Midwifery*, 1844.
(2) *Researches in Obstetrics*, 1868, p. 243-273.

morrhagie serait beaucoup plus fréquente ; car cette expansion rapide du col, si elle était physiologique, serait constante, et l'utérus devrait se développer en s'éloignant du placenta.

Quant à l'hémorrhagie qui se produit pendant le travail, et qu'on attribue à l'expansion active du col, qui se détacherait du placenta, a-t-elle été observée en clinique ? Si vous réfléchissez à ce que vous avez observé, vous verrez que ce n'est vrai qu'en partie. C'est un fait indiscutable, que l'hémorrhagie, fréquemment du moins, commence avant la dilatation. La vraie explication, celle que je propose, est tout juste le contraire de celle qui est généralement admise. Quelle est la partie qui se développe le plus rapidement ? N'est-ce pas l'œuf, le placenta ? Le développement du col est secondaire, il est le résultat de l'excitation que lui imprime l'œuf. Le premier décollement du placenta vient d'un excès de développement du placenta sur celui du col, qui n'est pas destiné à l'insertion placentaire, et qui n'est pas fait pour vivre en paix avec le placenta. Les relations sont rompues, le placenta s'étend au delà, et l'hémorrhagie se produit. L'hémorrhagie est plus fréquente aux époques menstruelles qu'à tout autre moment, et n'a rien à faire directement avec le travail ; au moment des règles, le sang afflue vers l'utérus et le placenta, le gonfle, et le rend trop large pour la surface sur laquelle il est fixé, il se décolle sur les bords de l'orifice, et le sang s'écoule ; sous l'influence de l'irritation que produit ce détachement partiel, l'infiltration d'un peu de sang dans la substance même du placenta, et la présence de quelques petits caillots entre le placenta et la paroi utérine peuvent éveiller la contraction ; la zone cervicale, en se contractant, peut secondairement détacher une plus grande partie du placenta. Ce que je vais dire prouvera abondamment l'erreur de ceux qui croient que « le « placenta subira un décollement correspondant à la dilatation « croissante du col, jusqu'à ce que presque toute sa surface soit « séparée de l'utérus. » Le détachement n'ira jamais au delà de la zone cervicale.

Je viens d'avancer que le premier décollement du placenta est dû à l'excès relatif de développement et à l'hypérémie périodique du placenta ; la grossesse tubaire et la grossesse interstitielle appuient cette théorie. Comme la grossesse tubaire, la gestation dans le segment inférieur de l'utérus est une erreur de lieu ; toutes deux sont des gestations ectopiques ; dans les deux cas, l'œuf est greffé sur un tissu qui n'est pas fait pour le recevoir, qui ne peut pas se développer simultanément avec lui. Dans la grossesse tubaire, il arrive un moment où l'accroissement de l'œuf est si rapide, que la trompe, ne pouvant le suivre, se rompt. Cette rupture arrive ordinairement à une époque menstruelle, quand le développement de l'œuf est encore augmenté par un plus grand afflux sanguin. Dans un autre travail, j'ai attiré l'attention sur ce fait, que, avant la rupture du sac tubaire, il se produit souvent une perte sanguine ; ce qui prouve que l'œuf, gagnant de vitesse son *habitat,* s'en détache partiellement. C'est exactement ce qui se passe dans l'insertion vicieuse du placenta.

Revenons à notre sujet. La pratique la plus commune était encore de délivrer immédiatement ; on le faisait, et on le fait encore, sans s'occuper beaucoup de savoir si les parties sont préparées à subir une opération aussi sérieuse. Si impérieuse est la doctrine de l'hémorrhagie *inévitable* persistante, que la difficulté opposée par un col non dilaté est annulée par une hypothèse commode, qui affirme que les hémorrhagies rendent l'orifice aisément dilatable ; malheureusement, il n'en est rien. Les cas de lacération, d'hémorrhagies traumatiques fatales, provenant de déchirures du col, punitions de ceux qui passent de force leur main dans l'orifice supposé dilatable, abondent ; mais l'erreur est si enracinée, que je crois devoir éclairer un peu le sujet. D. Davis disait qu'il avait vu nombre de cas d'hémorrhagies fatales, sans la moindre dilatation. Il rapporte un cas d'abondante hémorrhagie, dans lequel l'orifice était peu dilaté, et aussi rigide que si la femme n'eût pas perdu de sang ; il provoqua l'accouchement ; la dilatation demanda quatre ou cinq heures ; des jumeaux vivants vinrent au monde ; au cinquième jour la malade fut emportée par une violente hémorrhagie. On ne trouva aucune rupture ; mais la pression longtemps maintenue pour introduire la main avait contusionné et enflammé les bords de l'orifice, qui avaient suppuré ; une portion du col, large comme une pièce de cinquante centimes, s'était gangrenée ; quand l'escarre s'était détachée, elle avait laissé une ulcération profonde, mis à découvert plusieurs artérioles, ce qui explique l'hémorrhagie.

« On a vu, dit Ed. Rigby (1), des cas où l'orifice avait été dilaté artificiellement, la version s'était effectuée très-bien, sans préjudice « pour l'enfant, l'utérus était parfaitement contracté, une hémorrhagie lente mais continue persista après l'accouchement, la malade s'épuisa graduellement, et succomba. A l'autopsie, Naegelé a « *invariablement* trouvé les bords de l'orifice plus ou moins déchirés. » Collins et d'autres rapportent des exemples du même genre. Le fait est que l'orifice est loin d'être dilatable, dans les cas d'insertion vicieuse ; au contraire. L'insertion du placenta amène une grande vascularité des parties, qui, ajoutée à leur développement musculaire imparfait au moment du travail, rend la dilatation particulièrement difficile et dangereuse. L'hémorrhagie causée par une déchirure n'est pas le seul danger à craindre. Un danger plus éloigné, mais presque aussi redoutable, est l'inflammation, la pyohémie. Quelques-uns des cas les plus graves de fièvre puerpérale que j'aie vus, ont été, selon moi, causés directement par la contusion des tissus vasculaires du col, produite par l'introduction forcée de la main, pour une insertion vicieuse. Je montrerai bientôt comment on peut presque toujours éviter de léser ainsi l'utérus.

Quelle est la source du sang? Plus tard parut une nouvelle théorie, fondée sur la physiologie. Levret croyait que le placenta fournit une partie du sang dans ces sortes d'hémorrhagie. Rawlins, d'Oxford (2), dit : « Il vient plus de sang des vaisseaux de la portion « détachée du placenta, que des vaisseaux utérins mis à nu. » Hamilton avait la même opinion, qui fut adoptée par Kinder Wood, Radford et Simpson ; ces auteurs n'acceptent pas cependant les raisonnements qu'on en tire. Simpson en conclut que, pour arrêter l'hémorrhagie, il faut détacher complétement le placenta. Radford, qui avait déjà adopté cette méthode, y avait été amené principalement parce qu'il avait observé que l'hémorrhagie cessait après la

(1) *System of Midwifery*, 1844.
(2) *Dissertation on the Obstetric Forceps*, 1793.

séparation spontanée et l'expulsion du placenta. C'est une ressource ajoutée à notre traitement du placenta prævia. Nous pouvons choisir entre l'accouchement forcé et le déplacement artificiel complet du placenta.

Je ne crois pas que cette hypothèse, suivant laquelle le sang viendrait du placenta, soit soutenue maintenant par aucun homme faisant autorité ; toutes les preuves qu'on peut invoquer à son appui ne sont que spécieuses. Dans mes *Leçons Lettsomiennes* j'ai fait remarquer que, dans les cas où l'hémorrhagie cessait sous l'influence d'un détachement spontané complet du placenta, c'est que ce détachement était dû à la contraction utérine, qui là, comme dans l'hémorrhagie *post partum*, agit par la constriction des vaisseaux utéro-placentaires. Il y a des cas où l'hémorrhagie ne s'est pas arrêtée après le détachement complet spontané ou artificiel du placenta ; c'est que l'utérus ne se contractait pas. W. et J. Hunter ont prouvé que le sang ne peut pas sortir en torrents brusques du placenta, en démontrant que la structure caverneuse du placenta maternel ne permet qu'un retour lent et uniforme du sang qui va des artères utéro-placentaires aux sinus. Mackensie a fait des expériences directes à ce sujet : 1° ayant ouvert l'utérus d'une chienne qui portait, et détaché le placenta, il vit que le sang coulait librement de l'utérus, et que ce sang était *artériel;* 2° ayant détaché partiellement le placenta sur une femme, il injecta du sang défibriné dans les artères hypogastriques ; il vit, là encore, que le sang coulait uniquement de l'utérus *et des artères utéro-placentaires ;* 3° il cite plusieurs faits observés par d'autres praticiens, lesquels prouvent que le sang qui coule dans un cas de placenta prævia est artériel.

On a vu souvent, dans des cas d'opération césarienne et d'inversion utérine, le sang couler directement de la surface utérine, que le placenta fût totalement ou partiellement détaché. Chowne a rassemblé un grand nombre de faits de ce genre. Je puis ajouter que le courant sanguin qui traverse lentement le placenta doit être bientôt arrêté par la coagulation ; c'est pour cela qu'on trouve toujours dure et imperméable la partie du placenta qui a été détachée.

Malgré toutes ces preuves, Simpson, s'en tenant à son hypothèse, croyait imiter la nature en détachant entièrement le placenta, pour empêcher le sang de s'y rendre, et par suite d'en sortir.

De quelle manière faut-il décoller complétement le placenta? La méthode classique est d'introduire, s'il le faut, la main entière dans le vagin, puis de passer deux doigts dans l'orifice et de détacher le placenta. L'objection que j'ai émise contre cette méthode est qu'elle est impraticable. Dans le plus grand nombre des cas, le placenta s'étend plus haut que l'équateur de l'utérus, il remonte souvent jusqu'au fond, les doigts ne sont pas assez longs pour parvenir jusqu'au bord supérieur du placenta dont le diamètre est de 229 à 254^{mm}, les doigts n'en ont que 76. Dans le plus grand nombre des cas où l'on a suivi la règle proposée, le placenta n'a pu être détaché complétement, et le succès n'a pu être attribué à une manœuvre qui n'a pas été exécutée. L'histoire de quelques cas, donnés comme exemples, prouve que le placenta n'a pas été entièrement décollé. Dans ces cas, l'enfant est venu vivant.

Nous savons que l'enfant ne peut survivre au détachement complet du placenta, que s'il sort immédiatement après, ce qui n'est pas possible dans les conditions supposées. Cette objection, si simple quand on la pose, n'a été soupçonnée par Simpson, et par ses élèves, que lorsque je l'ai élevée; Simpson n'a pas, que je sache, reconnu publiquement son erreur théorique et pratique; mais il m'a été dit qu'il admettait l'exactitude des idées que j'ai énoncées sur ce sujet.

Le décollement complet du placenta a été proposé, parce que, dit-on, on peut l'exécuter quand la dilatation ne permet pas encore de faire la version. Mais, si on ne peut l'exécuter sans passer toute la main dans l'utérus, c'est-à-dire sans introduire de force la main dans l'orifice non dilaté, comment cette manœuvre est-elle moins dangereuse que la version? N'est-il pas rationnel de penser que, puisqu'on a forcé le passage, il vaut mieux achever l'extraction de l'enfant, pour essayer de le sauver, aussi bien que le décollement du placenta. S'il en est ainsi, cette manœuvre n'est plus innocente, elle est même plus dangereuse que la version, qui n'exige pas l'introduction de la main dans l'utérus.

Mais on prétend que l'observation clinique prouve que l'hémorrhagie s'arrête après le détachement complet du placenta; cette observation est en partie exacte, en partie erronée. Les vraies observations sont celles où le placenta a été détaché et expulsé *spontanément*, avant la sortie de l'enfant, et elles sont peu nombreuses; elles n'autorisent point à conclure que le détachement complet *artificiel* du placenta sera suivi de l'arrêt de l'hémorrhagie. Il y a une distinction fondamentale entre les deux cas, au point de vue physiologique. Si le placenta se détache spontanément, c'est que l'utérus se contracte énergiquement; cette contraction arrête la perte. Quand on détache artificiellement le placenta, il peut, il doit y avoir des contractions insuffisantes, la perte continuera probablement. Il n'y a aucune vertu hémostatique dans le simple détachement du placenta, comme le prouvent les hémorrhagies après l'accouchement. Les observations sont donc exactes, mais elles sont mal interprétées. Le chirurgien, cherchant à imiter le décollement spontané, introduit, suivant la règle, deux doigts dans l'utérus, et croit qu'il a décollé complétement le placenta; il s'est probablement trompé, les doigts n'agissent qu'aussi loin qu'ils pénètrent, c'est-à-dire sur une surface de 76^{mm} de rayon, dont le col est le centre. L'opérateur a échoué, sans s'en douter, dans ce qu'il voulait; il a, sans le savoir, fait à peu près ce qu'il fallait. L'hémorrhagie s'arrête, il voit dans ce succès une preuve à l'appui de la théorie qui affirme que le décollement complet du placenta assure contre l'hémorrhagie; mais il n'a pas détaché le placenta, comme il le croit, il a seulement donné, sans s'en douter, une preuve à l'appui d'une théorie toute différente.

Je vais tâcher de donner une idée de ma théorie sur le placenta prævia, et sur les principes qui doivent nous guider dans son traitement. Les points capitaux de la physiologie de l'insertion placentaire se trouvent dans la figure 111. La surface interne de l'utérus peut être divisée en trois zones ou régions, par deux cercles parallèles à l'équateur. Le cercle supérieur peut être appelé le cercle polaire supérieur, au-dessus est le fond; c'est dans cette zone qu'a lieu l'insertion la plus normale du placenta, et que l'insertion ne donne pas lieu à des accidents. Le cercle inférieur est le cercle polaire inférieur; il sépare la zone cervicale de la zone du méridien.

La région du milieu (zone du méridien) comprend les côtés de l'utérus; si le placenta s'y fixe, il ne se décolle pas prématurément, mais il peut causer l'obliquité utérine et des positions transversales du fœtus, faire traîner le travail, être retenu, et amener une hémorrhagie *post partum*.

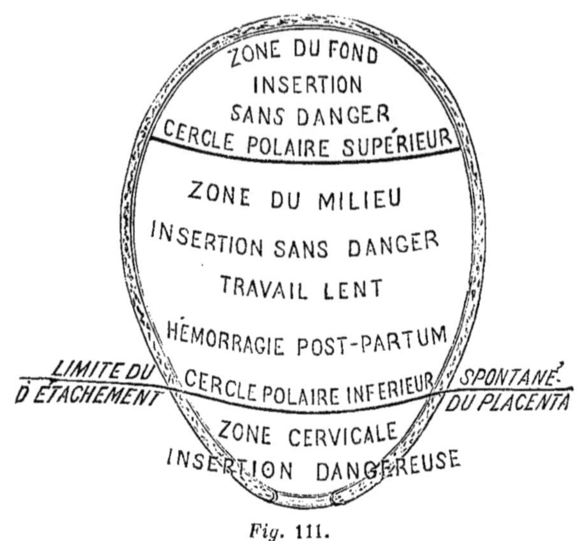

Fig. 111.

Au-dessous du cercle inférieur, se trouve la zone cervicale, sur laquelle l'insertion placentaire est dangereuse. Toute partie du placenta qui s'y insère peut se détacher prématurément, car l'orifice *doit* s'élargir pour donner passage à l'enfant; cet élargissement, qui amène une rétraction ou une diminution de la zone cervicale, ne permet pas au placenta d'y rester fixé. Dans toute autre partie de la matrice, il y a équilibre entre les limites contractiles du tissu musculaire et l'adhérence du placenta; équilibre qui n'existe pas dans la zone cervicale, dans laquelle la diminution de surface est trop rapide. Le cercle polaire inférieur est donc la ligne physiologique de démarcation entre l'insertion vicieuse et l'insertion latérale du placenta, c'est la limite *au-dessous* de laquelle le placenta se décolle spontanément et l'hémorrhagie se produit; *au-dessus* de laquelle ne se produit, ni le détachement spontané du placenta, ni l'hémorrhagie.

Quand la dilatation est assez avancée pour que la tête puisse passer, et que toute la portion du placenta qui était fixée à la zone cervicale s'en est détachée, et quand les contractions utérines ont arrêté l'hémorrhagie, le travail arrive à une période où il n'y a plus de complication dépendant de l'insertion placentaire ; la portion latérale du placenta reste adhérente à l'utérus, et sert à la respiration du fœtus ; le travail est, de tout point, un travail naturel. C'est là que tendent les efforts de la nature ; je l'ai vérifié maintes fois près d'un lit de misère. Les auteurs anciens et modernes rapportent de nombreux cas où elle y a réussi ; cependant ils n'ont pas interprété correctement les phénomènes. Si nous ne possédons pas plus d'observations de ce fait, c'est que les médecins, esclaves de la doctrine de l'hémorrhagie *inévitable*, craignent de laisser à la nature une occasion d'exercer ses forces. Le recours immédiat à l'accouchement forcé interrompt la marche physiologique du travail, nous ne pouvons plus l'observer.

Mercier semble avoir été si frappé de l'absence d'hémorrhagie, dans quelques cas, qu'il a écrit un essai intitulé : « Les accouchements où le placenta se trouve apposé sur le col de la matrice sont-ils constamment accompagnés d'hémorrhagie? (1) » Il croyait que les vaisseaux étaient dans un état de constriction qui s'opposait à l'écoulement du sang.

Moreau et Simpson croyaient que la mort de l'enfant, en arrêtant l'afflux sanguin du côté de l'utérus, expliquait l'absence d'hémorrhagie. Cette opinion peut être vraie jusqu'à un certain point ; mais je suis en mesure d'affirmer, à la suite d'observations répétées, d'abord que l'hémorrhagie se produit alors même que le fœtus est mort depuis longtemps, puisqu'il peut n'y avoir pas d'hémorrhagie, lors même qu'il naît vivant. Cazeaux dit aussi (2) : « L'hé-
« morrhagie qui a généralement été regardée comme inévitable dans
« ces circonstances, peut cependant ne plus se produire, même pen-
« dant le travail ; et la dilatation du col peut s'effectuer sans qu'il
« s'écoule une goutte de sang. »

Dans un appendice à mon ouvrage sur le placenta prævia, j'ai

(1) *Journal de Médecine*, vol. IV.
(2) *Traité d'accouchements*, 6e édition, 1862.

rapporté plusieurs cas, les uns cités d'après différents auteurs, les autres observés par moi-même, et qui prouvent ce fait. Ce fut en réfléchissant sur un cas de ce genre, que je vis en 1845, que j'ai imaginé ma théorie. Les cas racontés dans cet appendice prouvent l'erreur des explications admises jusque-là de la cause ou de la cessation de l'hémorrhagie ; ils montrent que la mort de l'enfant, la pression de la tête ou de toute autre partie du corps sur les surfaces saignantes n'y ont aucune part. Ils font naître dans l'esprit une forte présomption que l'hémorrhagie s'arrête quand, la limite physiologique que j'ai indiquée étant atteinte, l'utérus se contracte activement. Je suis cependant loin d'affirmer que la nature est toujours de force à remplir sa tâche ; elle en est souvent incapable. Il importe de connaître les causes de son insuffisance, car leur connaissance fournira le moyen d'y suppléer.

Il y a deux conditions qui accompagnent ordinairement une hémorrhagie causée par une insertion vicieuse. D'abord l'*utérus n'est pas mûr*. La perte se produit fréquemment avant le terme naturel de la gestation ; l'utérus est comme surpris, avant que son tissu soit développé, avant qu'il ait acquis son pouvoir contractile ; le tissu du col est peu disposé à céder.

La *perte de sang*, elle-même, qui diminue la force vitale, qui cause un choc et un état de prostration, est la seconde condition. Les actions isolées ou réunies de ces conditions produisent un travail sans force, des contractions faibles ou nulles ; l'hémorrhagie continue donc. On sent qu'on ne peut pas se fier à une force contractile qui s'écoule avec le sang. Il faut assister la nature et suppléer à son impuissance.

Je vais chercher à définir exactement la position du cercle polaire inférieur ; on peut marquer assez précisément sa place. Le segment inférieur de la matrice doit s'ouvrir assez pour donner passage à la tête, la mesure de la tête nous donnera donc exactement la dimension de la surface sur laquelle le placenta ne peut être fixé, sans que le passage de la tête ne le détache, c'est-à-dire de la zone cervicale.

La figure 112 montre la situation et l'étendue de cette zone. On peut se faire une idée très-exacte de la dimension de cette zone, de la manière suivante. On prend une tête de fœtus, et on fixe un anneau de caoutchouc autour de l'équateur du crâne. Cet anneau représente exactement l'orifice, quand il est complétement dilaté. Le col *doit* se dilater jusqu'à avoir cette dimension ; il n'est pas nécessaire qu'il s'élargisse davantage, et il ne s'ouvrira pas davantage. On a ainsi la limite entre la zone cervicale et la zone du milieu.

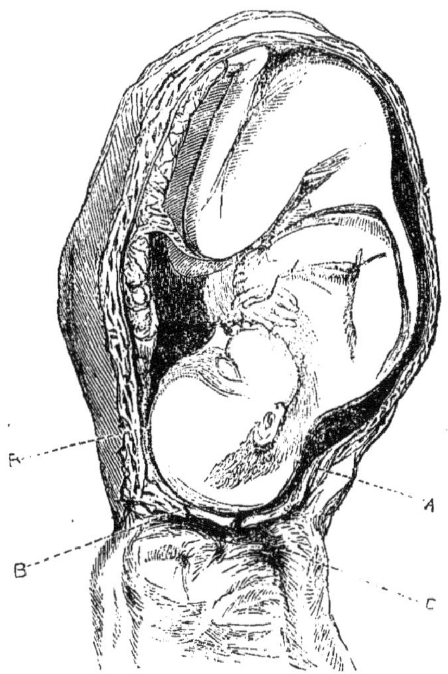

Fig. 112. — Placenta inséré sur un côté, jusqu'en AA, ligne limite entre la zone du milieu et la zone cervicale (*).

Si l'on mesure la distance de la protubérance pariétale à la grande circonférence de la tête, on aura la hauteur de la zone cervicale; cette distance, chez un enfant à terme, est de 76 centimètres environ. Si donc on décrit dans l'utérus un cercle, à 76 centimètres de distance du centre de l'orifice, on obtiendra le cercle polaire inférieur. Les doigts, introduits dans l'utérus, peuvent justement atteindre jusqu'à la circonférence de ce cercle.

(*) Le placenta descend jusqu'au point où l'orifice s'étendra quand il sera complétement dilaté, et reste ainsi tout juste dans les limites où son attachement ne court aucun risque. L'espace compris entre AA et BB est celui qu'occupera l'orifice, quand la dilatation sera complète.

On peut démontrer autrement la largeur de la zone cervicale, en examinant le placenta après sa sortie. La portion placentaire qui s'est présentée à l'orifice, est reconnaissable à ce que les membranes sont rompues tout auprès ; il est évident, comme l'ont dit Levret, Von Ritgen (1); et Hugh Carmichaël (2), que les membranes doivent se rompre ou être percées sur l'orifice, quand l'enfant le traverse; ainsi, en mesurant la distance de cette déchirure au bord inférieur du placenta, on aura exactement la distance du placenta à l'orifice. La partie du placenta qui a été décollée pendant le travail est infiltrée de sang extravasé qui forme un lambeau épais, ferme, noir, tout à fait distinct du reste du placenta, qui, s'étant développé au-dessus du cercle polaire inférieur, a conservé ses adhérences normales jusqu'après la sortie du fœtus. La surface de cette partie ecchymosée est exactement la même que celle de la zone cervicale. Je crois, cependant, que, en fait, la ligne de sécurité est atteinte avant la dilatation complète; j'ai remarqué que l'hémorrhagie s'arrête complétement, quand l'orifice a atteint le diamètre d'un verre à boire.

Nous pouvons maintenant examiner :

La *marche et les symptômes de l'insertion vicieuse du placenta.* Quand le placenta se développe entièrement ou en partie dans la zone cervicale, ses rapports avec la paroi utérine en ce point sont sujets à être troublés ; pendant toute la durée de la grossesse, l'insertion vicieuse peut causer des hémorrhagies. Il est fort probable que quelques cas d'avortements au troisième ou au quatrième mois, attribués à d'autres causes, ne sont dus qu'à l'implantation du placenta près du col. J'ai du moins reconnu fréquemment la structure placentaire dans la zone inférieure ; cependant, en général, on ne reconnaît l'implantation vicieuse que depuis la fin du cinquième mois. A ce moment, et depuis lors, la femme peut être prise subitement d'une perte abondante de sang très-liquide et très-rouge. Cet accident se produit souvent pendant que la femme se repose, même pendant la nuit, quelquefois dans la rue, loin de la maison, tant elle se doute peu de ce qui va lui arriver, quelquefois après un exercice inaccoutumé. Ces hémorrhagies se produisent ordinaire-

(1) *Monatssch. f. Geburtsk.*, 1855.
(2) *Dublin Quarterly Journal*, 1839-40.

ment en dehors de toute contraction utérine et souvent au moment qui correspond à l'époque des règles; elles reviennent fréquemment à des intervalles réguliers, de mois en mois. Il est indubitable que le désordre dans les rapports entre le placenta et l'utérus est amené par l'afflux du sang plus considérable qui se porte vers la matrice et le placenta, à ces époques. Quelquefois l'hémorrhagie s'arrête, et tout rentre dans l'ordre. Il se peut même que la femme aille à terme, ayant eu plusieurs récidives de l'hémorrhagie, et soit délivrée naturellement, et sans perdre beaucoup; mais, le plus souvent, le travail prématuré s'établira à la première ou à la seconde hémorrhagie. Le septième et le huitième mois sont les époques les plus critiques. L'écoulement sanguin ayant commencé, un peu de sang reste entre le placenta et l'utérus, la portion cervicale du placenta s'épaissit et s'indure, et excite la contraction. Une fois l'utérus en action, l'accouchement est à peu près inévitable.

Diagnostic. Si l'on examine au début de l'hémorrhagie, on trouve le col souvent à peine plus dilaté que chez les primipares; — c'est chez les primipares que l'insertion vicieuse du placenta est la plus fréquente; mais la portion vaginale est ordinairement plus épaisse qu'à l'ordinaire. Le doigt introduit dans le col ne rencontre pas la tête ou la partie qui se présente, surtout si le placenta est inséré sur le centre; le ballottement est difficile à percevoir, mais on sent le placenta mou et spongieux, ou un caillot. Le col est souvent douloureux au toucher, et la femme ressent souvent de la douleur dans le segment inférieur de l'utérus, du côté où le placenta est fixé. Levret dit que l'utérus, au lieu d'être arrondi, est aplati, et divisé en deux loges, comme dans une grossesse gémellaire, mais les deux côtés ne sont pas symétriques, et la matrice est d'une forme irrégulière; dans les premiers mois, la femme s'est aperçue d'un gonflement dur et douloureux d'un côté. Gendrin dit qu'on peut sentir, sur le col, une pulsation qui n'est pas isochrone avec le pouls maternel. L'auscultation, comme l'ont démontré Hardy et Mac Clintock (1), déterminera souvent la place qu'occupe le placenta.

On enseigne généralement que, dans l'hémorrhagie accidentelle, la perte s'arrête pendant les douleurs, tandis que, dans les cas d'in-

(1) *Practical Observations.*

sertion vicieuse du placenta, elle continue dans leur intervalle, et augmente beaucoup pendant les contractions. Rien n'est plus trompeur que cette distinction, Leroux l'a fait remarquer : l'acte hémorrhagique est diastolique ; l'hémorrhagie *visible* est systolique ; le sang épanché auparavant étant ensuite expulsé par la contraction, l'acte hémostatique est systolique. Au début du travail, il n'y a souvent, dans l'insertion vicieuse, aucune douleur ; à mesure que le travail progresse, les contractions arrêtent souvent la perte.

Variétés du placenta prævia. La définition physiologique précise de l'insertion vicieuse du placenta est : l'attachement d'une portion placentaire sur la zone orificielle de l'utérus. Une partie de cette zone, ou la zone entière, peut être couverte par le placenta. Le placenta peut descendre jusqu'à l'orifice interne, c'est *un placenta prævia partiel;* s'il recouvre l'orifice interne, c'est un *placenta prævia central.*

Pronostic. On dit souvent que le placenta prævia partiel est plus dangereux que le placenta prævia central, c'est quelquefois vrai, mais on ne peut sans danger fonder aucune règle pronostique ou thérapeutique sur ce fait. Collins dit : « J'ai vu des hémorrhagies aussi abondantes quand une portion seulement du bord placentaire était détachée, que lorsque tout le placenta était séparé. » Mon expérience confirme pleinement cette observation.

Trois questions se présentent : 1° Quel est le danger immédiat pour la femme ? 2° Quel est le danger secondaire ? 3° L'accouchement se fera-t-il comme il a commencé, ou les accidents disparaîtront-ils ?

1° Le choc et la perte de sang exposent la malade à un danger immédiat et sérieux, si l'hémorrhagie est abondante, si le col ne se dilate pas, si la délivrance ne se fait pas bientôt, aidée ou non, mais en tout cas suivie, par la contraction. Toutes les fois que la perte est rapide et abondante, et que la patiente en est affaiblie, il y a indication positive de renoncer à la prolongation de la grossesse, et d'accélérer la délivrance.

2° Les dangers éloignés, une fois le péril immédiat de l'hémorrhagie écarté, sont dus à l'anémie. Les effets secondaires de l'hémorrhagie sont : la malnutrition, des désordres nerveux ; les blessures qu'a subies le col pendant l'accouchement, la contusion, la déchirure disposent à l'inflammation, à la septicémie produite par la nécrose des tissus voisins des vaisseaux utéro-placentaires restés béants ; la phlegmasie blanche n'est pas rare, elle a souvent un caractère grave, mortel même, et se complique de septicémie ; toutes les formes de fièvre puerpérale sont plus communes après le placenta prævia ; les déchirures du col amènent des hémorrhagies secondaires, enfin, il y a à craindre l'involution imparfaite de l'utérus, la métrite chronique du col.

En 1864, j'ai repassé mes notes : sur 69 cas d'insertion vicieuse du placenta, j'ai eu 6 morts, c'est-à-dire 1 sur 11 ½, beaucoup moins que la statistique ordinaire ne donne. Mais on ne peut tirer aucune conclusion raisonnable des tables générales de statistique, car elles sont formées de matériaux hétérogènes, et ne méritent aucune confiance. Sur les 6 femmes qui ont succombé, 1 est morte de pyohémie trois semaines après l'accouchement, 1 est morte en peu de jours de pyohémie à la suite de l'accouchement forcé, fait par un praticien qui se vantait de sa prestesse dans ces cas ; 2 étaient mourantes, quand je fus appelé auprès d'elles ; 1 est morte d'épuisement (elle avait eu onze enfants), 1 est morte de fièvre puerpérale, aggravée par des mauvais traitements.

Je suis certain que, si on pouvait toujours voir les femmes au début de l'hémorrhagie, et si on les traitait d'après les principes que j'ai indiqués, on pourrait réduire la mortalité à fort peu de chose. Dans les cas dont je viens de parler, j'ai eu une série de 29 cas de succès, sans une mort.

3° L'accident se terminera-t-il par l'accouchement ? Si l'hémorrhagie est modérée, si le col ne se dilate pas, s'il y a peu ou point de contractions, il est probable que les relations utéro-placentaires sont assez peu troublées pour ne pas s'opposer à la continuation de la grossesse. Souvent le médecin, guidé par son estimation des forces de la patiente, l'époque de la grossesse, et l'urgence, absolue ou relative, des symptômes, peut se décider à accélérer le travail. En règle générale, si la grossesse date de plus de sept mois, il sera sage, je crois, de terminer l'accouchement, car l'hémorrhagie suivante peut être fatale ; nous ne pouvons prévoir quand elle arrivera, et quelle sera sa gravité, et, quand elle se présentera, nous n'aurons peut-être rien à faire que de regretter de n'avoir pas agi pendant que nous le pouvions.

Pronostic pour l'enfant. Il dépend beaucoup de la manière dont on dirige le travail. Quoi qu'on fasse, le péril que court l'enfant est grand, si grand, que Simpson et Churchill pensent que l'espoir de sauver l'enfant ne doit guère influer sur la conduite du médecin. Je ne puis pas aller aussi loin ; sans doute, l'enfant est souvent mort avant qu'on puisse rien faire ; il succombe à l'asphyxie causée par la perte de sang de sa mère ; le sang maternel, destiné à l'hématose du sang du fœtus, lui arrive en trop petite quantité et trop faiblement pour sa respiration. De plus, le fœtus n'est souvent pas à terme, souvent pas viable ; fréquemment il se présente en travers, fréquemment le cordon fait prolapsus, enfin l'enfant a à courir tous les dangers de l'accouchement artificiel. Exposé à tous ces périls, il n'est pas surprenant que le fœtus succombe souvent. Mais le fait demeure, qu'un grand nombre d'enfants naissent vivants, et il est certain que l'on peut diminuer ou écarter quelques-uns des périls auxquels il est exposé, sans ajouter aux dangers de la mère, et même en multipliant ses chances. Sur 62 cas d'insertion vicieuse du placenta que j'ai vus en 1864, mais qui n'ont pas été traités d'après ma méthode, 33 enfants sont venus vivants. J'ai la conviction qu'on peut obtenir un résultat plus favorable, si l'on emploie, dès le début de l'hémorrhagie, un traitement convenable. Le décollement complet du placenta avant la sortie de l'enfant lui est presque nécessairement fatal ; l'accouchement forcé est presque aussi périlleux. La méthode que je recommande donne autant de chances que possible à l'enfant, tout en assurant autant que faire se peut le salut de la mère.

Traitement du placenta prœvia.

La conduite à tenir varie suivant la nature des cas, et les cas sont très-divers. J'ai déjà dit un mot de la distinction faite par les auteurs entre les présentations placentaires totales et partielles, et indiqué que des règles différentes s'appliquent aux deux ordres de cas. On enseigne généralement qu'il y a moins de danger dans les présentations partielles, et que l'intervention a besoin d'être moins active. C'est exact en général, mais j'ai souvent vu les hémorrhagies les plus graves accompagner une présentation partielle, et exiger un traitement aussi actif qu'aucune présentation centrale. Je crois que la division suivante est plus pratique :

A. Cas d'insertion vicieuse, centrale ou non, avec contractions utérines, et dilatation spontanée ;

B. Cas dans lesquels la contraction est absente, avec ou sans dilatation.

La première question, avons-nous vu, est de décider si l'on peut laisser continuer la grossesse. Si la grossesse ne date que de cinq ou six mois, si l'orifice n'est pas dilaté, s'il n'y a pas de douleurs, et que l'hémorrhagie soit modérée, nous pouvons attendre ; mais il faut veiller attentivement. Si l'hémorrhagie est quelque peu abondante, s'il y a quelques contractions, peu importe l'époque de la grossesse, il faut agir aussitôt, et accélérer le travail. Par-dessus tout, ne vous fiez pas à ces moyens conventionnels sans force ; tenir la femme couchée, dans une chambre fraîche, avec des applications froides sur la vulve, employer les acides minéraux, l'acétate de plomb, sont des moyens insignifiants en présence d'un cas sérieux, qui ne font rien en général, et qui, toujours, prennent un temps précieux. Le grand hémostatique est la contraction utérine, il faut donc chercher à l'éveiller. Quoique l'économie ait encore toutes ses forces, l'utérus n'agit pas toujours bien, surtout dans un travail avant terme, tant qu'il est distendu ; il suffit souvent de percer les membranes, pour éveiller la contraction ; il s'écoule un peu d'eau, l'utérus s'affaisse légèrement, et, diminuant de volume, agit avec avantage. Le travail étant actif, le col s'ouvre promptement, le placenta se détache de la zone cervicale, les vaisseaux utérins béants sont fermés par la contraction des tissus qui les entourent, et par la pression de la tête qui progresse, et l'hémorrhagie cesse d'elle-même.

1° La *ponction des membranes* est la première chose à faire dans tous les cas d'hémorrhagie assez abondante pour caûser de l'inquiétude, avant le travail. *C'est le remède le plus efficace en général, et on l'a toujours à sa portée.* La patiente étant couchée sur le côté gauche, on introduit un doigt dans l'orifice, pour guider un stylet, une plume d'oie, ou un dard de porc-épic sur les membranes, pendant qu'on appuie extérieurement sur l'utérus.

2° En même temps *appliquez un bandage serré sur le ventre*, il excite la contraction et, en poussant l'enfant vers l'orifice, il accélère la dilatation et modère l'hémorrhagie.

3° La ponction des membranes suffit souvent à elle seule ; mais, si l'hémorrhagie continue, surtout si la patiente paraît épuisée, le col n'étant pas dilaté, on peut employer le *tampon*. La meilleure méthode consiste à tamponner le col, comme je l'ai dit, ce qui dilatera l'orifice, et préparera la voie pour la suite des manœuvres. Les divers tampons vaginaux, le mouchoir de soie, le lint, l'étoupe, et même le colpeurynter de Brawn sont des aides perfides, qui demandent une surveillance attentive. Ne vous endormez pas dans la fausse assurance que, le vagin étant bien rempli, l'hémorrhagie cessera. Le tampon, dont l'introduction a causé tant de douleur à la parturiente, sera bientôt comprimé et réduit de volume, le sang passera au delà, ou s'accumulera autour et au-dessus, et la source de la vie s'écoulera sans que vous le soupçonniez. Ne laissez jamais une patiente plus d'une heure avec un tampon dans le vagin. Tâtez son pouls fréquemment, examinez sa figure ; assurez-vous qu'il ne s'écoule pas de sang, enlevez le tampon au bout d'une heure, et voyez si le col se dilate. S'il s'ouvre, et que l'hémorrhagie se soit arrêtée, fiez-vous à la nature, sans cesser votre surveillance. Il se peut que le travail continue spontanément, et se termine par la naissance d'un enfant vivant.

4° Vous ne devez cependant pas vous étonner que l'hémorrhagie continue, que le col ne se dilate pas, et que le travail ne marche pas. Vous avez assez attendu, le temps est venu d'agir plus directement. Allez-vous faire l'accouchement forcé ? Rappelez-vous ce que j'ai dit des dangers de cette méthode. Il y a deux moyens d'arriver à votre but, sans violence, avec plus de certitude, et moins de danger pour la mère et l'enfant.

Quel est le but que vous vous proposez ?

Arrêter immédiatement l'hémorrhagie, et vous assurer contre son retour. Pour cela, il faut faire contracter l'utérus ; pour y arriver, il faut obtenir la dilatation du col, puis la terminaison du travail.

La première difficulté est d'*obtenir la dilatation;* cela exige un peu de temps. Pouvons-nous faire en même temps quelque chose pour modérer la perte ? Si l'explication physiologique que j'ai donnée de l'insertion vicieuse du placenta est exacte, on peut espérer qu'en accélérant *le décollement de toute la portion placentaire fixée sur la zone cervicale*, nous dépasserons plus tôt la période dangereuse. Si nous y réussissons, nous obtenons d'autres avantages. Nous enlevons un obstacle mécanique à la dilatation, et nous diminuons les risques de déchirure du placenta, laquelle a grande chance de se produire avec les méthodes ordinaires et dans la version, et qui ajoute au danger que court l'enfant.

Voici comment il convient d'opérer : introduisez la main dans le vagin, portez un ou deux doigts aussi loin que possible entre le placenta et l'utérus, faites leur décrire un cercle autour de l'orifice, de façon à décoller le placenta aussi loin qu'ils pénètrent ; si vous sentez le bord du placenta, ouvrez largement les membranes à ce niveau, surtout si elles ne sont pas encore déchirées ; assurez-vous, si vous le pouvez, de la position du fœtus, avant de retirer votre main. En général, après cette opération, le col se retire un peu, et *souvent l'hémorrhagie cesse.* Vous avez donné à la patiente le temps de se remettre du choc produit par la perte, et de rassembler ses forces pour les manœuvres suivantes.

Si, le col étant maintenant débarrassé de ses adhérences, la pression d'un bandage serré, l'ergot ou les stimulants peuvent exciter la contraction assez pour engager la tête, il n'y a que peu de chance de retour de l'hémorrhagie ; vous pouvez laisser la nature compléter la dilatation et terminer l'accouchement. Le travail, dégagé de sa complication placentaire, est devenu normal.

5° Mais, si l'utérus reste inerte, l'hémorrhagie peut ne pas s'arrêter, il faut alors recourir *à la dilatation artificielle.* Introduisez le plus large de mes dilatateurs, gonflez-le doucement et graduellement avec de l'eau, observant avec le doigt l'effet de cette pression excentrique ; quand le sac est complètement distendu, laissez-le en place une demi-heure ou une heure. Pendant ce temps, l'hémorrhagie est ordinairement suspendue ; probablement la partie intra-utérine du sac presse sur les ouvertures béantes des vaisseaux ;

certainement l'orifice cède, ce qui bouche les vaisseaux; sous l'effet de cette pression par en bas, exercée par le dilatateur, et de la pression par en haut, exercée par le bandage, le contenu de l'utérus est appliqué exactement sur les parois de la matrice, presse sur les vaisseaux du col, et l'organe entier est excité à la contraction. Leroux, ayant observé que l'hémorrhagie se produit pendant la diastole utérine, fait tenir la malade *debout* pendant le relâchement de l'utérus, afin de maintenir sur le col la pression du contenu de la matrice; il rapporte un cas où ce procédé lui a parfaitement réussi. Quand vous avez obtenu ce résultat, si l'orifice est largement ouvert, vous pouvez retirer le dilatateur. Vous devez cependant vous assurer si la nature peut accomplir sa tâche. Si les contractions continuent, si la tête se présente, le travail est devenu normal, et peut être laissé à lui-même. Vous devez pourtant veiller attentivement.

Si la contraction est insuffisante, si l'hémorrhagie continue, si c'est une autre partie que la tête qui se présente, — ce qui arrive fréquemment dans les présentations du placenta, — nous devons intervenir, nous devons faire ce que la nature est impuissante à faire, délivrer. La délivrance se fait par l'extraction d'une jambe et par des tractions, ce qui n'exige presque jamais l'introduction de la main dans l'utérus; la méthode bipolaire trouve dans ce cas une de ses plus heureuses applications; elle évite le danger et la difficulté de l'introduction de la main, à travers un orifice incomplétement dilaté, et des tissus imparfaitement développés et trop vasculaires. Quand vous avez saisi une jambe, vous devez la tirer doucement pour amener la moitié du siége dans l'orifice. Réglez vos tractions de façon à faire passer le tronc avec le minimum de force nécessaire. Pendant que l'accouchement marche ainsi, l'hémorrhagie est généralement arrêtée. Une extraction rapide violente un peu les tissus et produit un choc nerveux. Une extraction faite avec douceur, donnant à l'orifice le temps de se dilater graduellement, ne présente pas ce danger.

Aussitôt que l'enfant est né, resserrez le bandage; et, s'il n'y a pas de perte, donnez trois ou quatre minutes à l'organisme pour se reprendre, avant d'essayer l'extraction du placenta. Si l'hémorrhagie revient, et que le placenta ne vienne pas sous l'influence d'une traction modérée, il faut introduire la main pour aller le détacher. En général, la portion placentaire insérée sur la zone du milieu n'est pas difficile à détacher. Examinez attentivement le placenta, pour voir s'il est entier. Dans tous les accouchements, le col, ayant subi une grande distension et ayant été contusionné par le passage du fœtus, et étant pourvu de moins d'éléments contractiles que le reste de l'utérus, peut rester quelque temps paralysé. Cet état risque davantage de se produire dans les présentations placentaires, et il est doublement dangereux, à cause de l'état du col ; c'est là une raison de plus pour épargner le col le plus possible. Il est fort utile de badigeonner largement le col avec une solution de perchlorure.

On peut réunir les faits principaux relatifs à l'insertion vicieuse du placenta dans la série suivante de propositions physiologiques et pathologiques. Dans les *Obstetrical Transactions*, et dans d'autres journaux, j'ai publié des cas à l'appui de ces propositions.

I. *Série de propositions physiologiques.*

1° Pendant le travail, dans les cas d'insertion vicieuse du placenta, il y a un moment où l'hémorrhagie s'arrête spontanément.

2° Cet arrêt ne dépend pas du détachement complet du placenta, ni de la mort du fœtus, ni d'une syncope de la mère, ni de la pression exercée, sur les vaisseaux béants du col, par la partie qui se présente ou par la poche des eaux.

3° La cause constante de cet arrêt physiologique est la contraction utérine.

4° Cet arrêt ne dure que jusqu'à ce que toute la portion du placenta fixée sur la zone cervicale soit complétement détachée, car cette portion doit nécessairement se décoller pendant la dilatation.

5° Quand ce décollement est complet, il n'y a pas de raison pour qu'il se produise un détachement plus étendu ou une hémorrhagie, jusqu'après la naissance du fœtus ; alors, mais pas avant, le reste du placenta, fixé aux zones du milieu et du fond de l'utérus, se détache, comme dans l'accouchement normal.

6° La déchirure faite dans le sac amniotique par le passage de l'enfant, correspondant nécessairement à l'orifice cervical, marque le point où le placenta était attaché à l'utérus ; ainsi, dans les présentations partielles du placenta, cette déchirure est ordinairement près du bord du placenta (Levret).

7° L'insertion du placenta sur le segment inférieur et postérieur de l'utérus est une cause fréquente de présentation transversale (Levret).

8° Dans les cas de présentation partielle du placenta, lorsqu'un bord du placenta se trouve proche de l'orifice interne, le cordon est en général inséré près de ce bord, ce qui explique la fréquence du prolapsus du cordon dans les cas de placenta prævia (Levret).

9° L'adhérence du placenta au col utérin gêne la dilatation, et ralentit la marche de l'accouchement.

10° L'inflammation de l'utérus, surtout du col, suit fréquemment l'accouchement dans les cas de placenta prævia. Un des buts de la nature, en fixant ordinairement le placenta au fond et sur les côtés de l'utérus, est de préserver les parties, rendues très-vasculaires par leur rapport avec le placenta, de la distension et de la pression que leur fait subir le passage de l'enfant.

II. *Série de propositions thérapeutiques.*

1° L'hémorrhagie la plus abondante se produit en général *au début* du travail, quand le col commence à s'ouvrir. Le col est toujours très-vasculaire à cause de son voisinage du placenta ; il est fréquemment très-rigide dans cette période. Toute tentative pour passer la main de force à travers l'orifice, à ce moment, soit pour détacher complétement le placenta, soit pour faire la version au risque de blesser la matrice ; et les tractions pour extraire l'enfant, lors même qu'il n'a pas été nécessaire d'introduire la main, donnent au fœtus peu de chance de vie, et exposent la mère.

2° Le détachement total du placenta n'est pas nécessaire pour assurer l'arrêt de l'hémorrhagie ; il n'est donc nécessaire ni de détacher complétement le placenta avant la naissance du fœtus, ni, sauf dans les présentations transversales, de faire l'accouchement forcé, dans le but de détacher tout le placenta, après la naissance.

3° Puisque la zone cervicale doit s'ouvrir pour donner passage au fœtus, et puisque le début de cette dilatation peut causer une hémorrhagie, il est utile d'accourcir autant que possible ce stage du travail.

4° Dans les cas où l'accouchement paraît imminent, lorsqu'il y a hémorrhagie, et que le col est encore fermé, le tamponnement, et une dose d'ergot favorisent la dilatation, et l'arrêt de l'hémorrhagie.

5° Dans les présentations transversales, qui peuvent gêner les contractions régulières, nécessaires à l'arrêt de l'hémorrhagie, il faut délivrer aussitôt que l'état du col le permet.

6° Dans quelques cas, les moyens qui excitent la contraction utérine : l'ergot, la rupture des membranes, un purgatif, le galvanisme, suffisent pour arrêter la perte.

7° Dans les cas où le col n'est que peu dilaté, — large comme une pièce de 5 francs, — si l'on sent le placenta détaché de la zone cervicale, et que l'hémorrhagie ait cessé, il n'y a plus à intervenir, le travail est devenu normal.

8° Au moment critique, lorsque le détachement total du placenta et l'accouchement forcé sont impossibles ou dangereux, le décollement de la partie du placenta qui est fixée à la zone cervicale, fait avec un seul doigt, est facile et ne présente pas de danger.

9° Le décollement manuel de la portion du placenta qui est fixée sur la zone cervicale dégage immédiatement l'orifice interne des adhérences qui gênent la dilatation régulière, favorise l'arrêt de l'hémorrhagie, et fait rentrer le travail dans la règle.

10° L'utérus, avant terme, paralysé par la perte de sang, ne peut guère agir assez vivement pour achever l'accouchement ; il est donc souvent utile de l'aider par la dilatation artificielle ; celle que donnent les dilatateurs hydrostatiques est rapide et sans danger.

La conduite à tenir, après l'extraction du placenta, rentre dans les règles ordinaires de l'hémorrhagie après l'accouchement, et sera discutée dans la leçon prochaine.

Ce qu'on appelle hémorrhagie accidentelle.

Quand le placenta se développe dans les régions normales, sur la zone du fond ou du méridien, il peut survenir une hémorrhagie à un moment quelconque.

J'ai traité des hémorrhagies des six premiers mois dans l'article Avortement, mais plusieurs des causes qui amènent l'avortement, peuvent agir pendant les derniers mois de la grossesse. Les hémorrhagies des trois derniers mois ont été divisées par Rigby l'ancien en « inévitables » et « accidentelles » pour distinguer celles qui dépendent de l'insertion placentaire sur le col d'avec les autres. Cette distinction est arbitraire, elle n'est point philosophique ; mais on l'a adoptée chez nous, à cause qu'elle est commode ; la commodité, là, comme un peu partout, est obtenue au prix de la vérité. J'ai montré que le mot « inévitable » est beaucoup trop absolu ; le mot « accidentel » est très-malheureux. Je doute que l'hémorrhagie du placenta prævia soit plus inévitable que celle qu'on nomme accidentelle. Pourquoi faut-il appeler « accidentelle » une hémorrhagie causée par un décollement spontané du placenta, amené lui-même par une maladie ou une émotion dont nous ne savons rien, — rien de plus, que de l'existence du placenta prævia, — jusqu'à ce que le symptôme hémorrhagie se soit produit ?

Nous conserverons le mot, seulement comme une formule arbitraire, pour le distinguer de l'hémorrhagie causée par l'insertion vicieuse.

Il y a cependant une bonne raison clinique pour étudier les hémorrhagies des trois derniers mois de la grossesse, à part de celles causées par une insertion vicieuse, à part de celles des premiers mois. A mesure que la fin de la grossesse approche, les rapports du placenta avec l'utérus changent, leur adhérence devient moins intime ; des causes légères les séparent prématurément, et une circonstance de laquelle dépendent la gravité et la signification des hémorrhagies de cette époque, — la facilité de la rétention complète ou partielle du sang extravasé dans l'utérus, — est presque sans exemple dans la première moitié de la grossesse. Cette importante distinction est sans doute due aux définitions de Rigby. La distinction pathologique et les indications cliniques qui en découlent sont à peine entrevues par les auteurs français et allemands.

L'hémorrhagie des derniers mois dépend uniquement d'un détachement du placenta, de sorte que le sang sort des vaisseaux utéro-placentaires rompus et mis à nu ; cela s'applique aussi bien au cas où le placenta est fixé sur le fond de l'utérus, qu'au cas où il est fixé sur la zone inférieure.

Les *causes immédiates du détachement du placenta* sont : 1° Les contractions utérines, qui troublent et rompent les rapports de surface du placenta avec l'utérus ; 2° un afflux excessif et surtout soudain de sang vers l'utérus et le placenta ; 3° une violence extérieure.

1° Vers la fin de la grossesse, les fibres musculaires utérines se développent rapidement, et la contractilité s'accuse de plus en plus ; de là vient la fréquence du détachement placentaire à cette époque ; des causes qui, jusque-là, avaient été innocentes, vont pouvoir exciter la contraction. La main, surtout si on l'applique froide sur l'abdomen, peut sentir un mouvement analogue à la contraction péristaltique de l'intestin.

La plus petite extravasation entre l'utérus et le placenta amène une contraction plus forte ; la surface de séparation s'agrandit, et une plus grande quantité de sang s'extravase. Tout état morbide du placenta, comme la dégénération graisseuse ou calcaire, les masses fibrineuses, qui rompent l'homogénéité de sa structure, augmente la disposition à la séparation. Un placenta malade ne s'adaptera pas aux mouvements de la paroi utérine, ne pourra pas suivre ses ondulations, aussi bien qu'un placenta sain (1). La mort du fœtus peut aboutir, de deux façons, au détachement placentaire : d'abord, la régression du tissu placentaire relâche l'adhérence du placenta ; secondement, l'utérus est excité à la contraction, comme il le serait par un corps étranger.

Gendrin donne du mécanisme du détachement placentaire l'explication suivante : Les fibres musculaires utérines sont disposées

(1) V. le mémoire de l'auteur : *Fatty Degeneration of the Placenta. Med. Chir. Trans.*, 1853.

en deux couches, l'une interne et l'autre externe. Les rapports de ces deux couches avec la couche vasculaire expliquent l'influence qu'elles ont sur la production de l'hémorrhagie. Quand il se produit une contraction spasmodique, le plexus vasculaire intra-pariétal étant pressé inégalement, il doit s'écouler du sang en quelque point du disque placentaire ; de là, une congestion partielle, qui peut causer une rupture de quelque rameau veineux. Les contractions, en formant un *godet* sur la surface utérine, tiraillent nécessairement les connexions utéro-placentaires, et peuvent amener leur rupture.

2° La seconde cause peut agir indépendamment de la première, mais son action est augmentée par l'existence de la première. Une émotion amène une contraction utérine ; elle est aussi une cause puissante d'afflux sanguin vers l'utérus. La tension subite des vaisseaux, augmentée ou non par la contraction de la couche musculaire, se soulage par un épanchement de sang entre l'utérus et le placenta. Kiwisch a observé que le détachement ne suit pas toujours immédiatement un trouble nerveux, et que l'hémorrhagie ne se montre quelquefois qu'au bout de quelques heures, de quelques jours même. J'expliquerai ce fait en supposant qu'une petite extravasation se produit tout de suite, qui irrite l'utérus, et amène plus tard une contraction plus étendue. Les vaisseaux utéro-placentaires sont extrêmement délicats ; ils constituent le point le plus faible du système circulatoire. Quelquefois l'extravasation se produit dans le placenta lui-même ; c'est une apoplexie placentaire, qui amènera un décollement. Un sang aqueux, dégradé, est une cause fréquente d'accidents de ce genre. L'hémorrhagie, avec le détachement du placenta, est fréquente dans la variole, la scarlatine, la fièvre typhoïde, l'atrophie aiguë du foie, la leucocythémie.

3° Toute violence peut amener les mêmes résultats. Une violence directe, qu'on regarde comme la cause la plus commune, agit d'une manière bien aisée à comprendre. Un coup, même s'il ne porte pas directement sur le point d'attachement du placenta, peut, par contre-coup, et en agitant la paroi utérine, en la faisant contracter, détacher le placenta. Les mouvements fœtaux sont quelquefois suffisants pour exciter la contraction. Dans quelques cas, j'ai soupçonné le coït. On a vu des cas où le placenta a été détaché à la suite de vomissements, d'efforts de défécation, de toux, du soulèvement de corps lourds, d'un lavage au cuvier, et d'efforts de ce genre, qui peuvent agir non-seulement par la secousse, mais aussi en produisant une hypérémie utérine. On a cependant fort exagéré, je crois, l'action de la violence.

Causes prédisposantes. — Cette séparation prématurée du placenta se produit rarement chez les femmes jeunes et robustes ; elle est commune surtout chez les femmes aux environs de quarante ans, multipares, usées par la maladie et la pauvreté, dont les organes sont mal nourris, manquent de tonicité, et tendent à l'atrophie et à la dégénération ; bref, elle affecte la même classe de femmes que la rupture utérine. J'ai trouvé dans un cas la dégénérescence graisseuse du cœur.

Quelques maladies prédisposent à l'hémorrhagie, ainsi : la variole, l'albuminurie (Blot), la leucocythémie (1), l'atrophie aiguë du foie. Si une femme grosse est affectée de l'une de ces maladies, — et les trois dernières sont communes pendant la grossesse, — il y a grand risque d'une extravasation sanguine hors des vaisseaux utéro-placentaires, les plus délicats du système vasculaire.

Dans ces causes prédisposantes, se trouve une cause des raisons du grand danger qui accompagne ces accidents. Une seconde cause se trouve dans le fait que l'hémorrhagie est souvent entièrement ou partiellement *interne ;* le décollement se produisant en général à quelque distance du col, le sang s'accumule dans l'utérus, tiraille la fibre utérine, et produit un choc ou même du collapsus. On connaît des cas dans lesquels la tunique péritonéale a été déchirée par cette subite distension. Simpson a signalé un fait analogue, qu'une injection d'eau ou d'air dans l'utérus, faite avec force pour provoquer l'accouchement, a quelquefois amené une rupture. Le mal est souvent irrémédiable avant qu'on ait appelé le médecin, ou avant qu'il puisse agir.

Il ne faut pourtant pas croire que tous les cas soient aussi graves, il y a toute *une classe de cas dans lesquels les symptômes sont comparativement légers ;* ils ne présentent aucune tension utérine ; il

(1) Paterson, *Edin. Med. Journ.*, 1870.

y a peu de choc et peu de douleur. Dans ces cas *le sang s'écoule* au dehors, et c'est à ce fait que les symptômes doivent leur peu de gravité; c'est dans ces cas que la simple rupture artificielle des membranes, ou même l'expectation, est suffisante. Comme le choc et l'épuisement sont peu prononcés, l'utérus recouvre bientôt sa force. Je crois que ce sont principalement des cas où le placenta empiète sur la zone cervicale, et j'ai souvent prouvé qu'il en était ainsi, en montrant la déchirure des membranes, proche du bord placentaire; ce fait diminue d'autant le nombre des hémorrhagies appelées accidentelles, en les faisant rentrer dans la classe des hémorrhagies par insertion vicieuse. Il faut en même temps ne pas oublier que les mêmes causes produisent la séparation du placenta, quel que soit le lieu de son insertion.

Diagnostic et symptômes. — Nous devons donc chercher d'autres signes pour nous guider. Les plus caractéristiques sont : 1° *une vive douleur* qui siége en général au fond de l'utérus; 2° *du collapsus;* 3° *une grande distension du fond de la matrice*, qui remonte plus haut que d'habitude dans l'épigastre, et donne au palper une sensation pâteuse; les saillies du fœtus sont peu marquées. Ces trois signes sont produits par la distension de l'utérus en un point circonscrit. L'histoire des cas de ce genre (1) montre que le décollement commence presque toujours au milieu du placenta, et s'étend vers les bords, sous la pression du sang qui s'accumule entre le placenta et la paroi utérine. Il s'y forme une poche par la dépression du placenta, et par la saillie du fond de l'utérus en haut. La surface utérine du placenta, si on l'examine après son expulsion, est concave. Oldham raconte un cas remarquable où le placenta conserva ses attaches marginales, et forma avec les parois utérines une large poche où le sang s'amassa. Cette pièce est au musée de *Guy's Hospital;* 4° le choc et la déchirure de l'utérus *empêchent ordinairement les vraies douleurs.* Il y a de plus les signes généraux d'une hémorrhagie : syncope, pâleur, agitation, peut-être surdité et cécité; la peau est froide et visqueuse, le pouls est faible, dicrote, ou presque insensible, la face est grippée; l'habitus indique la souf-

(1) Oldham, *Guy's Reports*, 1856, et Braxton *Hicks*, *Obstetrical Transactions*, vol. II.

france et l'affaissement. Ces symptômes sont trop accusés pour qu'on puisse les attribuer uniquement à la perte de la quantité de sang qui s'échappe à l'extérieur.

Pronostic. — Des cas de cette nature, qui se présentent comme ils le font presque toujours dans des conditions de débilité ou de maladie, qui laissent à la malade peu de force de résistance et de relèvement, sont fort inquiétants. La mort peut arriver au bout de peu d'heures, même avant la délivrance ; souvent la délivrance amène un choc additionnel, qui produit une prostration fatale ; quelquefois une hémorrhagie, à la suite de la naissance de l'enfant, vient éteindre le peu de force qu'avait la malade, et le peu d'espoir qu'avait le médecin. Souvent le salut n'est possible que si l'on reconnaît de bonne heure la nature du cas.

Traitement. — La première chose à faire est de rompre les membranes ; l'écoulement des eaux fait cesser le tiraillement que subissaient les fibres utérines, permet aux parois de reprendre leur état normal, et provoque le travail. Puis il faut veiller, et laisser la malade se reprendre ; dans les cas où la prostration n'est pas trop profonde, cela suffit, la nature fera le reste. Faire aussitôt l'accouchement forcé pourrait être fatal, en augmentant le choc. Je crois l'ergot peu utile dans ces cas ; si la malade est fort déprimée, il n'est pas absorbé, il reste donc inerte ; s'il est absorbé, il augmente la dépression. Les *stimulants* à l'intérieur, la *chaleur* appliquée aux extrémités, et des *frictions* sont des moyens précieux pour amener la réaction. Il se peut qu'après cela l'utérus soit capable de se contracter, et le travail peut marcher spontanément, sinon, il faut *dilater graduellement le col*, avec les dilatateurs hydrostatiques. Autrefois, il fallait courir le danger de laisser la femme mourir d'épuisement, à moins qu'on n'eût le courage de faire l'accouchement forcé. Collins dit à ce sujet : « Je ne connais pas d'opération « plus réellement dangereuse pour la mère et l'enfant, que la dila- « tation artificielle du col, et la version. » Il raconte un cas dans lequel une déchirure de l'utérus fut produite par cette manœuvre. Avec les dilatateurs hydrostatiques, aucune opération n'est moins dangereuse. Quand la dilatation est suffisante, vous pouvez délivrer avec le forceps, si la tête se présente, ou au moyen de la version bipolaire, si c'est une autre partie. Le principe capital est d'agir avec aussi peu de précipitation et de force que possible, pour épargner les forces de la patiente. C'est pour cela qu'il est quelquefois utile de terminer l'accouchement par la craniotomie.

Quand l'enfant est sorti, le placenta sort avec une masse de caillots et de sang liquide ; souvent la prostration augmente, et quelquefois amène la mort. Aussitôt que le placenta est dehors, je recommande vivement l'*injection de perchlorure de fer* au lieu d'applications froides ou de massage. La dépression contre-indique l'emploi de tous les moyens dont l'action dépend de la force nerveuse. Les fibres utérines, paralysées, éraillées, peuvent laisser encore échapper du sang ; il importe de garantir la femme contre le retour de l'hémorrhagie par les moyens les plus prompts et les plus sûrs.

Le fœtus est presque toujours mort, dans ces cas ; il succombe à l'asphyxie produite par l'hémorrhagie maternelle et le collapsus, et au détachement partiel ou total du placenta.

LEÇON XXIII

Hémorrhagie après la naissance de l'enfant. — Cas dans lesquels le placenta est retenu. — Hémorrhagie après l'extraction du placenta. — Hémorrhagie secondaire. — Causes de rétention du placenta. — direction du troisième stage du travail. — Conséquences de la rétention du placenta. — Placenta enkysté ou enchatonné. — Contraction en sablier (1). — Moyens d'obtenir le détachement et l'expulsion du placenta. — Adhérence du placenta. — Causes. — Traitement. — Placenta succenturié. — Placenta double. — Placenta velamentosa. — Hémorrhagie causée par une tumeur fibreuse ou un polype. — Inversion de l'utérus, récente ou chronique. — Son mode de production. — Traitement. — Diagnostic.

Nous avons maintenant à parler des hémorrhagies qui se produisent après l'accouchement, c'est-à-dire après la naissance de l'enfant, et de leur traitement. On peut avantageusement les diviser en :

a. Cas de rétention du placenta;

b. Cas où la perte continue ou se produit après la sortie du placenta ;

c. Cas où la perte continue ou se produit quelques jours après l'accouchement ; c'est ce qu'on appelle hémorrhagie puerpérale secondaire.

a. *Hémorrhagie avec rétention du placenta.*

Dans l'accouchement le plus normal, le suprême effort qui expulse l'enfant est en général si douloureux, et dépense tant de force nerveuse, qu'il y succède une période de repos, suite d'un épuisement passager. Les dernières contractions qui expulsent

(1) L'expression *contraction en verre de montre*, que j'ai trouvée dans quelques ouvrages, ne répond pas au fait qu'elle doit rappeler, car, dans l'enchatonnement, l'utérus a la forme d'un sablier. Du reste, le mot anglais *hour-glass* signifie clepsydre ou sablier, et non verre de montre. (*Traducteur.*)

l'enfant décollent probablement une grande partie du placenta. Bientôt la force nerveuse revient, l'utérus reprend ses contractions, et achève le détachement du placenta. Si le placenta est inséré sur la zone du fond ou sur la zone latérale de l'utérus, il y reste adhérent jusqu'à l'arrivée de ces contractions finales qui le détachent en masse. Dans le cas d'insertion au fond de la matrice, le décollement commence au centre et s'étend aux bords. Mais, si une portion du placenta s'est étendue jusqu'à la zone cervicale, elle peut s'être détachée pendant l'expulsion du fœtus, et l'hémorrhagie persistera ; ou bien, ce qui est plus fréquent, la portion placentaire qui s'est développée sur la partie supérieure de la zone orificielle ne s'est pas décollée pendant le deuxième stage du travail, et, quand l'utérus se contracte, ce n'est que le milieu et le fond qui se contractent assez régulièrement pour l'expulser ; la région orificielle ne se contractant pas aussi bien, le placenta, en ce point, reste adhérent, et l'hémorrhagie reprend. Dans ces deux cas, la séparation commence par le bord.

Si, par une cause quelconque, la force nerveuse nécessaire à la contraction complète de l'utérus vient à être insuffisante, de sorte que l'organe se contracte inégalement, quand même le placenta serait implanté normalement, cette contraction inégale produira un détachement partiel du placenta, et une hémorrhagie.

Il ne faut pas oublier que la faiblesse des contractions pendant l'accouchement proprement dit continue pendant la délivrance. Plus cette faiblesse est grande, plus le travail est long, et plus vite il faudra intervenir pour extraire le placenta. De là la règle : dans l'accouchement avec le forceps, agissez lentement, pour donner à l'utérus l'occasion d'agir et de vous aider ; aidez-le, ne le supplantez pas.

Si le placenta, totalement détaché, reste dans l'utérus, et si l'inertie arrive, il y aura hémorrhagie.

Graily Hewitt (1) a signalé une cause remarquable d'hémorrhagie, c'est la présence d'adhérences péritonéales à la surface de l'utérus, lesquelles empêchent la contraction régulière et la descente de l'utérus. Ces cas sont rares ; mais il ne faut pas oublier qu'ils peu-

(1) *Obstetrical Transactions*, vol XI.

vent se rencontrer ; ils demandent l'application du perclorure de fer. Non-seulement la présence du placenta dans l'utérus y excite des contractions spasmodiques irrégulières, mais, tant qu'il y demeure, la matrice ne peut pas se contracter suffisamment pour fermer complétement les sinus béants. Comme corollaire, le meilleur moyen de nous assurer contre l'hémorrhagie est d'extraire le placenta. Mais il y a autant de danger dans la précipitation que dans l'expectation exagérée.

Si, aussitôt après la naissance de l'enfant, vous tirez sur le cordon, vous irritez l'utérus au moment de l'épuisement passager, vous le faites durer, et vous causez des contractions spasmodiques irrégulières, vous n'arrivez en général qu'à produire un détachement partiel, une rétention prolongée du placenta, et une perte.

Hunter et Denman engagent à laisser l'expulsion du placenta à la nature, dût-on même attendre plusieurs heures. En Hollande, cette méthode, conseillée par Ruysch, a été essayée, puis abandonnée. Elle a si souvent produit des hémorrhagies et la fièvre puerpérale, que nous l'avons aussi rejetée. En France, la règle est encore d'attendre une heure, avant d'intervenir (1). Cette sorte de *menottes morales* ne peut s'appliquer qu'aux personnes qui ne sont pas capables d'observer et de juger les conditions où se trouve la patiente. L'utérus décolle souvent le placenta, et le pousse dans le vagin ; mais il y restera indéfiniment, car le vagin a rarement la force de le chasser au dehors. Quel avantage y a-t-il à le laisser là? La pratique adoptée généralement chez nous me paraît la plus rationnelle. Nous attendons la contraction, que le palper et la sensation de la patiente nous indiquent. Si nous sentons l'utérus dur, et du volume d'une tête fœtale au-dessus du pubis, et si, suivant le cordon, nous en sentons l'insertion, sans introduire la main dans l'utérus, nous pouvons être assurés que le placenta est décollé, et déjà en partie dans le vagin. Une fois hors de l'utérus, la masse spongieuse du placenta remplira le vagin et s'adaptera

(1) L'auteur fait là une erreur ; aucun livre d'accouchements, que je sache, n'indique d'attendre une heure, *sans faire aucune traction*. Joulin, p. 594, dit simplement que, si, après une heure, le placenta n'est pas sorti, la délivrance n'est plus physiologique ; mais il a parlé, auparavant, de tractions modérées sur le cordon. (*Traducteur.*)

à la forme du bassin ; le vagin, qui vient d'être énormément distendu a peu de pouvoir contractile, et le placenta y restera indéfiniment; il est clairement indiqué d'achever ce que ne peuvent pas faire l'utérus et le vagin, et de l'extraire sans violence ; on peut quelquefois le faire après cinq minutes, il est rarement utile d'attendre plus de dix ou quinze minutes.

Voici les conséquences de la rétention du placenta :

1° Ordinairement hémorrhagie et douleurs spasmodiques;

2° Quelquefois pas de perte, mais l'expulsion ne se fait qu'après des heures et des jours;

3° Décomposition du sang dans l'utérus, emprisonnement des lochies par le placenta qui ferme l'orifice, et physométrie ; l'utérus se gonfle souvent, devient tympanique; les pertes ont une odeur horriblement fétide;

4° Septicémie, causée par l'absorption des produits fétides;

5° Métrite et péritonite, causées peut-être par l'issue des liquides à travers les trompes (1).

6° Disparition du placenta, par désagrégation, liquéfaction ou absorption. Je doute beaucoup que l'on ait jamais vu l'absorption du placenta. Je suis disposé à en penser ce que Velpeau disait du *vagissement utérin*. Puisque des hommes dignes de foi l'ont vu, je le crois; mais, si je l'avais vu moi-même, je douterais. On peut poser comme axiome, en obstétrique : En dirigeant convenablement l'accouchement et la délivrance, nous pouvons presque complétement écarter l'hémorrhagie et beaucoup d'autres dangers.

Quelle est donc la conduite à tenir ?

La règle posée par Joseph Clarke, de Dublin, et répétée par Collins et Beatty, je vous engage aussi à l'adopter : Quand la tête et le tronc sont dehors, suivez la descente du fond utérin avec votre main, placée sur l'abdomen jusqu'à l'expulsion complète du fœtus, et continuez cette pression quelque temps après pour maintenir l'utérus en contraction ; puis appliquez le bandage. J'applique toujours le bandage pendant le travail; l'appui qu'il donne à l'utérus est précieux; il tend à maintenir les rapports normaux entre l'axe

(1) V. Contrib. à l'étude de la Septicémie puerpéral, par H. A. d'Espine. Paris, 1873. (*Traducteur.*)

de l'utérus et celui du détroit supérieur, et diminue la portée de l'objection la plus sérieuse qu'on ait faite à la position sur le côté gauche, adoptée en Angleterre. Cette compression manuelle, faite pour exciter la contraction utérine, et l'expulsion du placenta a été il y a peu d'années indiquée comme une nouveauté par le docteur Crédé, qui ne se doutait pas, paraît-il, qu'elle était depuis longtemps une pratique familière chez nous. Hardy et Mc. Clintock en parlent avec détail (1).

Le point important est d'obtenir l'expulsion du placenta, et de ne pas l'extraire.

Quand on a quelque raison particulière de craindre une hémorrhagie, comme lorsque la fibre musculaire est lâche, le tempérament nerveux, ou que la malade a eu déjà des pertes sanguines, il faut *diriger l'utérus*, depuis le moment de la naissance de l'enfant. Faites coucher la patiente sur le dos; cette position donne plus de puissance à l'opérateur, et place l'utérus mieux en rapport avec l'axe du bassin ; appuyez la paume des deux mains sur l'utérus, pressez ferme de haut en bas, et d'un côté à l'autre, pour l'empêcher de se relâcher; il faut exercer cette pression de préférence au moment de la contraction; un aide doit s'assurer si le placenta est détaché ; quand il l'est, il doit l'extraire ; la pression doit être maintenue quelque temps après l'extraction. De cette manière, des femmes délicates, qui à d'autres couches avaient paru sur le point de mourir exsangues, n'ont eu aucune hémorrhagie, et se sont parfaitement rétablies. C'est dans ces cas qu'une forte dose d'ergot, administrée au moment de l'expulsion du fœtus, est d'une grande utilité.

Un placenta retenu peut *s'enchatonner*, c'est-à-dire qu'il peut être enfermé au fond de l'utérus par la contraction des parties situées au-dessous. Une forme de cette rétention est appelée vulgairement *contraction en clepsydre ou en sablier*. On l'a décrite et on la représente comme une contraction de la partie moyenne de l'utérus, laquelle le divise en deux portions. D'autres, plus exactement, l'attribuent à la contraction de l'orifice interne (2). La plupart des auteurs expéri-

(1) *Practical Midwifery*, 1848.

(2) Selon Kussmaul, il y aurait des cas où l'enchatonnement serait dû à l'insertion du placenta dans une des cornes d'un utérus bicorne. (*Auteur*.)

mentés avouent que la contraction en sablier est fort rare. On pourrait déduire, *à priori*, de l'arrangement des fibres musculaires utérines, toutes les variétés de contraction irrégulière. Si tous les faisceaux musculaires se contractent harmonieusement ensemble, il se produira la contraction normale uniforme si désirable, qui fermera la cavité utérine, et chassera nécessairement tout ce qui peut s'y trouver. Mais c'est un fait d'observation, que parfois quelques départements de l'utérus se contractent, pendant que d'autres restent inertes. Quelles sont les parties les plus disposées à agir, et quelles sont les plus disposées à rester inertes? Naturellement, les parties les plus riches en fibres musculaires sont les plus puissantes. Les orifices des trompes sont particulièrement bien pourvues de fibres musculaires; la partie inférieure du corps de l'utérus présente des faisceaux de fibres, qui, venant des deux côtés, prennent une direction transversale ou circulaire. Il y a deux points dont la force contractile est très-exposée à être diminuée, et même à être temporairement paralysée. C'est la surface d'insertion du placenta et le col. L'attachement du placenta amène un grand développement vasculaire de la partie où il est inséré, et, de quelque façon qu'on explique ce fait, cette partie reste très-souvent inerte. La paresse du col est expliquée par la grande distension et la contusion qu''il subit pendant le passage du fœtus. Après la délivrance, on le sent constamment flasque et il semble avoir perdu toute son élasticité et toute sa force. Ces deux parties sont donc souvent le siége d'hémorrhagies.

Si le placenta se fixe sur le fond, et couvre les deux muscles de Ruysh, le fond pourra se paralyser, et, la partie inférieure se contractant, nous aurons une contraction en sablier. Si le placenta s'insère sur l'un des angles de l'utérus, et couvre l'un des muscles de Ruysh (1), la partie centrale de cette surface pourra se paralyser, et les fibres circulaires des bords, en se contractant, enfermeront le placenta comme dans un sac. L'observation clinique prouve le fait. Si vous palpez à travers la paroi abdominale relâchée un utérus contracté spasmodiquement, vous lui trouverez sou-

(1) C'est le *detrusor placentæ*. (*Traducteur.*)

vent une forme irrégulière, et vous sentirez une saillie d'un côté, produite par la contraction d'un faisceau circulaire. Si vous introduisez votre main dans un utérus qui se contracte irrégulièrement, vous arriverez au point resserré, dont vous déterminerez exactement la situation, à l'endroit que je viens d'indiquer.

On admet généralement que ces contractions irrégulières sont le plus fréquemment amenées par une intervention maladroite, une délivrance artificielle précipitée, par des tentatives faites trop tôt pour extraire le placenta, par des tractions sur le cordon, manœuvres qui irritent et *taquinent* l'utérus. Souvenez-vous du précepte: faites expulser le placenta, ne l'arrachez pas. Un moyen d'exciter l'utérus à expulser le placenta, proposé par Mojon (1), est *d'injecter de l'eau froide dans la veine ombilicale.* Le froid est ainsi appliqué directement sur la surface d'insertion placentaire, qui est ainsi stimulée. Je n'ai jamais employé cette méthode ; mais Scanzoni en dit beaucoup de bien. Voici comment il faut procéder. Coupez le cordon, exprimez-en le sang, introduisez la canule d'une grosse seringue dans la veine, liez la veine sur la canule, et injectez prudemment de l'eau, de peur d'une rupture qui vous ferait échouer.

Si vous ne pouvez pas réussir à faire contracter l'utérus, il faudra *introduire la main, pour extraire le placenta.* Pour cette manœuvre, la patiente peut être couchée sur le côté gauche ou sur le dos. Appuyez sur le fond de l'utérus avec une main, en le poussant en bas et en arrière, et introduisez l'autre main, guidée par le cordon, dans la cavité utérine ; cherchez le bord inférieur du placenta, et, avec les doigts insinués entre le placenta et la paroi utérine, détachez doucement le placenta par un mouvement ondulatoire; maintenez tout le temps la pression sur l'utérus en dehors ; cette concordance d'action des deux mains permet de diriger beaucoup mieux la manœuvre interne, et la facilite singulièrement. Quand le placenta est entièrement détaché, saisissez-le fermement, en vous efforçant, par une pression extérieure, de faire expulser par l'utérus, la main et le placenta tout à la fois. Quand le placenta est dehors, faites de même pour extraire tous les caillots. Serrez fortement le bandage, ajoutez-y une compresse, s'il le faut.

(1) *Annali universali di medicina*, 1826.

L'organe est quelquefois pris de contractions tétaniques persistantes; l'ergot en est le plus souvent la cause. Pour en triompher, une pression continue ou les sacs hydrostatiques seront utiles ; l'opium ou le chloroforme peuvent aussi rendre service. Passez la main, en forme de cône, jusqu'au point contracté, en poussant soigneusement le fond avec l'autre main vers celle qui est en dedans. Attendez tout du temps pour *fatiguer* le spasme, et rien de la force. Vous aurez sans doute la crampe, mais il faut persévérer, ou bien vous n'aurez fait qu'irriter l'utérus, et il faudra recommencer. Quand vous avez réussi à dépasser la constriction, saisissez le placenta, extrayez-le, et maintenez la pression sur le fond de l'utérus. Quand le placenta est dehors, la régularité de l'action utérine se rétablit.

Votre objet est de rétablir le rapport normal entre l'énergie contractile des diverses parties de l'utérus. Le fond doit se contracter le plus vivement. Vous devez donc chercher 1° les moyens de relâcher le spasme du segment inférieur ; 2° les moyens de réveiller la force dans la contraction du fond et du corps.

Les cas que nous avons considérés comprenaient ceux dans lesquels *le placenta n'est retenu que par un défaut de contraction utérine.* Ces cas sont de beaucoup les plus communs. Mais *le placenta peut être retenu par une adhérence morbide à l'utérus.* Ces cas sont relativement rares ; ils sont plus dangereux et plus embarrassants, et demandent un traitement plus actif.

La vraie adhérence du placenta dépend communément d'une maladie de la caduque. La forme la plus fréquente est l'inflammation, accompagnée d'épaississement et d'hyperplasie, qui a sans doute commencé dans la muqueuse, avant la grossesse, et qui s'aggrave quand la muqueuse devient la caduque. Quelquefois il y a des dépôts fibrineux sur la surface utérine du placenta ; quelquefois, la caduque est parsemée de taches calcaires. L'origine maternelle des maladies placentaires conduisant à l'adhérence est prouvée par l'histoire d'anciennes endométrites ou d'autres maladies, et par le retour fréquent d'adhérences placentaires dans les grossesses successives.

J'ai parlé de ce sujet sous le titre : Avortement. On trouvera des renseignements plus amples dans les mémoires de Hégar (1), Fromont (2) et Hüter (3).

Diagnostic de l'adhérence placentaire.

Il y a lieu de supposer une adhérence morbide, si l'extraction du placenta a présenté des difficultés dans les accouchements précédents, si, pendant la troisième période (4), l'utérus se contracte par intervalles vigoureusement, chaque contraction amenant du sang, et si le placenta reste cependant dans la matrice; si, pendant les tractions exercées sur le cordon, les doigts avec lesquels on touche sentent le placenta et l'utérus venir comme un seul corps, et si, en même temps, la femme éprouve une sensation d'arrachement; si pendant la douleur l'utérus n'affecte pas une forme globulaire, mais qu'il présente une saillie plus prononcée que de coutume au point d'insertion du placenta.

L'extraction d'un placenta adhérent doit être faite comme celle d'un placenta simplement retenu; mais il faut s'attendre à plus de difficulté. Le détachement doit se faire doucement et continûment; il faut éviter avec soin d'enfoncer vos doigts dans la paroi utérine. Dans certains cas, les tissus utérins et placentaires sont si intimement unis, qu'on ne peut savoir où finit l'un et où commence l'autre; ils semblent faire corps ensemble. Quand on tâche de détacher le placenta, des morceaux s'en déchirent, et il en reste des portions qui font saillie sur la paroi utérine; en essayant d'enlever ces débris adhérents, vous devez prendre les plus grandes précautions; le tissu utérin, à ce niveau, peut être mou et friable, il est très-facile d'y enfoncer le doigt, ce qui produirait un mal irréparable. Une question pratique se présente ici : jusques à quel point devez-vous persister à enlever les fragments du placenta? Si vous en laissez quelques-uns, il y aura probablement une hémorrhagie immédiate ou secondaire; en se décomposant et se désagrégeant, ils pourront

(1) *Die Pathol. und Therap. der Placentarretention*. Berlin, 1862.

(2) Mém. sur la Rétention du Placenta. Bruges, 1857.

(3) *Die Mutterkuchenreste*, *Monatssch. f. Geburtsk.*, 1857.

(4) C'est la période de la délivrance, dans la division ordinairement adoptée en Angleterre. (*Traducteur.*)

amener la septicémie, et la métrite. Si la mort en est le résultat, et qu'on trouve un morceau du placenta dans l'utérus, il n'est que trop probable qu'on en accusera le médecin. La garde et toutes les radoteuses du voisinage iront crier partout : Madame A. est morte parce que le Dr Z. a laissé une partie de l'arrière-faix. La position est fort pénible. La vraie ligne de conduite à suivre est de faire le mieux possible ; essayez, sans trop persister, d'extraire ce qui est adhérent ; il vaut mieux pour la femme faire trop peu que trop ; car vous ne pouvez réparer une grave blessure de l'utérus. Pour sauvegarder votre réputation, il faut expliquer en détail la nature du cas. Vous pouvez diminuer le risque d'hémorrhagie et de septicémie, en injectant du perchlorure de fer et du permanganate de potasse. Après quelques jours, la désagrégation peut détacher les fragments placentaires qui sont demeurés, et ils sortiront facilement. Le moyen le plus sûr, quand on peut l'employer, pour enlever ces *polypes placentaires*, est de passer l'écraseur à fil de fer sur la surface interne de l'utérus ; comme l'instrument ne fait que raser la paroi, il ne peut blesser la matrice.

Comme un avertissement de ne pas trop faire, et un conseil de repousser l'accusation injuste de n'avoir pas fait assez, rappelez-vous ce passage de Ramsbotham, dont mon expérience m'a montré l'exactitude : « On voit quelquefois des cas où une portion du pla-
« centa est si fortement *cimentée* à la paroi utérine, qu'on ne peut
« absolument pas l'enlever ; j'ai fait même plus d'une autopsie, dans
« laquelle je ne pouvais déterminer, sur une coupe longitudinale de
« l'utérus, la ligne de démarcation entre l'utérus et le placenta,
« tant ils étaient fondus ensemble. » Morgagni, Portal, Simpson, Capuron, rapportent des cas semblables ; et R. T. Corbett a rapporté un cas de ce genre fort instructif, dans l'*Edinburgh monthly Journal*, en 1850.

Une cause fréquente d'adhérence est une *mollesse extrême du placenta*, surtout s'il est *mince*, *large*, et couvre une large surface de l'utérus ; les contractions ont peine à détacher complétement un pareil placenta. Pour qu'il soit facilement détaché, il faut qu'il soit ferme et pas trop large. La plus grande partie peut sortir ou être extraite, et on croit la délivrance complète, mais une portion est restée, et maintient la perte et l'action irrégulière, jusqu'à ce que ce corps ait été extrait.

Il arrive quelquefois qu'on laisse dans l'utérus un lobe de *placenta succenturiata;* cette forme de placenta étant fort rare, on ne pense guère à la possibilité de cet accident.

J'en ai vu des exemples curieux. A quelque distance de la masse principale, à 8 ou 10 centimètres de son bord, un bouquet de villosités choriales a pris la structure placentaire, et n'est uni au corps principal que par quelques vaisseaux ; il ressemble à un cotylédon qui se serait développé à l'écart. Ce placenta surnuméraire peut demeurer dans l'utérus après la sortie du placenta principal, qui est complet par lui-même. Ces placentas surnuméraires excèdent rarement la grosseur d'un cotylédon ; ils ont un diamètre de 50 à 75^{mm}. Je fus une fois appelé par une sage-femme de la *Royal maternity Charity* pour un cas fort embarrassant, un peu différent. L'enfant était né, le cordon lié, et le placenta, qui paraissait complet, était sorti, lorsqu'un autre placenta le suivit ; ils étaient semblables en forme et en volume. La première idée de la sage-femme, idée fort naturelle, fut qu'il y avait un autre fœtus dans la matrice ; mais, ne pouvant le trouver, elle me fit chercher. J'introduisis la main, je m'assurai que l'utérus était vide, et je le fis contracter.

La seconde masse placentaire était développée sur le même chorion que la première ; des vaisseaux allaient de l'un à l'autre à travers l'espace libre et venaient rejoindre le cordon qui sortait de la première masse. Hall Davis a montré un placenta double à la Société obstétricale.

Le *placenta velamentosa* cause aussi quelquefois des hémorrhagies. Dans ce cas, les vaisseaux ombilicaux, au lieu de se réunir à la surface du placenta pour former le cordon, courent le long des membranes et ne se réunissent quelquefois qu'à plusieurs pouces du bord pour constituer le cordon. La partie des membranes qui contient les vaisseaux ainsi isolés peut se trouver près du col, et le passage du fœtus peut les déchirer ; l'hémorrhagie qui résulte de cette rupture vasculaire vient du placenta, et met le fœtus en danger. V. Hüter explique en détail la formation de ce placenta (1).

(1) *Monatsschrift für Geburskunde*, 1866.

Cazeaux rapporte deux cas de ce genre. Jörg, cité par Hégard, décrit un cas dans lequel on trouve des faisceaux vasculaires sur presque toute la surface du chorion ; mais pas de parenchyme placentaire, comme on l'observe dans le placenta diffus du cochon.

J. Hyrtl, dans son magnifique ouvrage, *Die Blutgefässe der menschlichen Nachgeburt* (Vienne 1870), a décrit la plupart des formes rares du placenta et des anomalies dans la texture de ses vaisseaux.

L'hémorrhagie après l'accouchement est souvent causée par une *tumeur fibreuse* logée dans les parois utérines, ou par un *polype fibreux* qui fait saillie dans la cavité. Aucune complication ne saurait être plus sérieuse ; la tumeur cause l'hémorrhagie de deux manières : d'abord, par sa densité et sa forme, elle détruit l'égalité d'épaisseur et de fermeté du tissu utérin, et diminue ainsi l'égalité de puissance contractile et s'oppose au maintien de la contraction. Secondement, par sa vitalité propre, elle fait affluer le sang dans l'utérus, et, agissant comme un corps étranger, elle irrite l'utérus et amène un spasme.

Les stimulants ordinaires de la contraction agissent mal ou pas du tout ; le massage est particulièrement dangereux à cause des déchirures qu'il peut produire dans la tumeur et même dans le tissu utérin voisin, qui a dû déjà subir quelque lésion de ce genre pendant le travail. Ces cas demandent donc la plus grande douceur dans les manœuvres. Le moyen le plus sûr et le moins dangereux est d'appliquer, aussitôt après la sortie du placenta, le perchlorure de fer, qui, agissant presque tout à fait indépendamment de la contraction musculaire, arrêtera l'hémorrhagie, alors même qu'il est difficile de faire contracter l'utérus.

Les polypes fibreux demandent aussi un traitement spécial. Cette forme de tumeur est influencée par le stimulus qui existe dans l'utérus pendant son développement ; elle augmente beaucoup de volume ; quand le fœtus et le placenta sont expulsés, elle peut être aussi chassée de l'utérus, et, si elle est volumineuse, elle peut même faire saillie hors de la vulve. L'hémorrhagie en est presque toujours la conséquence, en partie par la paralysie utérine, en partie par l'afflux sanguin. Un autre danger prochain appelle une intervention active. Le polype, dont l'accroissement a été rapide, est infiltré de liquides et de tissus nouveaux, il a dû être contusionné pendant le passage de l'enfant ; il est nécessairement exposé à une inflammation de mauvaise nature, qui tend à la nécrose, et qui peut se terminer par l'infection générale. La double question qui se présente à nous est d'arrêter l'hémorrhagie, et de prévenir le mal que fera probablement le polype. Excitez la contraction au moyen du froid, en frictionnant le ventre, ou en donnant de l'ergot. Mais ne perdez pas de temps à employer des remèdes incertains ; injectez du perchlorure avant que la femme ait perdu beaucoup de sang. Je crois qu'il faut, sans attendre, enlever le polype avec l'écraseur à fil métallique.

Il est peu douteux que la présence d'une tumeur volumineuse qui vit en parasite dans l'utérus ne gêne son évolution normale.

L'*inversion de l'utérus* est une cause formidable d'hémorrhagie. Je ne m'arrêterai pas à discuter longuement ses modes de production ; je veux seulement vous rappeler *qu'on peut renverser l'utérus par des tractions exercées sur le cordon ;* mais, comme Crosse, Hunter, Radford, Hohl et Tyler Smith l'ont prouvé, *l'utérus peut se retourner spontanément.* Cet accident est accompagné d'inertie, de *paralysie de la surface d'insertion placentaire*, qui, à elle seule, est déjà une cause d'hémorrhagie. Nous ne devons pas insister sur ce point. puisqu'il est la condition essentielle d'une forme d'hémorrhagie après l'accouchement que nous avons déjà examinée. Mais nous devons nous rappeler que la surface d'insertion du placenta est le point le plus exposé à une paralysie momentanée. Quand cela arrive, la surface d'insertion du placenta fait saillie dans la cavité utérine ; l'utérus, en ce point, est plus épais que partout ailleurs, et présente une projection.

Que le placenta soit encore adhérent, ou qu'il soit détaché, le *premier degré de l'inversion, est la projection en dedans de la surface d'insertion du placenta.*

Le second degré est l'introversion ou intussusception (1) ; une partie du fond est serrée par la portion dans laquelle elle se replie. Dans cette forme, le fond utérin descend jusqu'au col, à travers lequel on le sent comme un polype intra-utérin.

(1) Invagination, dirions-nous ; j'ai conservé le mot anglais. (*Traducteur.*)

Le troisième degré est l'inversion complète ; le fond passe à travers le col, et descend plus ou moins. Dans l'inversion extrême, le col et l'orifice même sont retournés. Le premier degré dégénère en second et en troisième de la manière suivante. Si le placenta adhère, et est attiré en bas par des tractions sur le cordon ; ou, si le diaphragme et les muscles abdominaux se contractent, comme dans l'effort du *pousser;* la partie déjà disposée à tomber en dedans est poussée dans la cavité. Quand les choses ont été si loin, une pression ou une traction peut amener le fond sur le col ; s'il est fermé, il peut s'opposer au passage du fond, mais, si la pression est longtemps continuée, l'orifice finit par céder, et le fond le traverse. Le fond peut aussi trouver le col ouvert, et n'y rencontrer aucun obstacle. La marche de l'inversion est donc tantôt graduelle, tantôt soudaine. Lazzati affirme qu'une condition nécessaire de l'inversion est l'inertie utérine ; dans un grand nombre des cas qui ont été rapportés, la matrice était totalement paralysée ; mais, dans quelques autres, la contraction a été la vraie cause du renversement, Hunter est le premier (voy. Catalogue et pièces pathologiques du Collége royal de chirurgie) qui ait décrit l'inversion active *spontanée.* « La partie renversée, dit-il, devient comme un corps « étranger pour la partie qui la contient, laquelle continue à se « contracter pour s'en débarrasser, comme cela se passe dans l'in« vagination intestinale » (1). Denman et Crosse décrivent de même le mécanisme de l'inversion utérine.

Quelquefois, la résistance du col se termine par sa déchirure, et, après le point où s'insère le placenta, le col est la partie la plus sujette à être paralysée.

Les symptômes de l'inversion sont ceux d'un choc nerveux, et indiquent un désordre grave et soudain. Ils varient avec le degré et la marche de l'inversion. Ainsi, le premier degré peut n'être pas accompagné de douleur, et n'être indiqué que par l'hémorrhagie et une dépression de la force vitale. Le sang vient de la partie relâchée qui se renverse ; on peut sentir la dépression, à travers les

(1) Voyez, pour plus de détails « l'essai » de Crosse, qui est peut-être la monographie la plus complète et la plus magistrale qui ait été écrite sur une difficulté obstétricale. J'ai aussi traité ce sujet, dans l'article *Utérus* de la nouvelle édition du *Dictionnaire chirurgical* de Cooper (*Auteur*). Cet ouvrage ne sera jamais achevé. (*Traducteur.*)

parois abdominales, comme un creux ou un godet. A mesure que le fond de l'utérus descend, des symptômes sérieux s'éveillent ; une sensation de plénitude, de poids, des épreintes, suivies d'efforts expulsifs, très-violents quelquefois, auxquels participent l'utérus et l'abdomen; il n'y a pas toujours hémorrhagie; il semble que, quand la partie renversée est fortement serrée, l'hémorrhagie est arrêtée, et que l'écoulement de sang prouve l'inertie. Quand l'inversion est complète, on sent l'utérus dans le vagin, ou même on le voit hors de la vulve; la douleur et le collapsus augmentent; il se produit des sueurs froides, des vomissements, de la jactitation; le pouls s'affaiblit, les extrémités se refroidissent. Pendant que l'utérus sort, la femme se plaint qu'elle perd ses intestins; une tumeur apparaît dans le vagin, ou au dehors, recouverte par le placenta. Le choc nerveux, accompagné ou non d'hémorrhagie, met souvent un terme à la vie; et la gravité du choc n'est pas la seule manifestation de la quantité de sang perdu.

Quand l'inversion s'est produite, il est clairement indiqué qu'il faut réduire l'utérus, aussitôt que possible; la présence de l'utérus dans le col qui le serre en excite la contraction, les parties s'étranglent, se gonflent, et la réduction devient de plus en plus difficile. Dans la plupart des cas, on aurait pu retourner toute la masse si l'on avait essayé aussitôt après l'accident, pendant que le col était encore paralysé; mais il est rare qu'on soit appelé à temps. La question qui se présente est de savoir s'il faut décoller d'abord le placenta ou non. Le détachement du placenta perd un peu de temps, et risque d'amener des contractions; si on le laisse avant de réduire, on a une plus grosse masse à faire passer à travers le col. Si vous avez la bonne fortune de reconnaître l'accident à son début, vous pouvez profiter de la flaccidité du col, et réduire immédiatement le placenta et l'utérus; mais, si ce moment favorable est passé, il vaut mieux détacher d'abord le placenta. Cherchez le bord du placenta, insinuez un ou deux doigts entre lui et l'utérus, maintenez celui-ci avec l'autre main, et enlevez le placenta comme la peau d'un fruit; quand il est entièrement détaché, commencez à réduire. La manœuvre doit varier suivant les circonstances. Si l'utérus est gros, mollasse, et le col large, on peut le replacer promptement, en repoussant le fond avec les doigts ramassés en cône, à travers l'orifice. Lazzati dit qu'il vaut mieux appliquer le poing sur le fond; on évite ainsi le risque certainement fort grand de perforer le tissu ramolli de l'utérus. En exécutant cette manœuvre, il y a deux choses qu'il faut absolument ne pas oublier: maintenir l'utérus avec une main, qui presse fortement sur lui au-dessus de la symphyse, de crainte de le détacher du vagin; et suivre les axes du bassin, la forme du détroit supérieur. Il faut d'abord diriger la pression un peu en arrière, vers la concavité du sacrum; puis vers le détroit supérieur, et *sur l'un des côtés, afin d'éviter le promontoire.* Comme dans les essais de réduction faits sur un utérus gravide rétroverti, on a souvent échoué, faute de bien comprendre cette dernière règle. Le premier, je crois, qui ait insisté sur ce point, est Skinner, de Liverpool. Je puis affirmer, par expérience, la valeur de cette règle. C'est principalement à son application que j'ai dû de réduire en quinze minutes, un utérus inverti depuis dix jours, et qui avait résisté à tous les efforts de quelques confrères. Quand la réduction est obtenue, la main doit suivre le fond, rester dans l'utérus, et l'organe doit être saisi entre les deux mains, l'une en dedans, l'autre en dehors; il faut exciter la contraction par une pression extérieure et par une pression intérieure. Je ne retirerais pas la main, avant d'avoir injecté, au moyen d'une seringue d'Higginson, introduite le long de la paume de la main 200 à 225 grammes d'un mélange à parties égales de perchlorure de fer (1), et d'eau pour baigner toute la surface interne de l'utérus. Cette injection resserre instantanément les ouvertures vasculaires, excite la contraction, et étreint le col; on peut alors être tranquille. Cette précaution est d'une grande importance; car, au moment de la réduction, il doit y avoir de l'inertie utérine. On peut aussi appliquer le styptique en badigeonnant l'utérus avec un bourdonnet de lint, placé à l'extrémité d'une sonde œsophagienne.

S'il y a des contractions, surtout si le col étrangle la partie invertie, la difficulté est plus grande, et il ne faut pas commencer par réduire le fond. Comme Mac Clintock (1) l'a bien fait voir, commencer la réduction par le fond fait subir aux parois utérines

(1) *Diseases of Women*, 1863.

une double inflexion, et double ainsi l'épaisseur de la masse qui doit traverser le col. Dans ce cas, il recommande la méthode employée par Montgomery, qui, regardant l'inversion comme une hernie, *réduit d'abord les parties qui se sont renversées les dernières.* Il faut saisir la circonférence de la tumeur près de l'orifice, la comprimer vers le centre, et pousser la tumeur en haut, en avant, *et vers un côté.* Il faut maintenir la pression, car c'est une pression soutenue qui use la résistance de l'orifice. Au bout de quelque temps, on sent le col se relâcher, la partie qui y était serrée le traverse, et, en général, le corps et le fond de l'utérus rentrent subitement. On peut faciliter l'opération en administrant le chloroforme, et en faisant prendre à la patiente une position un peu inclinée en avant. Si l'on n'a pas pu réduire dans les premières heures de l'accident, la difficulté augmente avec l'involution utérine et la contraction du col. Ne soyez cependant pas découragés parce que vous entendrez dire, qu'après quelques heures, l'inversion est irréductible. La réduction n'est qu'une question de temps ; soutenez la pression assez longtemps ; le col doit se relâcher. Sans doute il y a des cas où la pression de vos doigts n'est pas suffisante ; mais nous avons d'autres moyens. Tyler Smith (1) a réduit un utérus inverti depuis douze ans, en maintenant une pression sur la tumeur et sur le col, au moyen d'un pessaire à air, qu'il laissa plus d'une semaine. L'inversion chronique a été traitée de même avec succès par Charles West, Bockenthal, Birnbaum, Schröder, Pridgins Teale, Hakes et Lawson Tait. Une pression élastique, convenablement appliquée, ne présente pas de danger ; et, si nous réfléchissons que nous aurions à choisir entre la mort, produite par l'hémorrhagie et l'épuisement, et la réduction violente, ou l'amputation, deux moyens dangereux, mortels souvent, nous devons regarder cette méthode comme un gain important pour la chirurgie obstétricale. Il y a cependant des inversions qui résistent à une pression élastique. Il nous reste encore une autre ressource ; je crois être le premier qui l'ai employée avec succès (2). On fait une petite incision de chaque côté du col, pour relâcher la constriction. Pour cela, on attire la tumeur en bas,

(1) *Med.-Chir. Transactions*, 1858.
(2) *Ibid.*, 1869.

au moyen d'un ruban placé autour du corps de l'utérus, ce qui tend le col de la tumeur ; puis on fait avec un bistouri une incision longitudinale de 6 à 12^{mm} de profondeur dans le col, de chaque côté, puis on réapplique la pression élastique. Le lendemain, on essaye le taxis, et, s'il le faut, on réapplique la pression élastique.

La pression élastique, seule ou aidée par les incisions, triomphera, j'en suis convaincu, de toutes les inversions, sauf quand il y aura des adhérences inflammatoires. Il faut complétement rejeter le taxis forcé et l'amputation (1).

Courty (*Maladies de l'utérus*, 1866) décrit une excellente méthode de taxis; il réussit, de la manière suivante, à réduire une inversion qui datait de dix mois : il attira l'utérus hors de la vulve avec une pince de Museux; puis il introduisit l'index et le médius de la main gauche dans le rectum et les replia en crochet sur le col utérin ; il saisit l'utérus avec la main gauche, et le poussa dans le vagin, sans lâcher le col, il tourna le fond de la matrice vers le pubis, et le col vers le sacrum. Il écarta les doigts qui étaient dans le rectum, les appuya fortement dans l'angle formé par les ligaments utéro-sacrés ; puis le pouce et l'index de la main gauche, pressant sur le pédicule de la tumeur, enfoncèrent graduellement le fond de la matrice. Les deux mains agissant ainsi de concert, l'utérus fut réduit, sans violence, en quelques minutes. Le pessaire à air avait échoué, la malade ne pouvant le supporter. C'est le taxis le moins dangereux et le plus puissant.

Les méthodes que j'ai décrites en dernier lieu s'appliquent principalement à l'inversion chronique. Je vais essayer de tracer une limite entre l'inversion aiguë et l'inversion chronique. L'inversion est récente jusqu'à ce que l'involution utérine soit complète; depuis lors, elle est chronique. Pendant la période aiguë ainsi définie, les tissus sont plus souples, et le taxis avec le chloroforme peuvent suffire. Quand l'involution est complète, les tissus sont plus rigides, et il faut avoir recours à une pression élastique soutenue.

On peut distinguer six modes de traitement de l'inversion utérine

(1) Tout récemment (avril 1872), j'ai répété cette opération à l'hôpital St-Thomas avec plein succès sur une femme dont la matrice avait été renversée pendant quinze mois. (*Auteur.*)

chronique : 1° amputation par la simple ligature, d'après la méthode de Gooch, qui serre le fil jusqu'à ce qu'il coupe à travers la tumeur qui s'est gangrénée, ou amputation immédiate avec l'écraseur ; 2° excision avec le bistouri ; 3° ligature et excision combinées ; 4° essai de réduction par le taxis forcé ; 5° pression soutenue avec un corps solide ; 6° pression élastique soutenue.

En comparant les mérites relatifs de ces opérations, nous ne devons pas oublier que le succès obtenu par les trois premières méthodes, l'est au prix d'une mutilation ; et que, si l'on échoue, la mort en est souvent la conséquence. Le taxis forcé, s'il réussit, rend à la femme ses fonctions ; mais le résultat, si l'on échoue, est trop souvent la mort. Il faut beaucoup de force pour réduire. On ne peut pas toujours maintenir la force dans des limites dans lesquelles elle est innocente ; l'utérus et le vagin ont souvent été déchirés.

La pression d'un corps solide a souvent réussi ; mais elle est difficile à supporter, et son application demande de grandes précautions. La pression d'un corps élastique semble exempte de danger, elle a souvent fort bien réussi ; et, si elle échoue, la malade n'en est pas plus mal ; elle peut subir l'opération que j'ai indiquée, l'incision du col.

Je ne puis pas quitter le sujet sans indiquer comment on peut établir le *diagnostic*. Dans l'inversion récente, l'utérus, recouvert par le placenta, a souvent subi des tractions si fortes qu'il a été arraché ; et, dans l'inversion chronique, on l'a amputé, le prenant pour un polype. Si l'on n'a pas recours à des moyens appropriés d'examen, rien n'est plus aisé que de tomber dans l'erreur ; si on les emploie, le diagnostic est certain.

Dans l'inversion récente, il ne peut y avoir de méprise, si vous suivez la règle précieuse *d'accompagner l'utérus* à travers les parois abdominales, pendant et après l'expulsion du placenta, la main placée sur le fond sent la marche descendante de l'utérus. Si, en même temps qu'il paraît une large tumeur dans le vagin, ou hors de la vulve, le globe utérin échappe à votre main placée derrière la symphyse ; s'il y a les symptômes d'un choc nerveux, vous avez toute raison de présumer que l'utérus s'est renversé. Vous pouvez vous en assurer en repoussant légèrement la tumeur, pendant que vous pressez avec l'autre main les parois abdominales. Vous pouvez ainsi arriver à sentir l'entonnoir formé par l'utérus inverti, et, ayant la tumeur entre vos mains, vous pouvez en déterminer exactement la nature. L'utérus qui vient de se renverser a une pro-

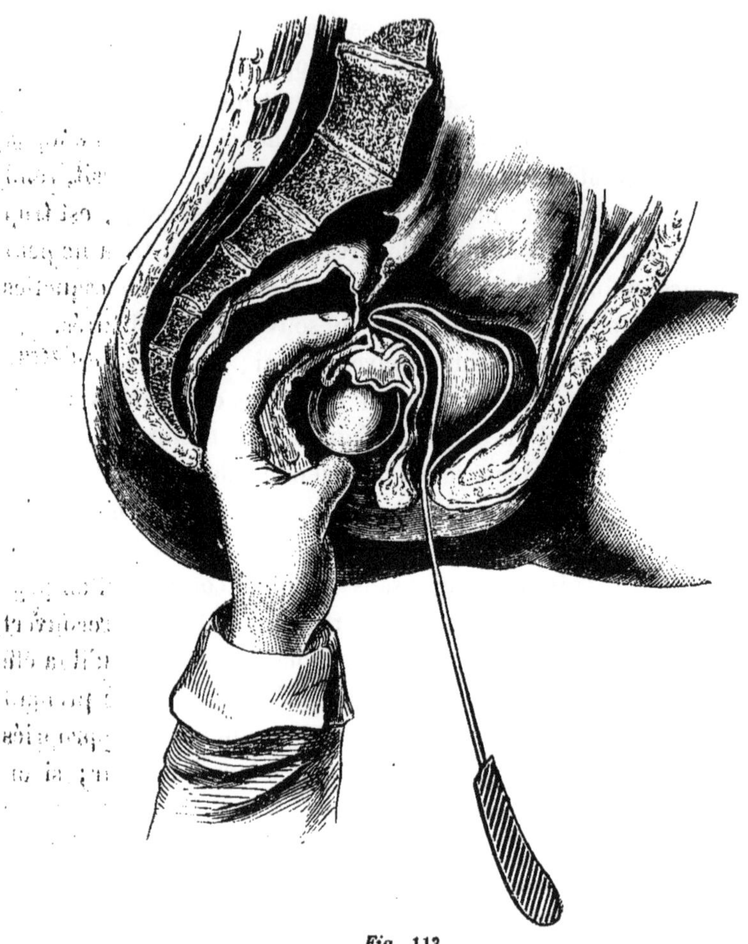

Fig. 113.

priété individuelle, la contractilité, que ne possède aucun polype. Si la tumeur a des alternatives de fermeté et de relâchement, ce ne peut être que l'utérus. L'inversion chronique est plus malaisée à reconnaître. Les symptômes et l'historique peuvent même vous induire en erreur. L'observation des règles suivantes vous en tirera : 1° Ne placez jamais une ligature ou un écraseur sur une tumeur que vous supposez être un polype, quand la malade est chloroformée. Le polype n'a pas de sensibilité; l'utérus est très-douloureux quand on le comprime ainsi ; aussitôt que la ligature ou le fil métallique est serré sur le col de l'utérus, la malade accuse une vive douleur ; il faut profiter de cet avertissement, et enlever à l'instant la ligature.

2° Il faudrait commencer par ceci : Introduisez deux doigts dans le vagin, jusqu'à la racine de la tumeur, puis appuyez l'autre main derrière la symphyse. Les doigts des deux mains se rencontreront à la place où la matrice devait se trouver ; vous pouvez même passer un doigt de la main extérieure dans l'entonnoir formé par l'utérus inverti.

3° Introduisez un doigt dans le rectum jusqu'au-dessus de la base de la tumeur ; passez une sonde dans la vessie, l'extrémité tournée en arrière ; si elle rencontre le doigt qui est dans le rectum, vous saurez que l'utérus a quitté sa place, et que c'est lui qui fait saillie dans le vagin (voy. *fig.* 113).

Si la tumeur est un polype, on peut en général introduire un doigt ou une sonde à 60 ou 70 mill. au delà du pédicule.

A propos de cet accident, qui est très-sérieux, il faut rappeler que, dans quelques cas, l'inversion a duré des années, sans gêner beaucoup la malade. Woodman (1) rapporte un cas qui s'est produit au *London Hospital* pendant que j'y étais accoucheur.

(1) *Obstetrical Transactions*, vol. IX.

LEÇON XXIV

Hémorrhagie après l'extraction du placenta. — Deux causes : la position du placenta, le col utérin. — Comment la nature arrête l'hémorrhagie. — Symptômes, diagnostic et pronostic de l'hémorrhagie par inertie. — Moyens artificiels d'arrêter une hémorrhagie. — Moyens destinés à faire contracter l'utérus : introduction de la main dans l'utérus, ergot, térébenthine, froid, massage de l'utérus, tamponnement, compression de l'aorte, compression de l'utérus, bandage. — Comment on sait jusqu'où l'on peut se fier à ces moyens. — Leurs dangers. — Moyens destinés à boucher les vaisseaux : par un caillot : perchlorure. — Moyens reconstituants : opium, cordiaux, salins, repos. — Transfusion. — Hémorrhagie secondaire, causes locales, restes du placenta, caillots, thrombus, maladies utérines, tumeurs, inversion, rétroflexion, causes constitutionnelles.

L'hémorrhagie après la sortie du placenta peut venir de deux sources : d'abord *des vaisseaux béants de la surface d'insertion du placenta ;* puis *de déchirures du col ou des parties voisines*. Quand il y a une déchirure grave de l'utérus, il n'est pas difficile de reconnaître la source de l'hémorrhagie ; mais les petites lacérations du col, surtout après l'accouchement forcé, quoique très-communes, sont rarement reconnues. La contraction utérine a moins d'effet sur cette hémorrhagie que sur celle qui vient de l'insertion placentaire ; elle persiste même quand l'utérus est bien contracté. Je ne doute pas que les déchirures du col n'expliquent parfaitement la forme d'hémorrhagie que Gooch attribue à une surdistension des vaisseaux, qui fait sortir le sang par l'utérus, quoiqu'il soit contracté.

Si donc nous trouvons un léger écoulement de sang après le travail, et que l'utérus soit contracté, nous pourrons suspecter une déchirure de ce genre. Le remède est d'appliquer un hémostatique puissant, comme du perchlorure de fer, sur la surface saignante.

Quels sont *les moyens employés par la nature pour arrêter l'hémorrhagie?*

1° Le plus efficace est *la contraction des parois musculaires de l'utérus;* elle resserre, avec la force d'une ligature, les bouches des artères et des veines sur la surface de l'insertion placentaire. Tant qu'il y a une ferme contraction, il ne peut s'écouler de sang; l'accoucheur doit donc s'efforcer de la produire. La contraction active précède et établit ce qu'on peut appeler une contraction passive ou tonique, qui réduit d'une manière permanente le volume de l'utérus (1). Quand cette contraction s'est produite, la patiente est assurée contre le retour de l'hémorrhagie.

2° *Les artères utérines ont une propriété rétractile.* En se recroquevillant, elles diminuent leur calibre, et il s'y produit des caillots.

3° Les veines et les sinus utérins traversent obliquement la paroi utérine, et, s'ouvrant obliquement à la surface interne, sont très-favorablement disposés pour se fermer par le rapprochement de leurs parois, et par la manière dont ils passent d'une couche de fibres à l'autre. Une rétraction même modérée de l'utérus fermera assez exactement les sinus pour arrêter le sang, pourvu que la circulation ne soit pas trop agitée.

4° Si le courant sanguin à travers les vaisseaux utérins est arrêté quelque temps et dirigé vers d'autres parties du système, de sorte que l'utérus ait un moment de repos, il peut s'y former des *caillots* ou des *thrombus.* Dans les grandes hémorrhagies, la coagulabilité du sang est augmentée. C'est sans doute à elle que beaucoup de femmes doivent leur salut, après les plus abondantes pertes. Dans la syncope, le cœur bat si faiblement que la circulation est presque suspendue; il n'y a plus de circulation dans l'utérus; et, s'il se rétracte tant soit peu, des caillots se forment et bouchent les vaisseaux. Il ne faut donc jamais désespérer d'une femme qui a une hémorrhagie.

Symptômes, diagnostic et pronostic de l'hémorrhagie causée par l'atonie utérine. Les effets de l'hémorrhagie sont : 1° modification de l'équilibre normal entre le système respiratoire et le système circulatoire ; 2° attraction des liquides de tous les points du corps vers

(1) C'est ce que nous appelons *rétraction.* (*Traducteur.*)

le système veineux; 3° tendance à la séparation de la fibrine; 4° syncope; 5° convulsions, le *contrôle nerveux* n'existant plus, l'irritabilité nerveuse persistant; 6° chute de la chaleur animale. La première indication que nous ayons est en général ce que la femme nous dit, qu'elle se sent perdre. Il faut alors immédiatement examiner les linges et les parties. On voit souvent un mince filet de sang qui coule entre les fesses, et qui peut paraître insignifiant; mais cette petite traînée rouge indique trop souvent une grosse perte, qui distend l'utérus. Palpez le ventre, et vous trouverez l'utérus au-dessus de la symphyse, peut-être au-dessus de l'ombilic, flasque, plein de saillies dures et mobiles. Peut-être la compression du fond fera-t-elle sortir par la vulve du sang et des caillots. Si les moyens ordinaires ne peuvent faire contracter la matrice, introduisez la main dans sa cavité, et vous la trouverez pleine de caillots, élargie, vous sentirez ses parois molles et flasques. Quand l'inertie est complète, il est souvent difficile, par le palper, de distinguer l'utérus; on ne trouve pas le globe dur; ce signe négatif est suffisant pour le diagnostic. Quand l'utérus est complétement distendu, il se contracte quelquefois spasmodiquement, et chasse un flot de sang. Des alternatives de contraction et de relâchement sont un signe certain d'une hémorrhagie atonique. Voilà pour les *signes locaux*.

Les *signes généraux* sont presque aussi marqués et aussi pressants. Quand l'hémorrhagie est assez abondante pour réagir sur l'économie entière, la malade a des faiblesses, des syncopes même; elle est angoissée, effrayée, affaissée, au début; puis elle tombe dans le collapsus; la face est pâle et froide, la peau est glacée, le pouls peu ou point perceptible, les battements du cœur sont faibles et fréquents; la respiration est oppressée; la malade demande de l'air; veut qu'on ouvre les fenêtres, elle veut s'asseoir, même quelquefois sortir de son lit; elle s'agite, elle dit qu'elle passe à travers son lit, elle délire plus ou moins; ses sens sont émoussés, ou bien elle a des hallucinations, une demi-cécité, de la diplopie, de l'amaurose; les pupilles se dilatent, l'iris semble paralysé; elle ne reconnaît plus ses proches, se plaint d'une violente céphalalgie, de bourdonnements d'oreilles, elle est quelquefois sourde; elle ne peut pas avaler, a moins qu'on ne verse le liquide au fond de la bouche. La perte de la force nerveuse est si grande, que tous les organes, tous les tissus semblent paralysés ; l'utérus refuse d'obéir à aucun stimulant ; quelquefois les sphincters se relâchent. La femme refuse tout secours ; elle demande par paroles et par signes qu'on la laisse tranquille ; elle veut mourir en repos. Quelque désespéré que paraisse cet état, la malade en peut revenir. Si la perte s'arrête un moment, il se reproduit un peu de force nerveuse ; la vie, qui paraissait vouloir s'échapper, revient doucement, et reprend, faiblement, il est vrai, mais sûrement, s'il n'arrive pas d'accident, ou si la perte ne recommence pas.

Si ces symptômes sont suivis d'un collapsus marqué, si le facies se grippe, si la respiration prend un caractère convulsif et comme singultueux, qui indique que les parois thoraciques, incapables de se soulever, font des efforts incomplets pour aspirer, la malade s'affaisse rapidement, elle est prise de convulsions, et le cas est réellement sans espoir. Il n'y a plus de force pour répondre à aucun moyen. Tenter quelque chose, sauf la transfusion, c'est tourmenter en vain les derniers moments de la malade. Les signes favorables sont le retour de la chaleur et de la moiteur de la peau, une dysphagie moindre, une pulsation ferme au poignet, un utérus qui se contracte, l'espoir et le courage qui renaissent au cœur de la femme, des perceptions plus nettes de ce qui se passe autour d'elle, et une intelligence plus claire.

L'hémorrhagie est interne quand le sang qui s'écoule dans l'utérus y est retenu par quelque obstacle à sa sortie. Ainsi, l'obliquité, la chute de l'utérus d'un côté, qui se produit facilement lorsque la femme est couchée sur le côté, ou une inclinaison du tronc, quand le bassin est élevé, font de la matrice une partie déclive, où le sang s'accumule. La rétroflexion utérine fait aussi que l'hémorrhagie reste interne. L'hémorrhagie interne est aussi assez commune, après le travail, lorsque l'utérus a été inerte. Burns a noté ce fait. Je l'ai observé souvent moi-même ; l'hémorrhagie cessait quand le fond relevé était remis en position. La rétroflexion est encore plus souvent la cause d'une hémorrhagie secondaire. Le meilleur moyen de replacer l'utérus dans les hémorrhagies primitives est d'y introduire la main, et de ramener ainsi le fond en avant.

Il faut observer une ou deux règles générales, quelle que soit la méthode qu'on choisisse pour arrêter l'hémorrhagie.

1° *Faire coucher la patiente sur le dos;* c'est une règle d'importance : le poids de l'utérus l'aide à descendre dans le pelvis, au lieu de le rejeter en dehors, comme lorsque la malade est couchée sur le côté; on peut observer le facies; l'air arrive plus facilement sur la figure; l'administration des stimulants et de la nourriture est plus aisée; la poitrine peut se dilater plus complétement; le médecin peut mieux agir sur l'utérus et sur l'aorte.

2° *Vider la vessie.* — La réplétion de la vessie détourne de l'utérus la force nerveuse, amène des contractions irrégulières, et gêne les manœuvres externes.

Dans la pratique, les indications sont tirées de l'observation des symptômes, et de ce que nous savons des sources de l'hémorrhagie et de la manière dont la nature l'arrête.

Dans l'hémorrhagie après la sortie du placenta, nous avons, d'abord, à notre disposition des agents dont le pouvoir exige la présence de certaines conditions ; *ils agissent en excitant là contraction de la fibre musculaire;* il est donc nécessaire que l'organisme possède un certain degré de force nerveuse, qui puisse répondre à l'excitation centrale ou périphérique. L'*ergot*, la *compression de l'utérus,* le *froid* n'ont d'action que par la contraction utérine ; si l'épuisement nerveux est assez profond pour que l'irritabilité soit perdue, ces moyens sont sans utilité; ils peuvent même être dangereux; sans doute, la malade peut se relever après une syncope, mais on peut dire avec vérité que l'art du médecin a échoué.

Il échoue, à moins que, *deuxièmement*, il n'ait le courage d'appeler à son aide un puissant hémostatique, qui agit alors même qu'il n'est plus possible d'éveiller la contractilité. Quand elle est perdue, l'application directe d'un puissant styptique peut encore arrêter le sang. Le plus utile de ces agents est le perchlorure ou le persulfate de fer, dont j'indiquerai l'application en obstétrique.

Introduction de la main, pour vider l'utérus. — Quoique beaucoup de médecins n'apprécient pas cette manœuvre, et que la plupart la tiennent pour hasardeuse, je reste convaincu que c'est la première chose à faire, toutes les fois qu'il y a eu hémorrhagie, que l'utérus était gros, et qu'on a quelque raison de soupçonner que des caillots ou d'autres corps sont retenus dans la cavité utérine. Si l'utérus, resté gros, refuse de se contracter quand on le comprime à travers les parois abdominales, et de chasser ce qu'il contient, je ne crois pas qu'il y ait en obstétrique de règle plus impérative que celle d'y introduire la main. Si la patiente est couchée sur le dos, vous pouvez presser l'utérus par-dessus avec une main, pendant que vous introduisez l'autre, en vous opposant le plus possible à l'entrée de l'air ; vous savez ainsi exactement ce qu'il y a dans l'utérus ; s'il n'y a rien, votre main stimulera la contraction ; s'il y a des débris placentaires ou des caillots, elle enlèvera immédiatement les causes les plus fréquentes d'hémorrhagie, primitive ou secondaire, ce qui évitera une cause fréquente de maladies puerpérales. Dans maint cas, cette opération est suivie d'un succès immédiat ; il n'y a presque plus rien à faire. Souvent, appelé pour un cas grave de fièvre puerpérale, j'ai désiré de pouvoir m'assurer positivement que l'utérus était vide. Je m'associe avec Collins et d'autres qui insistent sur l'importance de cette manœuvre. Je n'hésite pas à la répéter deux ou trois fois, si l'utérus se remplit de nouveau : et, dans ce cas, la main est toute placée pour guider le tube pour l'injection du perchlorure. Il est inutile de dire que l'opération doit être faite avec douceur, il faut relever vos manches de chemise jusqu'à l'épaule, graisser le dos de la main et tout l'avant-bras, et diriger la main exactement suivant les axes du bassin.

L'*ergot,* nous le savons, jouit de la propriété de faire contracter l'utérus ; mais combien de fois échoue-t-il dans les hémorrhagies ! Je vous conseille vivement, quand une première dose n'amène pas rapidement la contraction, de ne pas vous fier à ce médicament ; ne perdez pas de temps à en répéter l'administration ; s'il ne réussit pas aussitôt, c'est sans doute que la force nerveuse est trop diminuée pour répondre à son excitation. J'ai vu l'administration de l'ergot, quand l'économie était affaiblie par la perte, augmenter la dépression, et faire du mal au lieu de produire du bien ; s'il ne fait pas de mal, au moins est-il inerte. Quand la femme est fort affaiblie, l'estomac n'absorbe plus. Ergot, cognac, thé de bœuf (1), tout, en un mot, charge l'estomac jusqu'à ce qu'il le rejette. Le vomissement est souvent suivi d'une amélioration, il semble arrêter la perte ; c'est dans ce but que quelques accoucheurs donnent de l'*ipécacuanha* aux femmes qui ont une hémorrhagie.

La *térébenthine*, si l'estomac la supporte, est un très-bon hémostatique. On a grande confiance dans le *froid*. Comment agit-il? Il produit une secousse, qui, par action réflexe, excite la contraction de l'utérus. La condition essentielle de son action est donc que la force nerveuse soit assez grande pour répondre à son excitation ; si elle fait défaut, ce choc vient ajouter à la dépression générale ; il n'amène aucune contraction, ou tout au moins ne produit que des contractions passagères, bientôt suivies de relâchement. Ce n'est pas tout. L'application continue de glace et d'eau froide produira la congestion des viscères, la pleurésie, la broncho-pneumonie, la péritonite. J'ai vu des fièvres puerpérales qui étaient dues, je n'en doute pas, au déluge d'eau dont on avait inondé les malades qu'on avait laissées se refroidir une heure ou plus dans leurs draps humides, de crainte de les changer avant la fin de la prostration. Velpeau a fait la même observation. La règle de l'application du froid doit donc être de ne pas s'y fier, s'il n'amène pas promptement des contractions. La meilleure forme, dans les cas peu graves, quand l'énergie nerveuse est bonne, est d'appliquer la main froide, un morceau de glace, ou une assiette qu'on a trempée dans de l'eau glacée, sur l'abdomen ou sur la nuque. Un verre d'eau froide, pris à l'intérieur, excitera quelquefois la contraction.

La douche employée par Gooch, et fort vantée par Collins, qui consiste à laisser couler un filet d'eau, d'une certaine hauteur sur l'abdomen, amènera certainement la contraction si l'utérus n'a pas perdu sa contractilité. On peut lui reprocher de mouiller le lit, d'exposer la malade à un refroidissement et à l'inflammation de quelque viscère. Une méthode qui rend de grands services, et qui n'a pas cet inconvénient, consiste à frapper fortement l'abdo-

(1) Fort employé, en Angleterre, comme réconfortant, après l'accouchement. (*Traducteur.*)

men avec le coin d'une serviette mouillée (1). L'injection d'eau froide dans le rectum est aussi une bonne méthode. Le froid, appliqué intérieurement, produit plus d'effet. Levret est, je crois, le premier qui ait employé la glace à l'intérieur : « Perfect, dit-il, a « retrouvé un vieux moyen, très-ingénieux; il introduit un mor- « ceau de glace dans l'utérus qui, soudainement refroidi, se contracte « immédiatement, et arrête la perte. » Depuis quelques années, on injecte fréquemment de l'eau froide dans l'utérus. Ce moyen est souvent utile, il a l'avantage d'enlever les caillots et d'exciter la contraction ; mais je ne suis pas certain qu'il soit sans danger. La méthode de Levret, de placer un morceau de glace dans l'utérus, est le meilleur mode d'application du froid. Mais je dois répéter que, si la malade n'a plus la force de réagir, le froid fera plus de mal que de bien. Si l'effet n'est pas prompt, abandonnez ce moyen. L'effet nécessaire d'une abondante perte de sang est d'abaisser la température animale. A ce moment, il faut, non du froid, mais de la chaleur, comme l'a fort bien remarqué Crosse.

Le *massage de l'utérus*, ou une forte compression manuelle, est un moyen souvent utile de faire contracter la matrice. Une légère friction ou une faible pression suffit souvent pour amener l'expulsion du placenta. Ce moyen appliqué à un utérus qui reste mou, ou qui est pris de spasme, amène souvent une contraction ferme et égale ; quand l'épuisement est profond, et l'hémorrhagie profuse, une forte compression peut échouer. Tant qu'on serre fortement l'utérus, l'hémorrhagie est arrêtée sans doute, mais qui pourra le maintenir assez longtemps serré ? La fatigue vous fera lâcher, et l'hémorrhagie reprendra. Une de vos mains remplacera l'autre, épuisée, elle cédera sa place à la première, et ainsi de suite, jusqu'à ce que l'opérateur soit aussi à plaindre que sa patiente. Si vous avez recours à cette manœuvre, il est important d'économiser votre force. Faites coucher la malade sur le dos, près du bord de son lit, de façon que vous puissiez vous tenir debout droit au-dessus d'elle

(1) A Dublin on frappe la fesse droite, ce qui a l'avantage de ne pas secouer l'utérus ; la malade, étant couchée sur le côté gauche, ne voit pas ce qu'on va lui faire, et elle est fort surprise ; l'utérus se contracte remarquablement bien, sous l'influence de ce coup ; si la patiente a vu les préparatifs, l'effet est beaucoup moindre. (*Traducteur.*)

et aider à l'action de vos mains par le poids de votre corps. Le succès récompensera souvent vos efforts; si vous pouvez arrêter l'hémorrhagie pendant quelques minutes, les forces pourront se relever et la contraction revenir.

D'un autre côté, quand la force manque, l'utérus se relâche toujours; chaque retour de l'hémorrhagie rend plus difficile de produire une contraction soutenue; il se forme des caillots, qui excitent un spasme et exigent l'introduction répétée de la main. Ces alternatives de relâchement et de contraction pompent le sang dans l'aorte et la veine cave pour le jeter au dehors, comme fait la seringue d'Higginson pour l'eau qu'elle injecte.

Non-seulement le massage est infidèle, douloureux pour la malade, épuisant pour le médecin, mais il expose à la métrite, par la contusion des tissus qu'il produit. J'ai vu des cas de fièvre puerpérale avec métrite, auxquels je n'ai pu trouver d'autre cause.

La *compression de l'aorte abdominale* est une méthode qui mérite notre attention. On la fait de deux façons. Ploucquet, qui a été le premier à la recommander, comprimait l'aorte avec la main dans l'utérus. Baudelocque et Ulsamer la comprimaient à travers les parois abdominales. C'est ainsi qu'on fait généralement. Cazeaux, Jacquemier, Chailly, la recommandent. Elle arrête la perte, et donne un répit dont on peut profiter pour préparer autre chose. Voici comment on la pratique : La patiente est couchée sur le dos, près du bord de son lit, les cuisses relevées; le médecin se tient debout, à droite; il appuie doucement trois doigts de la main gauche sur les parois abdominales, près de l'ombilic, en les courbant de façon à tomber obliquement sur l'aorte, et à la comprimer également avec les trois doigts; l'aorte est ainsi fixée contre le côté gauche du rachis, et on évite la veine cave. On peut aider à la main gauche, en y appuyant la droite. Une compression d'une minute pourra souvent arrêter la perte, et donner le temps à la force nerveuse de se reproduire, et de ramener la contraction. Faye emploie presque uniquement cette méthode; Kiwish objecte que la compression de l'aorte ne fait que faire passer le sang par les artères ovariennes, et que, la compression de la veine cave étant inévitable, le sang arrive à l'utérus par les nombreuses anastomoses du bassin; il n'attribue le succès qu'à la compression de l'utérus. Boer et Hohl élèvent des objections semblables. J'en ai souvent obtenu du bien, et je la considère comme une ressource provisoire.

G. Hamilton (1) recommande une compression, qui est quelquefois préférable à celle dont j'ai parlé. Les doigts d'une main sont placés *derrière* l'utérus, ce qui est ordinairement possible, vu le relâchement des parties, et l'organe est saisi fortement entre les deux mains; la cavité est ainsi fermée par l'application des parois d'avant en arrière. Cette manœuvre est moins violente et sert autant, pendant qu'on l'emploie, que le massage.

Un autre mode de compression est le *bandage de corps*, avec ou sans compresse sur l'utérus. Je suis partisan du bandage après l'accouchement. Il donne de l'aise à la patiente; toutes les femmes qui l'ont eu l'affirment; il diminue la chance d'hémorrhagie, en excitant la contraction et en s'opposant à l'accumulation du sang dans la cavité utérine; tout praticien le reconnaît. De plus, dans les grandes hémorrhagies venant d'inertie, l'utérus, volumineux et mou, tombe en avant si la femme est couchée sur le côté ou en pronation, ne rencontrant aucun appui dans les parois distendues et paralysées; il se forme une tendance au vide dans la cavité utérine, l'air y pénètre et les caillots qui s'y trouvent sont dans les conditions nécessaires à leur décomposition, qui peut amener la septicémie. Quand on introduit la main, dans un cas de ce genre, ce qui est souvent nécessaire pour enlever des débris placentaires ou des caillots, on peut souvent *sentir et entendre* le sang s'y précipiter. Le bandage a encore une autre indication : après la ponction d'un kyste ovarien, la diminution brusque de la distension des parois, diminuant la pression sous laquelle agit le cœur, expose à la syncope; de même la déplétion rapide de l'utérus peut aussi la produire. Un bandage bien appliqué est une garantie contre ces accidents qui peuvent devenir mortels.

Le *tamponnement* a été fait de diverses manières. Paul d'Égine mettait une éponge imbibée de vinaigre dans l'utérus; Leroux se fit le défenseur de cette méthode; Rouget (1810) recommandait l'introduction, dans l'utérus, d'une vessie de mouton ou de cochon

(1) *Edinburgh Medical Journal*, 1861.

qu'on remplit ensuite d'eau ; Diday (1850) se servait d'une vessie de caoutchouc vulcanisé. Ces méthodes peuvent être utiles, si la malade a assez de force nerveuse pour répondre à l'irritation provoquée par ces corps étrangers; mais, comme excitants, ils ne valent pas les autres moyens, et, comme tampons, on ne peut pas s'y fier.

Supposons que tous les moyens qui agissent en provoquant la contraction aient échoué, l'hémorrhagie continue ; devons-nous laisser la malade exposée à une mort qui n'est que trop probable? N'avons-nous pas d'autres agents que la contraction, pour arrêter le sang? Nous avons de puissants styptiques, pourquoi ne pas nous en servir? s'ils agissent précisément là où les autres échouent, n'est-ce pas déraisonnable de rejeter leur secours?

C'est le moment de discuter l'application du perchlorure de fer; ce remède n'est pas indiqué dans les ouvrages anglais ou français; bien des praticiens le regardent encore comme une dangereuse innovation ; ils devraient se demander si l'hémorrhagie n'est pas encore plus dangereuse. Ils devraient répondre affirmativement, car ils connaissent peu de chose, rien peut-être, du danger des styptiques appliqués localement. C'est illogique et injuste de refuser à une femme qui va mourir exsangue, le bénéfice d'un remède parce qu'il *peut* faire un peu de mal; il faut d'abord la sauver de la mort. En fait, elle va mourir si l'on n'emploie pas les styptiques. Pourquoi dire alors qu'ils peuvent faire du mal plus tard? Quel mal feraient-ils à une morte? Ces praticiens ne tombent-ils pas dans l'absurdité? Comme je suis responsable, presque seul, de son introduction dans la pratique obstétricale, au moins en Angleterre, je dois donner quelques détails sur le sujet.

Il y a longtemps que l'on connaît la force styptique du perchlorure et des autres sels de fer. Nombre de chirurgiens l'ont appliqué avec des éponges sur des parties saignantes; l'idée d'appliquer des styptiques dans l'utérus contre les hémorrhagies n'est pas neuve non plus. Mais, jusqu'à ces derniers temps, a prévalu une crainte non raisonnée de toucher la surface interne de l'utérus, avec des astringents; cependant, de temps en temps, on les a employés avec un succès qui aurait dû donner plus de confiance en eux. Perfect dit qu'il tamponnait le vagin avec de l'étoupe et l'oxycrat. Hoffmann arrêtait une hémorrhagie profuse, en introduisant des paquets de lint imbibés d'une solution de « colcothar de vitriol », — un mélange de sulfate et d'oxyde de fer, — aussi profondément que possible dans le vagin. Il paraît, d'après ce que dit Hohl, que d'Outrepont fut le premier à injecter du perchlorure, mais je n'ai pas trouvé le passage où il rapporte cette innovation. Kiwish (1) en fait grand cas : il employait une solution de 7gr,50 de muriate de fer dans 226gr,10 d'eau.

J'eus pour la première fois l'idée d'employer le perchlorure dans l'hémorrhagie utérine, lorsque je lus qu'on en avait injecté dans un sac anévrysmal. Si ce sel peut ainsi être introduit sans danger dans la circulation, *à fortiori*, peut-on y baigner les bouches béantes des sinus sur une surface libre, et la marche souvent irrésistible et désespérante de l'hémorrhagie utérine peut justifier l'essai d'un remède même douteux. Dans mes *Leçons Lettsomiennes* sur l'insertion vicieuse du placenta, publiées en 1857 (2), j'ai recommandé cette injection. Dans une leçon sur le sac de l'accoucheur, publiée en 1862, j'ai de nouveau recommandé d'avoir du perchlorure de fer pour arrêter les hémorrhagies. Plus tard, dans la séance de février de la Société obstétricale, en 1865, je fis les remarques suivantes qui furent presque aussitôt rapportées par les journaux médicaux (3) ; le sujet qui faisait l'objet de la discussion était la fièvre puerpérale. « Pour prévenir la perte de sang, — car l'hémorrhagie « prédispose certainement à la fièvre puerpérale, — je n'ai rien « trouvé de préférable à l'injection du perchlorure de fer dans l'u« térus, préalablement débarrassé des caillots et des débris du « placenta. J'emploie cette méthode depuis plusieurs années, et, « dans un grand nombre d'accouchements et d'avortements, j'ai eu « à m'en féliciter. Le perchlorure a l'avantage d'être antiseptique, « et il coagule instantanément le sang dans les ouvertures des « vaisseaux. »

Comme la plupart des cas s'étaient produits en consultation, plusieurs confrères avaient vu le résultat. Mendenhall, de Cincin-

(1) *Beiträge zur Geburtskunde*, 1846.
(2) *Lancet*, 1857, vol. II, et *Physiologie et traitement du placenta prævia*, 1858.
(3) *Obstetrical Transactions*, 1866, vol. II.

nati, a publié (1) un cas où l'injection du persulfate de fer lui a donné un succès. Scanzoni, dans son ouvrage sur l'obstétrique (édition de 1866), le recommande dans les cas les plus désespérés, et cite d'Outrepont et Kiwish, comme l'ayant indiqué. Je crois que ce remède gagne du terrain, et devient de plus en plus employé. Je dois cependant parler des accidents qu'a produits l'usage de ce remède.

Quelques gouttes du liquide ne peuvent-elles pas pénétrer dans le torrent circulatoire et y causer des thrombus vasculaires ou cardiaques? Ce danger n'existe pas, grâce à la propriété que possède le fer de coaguler instantanément le sang qu'il touche à l'ouverture des vaisseaux. Les caillots formés là protégent la circulation centripète. Il se forme toujours, ou presque toujours, des caillots dans les ouvertures des vaisseaux, même dans l'état normal; les caillots dus à l'action du perchlorure se dissocient après peu de jours, et sont chassés par la contraction et la rétraction utérines; pendant quelques jours on voit sortir les débris de ces coagula, mêlés à un peu de sérosité. Les pertes sont noires, elles tachent le linge; il faut en prévenir la garde qui pourrait s'en effrayer; elles ont quelquefois un peu d'odeur; on peut remédier à cet inconvénient par une injection vaginale de permanganate de potasse ou d'acide phénique dilué. Mais le perchlorure est un précieux antiseptique, et je le crois utile comme préservatif contre la septicémie, à laquelle sont si disposées les femmes qui ont eu une insertion vicieuse du placenta.

Des accidents graves, il ne faut pas l'oublier, ont résulté quelquefois de l'injection de petites quantités de solutions martiales dans les nævi. R. B. Carter (2) rapporte un cas où l'injection de $0^{gr},28$ de perchlorure dans un nævus du nez chez un enfant de onze semaines fut suivie de mort immédiate. N. Crisp, de Swallowfield, rapporte un cas semblable; l'autopsie montra que la pointe de la canule avait traversé la veine faciale, et que le sang s'était coagulé immédiatement dans le cœur droit. Aveling, maintenant à Rochester, m'a parlé d'un cas de ce genre. Il est impossible de ne pas concevoir quelque crainte à ce sujet; mais ces cas font penser

(1) *Cincinnati Lancet*, 1860.
(2) *Medical Times and Gazette*, 1861.

qu'il y a quelque danger dans l'injection du perchlorure dans les nævi ; il faut observer que l'injection dans ces cas demande de la force, que, dans l'un de ces cas, la pointe de la canule a traversé une veine, et que le sang des cavités droites était coagulé. Le perchlorure a-t-il été jusqu'au cœur pour y produire un caillot? C'est douteux. Voici probablement ce qui s'est passé : quand le perchlorure a touché le sang de la veine faciale, il y a produit un petit thrombus, qui a été porté au cœur, et y a servi de noyau à une coagulation complète.

L'air ne peut-il pas pénétrer dans les sinus utérins, et de là être porté au cœur ? C'est possible. Le seul cas où les symptômes aient pu me faire soupçonner cet accident, était un avortement, et l'injection fut faite avec un grossier injecteur en caoutchouc. Il se produisit des symptômes semblables à ceux qui suivent l'introduction de l'air dans les veines. Ces malheurs doivent nous faire craindre quelque peu l'application du perchlorure dans l'utérus. Il y a cependant des circonstances qui doivent nous rassurer. L'utérus, petit, dur, dont l'orifice est peu ouvert, d'une femme qui vient d'avorter, diffère de l'utérus volumineux et largement ouvert auquel nous avons affaire après l'accouchement. Après l'avortement, j'ai déjà dit qu'il vaut mieux badigeonner qu'injecter. De plus, il est probable que l'injection dans les nævi n'est guère semblable au lavage de la surface interne de l'utérus. Les veines de la face et du cou offrent des facilités particulières à l'introduction de l'air. La plupart des accidents de ce genre se sont produits pendant des opérations sur des parties dont les veines pouvaient être soumises à l'aspiration de la poitrine. Quelques gouttes du liquide ne peuvent-elles pas pénétrer dans les trompes, et tomber dans le péritoine? Je connais deux cas de ce genre : le premier est dû à V. Haselberg (1) ; je l'ai rapporté en détail dans la « *British and foreign medical and chirurgical Review*, 1870 ». Une fille publique, qui avait eu un avortement six mois auparavant, vint se faire soigner, ayant une antéflexion si prononcée que la sonde passait difficilement; elle avait une abondante ménorrhagie et on se décida à essayer l'injection de perchlorure ; ce ne fut qu'après des essais répétés qu'on parvint à faire

(1) *Monatsschr. f. Geburtsk.*, 1869.

pénétrer la seringue au delà du point fléchi. La malade n'eut aucune douleur sur le moment, mais, le soir, elle eut un gros frisson; la cinquième nuit, le frisson s'accompagna de vomissements abondants, et fut suivi de douleurs abdominales: mêmes symptômes la nuit suivante, pendant laquelle la malade s'évanouit et mourut. On trouva les intestins unis par un exsudat de récente formation; la partie inférieure de la cavité péritonéale était pleine de pus fétide, venu d'un kyste de l'ovaire droit qui présentait une petite ouverture, laquelle avait donné issue au pus. La trompe droite permettait, dans toute sa longueur, le passage d'une grosse sonde; la muqueuse de l'utérus était comme parsemée de taches d'encre, ainsi que la trompe droite; ces taches noires furent reconnues, à l'examen chimique, comme renfermant du fer. Un fait, au moins, ressort de cette observation: le perchlorure peut, comme les autres liquides, parcourir les trompes utérines; mais il n'est pas parfaitement évident que la mort soit due à cette pénétration; car aucun symptôme ne suivit immédiatement l'injection. Les lésions abdominales paraissent être dues à la rupture du kyste ovarien, amenée par les vomissements.

L'autre cas s'est présenté au *London Hospital*, en octobre 1870. Je dois l'histoire du cas à Mister Hermann, et le résumé de l'autopsie au docteur Sutton : E. B..., âgée de 48 ans, avait eu six enfants et cinq fausses couches; le dernier enfant était né depuis quatre ans. Elle avait été fort bien, jusqu'en janvier 1869, époque à laquelle elle commença à souffrir d'une ménorrhagie habituelle; en juin, elle fut malade, comme pour accoucher, perdit beaucoup de sang, et deux corps qu'elle décrit ainsi : le premier était « comme de petites vessies pleines d'eau, et presque aussi gros qu'un arrière-faix, » l'autre « ressemblait davantage à un arrière-faix. » Depuis ce temps, elle eut ses règles toutes les quinzaines. Au moment de son admission, elle avait une rétroflexion marquée; on lui ordonna une injection de perchlorure dans la proportion d'une partie de la solution saturée sur six parties d'eau, dont on injecta à peu près un quart de litre, au moyen d'une seringue d'Higginson, fixée à une sonde à double courant; la malade était couchée sur le côté gauche. Le liquide parut ressortir aussi vite qu'il pénétrait. Pendant l'injection, on maintint, au moyen de la sonde, l'utérus dans sa position normale; le col avait été préalablement suffisamment dilaté. Aussitôt après l'opération, la malade se plaignit d'une douleur intense dans le ventre. Deux heures après, le thermomètre marquait 37°7 ; le pouls battait 104 ; la respiration était à 24. Le soir, la douleur augmenta, la malade vomit un peu. Le lendemain matin, les symptômes de la péritonite étaient bien marqués : température 39°4 ; pouls 132 ; respiration 24. La femme mourut, dans le collapsus, cinquante-huit heures après l'opération. Le traitement avait consisté en opium, cataplasmes et cordiaux. Le docteur H. G. Sutton dirigea l'autopsie. On trouva dans le péritoine un liquide puriforme, noir grisâtre, opaque et abondant, qui ressemblait à du pus mêlé à un liquide noir ; il y avait beaucoup de congestion dans l'intestin grêle, comme on le voit dans la péritonite. Une grande partie du mésentère, en haut et à gauche de l'utérus, était noire ; il y avait beaucoup de pus dans le bassin ; la trompe gauche était élargie et les vaisseaux du péritoine qui la recouvrait étaient forts injectés; une goutte de pus sortait de l'extrémité de la trompe. La partie externe de la trompe était fort dilatée, et pleine d'un liquide sale, puriforme; la partie interne était peu dilatée. Les tissus sous-muqueux étaient tachetés. La trompe droite était peu dilatée et point congestionnée. L'utérus était fortement rétrofléchi ; ses parois étaient saines, sa muqueuse couverte de sang, et un peu ramollie. Il y avait une petite tumeur vers le milieu de la paroi postérieure, semblable à un repli muqueux. Après avoir été nettoyée, la surface parut tachée par places ; la cavité était anomalement large, et le canal cervical dilaté.

J'ai rapporté cette observation en détails, à cause de son importance et de son authenticité. Le docteur Sutton croit que la péritonite a été causée par la pénétration de la solution ferrique dans le péritoine, par la trompe. Il est peu douteux que ce n'ait été la cause immédiate de la mort ; mais le passage d'un liquide par une trompe est un cas si rare et d'une telle importance pratique, que les conditions dans lesquelles il a eu lieu méritent un examen attentif. A l'état sain, sur le cadavre, les expériences de Klemm et Hennig prouvent combien il est difficile, même avec une forte pression, et quand le col est fermé, de faire une injection qui passe dans les trompes. Probablement, les conditions sont différentes sur le vivant (1). On n'a pas fréquemment injecté un utérus sain, non gravide ; mais on ne manque pas d'exemples de l'effet produit par des injections, faites pour diverses lésions utérines : dans quelques cas, il s'est produit une vive douleur; dans d'autres cas, la mort en a été la conséquence. On a présumé que le liquide avait passé par la trompe; mais on n'a pas analysé soigneusement les conditions morbides dans lesquelles cet accident s'est produit; et je crois qu'un examen attentif nous les révélera. Il est digne de remarque que, dans les deux cas que je viens de citer, l'utérus était fort rétrofléchi. La flexion a pour effet constant un agrandissement de la cavité utérine, due sans doute à l'hypérémie du corps, qui amène tôt ou tard un catarrhe chronique; ces deux maladies ont une tendance à monter et à envahir les trompes, qui s'élargissent graduellement; toutes les fois qu'il y a une obstruction sur un point du canal génital, il y a aussi une tendance à la dilatation des parties placées au-dessus. Puech a analysé 258 cas d'atrésie congénitale du canal générateur; dans 15, les trompes étaient élargies, dans 5, elles étaient déchirées. Le meilleur exemple est celui de l'occlusion vaginale par imperforation de l'hymen. Dans cette anomalie, le vagin, d'abord, se dilate sous l'influence de l'accumulation des produits utérins; puis le col, et le corps, enfin les trompes, s'élargissent, et souvent crèvent. Il y a beaucoup d'autres maladies qui tendent à la dilatation des trompes.

Ces faits et leur interprétation commandent la prudence dans l'injection intra-utérine de liquide styptique. Dans les hémorrhagies de l'avortement, il est bon, d'abord, de dilater largement le col avec la laminaire; secondement, de passer un doigt dans l'utérus pour enlever tous les débris placentaires; troisièmement, si l'hémorrhagie persiste, de badigeonner l'utérus avec une éponge imbibée de liquide styptique, et fixée à une tige de baleine. L'injection est rarement nécessaire. Dans les hémorrhagies en dehors de la grossesse, la même méthode de dilatation et de badigeonnage

(1) Matthews Duncan répète dans ses cours, et je crois qu'il l'a publié dans ses ouvrages, qu'il n'est pas rare que la sonde utérine pénètre dans les trompes. (*Traducteur.*)

est communément la meilleure. Quand on croit l'injection nécessaire, il faut se servir d'une canule *percée de petits trous à son extrémité, et dirigée en arrière*, de sorte que le liquide sorte doucement par petits filets, dirigés vers le col. Il vaut mieux pendant l'opération, que la malade soit couchée sur le dos. Je crois aussi qu'il y a moins de danger à employer une solution concentrée; — pas moins d'une partie de perchlorure dans quatre parties d'eau; — la constriction est plus accusée, et la corrugation de la muqueuse peut fermer le calibre des trompes.

Voici un cas qui montre l'effet d'une solution concentrée : Tessier (1), dans un cas d'hémorrhagie abondante, non puerpérale, introduisit dans le vagin un tampon de charpie, plongé dans le perchlorure pur; il n'enleva le tampon qu'au bout de 48 heures; le septième jour, la malade perdit un morceau de sa muqueuse vaginale; elle se remit lentement, et eut un rétrécissement du vagin. Tessier appelle cela gangrène; il serait plus correct de dire que le perchlorure a produit une eschare de la muqueuse. Ce cas est un excellent exemple des lésions locales que peut produire le perchlorure concentré.

L'utérus, après un accouchement à terme, diffère essentiellement de l'utérus non gravide; il me semble qu'il est moins dangereux à manier; la large ouverture du col, qui permet le passage de la main, est une sécurité contre la rétention du liquide injecté; les déchirures de la muqueuse et les caillots doivent servir à la protection de l'orifice des trompes. La contraction musculaire est aussi une garde contre les accidents du genre de celui qui nous occupe.

Mode d'emploi du perchlorure de fer.

Il est important d'enlever de l'utérus les débris placentaires et les caillots, afin que le liquide injecté puisse toucher les parois utérines. J'ai eu quelque temps l'habitude de commencer par injecter de l'eau froide pour laver l'utérus; je préfère maintenant ne pas perdre de temps à le faire. De plus, au moment où l'injection du perchlorure est surtout indiquée, l'épuisement est généralement si

(1) *Gazette des Hôpitaux*, 1869.

grand que l'injection d'eau glacée est mal supportée ; je crois que, dans ces circonstances, l'injection d'eau glacée est plus hasardeuse que celle de perchlorure.

Adaptez à la seringue d'Higginson un tube de 200 à 230 mm de long. Mêlez dans un bassin, ou dans un vase peu profond, 115 grammes de la liqueur de perchlorure (1) et 350 grammes d'eau, et plongez le tube d'aspiration de la seringue jusqu'au fond du vase ; avant d'introduire le tube de refoulement dans l'utérus, assurez-vous que l'air en est sorti, et qu'elle est pleine de liquide ; puis introduisez-le, guidé par la main gauche, jusqu'au fond de l'utérus ; injectez alors lentement et sans interruption. Vous sentirez le liquide revenir, mêlé avec les caillots produits par l'astringence de la solution. Le perchlorure arrête l'hémorrhagie de trois manières : 1° il coagule directement le sang dans les bouches des vaisseaux ; 2° il agit comme un astringent puissant sur la surface interne de l'utérus, corrugue la muqueuse, et ainsi resserre les ouvertures vasculaires ; 3° il provoque souvent une contraction de la tunique musculaire. L'inestimable avantage du perchlorure est d'agir tout juste dans les cas de travail impuissant, où l'on ne peut se fier à l'énergie utérine ; il vient à notre secours dans les cas les plus graves, où les autres moyens échouent, et sauve des femmes dont la position, sans lui, serait désespérée. Comme le détachement du placenta sur la zone cervicale, comme le dilatateur hydrostatique, il est une nouvelle ressource dans l'obstétrique. L'hémorrhagie revient rarement après une injection faite comme je l'ai dit ; si elle se reproduit, on peut répéter l'opération.

Tout en tenant pour démontré que le perchlorure *peut* faire du mal, il ne faut pas oublier que la perte, si elle continue, *est* dangereuse, fatale peut-être, et que les autres moyens d'arrêter l'hémorrhagie ne sont pas sans danger, nous l'avons vu. Nous avons donc à choisir entre un bien assuré, acheté au prix d'un danger possible, et un mal certain, qui se terminera probablement par la mort. Le courage de la timidité est à peine plus bizarre que ce raisonnement : une femme est mourante d'hémorrhagie ; il vaut mieux la laisser mourir que d'employer un remède inusité.

(1) Pharmacopée anglaise. (*Traducteur.*)

Voici les résultats que m'a donnés l'injection intra-utérine de perchlorure, faite pour arrêter une hémorrhagie après l'accouchement:

1° Dans nombre de cas, où la perte continuait en dépit de l'emploi des moyens ordinaires, l'hémorrhagie s'est arrêtée instantanément, et la malade s'est rétablie. Dans la plupart de ces cas, les patientes ont eu d'autres enfants ;

2° Dans plusieurs cas, l'hémorrhagie a été aussi arrêtée instantanément; les malades ont eu de la phlegmatia alba dolens (1);

3° Dans plusieurs cas, quand la malade était déjà à l'extrémité à la suite d'une perte, l'injection a arrêté l'hémorrhagie ; mais la malade a succombé. Je n'ai point vu que l'injection ait contribué en quoi que ce soit au résultat. Les malades allaient mourir ; le remède a été appliqué trop tard.

Dans la première de ces trois classes de cas, les femmes seraient certainement mortes sans le remède ; les autres lui ont dû l'épargne d'une quantité de sang qui les a assurées contre les effets secondaires graves de l'hémorrhagie. La phlegmatia dolens peut bien, dans quelques cas, avoir été due à l'extension des caillots formés dans les ouvertures des sinus ; mais on ne peut pas considérer cette extension comme absolument dangereuse. C'est souvent un moyen employé par la nature pour séparer de la circulation générale les substances morbides produites à la surface de l'utérus. Il faut, de plus, ne pas oublier que la phlegmatia alba n'est point rare après les hémorrhagies graves, même quand on ne fait aucune injection, surtout dans les insertions vicieuses du placenta. Enfin, un grand nombre auraient probablement succombé. Il valait certainement mieux courir le risque de la phlegmatia.

Dans la troisième classe de cas, ceux dans lesquels la malade a succombé après l'injection, la cause de la mort étant le collapsus amené par la perte de sang, on ne pouvait attendre le rétablissement que du remplacement de ce qui manquait, du sang; le remède était la transfusion. La leçon pratique que nous devons tirer de ces cas

(1) Je l'ai vu employer par Matthews Duncan à Édimbourg, en mars 1870, pour un fibroïde utérin, qui amenait une forte et constante hémorrhagie. La malade a été prise d'une phlegmatia que Mat. Duncan a attribuée lui-même au perchlorure. Quand j'ai quitté Édimbourg, environ un mois après l'opération, la malade allait mieux ; je n'ai pas eu de ses nouvelles, depuis lors. (*Traducteur.*)

malheureux est qu'il ne faut pas différer trop de recourir à l'injection qui arrêtera la perte à quelque moment que ce soit; mais elle ne peut rendre le sang perdu ; elle donnera souvent à l'organisme le temps de se relever de la secousse qu'il a subie; mais elle ne peut rappeler la vie qui s'échappe. Quoique l'injection de perchlorure puisse souvent sauver des femmes après que les autres moyens ont échoué, il faut cependant l'employer de bonne heure, avant le collapsus complet, pendant que l'organisme peut encore se relever. Il faut suivre le conseil que j'ai donné au sujet de l'espoir que donne l'ergot, la compression, le froid. Si vous abandonnez ces moyens, aussitôt que vous voyez que l'utérus n'y répond pas par la contraction, vous pouvez compter sur les meilleurs résultats de l'injection. Une des meilleures raisons que je puisse faire valoir pour recommander son emploi de bonne heure, est qu'il faut non-seulement sauver la vie, mais éviter le plus possible la perte du sang. Pour cette raison, et ayant confiance dans l'efficacité de ce précieux remède, je ne perds jamais de temps à essayer les autres moyens qui peuvent échouer, ou qui, ne réussissant qu'en partie, laissent la femme affaiblie par la perte de son sang.

Nous avons donc trois stages à considérer dans l'hémorrhagie :

1° La contractilité utérine persiste; on peut se fier à elle, il suffit de l'exciter;

2° La contractilité est diminuée, ou même perdue; les excitants sont inutiles. Il faut appliquer directement les styptiques sur la surface saignante ;

3° La contractilité est perdue, la force vitale est épuisée; on ne peut plus penser qu'à la transfusion; et encore peut-être est-il trop tard.

Quelques mots sur le *Traitement restaurateur*. Le grand principe physiologique du *repos* doit commander tout le traitement. Les organes, saignés à blanc, et par suite juste assez nourris pour satisfaire aux fonctions les plus élémentaires de la vie, ne supporteraient guère un appel inutile. Notre premier effort doit avoir pour but de rappeler la réaction, d'autant plus nécessaire que la malade a été plns longtemps refroidie. Le froid ayant la confiance universelle, il faut quelque courage pour recommander la chaleur; mais, sous peine de voir votre malade s'affaisser dans le collapsus, il faut rétablir la circulation. Appliquez des bouteilles chaudes aux pieds; enlevez les linges froids et humides, en dérangeant le moins possible votre patiente; au moins faut-il l'envelopper de linges chauds et secs; frictionnez doucement les mains et les pieds; faites-lui prendre des cordiaux *chauds* en petite quantité. On a l'habitude de faire boire toujours froid, dans la crainte que la chaleur, sous quelque forme que ce soit, ne ramène l'hémorrhagie; mais nous avons affaire à une dépression vitale causée par le froid, et que le froid ne peut guérir. L'efficacité des cordiaux est, sans nul doute, augmentée avec leur température. Le meilleur cordial est, sans contredit, le cognac; donnez-le d'abord par petites gorgées, mêlé avec parties égales d'eau très-chaude. Du *vin chaud*, avec de la cannelle ou de la muscade, est excellent. Il faut aller avec précaution, de crainte de surcharger l'estomac qui est faible et presque paralysé. Le pouvoir d'absorption est très-faible; si vous donnez trop à boire, le liquide s'accumule dans l'estomac jusqu'à ce qu'il soit vomi.

C'est à ce moment, quand l'organisme reprend ses forces, que l'opium est précieux. L'opium est, à mon avis, positivement contre-indiqué pendant l'hémorrhagie; car il tend à relâcher les tissus. Mais, quand on veut soutenir l'organisme, calmer l'irritabilité, rien ne vaut l'opium. On peut le donner à la dose de 30 ou 40 gouttes, sous forme de laudanum, ou de la solution de Battley, toutes les deux ou trois heures. Si l'estomac ne la supporte pas, on peut la donner en lavement. Le rectum est aussi une surface d'absorption par laquelle on peut faire pénétrer la nourriture; un lavement de thé de bœuf ou de cognac rend souvent de grands services. On peut essayer l'injection sous-cutanée de 0^{gr}, 015 ou 0^{gr}, 007 de morphine; mais il faut la faire avec précaution.

Quand la malade a repris un peu de force, vous pouvez penser à la nourrir. Peu à la fois et souvent, est une bonne manière. Ce que vous donnez, s'il est absorbé, est vite employé; mais si vous donnez beaucoup, la malade rejette; il faut donc donner peu à la fois et répéter les doses de nourriture. Quand la réaction s'est établie, le cœur bat douloureusement, les tempes battent, la malade a d'affreuses douleurs de tête. L'acétate d'ammoniaque, préparé ré-

cemment, est fort utile. On peut lui associer l'opium. Rien n'apaise l'excitation qui suit une hémorrhagie comme les alcalins, et il est plus que probable qu'ils sont un véritable aliment; leur emploi est aussi fort avantageux dans ce qu'on appelle « la fièvre hémorrhagique. » La glace, à ce moment, est utile comme calmant et pour apaiser la soif. Ne vous pressez pas de donner du fer; donné trop tôt, il dessèche les muqueuses, augmente la fièvre et le mal de tête. En un mot, il n'est pas toléré à cette période ; il ne devient utile que plus tard, dans la convalescence.

Quand votre malade est fort épuisée par une hémorrhagie, ne lui permettez de se lever sous aucun prétexte : on peut bien changer ses linges, sans qu'elle quitte la position horizontale ; il vaut mieux la sonder deux ou trois fois par jour, que de lui permettre de s'asseoir. Enfin, le succès dépend d'une attention constante à tous les détails ; il faut beaucoup de soins, pas de bruit, et de la douceur. Évitez à votre malade toute excitation, même l'effort de la parole. Fermez la porte de l'appartement aux amis officieux, sympathiques. Je suis convaincu que plus de la moitié des malheurs sont causés par un défaut de ménagements, et par la négligence de ces précautions.

Transfusion. Quand la femme est à l'extrémité, à la suite d'une perte, l'espoir qui ne quitte pas le cœur de l'homme, dans les circonstances les plus difficiles, trouve une justification dans le salut qu'a souvent amené la transfusion du sang. Cet espoir est affermi par la réflexion que ces guérisons — on pourrait les appeler des *ressuscitations* — sont arrivées dans les cas les plus désespérés. L'opération paraît terrible aux assistants ; les conditions du succès ne sont pas bien définies ; elle présente des difficultés dans son exécution ; mais rien ne prouve qu'on ne puisse pas en venir à bout, et que nous devions avoir longtemps à regretter de ne pas voir cette opération occuper la place qu'elle mérite parmi les ressources de l'obstétrique.

Il y a deux grandes questions à décider : d'abord, comment il faut préparer le liquide rénovateur ; puis le choix de l'appareil. Il est essentiel que le liquide soit dans une condition telle qu'il remplisse le but important auquel il est destiné, de restaurer l'organisme, et qu'il entre comme un élément constituant du corps de la malade. Il est essentiel aussi que l'appareil soit simple, et d'une manipulation facile.

On a employé le sang dans deux états : d'abord tel qu'il coule des veines du *donneur;* puis après défibrination. On s'est servi du sang naturel de deux façons : par une transmission immédiate de la veine du donneur dans celle du patient, et par une transmission médiate, en recueillant le sang dans un vase, puis l'injectant avec une seringue dans la veine du malade. J'indiquerai bientôt mes raisons pour préférer un liquide artificiel mêlé au sang. Je dois me borner à dire maintenant ce qui a une utilité pratique. Quel est *le meilleur liquide rénovateur?* On pourrait croire que c'est du sang pur. On a rapporté des cas nombreux, dans lesquels la transfusion du sang pur a été suivie d'un succès complet. La coagulabilité du sang a souvent gêné l'opérateur, en bouchant l'appareil, ou la veine près du point d'injection, et quelquefois le sang s'est coagulé dans le cœur. Le sang de quelques animaux se coagule aussitôt après sa sortie des vaisseaux. Le sang humain commence à se coaguler dans l'espace d'une minute, et après quelques minutes, on n'est pas certain de pouvoir l'empêcher de se solidifier. Y a-t-il quelque moyen d'empêcher cette coagulation? Oré a fait voir qu'avec le froid et en empêchant le contact de l'air, on retarde la coagulation. Müller, Dieffenbach, Bischoff et d'autres, tranchent la difficulté en défibrinant le sang. Dans quinze cas, environ, l'injection d'un sang défibriné a échoué; dans un cas rapporté par Polli, dans un autre raconté par Nussbaum, et dans un troisième, relaté par Beatty, elle a réussi. Les expériences ont prouvé que la fibrine n'est pas absolument nécessaire au succès; on a aussi établi que les globules suffisent (Oré), mais Panum soutient que le sérum contient un principe vivifiant. Hewson a fait voir que l'addition de certains sels retarde la coagulation. Richardson, dans son admirable essai : *Cause de la coagulation du sang*, a prouvé que l'ammoniaque prévient la séparation de la fibrine, et il l'a employée dans ce but, pour la transfusion. Hicks (1) a employé le phosphate de soude dans le même but. Cette méthode paraît préférable à la défibrination.

Dans ces derniers temps, le snombreuses observations du docteur

(1) *Guy's Reports*, 1869.

Little, de Mister, L. S. Little et d'autres, ont prouvé que des malades, qui sont à l'extrémité, dans le collapsus cholérique, peuvent être sauvés par l'injection d'un liquide alcoolique alcalin seul.

Le choix du liquide restaurateur influe beaucoup sur le choix de l'appareil pour l'injection. Dans un grand nombres d'expériences faites sur les animaux, on a fait la transfusion immédiate, au moyen d'un tube ayant une canule à chaque extrémité, et qui transportait le sang directement du donneur au receveur.

Presque tous ceux qui ont fait chez l'homme la transfusion du sang pur défibriné, ont employé des appareils à injection recueillant d'abord le sang dans un réservoir, généralement infundibuliforme, communiquant avec le corps d'une seringue, de sorte que le sang est poussé en partie par son poids. Un excellent instrument de ce genre est celui de Higginson qui a sauvé deux femmes, sur sept auxquelles il a fait la transfusion (1). Cet appareil n'a pas de piston; la pression est donnée par le poids du sang, aidé par la compression manuelle du réservoir, qui est en caoutchouc. Si l'on préfère les appareils à transfusion médiate, on peut se servir de celui du Dr Little, décrit et représenté dans *London Hospital Reports*, vol. III, 1866. Un meilleur appareil est celui de l'éminent physiologiste Richardson. Il ne désapprouve pas la transfusion immédiate de veine à veine, et se sert pour cela d'un tube élastique muni d'une canule à chaque bout; mais il préfère la transfusion médiate. Il se sert d'une seringue de verre, contenant à peu près 230 grammes, à laquelle est fixé un tube injecteur; la seringue a un piston, muni d'un manche articulé; au niveau de l'articulation du piston avec le manche, le manche présente un trou, de sorte que, quand on tire sur la tige, le liquide traverse le piston; quand on fait descendre le piston, l'ouverture se ferme et le liquide est poussé. On introduit d'abord un peu d'eau dans la seringue; on recoit le sang directement de la veine du donneur, ce qui est facile, vu l'articulation du manche et la perforation du piston; on empêche la coagulation du sang par l'addition de deux ou trois gouttes d'ammoniaque par 30 grammes de sang; l'opérateur peut ainsi agir sans se précipiter, et sans crainte d'obstruction.

(1) *Liverpool Med. Chir. Journal* 1857.

Si l'on veut employer du sang pur, la méthode recommandée par Aveling (1) pour la transfusion immédiate, mérite l'attention pour les raisons suivantes :

Il y a peu de chances de coagulation, car le sang coule dans le tuyau, en contact avec une mince couche de sang coagulé (2) qui se dépose sur les parois du tuyau, ne quitte les vaisseaux vivants que pendant les quelques secondes qu'il met à passer des veines du donneur à celles du receveur, et n'est jamais exposé au contact de l'air. L'appareil d'Aveling est remarquablement simple. C'est une petite seringue comme celle d'Higginson, sans soupapes, dont les deux tubes sont terminés par une canule d'argent, destinée à être introduite dans les vaisseaux. On peut la comparer plus exactement à un tube, avec une dilatation au milieu ; cette dilatation contient 6gr,552 de sang; si le sang coule trop lentement, on peut presser cette partie dilatée pour le pousser. En y ajoutant un tube de verre, on peut voir si le sang coule à travers le tube. Un pincement du tube fait l'office de valve. Aveling dit que l'appareil remplit parfaitement son but. On a émis le doute qu'on pût, avec cet appareil, tirer suffisamment de sang du donneur.

Les expériences de Richardson et d'Oré établissent l'utilité de l'appareil d'Aveling. Oré, après bien des expériences, a fini par construire un appareil tout à fait semblable à celui d'Aveling; cet appareil a, de plus, des soupapes et un robinet, qu'Aveling croit inutiles. On peut en chasser l'air, en le remplissant d'eau, ou mieux, d'une solution alcaline. Une petite pince ferme mieux un tube de caoutchouc, qu'un robinet.

Quand on se sert de sang défibriné, on reçoit d'abord le sang dans un bassin (il faut en recueillir au moins 230 grammes); puis on le bat rapidement avec un bâton, autour duquel la fibrine se dépose et qu'on enlève; on le filtre à travers une fine mousseline, qui retient les petits caillots et les bulles d'air qui pourraient s'y trouver.

Parmi ceux qui injectent des dissolutions alcalines, le docteur Little, se sert d'une seringue déjà décrite, dans laquelle le poids du

(1) *Obstetrical Transactions*, vol. VI, 1865.

(2) Aveling a dernièrement pratiqué la transfusion directe au moyen de son instrument avec plein succès. La femme a été sauvée. (*Auteur.*)

sang fait l'office de piston; Mister Little se sert d'un appareil dans lequel la pression d'une colonne d'eau donne la force propulsive; Woodmann et Heckford emploient une simple seringue d'Higginson. Sur trois cas, Woodman a eu un succès.

Pour résumer, nous pouvons dire :

1° On peut ramener à la vie un malade qui va mourir d'hémorrhagie, en injectant dans ses veines du sang pris sur une autre personne;

2° Le sang dont on se sert peut être naturel ou défibriné ;

3° Un cholérique dans le collapsus, sur le point de mourir, peut être ranimé par l'injection d'un liquide alcoolique alcalin ;

4° Il suffit de peu de sang nouveau; souvent 60 grammes ont suffi; on a rarement besoin d'injecter plus de 115 à 170 grammes ;

5° Quand on injecte une solution alcoolique alcaline, il faut beaucoup plus de liquide, 1/2 litre à 1 litre 1/2; il faut quelquefois répéter l'injection.

Mon expérience personnelle est fort limitée. Dans un cas où le docteur Fowler m'appela en consultation, Mister Hutchinson injecta avec une seringue environ 80 ou 120 grammes de sang, dans la veine d'une femme qui allait mourir d'hémorrhagie. Elle se ranima, mais elle mourut six heures après.

Voici ce que je ferais, le cas échéant, et ce que je recommande.

Si je peux me procurer du sang convenable, je préférerais la méthode de Richardson, ou la transfusion immédiate avec l'appareil d'Aveling.

Opération. 1° *Préparation de l'appareil :* Remplissez-le de la solution indiquée par Mister Little :

Chlorure de sodium	3gr,6 ;
Chlorure de potassium,	0, 16 ;
Phosphate de soude,	0, 36 ;
Carbonate de soude,	1, 20 ;
Eau distillée,	566 »

Si l'on ne peut pas se procurer ces sels, on peut improviser une solution convenable, en dissolvant une cuillerée à café de sel commun et une demi-cuillerée de carbonate de soude dans un demilitre d'eau, à 37° ou 38° cent. ou du phosphate de soude, ou quelques gouttes d'ammoniaque mêlées avec de l'eau.

2° *Préparation de la patiente :* Découvrez une veine au pli du coude, et passez une sonde au-dessous.

3° *Pour se procurer le sang :* Ouvrez une veine au pli du bras du donneur; introduisez-y l'extrémité du tube plein de la solution alcaline; puis ouvrez par une incision longitudinale la veine de la patiente, et introduisez-y l'autre bout du tube.

Puis comprimez doucement la partie dilatée de l'appareil pour le vider dans la veine de la malade. Avant de la laisser revenir sur elle-même, il faut pincer le tube du côté de la patiente, assez fortement pour le fermer; elle aspire alors le sang du donneur ; pincez alors le tube du côté du donneur, et poussez doucement le sang vers la patiente. Continuez de même, jusqu'à ce que la malade se ranime, ou jusqu'à ce que vous ayez injecté environ 170 grammes de sang. En procédant ainsi, nous avons dans le liquide alcalin une sécurité contre le dépôt de la fibrine; nous sommes plus certains qu'il n'entrera pas d'air; enfin, ce qui est avantageux, nous injectons un liquide alcalin avec le sang. On peut adjoindre à l'appareil un réservoir plein d'un liquide alcalin, qui puisse être mêlé au sang, suivant le besoin; on peut injecter, de temps en temps, dans le renflement du tube, au moyen d'une seringue de Pravaz, une goutte ou deux d'ammoniaque, pour assurer la fluidité du sang.

Mais il arrive quelquefois qu'on ne peut pas se procurer du sang, ou que cela exigerait trop de temps. En pareil cas, je recommande fortement de donner à la femme mourante la chance que promet l'injection alcoolique alcaline. Si cette injection peut ranimer un malade mourant d'une maladie dans laquelle le sang est empoisonné, on peut avec raison espérer qu'elle sera aussi efficace, quand la malade n'est qu'exsangue. La méthode des injections alcooliques alcalines présente des avantages incontestables : on peut la préparer et la faire extemporanément; on n'a pas à craindre la coagulation; on peut employer un appareil très-simple ; l'opération elle-même n'est pas compliquée.

Si donc nous décidons d'employer une injection alcaline, nous avons d'abord *à préparer la solution.* On peut se servir de la solution de Mister Little, en y ajoutant 6gr,552 d'alcool pur par demi-litre, ou d'une solution semblable, sans chlorure de potassium. On met 3 ou 4 litres de cette solution dans un bassin, et on la maintient à 37° ou 38° cent. On peut se servir de l'appareil Mister Little, dessiné dans les *London Hospital Reports* de 1866. Avec cet appareil, une seule personne suffit pour l'opération. Le réservoir contient 1132 grammes; une lampe placée au-dessous et un thermomètre plongé dans le liquide servent à régler la température; près du fond se détache un tube épais en caoutchouc de 1^{m},30 de long, terminé par une canule d'argent. Quand cet instrument est placé près du lit, à peu près de niveau avec la tête de la malade, la canule introduite dans la veine du pli du bras, il se vide en dix minutes environ. On peut faire le réservoir d'une capacité de 2264 grammes. Dans ses cas les plus heureux, Mister Little injecta en une seule fois cette quantité, dans un espace de vingt à trente minutes. Cet appareil ne serait pas commode à placer dans le sac d'un accoucheur; il pourrait se trouver dans l'arsenal des hôpitaux d'accouchements. Mais on devrait avoir avec soi une petite seringue d'Higginson, munie d'une canule *ad hoc*, comme celle de Woodman et de Mister Heckford; ou bien le petit instrument d'Aveling, qui peut servir pour les injections alcalines, comme pour la transfusion immédiate. Woodman m'a dit avoir examiné les globules sanguins d'un malade qui avait subi une injection alcaline, ils étaient parfaitement normaux. L'eau pure, nous le savons, altère les globules (1).

Indications. La quantité du sang perdu n'est pas un bon *criterium*; il faut examiner l'état général. L'absence du pouls, un facies abattu, une respiration haletante, de la jactitation, le refus de tout mouvement communiqué dans un but thérapeutique, sont des signes

(1) Un appareil qui m'a paru excellent, et que malheureusement je n'ai pas vu fonctionner, car il était trop tard quand on l'a apporté, est celui du docteur Mc Donnel, de Dublin. C'est un long entonnoir en verre, à la partie inférieure duquel est fixé un long tube flexible, interrompu par un tube de verre de quelques centimètres, et terminé par une canule d'argent. Cette canule est percée, non à son extrémité, mais sur une de ses faces — elle est conique et aplatie — d'un trou pour l'écoulement du sang. Les doigts de l'opérateur font l'office de valves. L'entonnoir étant rempli de sang *défibriné*, l'opérateur laisse échapper l'air par la canule, puis, pinçant le tube, il introduit la canule dans la veine de la patiente, de façon à laisser l'ouverture découverte; quand il voit, par le tube de verre, qu'il ne passe plus d'air, il pousse la canule assez profondément pour que l'ouverture soit complétement cachée dans la veine; il laisse alors couler le sang, sans perdre de vue le tube de verre indicateur. Si le sang ne coule pas assez vite, on peut accélérer son écoulement en soufflant dans l'entonnoir, dont l'ouverture supérieure est étroite; on peut le retarder en plaçant le pouce sur cette ouverture. (*Traducteur.*)

de mort prochaine. Il faut tâcher d'agir avant que ces symptômes soient très-marqués.

Nous arriverons bientôt à regarder la transfusion comme une opération beaucoup moins formidable qu'elle ne nous paraît maintenant; nous aurons alors le courage d'opérer plus tôt, avant que le cas soit désespéré, et nous aurons de meilleurs résultats.

Répétition de l'injection. Si la malade s'affaisse de nouveau, il faut faire une nouvelle injection.

On a fait la transfusion, avant la terminaison de l'accouchement, dans quelques cas d'insertion vicieuse du placenta, lorsque la patiente était trop prostrée pour pouvoir supporter la délivrance sans être auparavant ranimée. Bien des femmes succombent aux tentatives de délivrance manuelle, quand elles sont très-affaiblies. Quand elles ont été ranimées, elles peuvent supporter la délivrance artificielle et se rétablir.

Dans les hémorrhagies qui se produisent pendant et après l'accouchement on peut craindre que le sang transfusé ne s'échappe aussi par l'utérus. On peut éviter, je crois, cet accident, en appliquant directement le perchlorure de fer sur la surface interne de l'utérus. Il faut étudier corrélativement les deux ressources de l'arrêt de l'hémorrhagie par les styptiques et la transfusion. Dans la plupart des cas l'emploi opportun du styptique rendra la transfusion inutile; mais, dans d'autres, il faut nous tenir prêts à en faire suivre l'application par la transfusion.

Je crois que la transfusion ou l'injection alcaline alcoolique peut rendre de grands services dans d'autres accidents graves, aussi bien que dans les hémorrhagies. Son application est particulièrement indiquée dans les convulsions puerpérales et dans l'extrême prostration qu'amènent les vomissements incoercibles de la grossesse. Dans les convulsions accompagnées d'albuminurie, le sang est sans aucun doute empoisonné; la plupart des médecins qui ont une grande expérience de cette maladie reconnaissent que la saignée a un bon effet, que l'on peut raisonnablement attribuer en partie à l'enlèvement d'une certaine quantité du poison; il semble qu'on puisse espérer que l'injection d'un sang de bonne nature, ou d'un liquide alcalin, pour remplacer le sang vicié qu'on a tiré, diluera le poison qui reste, et relèvera l'organisme de la prostration qui menace de devenir fatale. Je crois qu'on a publié un cas de succès de ce genre.

J'hésite encore moins à recommander la transfusion dans le profond épuisement qui suit les vomissements *obstinés* (1). Non-seulement l'anémie est profonde, mais le peu de sang qui circule est vicié par le mélange des produits de désassimilation. La nutrition est arrêtée à sa source; la seule porte ouverte à la nourriture est la circulation, par l'injection directe dans une veine.

Tyler Smith (2) rapporte le cas d'une femme qui paraissait mourante d'une fièvre puerpérale, et qui se rétablit, à la suite de l'injection d'une solution contenant un quart d'ammoniaque liquide, sur trois d'eau; dans ce cas, comme il arrive toujours au point où l'on injecte de l'ammoniaque concentrée, il se produisit une violente inflammation. L'idée en fut suggérée à Tyler Smith par la pratique de Halford, d'Australie, qui injecte de l'ammoniaque pour guérir les piqûres de serpents. Je suis fort disposé à croire que l'injection de six ou huit onces de la solution saline de Mister Liltle sera encore plus utile.

Traitement consécutif. Après la transfusion, il faut encore beaucoup de soins, pour économiser et augmenter le peu de chaleur qui reste dans l'organisme. Faites entourer la malade de linges chauds et secs; mettez des bouteilles chaudes aux pieds, aux jambes, sur les côtés; quand vous le pouvez, injectez un demi-litre de gruau chaud ou de thé de bœuf, avec 30 ou 60 grammes de cognac, dans le rectum. Quand votre malade peut avaler, faites-lui prendre quelques gorgées de grog chaud.

N'est-il pas étrange que, de nos jours où l'on regarde le sang comme si précieux, où l'on a presque complétement abandonné la saignée, où la crainte de perdre un demi-litre de sang peut faire renoncer trop souvent à une opération qui soulagerait le malade, une opération qui rend ce fluide vital à une malheureuse, mourant faute de sang, soit encore obligée de lutter pour trouver sa place dans l'osbtétrique ?

(1) C'est l'expression anglaise qui correspond à la nôtre : vomissements incoercibles. (*Traducteur.*)

(2) *Obstetrical Transactions*, 1870.

Nous devrions adopter en médecine cet aphorisme : *Il ne faut laisser personne mourir d'hémorrhagie.* Nous ne devrions prendre aucun repos jusqu'à ce que les moyens d'arrêter les hémorrhagies graves et de ranimer ceux qui les ont subies, soient aussi perfectionnés que possible.

Ceux de mes lecteurs qui désireraient des détails historiques complets sur ce sujet si profondément intéressant, des observations et des expériences détaillées, doivent consulter entre autres ouvrages, « Hunterian Oration », du docteur Little, 1852 ; le Mémoire de Blundell « Med. chir. Trans. 1818 » ; le Mémoire de Waller « Obstetr. Trans. » 1860 ; les ouvrages de Ed. Martin, Berlin 1859 ; « de Panum, Embolie, Transfusion, und Blutmenge », Berlin, « 1864 ; Oré, Etudes sur la Transfusion du sang », Paris, 1868 ; l'article de Routh, « Medical Times », vol. XX ; et « Essay on the cause of the Cogulation of the blood, de Richardson ; Mc Donnel, « Dublin Quart. Journ. of Med. » 1870.

Hemorrhagie puerpérale secondaire.

Quand les dangers immédiats de l'accouchement semblent être dépassés, quand on croit la malade sauvée de l'hémorrhagie, un peu plus tard, entre quelques heures et trois semaines après la délivrance, cette terrible complication peut paraître. Si nous avons pris un soin suffisant du travail, surtout du placenta et de l'hémorrhagie immédiate, nous aurons rarement la confusion de voir une hémorrhagie secondaire. Voici les causes de cet accident :

A. *Causes locales.* 1° Une portion des membranes ou du placenta est restée dans l'utérus ;

2° Il s'est formé dans l'utérus des caillots qui y sont retenus ;

3° Déchirure ou excoriation du col, du vagin, du périnée ou fistule vésico-vaginale ;

4° Thrombus de la vulve, du vagin, du col, ou du périnée ;

5° Hypertrophie chronique, congestion ou ulcération du col ;

6° Relâchement général des tisus utérins ;

7° Tumeurs fibreuses et polypes ;

8° Inversion de l'utérus ;

9° Rétroflexion utérine.

B. *Causes générales ou éloignées*, qui troublent le système vasculaire :

1° Émotions ;

2° Coït ;

3° Maladies du cœur, involution imparfaite ;

4° Maladie du foie ; maladie de Bright ;

5° Leucocythémie;

6° Débilité générale des tissus, malnutrition du système nerveux, anémie rendant le cœur irritable.

A. 1° *Rétention du placenta.* C'est peut-être la cause la plus commune ; c'est celle que j'ai rencontrée le plus souvent ; c'est celle qu'on peut éviter le plus certainement. Depuis qu'on a adopté l'habitude de ne pas laisser le placenta rester plus d'une heure dans l'utérus après la sortie de l'enfant, il doit être très-rare de voir des hémorrhagies secondaires amenées par la rétention de tout ou partie du placenta ; j'ai cependant été appelé pour des cas de ce genre. Dans ces cas l'hémorrhagie s'étaitproduite en général dans les vingt-quatre heures qui avaient suivi l'accouchement ; le col était trop rigide, me disait-on, pour permettre l'extraction du placenta. J'ai extrait le placenta, plusieurs jours, une semaine même, après l'accouchement. Dans tous ces cas, il n'y avait pas seulement hémorrhagie — l'hémorrhagie n'était pas toujours le symptôme le plus pressant — mais il y avait des signes infaillibles de septicémie ; une figure couleur de paille, avec des rougeurs brusques, des frissons, un pouls rapide, au-dessus de 100, jusqu'à 130, de la soif ; souvent une haleine fétide, d'une odeur semblable à celle des lochies putrides ; des transpirations pénibles alternant avec de la chaleur à la peau, des vomissements, une prostration générale. Comme signes locaux : distension du ventre ; sensibilité à la pression sur l'utérus, qui remontait dans quelques cas jusqu'à l'ombilic ; au toucher utérus, volumineux, col plus ou moins ouvert, admettant au moins un ou deux doigts ; le doigt à sa sortie est couvert d'un liquide sanguinolent, muco-purulent et de mauvaise odeur ; quelquefois de la rétention d'urine. Ces symptômes suffisent à justifier, même à exiger l'exploration intérieure de l'utérus. La sensibilité de l'utérus et de l'abdomen, le peu de largeur de l'orifice, rendent l'introduction de la main, et même d'un doigt, fort pénible. Le cathétérisme utérin peut vous donner des indicatons sur ce qu'il y a à faire de plus; vous obtenez ainsi la mesure exacte de la cavité, et vous pouvez y reconnaître la présence d'un corps étranger. Si la sonde pénètre à 10 cent. ou davantage au-dessus du col, vous pouvez en conclure que l'utérus est développé anormalement, et qu'il contient un corps solide. Si vous en sentez sortir un liquide, ou si vous y sentez un corps solide, il faut vous décider à introduire entièrement le doigt dans la cavité, pour explorer soigneusement, et ramener au dehors ce que vous y trouverez.

Il est presque impossible d'extraire un placenta entier sans introduire toute la main dans l'utérus, et cette introduction n'est point chose facile. Si le col ne peut admettre qu'un doigt, il sera bon d'y introduire un fagot de trois ou quatre grosses tiges de laminaria et de les y laisser quelques heures; puis il faudra y placer le dilatateur hydrostatique de moyenne grandeur ou le plus gros (1), et le distendre jusqu'à ce qu'on puisse passer trois ou quatre doigts. Alors, avec un peu de force, et de la patience, en maintenant le fond de l'utérus fermement et en le pressant contre la main qui veut y entrer, vous réussirez à l'y faire pénétrer. Ayez soin de saisir toute la masse placentaire, et retirez-la. Cela fait, vous serez ravi d'en être débarrassé; car je ne connais pas d'odeur plus infecte que celle d'un placenta qui se décompose dans l'utérus.

Dans ces conditions, l'utérus a évidemment besoin d'être désinfecté; il faut le laver avec de l'eau chlorurée, du fluide de Condy, une solution faible d'acide phénique, de créosote ou de perchlorure de fer, et, si l'on n'a aucun de ces médicaments sous la main, avec de l'eau tiède; il faut introduire le tube jusqu'au fond de l'utérus, et répéter l'injection deux ou trois fois par jour, pendant quelques jours. Un excellent appareil est celui de Rasch; le liquide est conduit dans l'utérus par un siphon et repris par un tube de dégagement, qui le fait écouler dans un vase placé près du lit.

La rétention d'une partie seulement du placenta est plus commune; elle peut être adhérente ou libre dans la cavité utérine; il est

(1) Il y a cinq calibres de dilatateurs; le n° 1 est le plus petit. (*Traducteur.*)

fort probable qu'elle adhérait à la paroi quand la masse principale est sortie. L'utérus reste gros, il est sensible à la pression, et il se produit une perte fétide, accompagnée d'une hémorrhagie, ou alternant avec elle. En comparant un grand nombre d'observations, je trouve que, quand le placenta est retenu, l'hémorrhagie secondaire apparaît *communément* au septième ou au huitième jour. C'est à peu près à ce moment que l'involution amène les parois utérines en contact avec le corps étranger, qui devient une cause plus active d'irritation. Il faut faire de même que dans le cas de rétention du placenta entier; mais il peut être fort difficile de détacher toutes les parties adhérentes à la surface de l'utérus. Il faut enlever tout ce qui vient sans peine et éviter avec soin d'enfoncer vos ongles dans la paroi utérine. Il vaut mieux souvent morceler les débris adhérents, quand on ne peut pas les décoller, que de pécher par excès de zèle. Si un morceau fait une saillie comme un polype, je vous recommande fort de l'enlever avec l'écraseur à fil de fer, qui le fait proprement et sans déchirer l'utérus. Après avoir enlevé de votre mieux les débris, lavez avec un liquide désinfectant. Vous pouvez en général être assuré que l'utérus est vide, si, au bout de dix jours : 1° le col se ferme ; 2° si la sonde utérine ne pénètre pas à plus de 70 à 76 millim.

2° Il peut se former un *caillot* dans l'utérus, si celui-ci ne se rétracte pas bien après l'accouchement ; il s'accroît par l'adjonction successive d'autres caillots, et il prend la forme de la cavité utérine. Il agit dans la matrice comme un corps étranger, y excite un spasme, y attire le sang, et la congestion se traduit par un suintement sanguin et séreux, dont quelques gouttes s'écoulent au dehors, mais ne suffisent souvent pas pour attirer l'attention. Les linges sont simplement tachés par un fluide séreux teint de sang et parfois un peu fétide. Quelquefois, quand l'utérus reste flasque, le caillot n'est pas comprimé et moulé, mais il s'accumule dans l'utérus beaucoup de sang qui forme des caillots noirs, nombreux, indépendants et mêlés à du sang liquide.

Dans les deux cas, il faut vider l'utérus avec les doigts ou la main. Là encore l'irrigation désinfectante est indiquée.

Je dois dire ici, pour ceux qui se laissent conduire plutôt par l'exemple des maîtres que par la raison, que l'immortel Harvey employait la sonde pour éclairer son diagnostic, et les injections intra-utérines comme moyen curatif dans les cas de ce genre. Sa connaissance de la pathologie utérine, et les résultats qu'il obtenait, étaient fort supérieurs à ceux de la plupart de nos médecins anglais modernes; étant moins esclave des préjugés, il était plus heureux en diagnostic et en thérapeutique.

3° La *lacération ou l'excoriation du col* est plus fréquente qu'on ne le croit généralement; elle cause souvent une hémorrhagie abondante et prolongée. On arrive au diagnostic par l'exclusion. Si, dans un cas d'hémorrhagie secondaire, nous trouvons le corps de l'utérus fermement contracté, d'un volume correspondant à celui qu'il doit avoir pour le temps qui s'est écoulé depuis la délivrance, — la sonde utérine indique exactement ses dimensions, — nous devons examiner le col. On peut y sentir une fissure, ou la voir avec le spéculum. Le sang qui s'en écoule est généralement d'un beau rouge. Il faut toucher la solution de continuité avec une éponge mibibée d'une solution de perchlorure de fer, qu'on introduit au moyen du spéculum, ou y placer des tampons de *lint* trempés aussi dans le perchlorure.

Déchirures du vagin ou du périnée.

Une partie quelconque du vagin peut se déchirer pendant le travail (1). Une déchirure de la partie supérieure est communément le prolongement d'une déchirure du segment inférieur de l'utérus, et on observe des phénomènes qui indiquent la gravité de la lésion. Les déchirures de la partie moyenne du vagin sont rares; mais celles de l'entrée, terminées par une fente du périnée, sont communes; elles peuvent être la source d'une hémorrhagie secondaire; l'examen digital et visuel les révèlera ; si l'on ne les aperçoit pas dans les premiers jours, ce qu'il y aura de mieux à faire est d'arrêter l'hémorrhagie au moyen de compresses trempées dans le perchlorure de fer, et de remettre à plus tard la restauration.

Les fistules vésico ou recto-vaginales donnent quelquefois un peu

(1) V. l'excellente monographie de M' Clintock, « *On laceration of the vagina in the course of Labour.* » Dublin, 1866. (*Traducteur.*)

de sang; mais l'hémorrhagie prend rarement des proportions inquiétantes.

4° *Thrombus.* Il peut se former une collection sanguine pendant ou après l'accouchement, dans les tissus sous-muqueux du col, du vagin, de la vulve ou du périnée. Le thrombus du col se présente souvent avec l'allongement hypertrophique de cet organe. La partie la plus exposée à ces collections est la vulve, et particulièrement les grandes lèvres. Les replis cutanés et muqueux qui constituent les grandes lèvres renferment un lacis veineux et artériel fort riche, avec de larges anastomoses. Une déchirure donne lieu à un épanchement abondant de sang, qui trouve de l'espace pour s'accumuler. Dans la grossesse, les veines sont souvent variqueuses, toujours gorgées d'un sang disposé à la stagnation, elles se rompent facilement, quelquefois sous l'influence d'un traumatisme, d'autres fois spontanément. Le plus souvent, une lèvre seulement est prise de thrombus. Le thrombus peut paraître à toute époque de la grossesse; il est de plus en plus fréquent, à mesure que la gestation approche de son terme, et se produit assez fréquemment pendant le travail. Il se forme en général au moment où la tête va traverser la vulve; la rupture des vaisseaux est le résultat de l'excessive distension qu'ils subissent sous l'influence de la pression exercée sur les tissus placés au-dessus. Je connais un cas où un large thrombus a séparé, *disséqué*, le vagin du rectum; cet accident fut produit par l'ergot. Quelquefois, la tumeur se développe rapidement, avant que la tête vienne au détroit inférieur, et constitue un obstacle mécanique à la terminaison de l'accouchement. La distension peut être si rapide, que la peau crève; il se produit alors une hémorrhagie artérielle (1). Mais plus souvent, quoique la déchirure vasculaire se produise avant le passage du fœtus, la tumeur se développe graduellement après sa naissance. Le passage de la tête, qui entraîne avec elle la muqueuse des grandes lèvres, augmente la lésion vasculaire. Les thrombus *post partum* sont particulièrement dangereux, parce qu'ils risquent de passer inaperçus; ils peuvent crever, leurs parois peuvent s'escharifier. Une vive douleur marque en général le premier moment de la formation du

(1) V. une excellente leçon de Fordyce Barker, sur ce sujet, *Medical Record*, 1870.

thrombus ; elle est due probablement (Cazeaux) à la rupture des vaisseaux. L'effusion peut être limitée au tissu lâche de la vulve ; mais elle peut être fort étendue. Ainsi Cazeaux rapporte un cas dans lequel il put suivre la *dissection* faite par le sang, jusqu'à la fosse iliaque, dans laquelle il formait un large coagulum, qui s'étendait derrière le péritoine dans le côté gauche et postérieur de l'abdomen, jusqu'au niveau de l'hypocondre droit, baignant tout le tissu cellulaire circa-rénal et même les attaches du diaphragme.

Si la tumeur crève, l'hémorrhagie peut être si abondante et si prompte qu'elle amène une mort rapide. Si elle ne se rompt pas, elle peut devenir assez large pour fermer le vagin et retenir l'écoulement des lochies (Lachapelle); elle peut causer la rétention de l'urine ou des matières fécales.

Le *diagnostic* n'est point difficile. Quand la tumeur est arrivée à un terme moyen, elle est brillante, de couleur pourpre ou bleu noirâtre ; elle ferme plus ou moins complétement l'entrée du vagin, le doigt passant au-dessus définit ses limites et ses rapports. Sa formation rapide, la dureté qu'elle présente, si le sang y est coagulé, sa fluctuation, si le sang reste liquide, sont caractéristiques.

Le *pronostic* est sérieux. Deneux a rassemblé soixante-deux cas, dont vingt-deux se terminèrent par la mort. Dans vingt et un cas, l'enfant mourut aussi. La cause de la mort est ordinairement l'hémorrhagie ; mais la gangrène ou la suppuration peuvent plus tard faire succomber la malade. Les terminaisons du thrombus sont : résolution, suppuration, rupture ou gangrène.

Hugenberger (1) résume ainsi le résultat de ses observations sur les effusions sanguines dans le tissu cellulaire : 1° hématome périnéal avant l'accouchement, abcès consécutif, perforation du rectum, rétablissement ; 2° hématome labial paraissant s'être formé pendant le travail, rupture de la tumeur, suppuration, pyohémie, mort ; 3° hématome labial avant l'accouchement, rupture, suppuration, métro-péritonite, pyohémie, mort ; 4° hématome labial, rupture, guérison ; 5° hématome labial, incision, guérison ; 6° hématome labial, incision, guérison ; 7° hématome labial, incision, guérison ; 8° hématome péri-vaginal après l'accouchement, rupture, guérison ;

(1) *St-Petersburg Medical Zeitung*. 1865.

9° hématome péri-utérin pendant le travail, contractions utérines violentes, hémorrhagie fatale; 10° hématome péri-utérin après l'accouchement, présentation de l'épaule, version, rupture du sac, mort par hémorrhagie abdominale.

Le traitement varie avec le moment où la tumeur apparaît. Si elle se forme avant la descente du fœtus, nous pouvons d'abord tâcher de diminuer l'épanchement avec de la glace et par la pression ; si cela ne réussit pas, que le volume de la tumeur gêne ou non le travail, je crois qu'il faut l'ouvrir avec la lancette ; on diminue ainsi le danger d'une lésion plus étendue, que pourrait produire l'attrition exercée par la tête. Si la tumeur a crevé, si l'hémorrhagie est un peu abondante, il faut d'abord délivrer avec le forceps quand la tête se présente, puis employer les hémostatiques. Il est utile (F. Barker) d'élargir l'ouverture avec le bistouri, de vider la poche, et de bourrer la cavité de *lint* (charpie) imbibé d'une solution ferrique. Quand l'hémorrhagie est complétement arrêtée, il faut prendre des précautions pour éviter la production d'une escharc et la septicémie que pourrait amener la décomposition des caillots. Le tampon styptique sera remplacé par un pansement à l'huile phéniquée, et on fera des irrigations avec une solution d'acide phénique ou de permanganate de potasse.

5° L'*hypertrophie chronique, la congestion ou l'ulcération* seront découvertes par le toucher ou l'examen avec le spéculum. Le traitement consiste à toucher légèrement les parties avec le crayon tous les deux jours. Des lotions plombiques ou de sulfate de zinc sont utiles aussi.

6° Le *relâchement général des tissus utérins* s'associe le plus souvent à la débilité et à la malnutrition. Il demande un traitement général ; le fer, la strychnine, l'acide phosphorique, le quinquina sont surtout avantageux.

7°.La complication constituée par *les tumeurs fibreuses* et *les polypes* a été examinée dans la dernière leçon. Si on les découvre quelques jours après l'accouchement, le traitement reste le même que pendant le travail. Pour les tumeurs fibreuses, on ne peut qu'essayer de diminuer l'hémorrhagie. Les polypes doivent être enlevés avec l'écraseur à fil métallique.

8° L'*inversion* a été examinée dans la leçon précédente.

9° La *rétroflexion* est, d'après mon expérience, une cause fréquente d'hémorrhagie secondaire. Ce déplacement se produit sans doute peu après l'accouchement, le fond étant entraîné en bas par son poids, pendant que les tissus sont encore relâchés. Dans quelques cas, j'ai pu m'assurer qu'il y avait eu une rétroflexion chronique, avant la grossesse. Il est fort probable que la malade, dans la plupart des cas, a eu autrefois une rétroflexion, et souvent aussi la rétroflexion, se produisant pour la première fois après l'accouchement, devient permanente. Quand elle se produit, la flexion du col s'oppose au libre retour du sang du fond, l'involution est empêchée, l'utérus se congestionne et se ramollit, le fond grossit et la pression qu'il exerce sur les organes pelviens favorise sans nul doute l'hypérémie locale.

Le diagnostic est fait par le doigt, qui sent le fond de l'utérus, derrière le col; par le toucher rectal, qui fait percevoir le fond encore plus nettement; par le doigt qui, introduit dans le vagin, peut rencontrer la main qui presse au-dessus du pubis, ce qui prouve l'absence de la matrice de sa place naturelle; cette absence est encore mieux établie par la sonde utérine dont il faut tourner la concavité en arrière, pour la faire pénétrer.

Le traitement consiste à replacer d'abord l'utérus. On peut le faire au moyen de la sonde, aidée ou non par la pression d'un doigt placé dans le vagin ou dans le rectum et qui repousse le fond. On peut le maintenir par un pessaire à air placé au fond du vagin, ou mieux par un large pessaire d'Hodge (1).

Si l'hémorrhagie continue après le replacement, il faut badigeonner l'intérieur de l'utérus avec du perchlorure de fer. L'astriction que produit cette application diminue le volume du fond utérin et tend à corriger la rétroflexion. Un peu plus tard l'introduction, tous les deux jours, d'un crayon de sulfate de

(1) C'est un anneau ovale de métal flexible, dont une des extrémités est placée dans le cul-de-sac postérieur, et l'autre repose sur le pubis. Ce pessaire a été avantageusement modifié par *Graily Hewitt*, V. *Diseases of Women*, 1868, p. 502 et suiv. V. aussi *ibid.*, p. 456. (*Traducteur.*) La modification de G. Hewitt ne vaut absolument rien dans le cas dont il est question, et pas grand'chose pour quoi que ce soit. (*Note de l'auteur.*)

zinc de 0gr.,30 dans l'utérus aidera beaucoup à la guérison (1).

B. Le traitement des hémorrhagies secondaires qui sont sous la dépendance de causes constitutionnelles ou éloignées doit évidemment consister à écarter ou à diminuer l'action de ces causes, et à travailler à guérir ou du moins à soulager les malades de ces affections.

(1) L'introduction de substances ou astringentes caustiques, même dans l'utérus, n'est pas aussi généralement redoutée en Angleterre et en Autriche que chez nous ; je l'ai vu faire très-souvent sans qu'il arrivât aucun accident. (*Traducteur.*)

NOTA. Le Dr Ed. Martin signale pour cause de rétroflexion la non-involution du site placentaire. Lorsque le placenta a été attaché sur la paroi antérieure, cette partie restant plus épaisse et moins lisse que la paroi postérieure, celle-ci fléchit et tombe en arrière. (*Beitraege zur Geburtskunde*, 1872.)

(*Note de l'auteur.*)

FIN

TABLE DES FIGURES

TABLE DES MATIÈRES

Pages.

LEÇON XIV.

LEÇON XV.

LEÇON XVI.

LEÇON XVII.

LEÇON XVIII.

LEÇON XIX.

LEÇON XX.

CORBEIL, TYP. ET STÉR. DE CRÉTÉ FILS.

TABLE DES AUTEURS

E

F

G

M

N

O

P

R

S

T

V

W

FIN DE LA TABLE DES AUTEURS.

TABLE ALPHABÉTIQUE DES MATIÈRES

C

R

S

T

FIN DE LA TABLE ALPHABÉTIQUE DES MATIÈRES.

CORBEIL, TYP. ET STÉR. DE CRÉTÉ.

LIBRAIRIE DE G. MASSON, A PARIS

Corbeil, typ. de Crété fils.

LIBRAIRIE DE G. MASSON, A PARIS

Atlas de l'art des accouchements, par MM. Lenoir, Marc Sée et Tarnier. 1 fort volume grand in-8 jésus de 105 planches dessinées d'après nature accompagnées d'un texte explicatif en regard.
Prix : planches noires et jolie reliure demi-maroquin. . . . . 80 fr.
Le même ouvrage relié, planches coloriées. . . . . 110 fr.

Traité pratique de l'accouchement prématuré artificiel, comprenant son histoire, ses indications, l'époque à laquelle on doit le pratiquer, et le meilleur moyen de le déterminer, par le docteur Silbert (d'Aix). 1 vol. in-8. . . . . 2 fr. 50

Précis théorique et pratique de l'art des accouchements, par le professeur Scanzoni, traduit par le docteur P. Picard. 1 vol. grand in-18, avec 111 figures dans le texte. . . . . 5 fr.

Nouveaux moyens hémostatiques avant et après les accouchements compliqués d'insertion du placenta sur le col, par M. le docteur Chassagny. In-8. . . . . 2 fr.

Manuel d'obstétrique, ou Aide-mémoire de l'élève et du praticien, par M. le docteur Nielly. 1 vol. petit in-16, avec 43 figures, cartonné à l'anglaise. . . . . 4 fr.

Le forceps considéré comme agent de préhension et de traction. — Preuves expérimentales de la non-identité d'action des diverses variétés du forceps, par M. le docteur Chassagny (de Lyon). 1 vol. in-8. . . . . 12 fr.

Leçons cliniques sur les Principes et la Pratique de la médecine, par John Hughes Bennett, professeur de pathologie générale et de clinique médicale à l'Université d'Édimbourg, ancien professeur de pathologie interne, membre de la Société royale d'Angleterre, etc. — Édition française revue et considérablement augmentée par l'auteur, traduite sur la 5e édition anglaise, et annotée par M. P. Lebrun, membre du Royal College of surgeons of England. 2 vol. grand in-8, comprenant près de 300 observations cliniques, et illustrés de 597 figures intercalées dans le texte. Prix des 2 volumes. . . . . 25 fr.

Manuel du microscope dans ses applications au diagnostic et à la clinique, par MM. les docteurs Mathias Duval et Léon Lereboullet. 1 vol. in-18 diamant, cartonné à l'anglaise, avec 98 figures dans le texte. . . . . 5 fr.

Archives de physiologie normale et pathologique, par MM. Brown-Séquard, Charcot et Vulpian. Cinquième année. Chaque année, publiée en 6 cahiers, de deux en deux mois, forme 1 volume grand in-8, avec planches noires et coloriées. Prix de l'abonnement pour Paris. . . . . 20 fr.

Revue des sciences médicales en France et à l'étranger, recueil trimestriel, analytique, critique et bibliographique, publié sous la direction de M. G. Hayem, professeur agrégé à la Faculté de médecine, paraissant tous les trois mois par cahiers d'environ 300 pages, formant chaque année 2 vol. grand in-8 compactes. Abonnement : Paris. . . . . 30 fr.
— Départements. . . . . 33 fr.

Corbeil, typ. de Crété fils.

www.ingramcontent.com/pod-product-compliance
Ingram Content Group UK Ltd.
Pitfield, Milton Keynes, MK11 3LW, UK
UKHW012144240726
13966UKWH00001B/134